「脳の科学」　　2004年　　増刊号

パーキンソン病のすべて

編　集

「脳の科学」編集委員会

発　行

星 和 書 店

刊行にあたって

後 藤　順
東京大学大学院医学系研究科神経内科

　「脳の科学」増刊号として「パーキンソン病のすべて」を刊行いたします。パーキンソン病は，アルツハイマー病についで頻度の高い神経変性疾患で，日常診療において接する機会の多い疾患です。また，高齢化に伴い罹患率の増加が予測され，その治療・ケアーは，高齢化社会にとって大きな問題のひとつです。近年，遺伝性パーキンソン病の遺伝子の同定等々，病因・病態の解明が大きく進展しているとともに，薬物療法や外科治療など臨床面での進歩も特筆すべきものがあります。さらに，移植再生医療や遺伝子治療などの21世紀に飛躍が期待される先進的治療法の対象としても注目されています。

　分子遺伝学，病態および病態モデル，病因・疫学・病理，疾患の主座である大脳基底核およびカテコールアミンの生化学・生理などのパーキンソン病の基礎医学，症候学，評価，類似疾患や鑑別診断，先進医療を含む治療法などの臨床医学，看護・介護，福祉制度まで，パーキンソン病の医学・医療のすべてを網羅するとともに，パーキンソン病に日々対峙しておられる患者さん自らの病気への取り組みも含め，1冊として纏めました。パーキンソン病に関心や関係をもった読者諸氏にとって，有益かつ便利なものとして活用いただけるものと自負しております。

　最後に，日々の診療，研究等にて御多忙の中，執筆の労を取っていただいた執筆者の方々に深謝いたし，刊行の辞とします。

目　次

刊行にあたって …………………………………………………………………………後藤　　順…iii
執筆者一覧 ……………………………………………………………………………………………viii

第Ⅰ章　序論・総論
1　緒　言 ……………………………………………………………………柳澤　信夫…3
2　パーキンソン病——概念と治療の歴史 ………………………………柳澤　信夫…8
3　パーキンソン病およびパーキンソニズムの疾患概念と分類 ………山本　繼子…21
4　パーキンソン病の疫学 ………………………………………中島　健二，楠見　公義…27

第Ⅱ章　基底核・錐体外路系の神経科学（機能解剖・生理・生化学）
1　大脳基底核の機能解剖学 ………………………………………………高田　昌彦…35
2　カテコールアミン代謝（合成，調節，異化）…………………………一瀬　　宏…46
3　ドパミン受容体とトランスポーター …………………………小川　紀雄，宮崎　育子…53

第Ⅲ章　症候学
1　パーキンソン病の症候と自然経過 ……………………………………岩田　　誠…63
2　パーキンソン病症候の運動学・病態生理学 …………………………橋本　隆男…69
3　診断基準および機能評価尺度 ………………………………生駒　一憲，眞野　行生…75
4　自律神経障害 …………………………………………榊原　隆次，内山　智之，服部　孝道…85

第Ⅳ章　臨床検査
1　パーキンソン病の画像診断 ……………………………………………百瀬　敏光…91

第Ⅴ章　病因論
1　病因概論 …………………………………………………………………近藤　智善…101
2　パーキンソン病の遺伝的要因 …………………………………………戸田　達史…106
3　生活習慣と環境因子 …………………………………………楠見　公義，中島　健二…111
4　パーキンソン病における神経毒 ………………………………………太田　　茂…115
5　サイトカインおよび神経栄養因子——パーキンソン病における変化——
　　…………………………………………………………………永津　俊治，澤田　　誠…121

第Ⅵ章　病理と病態
1　パーキンソン病の病理 …………………………………………………村山　繁雄…129
2　Lewy 小体の生化学 ……………………………………………小山彰比古，岩坪　　威…134
3　α-synuclein の分子細胞生物学 …………………………………小山彰比古，岩坪　　威…138
4　Parkin の分子細胞学的機能 …………………………………高柳　　淳，清水　信義…142

 5 Ubiquitin-proteasome 経路と unfolded protein response

                    滝沢　修一，小坂　　仁，和田　圭司…148

第Ⅶ章　疾患モデル

 1 神経毒によるパーキンソン病モデル：細胞死機序の解明と神経保護薬の開発

                         直井　　信，丸山和佳子…157

 2 遺伝子改変によるパーキンソン病モデル ……………………………浅沼　幹人，宮崎　育子…165

第Ⅷ章　遺伝性パーキンソン病

 1 Parkinson's disease 1（SNCP）：α-synuclein ……………………………………服部　信孝…173

 2 Parkinson's disease 2（Park 2）：パーキン ………………………………………服部　信孝…178

 3 UCH-L 1　PARK 7 ……………………………………………………波田野　琢，服部　信孝…187

 4 その他の遺伝性パーキンソン病家系と遺伝子 ……………………………………長谷川一子…194

第Ⅸ章　症候性パーキンソニズム

 1 脳炎後パーキンソニズム ………………………………………………………………森　　秀生…209

 2 薬剤性パーキンソニズム ………………………………………………………………葛原　茂樹…214

 3 中毒性パーキンソニズム ………………………………………………………………葛原　茂樹…219

 4 血管性パーキンソニズム ………………………………………………磯部　千明，阿部　隆志…223

 5 脳腫瘍とパーキンソニズム ……………………………………………森若　文雄，田代　邦雄…229

第Ⅹ章　パーキンソニズムを呈する系統変性疾患，類縁疾患

 1 多系統萎縮症（線条体黒質変性症，オリーブ橋小脳萎縮症，Shy-Drager 症候群）

                               國本　雅也…235

 2 進行性核上性麻痺，大脳皮質基底核変性症，純粋無動症 ……………齋藤　友紀，水澤　英洋…239

 3 17 番染色体に連鎖するパーキンソニズムを伴う前頭側頭葉型痴呆（FTDP-17）…………岡本　幸市…245

 4 びまん性 Lewy 小体病 …………………………………………………………………小阪　憲司…249

 5 純粋自律神経機能不全症 ………………………………………………………………田村　直俊…255

 6 若年性パーキンソニズム ………………………………………………………………横地　正之…261

 7 瀬川病（優性遺伝性 GTP シクロヒドロラーゼⅠ欠損症）………………瀬川　昌也，野村　芳子…269

 8 パーキンソニズムを呈する遺伝性系統変性疾患ないし先天代謝異常症 ………………水口　　雅…275

第ⅩⅠ章　パーキンソン病の薬物療法

 1 L-dopa ……………………………………………………………………………………村田　美穂…283

 2 ドパミンアゴニスト ……………………………………………………………………長谷川一子…288

 3 MAO 阻害薬および COMT 阻害薬 ……………………………………永井　将弘，野元　正弘…297

4　抗コリン薬，L-DOPS，Amantadine ……………………………………堀内惠美子…302
　5　新しい抗パーキンソン作用薬 zonisamide ……………………………堀内惠美子，村田　美穂…306

第XII章　薬物療法に伴う副作用，進行例における問題と対策
　1　抗パーキンソン病薬の効果減退——Wearing-off 現象，On-off 現象—— ……………加世田　俊…313
　2　運動症状（ジスキネジア，ジストニア）……………………………………………加世田　俊…317
　3　精神症状 ………………………………………………………………………………柏原　健一…321
　4　悪性症候群 ……………………………………………………………………………久野　貞子…327
　5　その他の副作用 ………………………………………………………………………水田　英二…330
　6　合併症とその対策 ……………………………………………………………………三輪　英人…333

第XIII章　外科的治療法，移植再生医療，その他
　1　定位・機能神経外科的治療 ……………………………………………深谷　親，片山　容一…341
　2　パーキンソン病に対する細胞移植治療——現状と将来展望—— ……中尾　直之，板倉　徹…346
　3　経頭蓋連続磁気刺激によるパーキンソン病の治療 ……………………岡部　慎吾，宇川　義一…351
　4　幹細胞によるパーキンソン病治療の可能性 ………………………………………等　　誠司…358
　5　遺伝子治療の可能性と研究の現状 …………………………………………………小澤　敬也…363

第XIV章　パーキンソン病治療の最適化
　1　治療の最適化に求められるもの ………………………………………近藤　智善，中西　一郎…371
　2　本邦におけるパーキンソン病治療ガイドライン …………………………………金澤　章…377
　3　パーキンソン病治療ガイドラインの世界の動向 …………………………………山本　光利…384

第XV章　リハビリテーション，看護・介護，補助制度，支援
　1　パーキンソン病に対するリハビリテーション …………………………中馬　孝容，眞野　行生…393
　2　パーキンソン病療養者の療養支援課題と支援システム …………………………小倉　朗子…401
　3　補助制度——特定疾患認定，身体障害者認定，介護保険制度 …………………平井　俊策…405
　4　患者支援団体とその活動——パーキンソン病友の会 ……………………………徳永　武重…410

　索　引 …………………………………………………………………………………………418

執筆者一覧 〈五十音順〉

浅沼幹人	岡山大学大学院医歯学総合研究科脳神経制御学講座神経情報学分野
阿部隆志	岩手医科大学神経内科
生駒一憲	北海道大学大学院医学研究科リハビリテーション医学
磯部千明	岩手医科大学神経内科
板倉　徹	和歌山県立医科大学脳神経外科
一瀬　宏	東京工業大学大学院生命理工学研究科分子生命科学専攻
岩田　誠	東京女子医科大学病院脳神経センター神経内科
岩坪　威	東京大学大学院薬学系研究科臨床薬学教室
宇川義一	東京大学大学院医学系研究科脳神経医学専攻神経内科学
内山智之	千葉大学医学部神経内科
太田　茂	広島大学大学院医歯薬学総合研究科
岡部慎吾	東京大学大学院医学系研究科脳神経医学専攻神経内科学
岡本幸市	群馬大学大学院医学系研究科脳神経内科学
小川紀雄	岡山大学大学院医歯学総合研究科神経情報学
小倉朗子	東京都神経科学総合研究所難病ケア看護
小澤敬也	自治医科大学内科学講座血液学部門輸血・細胞移植部，分子病態治療研究センター遺伝子治療研究部
柏原健一	岡山旭東病院神経内科
加世田俊	国立指宿病院神経内科
片山容一	日本大学医学部脳神経外科・大学院医学研究科応用システム神経科学
金澤　章	東京都江東高齢者医療センター脳神経内科
葛原茂樹	三重大学医学部神経内科学講座
楠見公義	鳥取大学医学部脳幹性疾患研究施設脳神経内科部門
國本雅也	国立国際医療センター神経内科
久野貞子	国立療養所宇多野病院臨床研究部神経内科
小阪憲司	福祉村病院
小坂　仁	神奈川県立こども医療センター神経内科臨床研究機構代謝研究室
小山彰比古	東京大学大学院薬学系研究科臨床薬学教室
近藤智善	和歌山県立医科大学神経内科
齋藤友紀	東京医科歯科大学大学院脳神経機能病態学
榊原隆次	千葉大学医学部神経内科
澤田　誠	藤田保健衛生大学総合医科学研究所難病治療共同研究部門
清水信義	慶應義塾大学医学部分子生物学教室
瀬川昌也	瀬川小児神経学クリニック
高田昌彦	(財)東京都医学研究機構・東京都神経科学総合研究所統合生理研究部門
高柳　淳	慶應義塾大学医学部分子生物学教室
滝沢修一	神奈川県立こども医療センター神経内科臨床研究機構代謝研究室
田代邦雄	北海道医療大学心理科学部
田村直俊	埼玉医科大学短期大学神経内科
中馬孝容	北海道大学大学院医学研究科リハビリテーション医学

徳永武重	全国パーキンソン病友の会福岡県支部
戸田達史	大阪大学大学院医学系研究科ゲノム機能分野臨床遺伝学
直井 信	岐阜県国際バイオ研究所脳神経研究部門
永井将弘	愛媛大学医学部臨床薬理学
中尾直之	和歌山県立医科大学脳神経外科
中島健二	鳥取大学医学部脳幹性疾患研究施設神経内科部門
永津俊治	藤田保健衛生大学総合医科学研究所難病治療共同研究部門
中西一郎	和歌山県立医科大学神経内科
野村芳子	瀬川小児神経学クリニック
野元正弘	愛媛大学医学部臨床薬理学
橋本隆男	信州大学医学部第三内科
長谷川一子	国立相模原病院神経内科
波田野琢	順天堂大学医学部脳神経内科
服部孝道	千葉大学医学部神経内科
服部信孝	順天堂大学医学部脳神経内科
等 誠司	東京大学医学部附属病院神経内科
平井俊策	老年病研究所附属病院名誉院長
深谷 親	日本大学医学部脳神経外科・大学院医学研究科応用システム神経科学
堀内恵美子	国立相模原病院神経内科
眞野行生	北海道大学大学院医学研究科リハビリテーション医学
丸山和佳子	長寿医療研究センター老化機構研究部生化学・代謝研究室
水澤英洋	東京医科歯科大学大学院脳神経機能病態学
水田英二	国立療養所宇多野病院神経内科
水口 雅	自治医科大学小児科
宮崎育子	岡山大学大学院医歯学総合研究科神経情報学
三輪英人	和歌山県立医科大学神経内科
村田美穂	東京大学大学院医学系研究科神経内科
村山繁雄	東京都老人総合研究所老化臨床神経科学神経病理
百瀬敏光	東京大学大学院医学系研究科放射線医学講座
森 秀生	順天堂大学医学部脳神経内科
森若文雄	北海道医療大学心理科学部
柳澤信夫	関東労災病院
山本纊子	藤田保健衛生大学医学部神経内科
山本光利	香川県立中央病院神経内科
横地正之	東京都立荏原病院神経内科
和田圭司	国立精神・神経センター神経研究所疾病研究第四部

第Ⅰ章
序論・総論

I. 序論・総論−1

緒　言

柳澤信夫*

抄　録　パーキンソン病の研究と診療の発展は，神経疾患と脳の理解に大きく寄与した。病初期は単一の神経伝達物質ドパミンの補充により症候の有り無しの状態を可逆的に変えることができ，しかも痴呆がないことから，運動と認知にかかわる基底核機能の研究のためのよい対象である。そして単一ニューロン活動を含む生理学，脳画像，神経心理学，定位脳手術など多彩な方法論が駆使できる利点がある。

一方病因の解明はなお途上にある。若年から初老期発症まで個体発生の長期にわたる神経細胞変性に，老化による細胞死の関与などが加わるが，若年発症群の遺伝子異常，多彩な環境因子の関与などの知見が重ねられている。しかしアルツハイマー病がアミロイド沈着に注目して，病因，治療研究に着実な進展を見せているのと対照的で，長期にわたり進行する細胞変性機序の解明は難しい。

一方脳病変の結果に対して開発されたL-dopa治療は，神経変性疾患治療の画期的成果と位置付けられる。現在のドパミン受容体刺激薬，ドパミン代謝への介入などドパミン補充にかかわる薬物の工夫に加えて，今後はQOLの維持を目標として，リハビリテーション，機能的脳外科，社会的支援への医学的関与など課題は多い。

Key words：*Parkinson's disease, etiology, basal ganglia function, functional neurosurgery, quality of life*（*QOL*）

はじめに

"脳の科学"において「パーキンソン病のすべて」を特集として組む意義はどこにあるのだろうか。"脳の科学"は基礎から臨床にわたる脳研究の専門家，若手が主な読者である。したがって各々の立場の方々に読む価値のある，すなわち研究に，臨床に，そして各々の読者の脳の見方にとって糧となる内容であってほしい。

Parkinson's disease. An introduction.
*関東労災病院
〔〒211-8510　神奈川県川崎市中原区木月住吉町2035〕
Nobuo Yanagisawa : Kanto Rosai Hospital. 2035 Kizukisumiyoshi-cho, Nakahara-ku, Kawasaki, Kana-gawa, 211-8510 Japan.

この膨大な内容と多彩な執筆者を企画した編集者の意図は，「パーキンソン病のすべて」という標題にみてとれる。執筆者はすでに評価が確立された専門家と，着実に実績を重ねつつある中堅の研究者から構成されている。執筆項目は病気としてパーキンソン病について病因論から疾病分類，各種治療まで臨床のトピックスが網羅されており，脳科学の研究者にとってどこまで興味を持てる内容であるかが気になるところである。一方基底核の神経科学についても述べられており全体としてまとまりを持った特集となることを期待したい。この緒言は各寄稿の内容を知った上で書いたものではないので，パーキンソン病研究についての私の個人的な見方に基づくものである。

近年，パーキンソン病の実地診療から病因，病態の基礎研究まで，多くの雑誌の特集や著書が重ねられている。その理由は家族性パーキンソン病の相次ぐ遺伝子の発見，運動・認知障害の生理学的研究や画像研究が疾患のみでなく正常の脳機能の解明に貢献するデータを輩出しつつあること，有効な治療薬が多数ありながら脳病変の進行阻止に至らないことから長期的治療への工夫が種々に必要となっていること，定位的淡蒼球破壊や深部脳刺激（deep brain stimulation, DBS），各種のドパミン神経伝達促進のための細胞脳内移植が，実地診療の拡がりと共に基礎研究への貢献の期待を含むなど，診療に密着した研究の進歩が目覚ましいことによろう。

これは長い間パーキンソン病の診療や研究に携わってきた者にとっては喜ばしい状況である。その上で今後の研究の方向を考える上でいくつかの問題点を指摘し本特集を読まれる読者の参考に供したい。

I．アルツハイマー病とどう違うか

パーキンソン病研究の現状を考える上で，アルツハイマー病研究の経過が参考になる。アルツハイマー病は，病理学的に老人斑と神経原線維変化を特徴とし，大脳皮質神経細胞の変性脱落と脳萎縮を生ずる痴呆性疾患である。病因としては，危険因子としてのApolipo蛋白e4，異常遺伝子としてのプレセニリンが指摘される一方で，神経細胞変性機序にこだわることなく，βアミロイドの脳内沈着を病理発生上の最重要の過程として研究が進展した。神経細胞変性という困難なテーマではなく，物質の沈着を対象にしたことから研究は急速に進展し，アミロイドカスケードの仮説について実証的なデータが重ねられ，その一方で神経細胞膜の代謝からその障害へと研究は順調に進んでいる。そして最も重要なことは，アミロイドβ蛋白の産生と沈着に介入する治療法の開発が具体性を持って進展していることにある。

アルツハイマー病の脳内過程の時間経過はなお解明されていないが，危険因子としての教育や食餌，生活習慣などの疫学データは，パーキンソン病の場合よりも確実さをもって蓄積されている。さらに実効のある薬物がほとんど存在しない中で，行動療法，音楽療法，回想法など広義のリハビリテーションが種々に工夫されドイツを中心に実施されている。また中期から進展期の介護における集団療法は我が国で早くから発達した。

一方アルツハイマー病の主要症状である健忘，見当識障害，認知障害，易怒性，人格障害，徘徊などの脳内機序についての研究は乏しい。痴呆の存在が脳機能の分析的研究の妨げとなるのが最大の理由であろう。

そして現在最大の臨床研究のテーマとしては，感度と特異度の高い初期診断バッテリーの確立と，病前段階としてのMCI（mild cognitive impairment）からアルツハイマー病へと進展するか否かの予測である。脳画像としては海馬を中心とする辺縁系萎縮の検出と意義付け，およびSPECTを用いた大脳皮質の血流分布の正常からの解離が集中して研究されている。

パーキンソン病特集の緒言にアルツハイマー病のことを長々と書いてしまったが，本特集を読まれる上で，以下の点と対比して理解していただきたい。

II．病因について

パーキンソン病の病因として近年の最大の成果は家族性パーキンソン病におけるparkinとα-synuclein遺伝子異常の発見であろう。Parkin geneは我が国で臨床像が確立された常染色体劣性若年性パーキンソニズムの原因遺伝子として，我が国で発見された輝かしい歴史があり，最近は常染色体性劣性の多くの家系で異常が発見され，病因的意義についての今後の解明が待たれる。一方のα-synuclein geneの異常は，限られた優性遺伝家系にしか認められないものの，α-synucleinが，パーキンソン病の病理診断根拠ともなるLewy小体の主要構成成分であることが明らかとなり，その意義が注目される。また最近発見されたDJ-1（Park 7遺伝子）の変異の意義は，なお陽性家系の数が少なく今後の研究に待たれる。

これらの遺伝子異常がどのような機序を介して神経細胞死を生ずるかの解明は，研究者にとってきわめてチャレンジングな課題である．胎生期に生まれて80年以上生き続ける神経細胞が，なぜ40代，50代で死んでいくのかを明らかにすることの困難さは想像に余りある．

現在の考えは，これらの遺伝子がコードする蛋白が神経細胞に有害に作用するとするものだが，10歳代で発病する家族性パーキンソン病と初老期に発症する通常の型が同一機序によるのか，これは実験で答えを出せない長さの時間経過という要素を克服せねばならない難しい課題である．この点で，小柳らが二世代にわたって低マグネシウム食で飼育することにより初めて黒質の萎縮と細胞障害を作成することに成功した研究は，その病理所見がいかにも変性疾患と酷似した黒質の選択的病変である見事さとともに，画期的なものである．また従来鉱山労働者において，マンガンなどの中毒性パーキンソニズムが知られていたが，最近の疫学調査では銅その他の金属を扱う労働者に，パーキンソン病そのものの頻度が多いという結果が示されている(Gorell et al, 1999)．遺伝子を含む現在の病因的研究の蓄積からは，黒質のメラニン細胞の選択的変性という特異的な病変を示すパーキンソン病も，異なる病因によるheterogeneousな疾患であるかに見える．これは自然現象としての疾患の病理発生の解明が，なお初歩的段階にあることを意味するのかも知れない．病因と細胞病変の詳細が解明され，それらの知見に基づく遺伝子治療やその他の介入的治療を確立するまでの道はなお遠い．しかし自然の事象の解明は，ある発見によって飛躍的に進むことは事実であり，若い研究者の夢に期待したい．

パーキンソン病におけるドパミン代謝の意義を考える上で，瀬川病におけるドパミン代謝の上流にある guanosine triphosphate cyclohydrolase 1 (GCH-1) 欠損の発見の意義は大きい．パーキンソン病と瀬川病の大きな相違は，臨床像と経過，およびL-dopa治療の反応に見られる．なぜ瀬川病はジストニアであるのかについては，McGeer，瀬川らが強調する脳内ドパミン系の個体発生が大きな意義をもつであろう．10歳代におけるドパミン欠乏が典型的なパーキンソン症状ではなくジストニアを生ずることは，若年性パーキンソニズムにおけるジストニアの出現，抗精神病薬によるドパミン受容体遮断が若年者では斜頸その他のジストニアを生じ，成人ではパーキンソニズムを生ずることなどが，この考えが適切なことを支持する．

瀬川病は一般に日内変動が明らかであり，内在性ドパミンの不足が部分的あるいは一時的にしか症状を現さず，長期の経過で病勢の増悪がなくL-dopaが有効であり続ける．この事実はパーキンソン病に見られるドパミン産生細胞の死滅ではなく，ドパミン産生の上流にある代謝酵素の異常が原因であることに基づくと考えられ，脳変性疾患の脳病変と病態を考える上で興味深い．

III．基底核機能

歴史的に基底核機能はヒトの錐体外路性疾患の症状と病理の対比から論じられてきた．

よく知られるように，ハンチントン舞踏病に代表される hyperkinetic-hypotonic な病態と，パーキンソニズムに見られる hyperkinetic-hypertonic な病態が同じ基底核病変で生ずる理由は謎であった．

1970年代のM. DeLongによる覚醒サルの基底核ニューロン活動の膨大な記録に基づいて，80年代ようやくDeLongにより大脳皮質-基底核-大脳皮質の回路にmotor loopとcomplex loopの2つが提唱された．さらにAlexanderとCrutcherの優れた並行回路の仮説が提唱され，これは複雑な基底核疾患の症状を適切に解釈するものであり，またこの回路に基づいた理論的推定による視床下核破壊による実験的パーキンソニズムの改善などから，この回路図は基本的に正しいと考えられる．

さらに詳しく，前頭葉-基底核路が意欲，自立性，外界からの情報処理による行動の発現経路であり，辺縁系-腹側線条体路が情緒，利益などに基づく行動の経路であることはほぼ確立した．また近年問題となっている基底核の認知機能については，大脳皮質の知的機能とは異なり，その症状

は"皮質下性痴呆"といわれるものである。そして基底核がかかわる認知cognitionの内容は，運動，行動の判断に関わるものと考えられる。現在このほかにも，担う機能によって多種類のループが仮定されている。そのような考えの妥当性は，ループそのものが神経活動としてどのような意義を持つのかを含めて今後さらに解明されるべきものである。

IV. 治療戦略の進展

パーキンソン病の治療にドパミン補充療法が導入されたことは，患者にとっては最大の，そして治療医や研究者にとっても幸いであった。症状の劇的な改善に伴うQOLの向上と，L-dopa以前の平均10年という経過から，導入後30年を経た今も着実に平均経過の延長をもたらしているこの治療は，神経変性疾患全般への治療開発を勇気づけるものとなった。これは欠乏する単一の神経伝達物質を体外から補充するというきわめて理にかなった治療であり，糖尿病のインシュリン療法に匹敵する画期的治療といえよう。

黒質神経細胞の変性を阻止することが現在不可能なために，ドパミン作動薬の長期治療に伴って薬効減弱，薬効不安定，さらにジスキネジアや幻覚・妄想などドパミンの脳内過剰による副作用などが患者のQOLを低下させる。しかし治療者はこれによって悲観的になってはいけない。慢性疾患の治療は元来困難なものである。

単純な単一ホルモン欠乏である糖尿病は，1922年インシュリンが発見され，翌年生合成されて補充療法が開始されたにもかかわらず，いまだに患者は増え続け，経過の延長に伴い網膜症も腎症も増え続けている。これは欠乏する内在性物質を体外から補充し続ける慢性疾患の長期経過そのもの，あるいはそれに個体の老化が合併することに伴う宿命かもしれない。

パーキンソン病では，長期経過に伴い起立性低血圧や排尿障害などの自律神経症状，痴呆やうつなどの精神症状が増加し，また無動や歩行障害などの基本症状もドパミン補充療法に抵抗性となる。これらはドパミン以外の神経伝達物質であるノルアドレナリン，アドレナリン，セロトニン，アセチルコリンなどを神経伝達物質とする系の変性や黒質ドパミン細胞死の進展などによると考えられるが，患者の経過を延長しQOLを維持するための治療開発の方向は見えつつある。

今後の治療研究の重点は，患者のQOLを目標とした機能的脳外科，リハビリテーション，ドパミン以外の神経伝達物質補充やそれらの賦活化に向けるべきであろう。

1. 機能的脳外科

現在機能的脳外科の焦点は，薬物治療に抵抗性のon-off現象，無動，歩行障害に対する視床下核あるいは淡蒼球内節の脳刺激法（DBS）である。これは進展期の治療としての意義が大きいが，脳の可塑性を考慮して比較的早期から行うことの適否が今後の課題であろう。

さらに機能的脳外科は脳研究の重要な手段になり得る。この面における現在のトピックスとしては，以下が挙げられる。①淡蒼球，視床下核の高頻度刺激がなぜ破壊と同じ効果をもたらすのか。②限られた症例ではあるが，これらの皮質下核の刺激が悲惨な精神症状を即時的に誘発する機序は何か。③DBSは即座にパーキンソン症状を改善し，一方ジストニアに対しても有効であるが，その効果は週から月の単位で遅れて出現し，また中止後も同様に長期にわたり効果が持続することが，運動症状発現における脳の可塑性変化の関与を考える上で興味深い事実である。

2. リハビリテーション

パーキンソン病のリハビリテーションは従来等閑視されてきたといえよう。それはL-dopaをはじめとする有効な薬物療法が治療の主流として存在し，長期治療に伴う問題点である薬効不安定，ジスキネジア，精神症状などはいずれも薬物の工夫により解決すべきものとして種々に対処され，リハビリテーションが大きくクローズアップされる余地がなかったことによる。しかし臨床医は患者の治療にあたり，生活指導として，必ず従来と同様の身体活動を維持するように努力すること，特に歩行訓練を行うことは指導してきた。これは

同じく中枢性運動障害である小脳失調症においても同様である。一方パーキンソニズムに特有のすくみ足に対しては，床に印をつけたり，聴覚的なリズム刺激を外から与えたり自分からリズムをとる工夫，特殊な杖など種々な試みがなされてきたが，単純な歩行訓練は特にリハビリテーション療法として行われてこなかった。

しかし加齢に伴う脳機能低下には，脳の可塑性に期待してあらゆる可能な脳機能賦活法が日常訓練として行われるべきであろう。薬物療法がなお期待できないアルツハイマー病において，運動療法，音楽療法，回想法など種々な介入療法が認知機能改善に有効なことが明らかになりつつある現在，進行期のパーキンソン病の薬物抵抗性の運動症状である無動，歩行障害に対し系統的な訓練の研究と実施は重要であり，有効性が期待できる。特に歩行については，下肢の筋力増強，バランス訓練，リズム運動，さらに趣味をかねたダンスや水泳，水中歩行など直接，間接に歩行に関与する神経系や筋の賦活，強化を系統的に行うことが今後の重要な課題である。

3．QOL

WHOが健康の定義に，従来の physical, mental, social well-being に spiritual well-being を加えることを提案し（2000年），QOLの定義も，これを加えた包括的な"個人"の評価であることが提案された。

慢性疾患の治療の目標にQOLを重視することは現在確立されたが，パーキンソン病ではどうだろうか。数年前から実施されている厚生労働省の"特定疾患患者の生活の質（QOL）の判定方法の開発に関する"研究班では，パーキンソン病が中心課題であり，SF 36，PDQ 39 などのQOL評価の我が国における適切さが検証されている。また Movement Disoreder Society が世界の先進国において，患者，介護者，医師を対象にQOLの調査を行った。そこでは患者の疾病の見方，将来の予測，それに影響する医師の説明がQOLに大きな影響を与えることが明らかにされ，これは重要な視点である。しかし一方"うつ"についての把握が患者，介護者（1～2％）と医師（50％）の間で大きく評価が分かれるという意外な結果も得られた。QOLはあくまで患者"個人"の評価であり，今後QOL維持，増進のための手法や評価の確立は，パーキンソン病を含む慢性疾患診療の大きな課題である。

文　献

1) Brooks, D. J. : The role of the basal ganglia in motor control : contribution from PET. J. Neurol. Sci., 128 : 1-13, 1995.

2) DeLong, M. R. : The basal ganglia. In: Principles of Neural Science., 4th ed (ed by Kandel, E. R., Schwartz, J. H., Jessel, T. M.), pp.853-867, McGraw-Hill, New York, 2000.

3) Goetz, C. G., Koller, W. C., Poewe, W. et al. : Management of Parkinson's disease: An evidence-based review. Mov. Disord., 17 (suppl. 4) : S 1-S 166, 2002.

4) Gorell, J. M., Johnson, C. C., Rybicki, B. A. et al. : Occupational exposure to manganese, copper, lead, iron, mercury, zinc and the risk of Parkinson's disease. Neuro Toxicology, 20 : 239-248, 1999.

5) Olanow, C. W., Schapira, A. H. V., Agid, Y. eds. : Neurodegeneration and prospects for neuroprotection and rescue in Parkinson's disease. Ann. Neurol., 53 (suppl. 3), S 1-S 170, 2003.

6) Wichman, T., DeLong, M. R. : Pathophysiology of parkinsonian motor abnormalities. In : Parkinson's Disease from Basic Research to Treatment. Advances in Neurology Vol. 60（ed by Narabayashi, H., Nagatsu, T., Yanagisawa, N., et al.), pp.53-61, Raven Press, New York, 1993.

7) 柳澤信夫：運動疾患の病態生理．脳神経科学（金澤一郎，篠田義一，廣川信隆　他編），pp.545-560，三輪書店，東京，2003．

パーキンソン病──概念と治療の歴史

柳澤信夫*

抄録 James Parkinsonの優れた点は，個々の非特異的症候の組み合わせと自然経過から，病理所見なしに，現在と同じレベルの概念として疾患をまとめたことにある。

次の疾患単位の提唱は約100年後の若年性パーキンソン病であった。20世紀前半の病理と臨床の蓄積は，基底核疾患の多様性を明らかにし，運動症状の責任病変の議論と多くの疾患単位の確立が得られた。瀬川病は臨床像の位置づけとドパミン代謝に直接関わる遺伝子異常により，基底核の病態理解に大きく寄与した。

線条体のドパミン欠乏とその補充療法は系統変性疾患治療に新しい道を開いた。また基底核，前頭葉さらに視覚認知系の異常など脳機能の理解は大きく進展し，機能的脳外科の進歩に結実した。

病因としての遺伝子，環境要因の蓄積は重ねられているが，具体的な病理発生の解明よりは，実質的な治療が先行し，長期経過における諸問題に直面しているのが現状である。

脳の科学（2004年増刊号）8-20, 2004

Key words：Parkinson's disease, history, basal ganglia disease, drug treatment, stereotaxic surgery

はじめに

パーキンソン病の研究の歴史を短い文章にまとめることは難しい。本特集に網羅されている研究，診療の項目の各々に歴史がある。また歴史の記述は，出来事の羅列はつまらないばかりか読者の役に立つところが少ないことから，そうでないように内容に立ち入れば，筆者の立場が色濃く反映されることとなり，学術雑誌の範囲を逸脱しかねない。そのような問題点はあるものの，ここでは筆者自身が考える，研究，診療の現状と将来にとって重要と考えられる，疾患概念と治療についての歴史を小括したい。

I．疾患の概念と病理

パーキンソン病といえば1817年のJames Parkinsonによる"An Essay on Shaking Palsy"が歴史の出発点とされる。そして彼が記載したshaking palsy (paralysis agitans) の定義 "Involuntary tremorous motion, with lessened muscular power, in parts not in action and even when supported ; with a propensity to bend the trunk forwards, and to pass from a walking to a running pace : the senses and intellects being uninjured"，および簡潔な病像の記載が，現在から見てもほとんど本病の病態を的確，充分に表現されたものとされる。疾患単位の確立が，20世紀に入ってからのように病理所見に裏付けられるものではなく，臨床像に基づくいわば症候群が分

Parkinson's disease. History of disease concept and treatment.
*関東労災病院
〒211-8510 神奈川県川崎市中原区木月住吉町2035
Nobuo Yanagisawa : Kanto Rosai Hospital. 2035 Kizukisumiyoshi-cho, Nakahara-ku, Kawasaki, Kanagawa, 211-8510 Japan.

類されたこの時代にあって，安静時振戦と前傾姿勢，突進現象という基本症状を論文のはじめに強調したことは，歴史的な記述といえよう．Parkinsonの意図は当時広い概念であいまいに用いられたshaking palsyの中で，6例の観察をもとにこの疾患の特徴をまとめたことにある．麻痺患者にわずかなふるえが見られるものから，麻痺のないものまで指すといわれた一般的用語であったshaking palsyを，本疾患にあてはめようとしたことで"麻痺"という不適切な用語を含む結果となった．その後J. Charcotが1888年，火曜講義でパーキンソン病と呼ぶことを提唱した背景には，Parkinsonの詳細で的確な記載，特に多発性硬化症との鑑別で，本疾患に特徴的な安静時振戦を詳しく説明し，死に至る自然経過を記述したことを評価したことが窺える．さらにParkinsonが述べなかった筋固縮をCharcotが重視したことも，振戦麻痺という用語を避けた1つの理由だったろう．

そのような歴史背景を見れば，現在の理解にそぐわない"麻痺"という用語が用いられたことや，知的障害がないことを特徴として挙げたことをとりたてて論ずることは意味がない．Parkinsonは，ロンドンの開業医を通して62歳でこの論文を発表し，しかも6名のうち2名が街中での観察に基づくという事実から推測できるように，これを1つの疾患と把握した観察力，判断力と粘り強い経過観察が称えられるべきである．そして病変部位を頸髄から延髄に想定したことも，その部位の誤りよりも，老人に見られる自然の振る舞いに似た症状の原因を，中枢神経の病変に求めた考えに共感を覚える．とくにその70年後にパーキンソン病の名前を提唱したCharcotが，原因・誘因をneurosisと考えた時代背景から一層その感を強くする．

Parkinson, Charcotに次ぐepoch-makingな貢献はTrétiakoff (1919) による黒質病変の意味付けとされる．Trétiakoffの時代は既に神経疾患の脳病理学的検討が盛んに行われ，Brissaudによりパーキンソン病の責任病変は黒質であろうという仮説が提唱されていた．しかし当時本病で注目された責任病変は，黒質（Brissaud, 1895, Manchot, 1904），赤核（Maillard），視床（optic bed）（Auton, Nothnagel），レンズ核，迷走神経核（Lewy, 1913），淡蒼球（Manchot, 1904, Hunt, 1917），ansa lenticularis, Foral野などの視床下白質（Jelgersma, 1908）など多岐にわたっていた．

そのような中で，Trétiakoffはパーキンソン病の主症状である筋固縮と振戦の責任病変を黒質に帰したのであるが，その根拠は，①9例のparalysis agitansで黒質病変が常に認められたこと，②片側性の場合は対側の黒質のみが障害されていたこと，にあった．Trétiakoffはそれに加えて，筋緊張障害が主症状である急性舞踏病，多発性硬化症，斜頸で黒質病変が認められること，出血や腫瘍により脳幹が広く障害されて重症の運動障害が生ずることも彼の仮説を支持する所見として挙げた．彼はこれらの病理所見と症状の対比から，黒質は中脳の筋緊張調節中枢の1つであろうと推測している．この論文の重要な指摘は，片側性パーキンソン症状で対側の黒質変性を認めたことにある．

この時期の論文で注目されるものに，Willige (1911) とHunt (1917) による若年性パーキンソニズムの記述がある．Willigeは，若年性paralysis agitansが存在し，自験例の最も若い発症は20歳であると述べた．そして確実例の約半数は家族性であり，1つの独立した群を構成することを述べた．これは現在の理解につながる臨床的見方である．

一方Huntはprogressive atrophy of the globus pallidusと題して，15歳発症で，一側下肢から上肢そして1年以内に他側に拡がったpill-rollingタイプの静止時振戦，および筋固縮（cog-wheelを伴う）と前傾姿勢を呈した孤発症例で，運動障害が進行し38歳で死亡したjuvenile paralysis agitansの剖検報告をした．病理所見は淡蒼球，特に内節に著しい細胞脱落とグリアの増生および色素顆粒の沈着であった．そして被殻，尾状核の大細胞脱落，小細胞保持があり，黒質は正常であった．その後Hunt (1933) は，病変の選択性と臨床像から，現在のパーキンソン病にあたるprimary paralysis agitansを，striatal

およびpallidalの遠心性システムの一次性病変による疾患と位置付けている。このHunt（1917）の第1症例の現在の位置付けは難しい。

A. Jakob（1923），C. and O. Vogt（1920）による錐体外路性疾患の病理学の全盛時代には，線条体（尾状核，被殻），レンズ核（被殻，淡蒼球）の病変がパーキンソニズム，舞踏病などを生ずることから，基底核が責任病変として重視された。

この理解は勿論正しいものであり，現在の基底核回路網に生かされている。黒質についていえば，この時代脳組織への鉄の沈着に注目して，Spatz（1922）が淡蒼球-黒質網様層を同一構造であるKamm system（櫛系）としてとらえ，この系に主病変を有するHallervorden-Spatz病を記載したことは特記される。Hallervorden-Spatz病は筋固縮とジストニアを主徴とするが，黒質の病変は網様層の異常色素物質沈着と軸索病変のspheroidであり，パーキンソン病とは異なる。

1930～60年代の代表的な教科書では，パーキンソン病の脳病変は多彩であるものの，パーキンソニズムと舞踏病という対極的な症状をともに線条体-淡蒼球の病変によると理解していた。その中で淡蒼球は基底核機能の出口として重視され，Progressive Pallidal Degeneration（Winkelman, 1932），Pallido-pyramidal Disease（Davison, 1954），Progressive Pallidumatrophie（Jellinger, 1968）など淡蒼球病変を重視した疾患が提唱された。これらの疾患の主症状は筋固縮あるいはジストニアである。また一酸化炭素，二硫化炭素などの中毒性パーキンソニズムの責任病変が，黒質を含むものの淡蒼球の広範な壊死がドラマティックな病変として人々の目を引きつけた。

現在と異なり20世紀半ばまでのパーキンソニズムは，Davison（1940）が取り上げた特発生パーキンソン病，脳炎後パーキンソニズム，動脈硬化性（現在は血管性）パーキンソニズムが3大疾患であった。Economo脳炎後遺症は脳炎の既往とoculogyric crisisを含む特有の眼症状，特異な性格変化を伴い，1960年代までは東京都松沢病院などの施設で診ることができた。

動脈硬化性パーキンソニズムについてはM. Critchley（1929）による歴史的な論文がある。これは現在も学ぶところが多く，パーキンソニズムに興味を持つ若い人達に是非一読を勧めたい。従来Arteriosklerotische Muskelstarre（Foerster, 1909）と呼ばれていたものを，Arteriosclerotic Parkinsonismと呼び，現在まで続く基本的な理解を確立した。筆者が病棟医だった1960年代前半，パーキンソン病患者の病歴を書庫から取り出してみると，患者の初期にはほとんど"脳動脈硬化症"と診断されていたという経験があり，我が国の神経学の歴史の一端が窺えるとともに，1929年のCritchleyの業績がとりわけ印象的であった。

現代につながるこの時代の最も包括的な病理学的検討は，C. Davison（1940）によるものだろう。彼は12例の脳炎後paralysis agitans，7例の特発例，18例の血管障害例を検討した。これらは全例筋固縮と振戦を伴っており，主病変は全例で淡蒼球と黒質病変であった。特発性paralysis agitansにおいては淡蒼球よりも黒質緻密層の障害がより強く，脳炎後遺症例では黒質病変がさらに著しかった。一方血管障害性症例では病変は中枢神経全体に拡がっていたが，両側の淡蒼球，黒質の関係を見ると，淡蒼球病変は筋固縮に対応し，黒質病変は振戦に対応していた。Davisonはこの結果から黒質はパーキンソン振戦を生ずる主要中枢の1つであることが示唆されると考えた。

このような経過の中でパーキンソン病の黒質病変がさらに重視されるのには，L-dopa治療に至る生化学研究を待たなければならなかった。

II．神経変性疾患によるパーキンソニズム

1960年代から，パーキンソン症状を呈し，より広い病変を有する新しい基底核疾患が次々に提案，確立された。Shy-Drager症候群（1960），Progressive Supranuclear Palsy（PSP）（1964），Striatonigral Degeneration（SND）（1964），Cotico-basal ganglionic Degeneration（CBD）（1968），Diffuse Lewy Body Disease（DLBD）（1983）などがその主なものである。

これらはすべて脳病変の分布と形態学所見をもとにした疾患単位であるが，パーキンソン病を理解する上で重要な現在の問題点として，痴呆について述べる。

まず痴呆の位置付けである。30～40年前筆者の病棟医時代，痴呆を伴う症例の理解は1つの論点であった。当時の理解は，典型的なパーキンソン病の病理所見に加えて，神経原線維変化や老人斑が，加齢の所見より著しく大脳皮質に認められた症例の存在から，アルツハイマー型病変を伴うパーキンソン病という理解が一般的であった。さらには，アルツハイマー病においてもパーキンソン症状を認めることがあるので，それも考慮しなければならないとされた。現在はこの考えは廃れ，痴呆が先行する変性性パーキンソニズムはDLBDと診断されることが多い。ただ筆者は，病理診断名であるDLBDを臨床的に手軽につけすぎているという印象を持つ。これはしかし疾患としてのDLBDの重要性を否定する意味ではない。小阪，吉村によってこの疾患が発見確立された業績は我が国が世界に誇るものである。むしろ近年NewcastleのMcKeithらがDementia with Lewy Bodies (DLB) という概念を提唱しているが，これはDLBDという歴史的業績に新しい内容を付け加えるものでないばかりか，痴呆という臨床概念にLewy小体という病理所見を加え，しかも患者に告げることがはばかられる病名となっており，二重，三重の批判を免れない。

次にパーキンソン病の痴呆を語るとき，皮質下性痴呆にふれる必要がある。基底核の認知機能については多くの論文と考えがあり，ここでは述べない。ただ前頭葉から線条体を経由する経路の障害による特異な知的障害をAlbertら (1974) は"subcortical dementia"と呼んだ。Albertらの指摘した内容は前頭葉障害の場合と同様であり，また1930年代視床性痴呆として報告されたものも同じである。パーキンソン病，Huntington病，進行性核上性麻痺，progressive pallidal degenerationで見られる痴呆を，前頭葉-線条体-淡蒼球-視床-大脳皮質の回路障害としてとらえ，"subcortical dementia"と呼ぶことは適切である。ただしパーキンソン病では近年，概念の形成，変換などの前頭葉機能，複合的な視覚認知などの頭頂・後頭葉機能の障害の報告も重ねられている。

III．Lewy小体と腸管病変の意義

Lewyがparalysis agitansの神経細胞内封入体を記載したのは1913年で，substantia innominataの細胞であった。のちにLewy小体とよばれるこの封入体は，HE染色できれいに均一にエオジン好性に染まり，その周囲にhaloを持ち，顕微鏡下ではその形の美しさに注目されるものである。加齢脳ではすでにcorpora amylaceaという類似の細胞外沈着物がVirchow以来知られており，初期にはそれとの鑑別も記載されている。

1950年代に入り，GreenfieldらによりLewy小体がパーキンソン病の黒質，青斑核に必発し，診断上重視すべきことが強調された。

一方ウイルス性脳炎や，Pick病や他の神経変性疾患にも細胞内封入体があり，これらの封入体は感染関連物質か神経細胞の変性過程に関連した特殊な蛋白であると推測されてきた。

1970年代から90年代にかけて，Lewy小体はパーキンソン病にpathognomonicすなわち必須の病理所見であるか否かが比較的長期にわたり議論された。ただしこの議論はLewy小体を特異な病原物質に関連づけて論ずるわけではなく，次第にその議論の不毛さが明らかになりpathognomonic云々という議論は消えた。近年のユビキチンやα-synuclein陽性所見によって，パーキンソン病を含むLewy小体陽性疾患の病理発生に新しい光を投げかけたことは喜ばしい。

Lewy小体のもう1つの意義はその分布にある。近年DLBDが疾患単位として確立された。歴史的に見ると疾患特異的とされる病理所見が限局した部位から広範な分布へと拡がることがある。その1例として，Hallervorden-Spatz病で淡蒼球と黒質網様層に分布する類球体 (spheroid) はpathognomonicな所見とされてきたが，30年を経て1950年代F. Seitelbergerにより全脳にspheroidが出現する疾患がdiffuse neuro axonal dystrophyとして報告され，Hallervorden-Spatz病はその一型として提唱されたことがある。パーキンソン病とDLBDも似たような関係だろうか。

Lewy小体が消化管神経叢に存在することが，1988年Wakabayashiら新潟大学の神経病理グループから報告された。これはパーキンソン病が全身性の神経疾患であることの証明とともに，中期以降に現れる自律神経症状に先立って高頻度に見られる便秘や，稀に合併する巨大結腸と関係した所見の可能性も考えさせるものであった。

しかし近年消化管病変は予想されなかった形で重視されるようになった。FrankfurtのH. Braakは，アルツハイマー病の脳病理発生の進み方について，極めて妥当と考えられる仮説を発表し，大方の支持を得ている。これは長期にわたり，情報伝達・処理の系において神経細胞の果たす役割と回路網を構成するニューロン群が，一定の順序で変性過程に組み込まれるとして，trans-entorhinal stage, limbic stage, neocortical stageへと病変が拡がる過程を説明したものである。

Braakらはこの考えをパーキンソン病においても採用し，細胞骨格の変化を本来の神経細胞の脆弱性と関連づけた。しかも変性の刺激となる情報伝達回路の活動は内蔵感覚神経から始まるとして，迷走神経背側核，青斑核から脳幹，辺縁系へと上行性に病変が拡がる仮説を提唱している。この説はユニークであり，今後の検証が必要である。

近年，中毒など外因性のパーキンソニズムを生ずる物質の小量の長期暴露，あるいは金属，栄養素の長期欠乏がパーキンソン病そのものの病因として意義を有する可能性が指摘され，D. Calneのようにパーキンソン病をheterogeneousな疾患ととらえる見方が現れている状況において，慢性便秘の病因的意義も考えさせるBraakらの説は興味深いものである。

IV. 風土病としてのパーキンソニズム

パーキンソン病の病因について分子生物学的研究が進展するとともに，病因や病理発生の促進における環境因子の役割も重視されるようになった。この両者の研究において，地域の風土病として報告されてきたパーキンソニズムが有用なデータを提供する可能性がある。

GuamのPD-Complex (Lytico-Bodig)，フィリピンPanayのX-linked Dystonia Parkinsonism (lubag), 紀伊半島のALS/PD Complex, フランス領西インド諸島のCaribbean Parkinsonismなどがそうであり，これらの地域集積性をもつパーキンソニズムは種々の臨床・病理型で存在する。これらの疾患は系統変性疾患と同じ臨床・病理像を呈し，病因として食物，水，土壌などの環境要因や特殊な遺伝子異常が疑われる。パーキンソン病を含む基底核変性疾患の病理発生の解明のために，これらの風土病の病因解明が期待される。

V. 治療の進歩—薬物療法と機能的脳外科

19世紀の終わり，パーキンソン病に対するベラドンナアルカロイドの効果が報告された。20世紀に入りscopolamineの治療がはじまり，1949年trihexyphenidylの治療が報告された（K. Corbin）。筆者の病棟医時代（1960年代）はもっぱら抗コリン薬で，trihexyphenidylを中心に効果や副作用が多少異なる抗コリン薬が使用され，よく効いていた。L-dopaが実地診療に普及したのは1960年代の後半であり，1969年秋にNew Yorkで開催された世界神経学会はさながらL-dopa学会であった。バンケットでコロンビアのレジデント達による寸劇があり，M. Yahr扮するよぼよぼのパーキンソン病患者が，L-dopaによりbelly dancerに生まれ変わって踊りまくるというもので，今でも印象深く覚えている。

VI. L-dopa物語

L-dopaの精製は意外に早く行われている。1913年Hoffman-La Roche社のGuggenheimはノルアドレナリンの前駆物質として vicia faba（からすのえんどう属）という植物から多

量に結晶体として抽出することに成功した。Guggenheim はさらに，動物実験ののち自ら 2.5 g を内服し，10 分後に激しい嘔気と嘔吐を経験した。

　脳を含む体内に L-dopa の代謝物であるドパミンが分布していることはその後間もなく明らかになったが，脳機能との関連で具体的なデータが蓄積されたのは 1950 年代の後半になってからであった。Carlsson ら（1957）は，reserpine が体内の 5-hydroxytryptamine（serotonin）やカテコラミン蓄積を失わせることから，中枢神経においても同様の現象が生じ，もしこれらの生体アミンを体外から補給すれば reserpine の中枢効果を抑えることができることを推定した。彼らはカテコラミン前駆物質で血液脳関門を通過する dopa と 5-HTP を別々あるいは同時に注射して，dopa が完全に reserpine の中枢作用に拮抗することを観察した。ただしこれらはマウスと兎についての急性実験で，症状は鎮静（tranquillization），眼瞼下垂と縮瞳であった。現在の reserpine 効果としてまず考えるパーキンソニズムとは関係ないことに注目する必要がある。

　脳内のカテコラミンの詳細な分布は，1959 年 Sano らと Bertler らによって独立に発表されたが，佐野らの阪大グループによる速報の内容は素晴らしいものであった。彼らはノルエピネフリン，ドパミンとその前駆物質の dopa が脳において重要な役割を果たしていることを推測させるデータがあるとして，新しく開発した蛍光計測法でヒトの脳内分布を詳細に計測した。そして dopa は全脳のどこにもほとんど存在せず，ドパミンは被殻と尾状核にぬきんでて多く分布し，ついで淡蒼球，視床下部と視床にその 1/10 程度，他にはいずれも 1/100 程度に分布することを示した。一方ノルエピネフリンは視床下部および橋と延髄の背側の網様体に多く認められた。この結果佐野らは，ドパミンの分布はノルエピネフリンと本質的に異なることから，ドパミンはノルエピネフリンの前駆物質としてではなく，独自に運動を支配する錐体外路系で機能することを考察した。このわずか 2 ページの論文は，その内容の豊かさで世界に誇れるものである。

　そして 1960 年 Ehringer と Hornykiewicz は脳炎後パーキンソニズムとパーキンソン病における線条体のドパミン低下を報告した。彼らの論文の目的には，佐野らとは独自に Bertler と Rosengren（1959）が報告した線条体に最も高濃度にドパミンが存在し，ノルアドレナリンと 5-HT がほとんどないという所見に基づいて，ドパミンはノルアドレナリンの前駆物質としてでなく，それ自体固有の生理的作用を有する可能性を考えたと述べている。なおこの論文には佐野らの上記論文も引用されている。そして Birkmayer はパーキンソン病の死後脳で視床下核の 5-HT を計測するように薦めてくれたが，本病はドパミンが高濃度にある錐体外路系の機能障害であることに注目し，技術的な問題もあってドパミンとノルアドレナリンのみいくつかの脳部位で測ったと述べている。結果は脳炎後パーキンソニズムとパーキンソン病で尾状核と被殻のドパミンが著しく低下し，その程度は脳炎後パーキンソニズムの方がより高度であった。一方ノルアドレナリンも視床下部で低下していた。しかし Huntington 病や脳性麻痺の脳ではカテコラミン濃度に異常はなかった。

　そしてパーキンソニズムに対する L-dopa 治療の実験が欧米ではじまった。Birkmayer と Hornikiewicz（1961）は，線条体で欠乏しているドパミンの補充を目的に，血液脳関門を容易に通過し脳内でドパミンに脱炭酸化される L-dopa を患者に投与した。脳炎後パーキンソニズムおよびパーキンソン病患者に対し，生理食塩水で希釈した 50, 100, および 150 mg の L-dopa をゆっくり静注した。アキネジアに対する効果は著しかった。臥位からの起き上がり，立ち上がり，そして歩行動作が全くできなかった患者は，すべてできるようになり，走ったり，ジャンプさえできた。構音障害で aphonia に近かった言葉が，正常と同様に強く明瞭になった。この dopa の効果は 2～3 時間でピークに達し，その後減弱して 24 時間続いた。これらの効果は投与した 20 例全例に種々の程度に認められた。Vitamin B6 や C の追加投与は効果に影響なく，MAO 阻害剤の前投与は L-dopa の無動に対する効果を明らかに増強

し，延長させた。彼等はこの dopa の効果はパーキンソン症候群に対する rational therapy の確実な第一歩であると結論した。

　Hornykiewicz らの一連の業績の意義は，特定の神経伝達物質の欠乏を特徴とする疾患に対して，その伝達物質を体外から補給することによって症状を消失させることに初めて成功したことにある。これはその後同じアイデアがうつ病，統合失調症，痴呆，舞踏病などに対し向けられるきっかけとなった。

　一方同じ年に A. Barbeau らは L-dopa の経口投与試験を行い，ジュネーブの"モノアミンと中枢神経系に関する Bel-Air シンポジウム"やローマの世界神経学会で発表した。彼等の報告内容は，極めてロジカルな考えをつらぬいた上で，現在の初期2相試験と同程度に詳しい検討がなされたものであり，Hornykiewicz らと共に画期的な業績である。彼らは脳のドパミンレベルを変えてパーキンソン症状を改善する目的で，カテコラミン代謝の主要酵素の阻害剤投与，前駆物質の補充，および両者の併用を試験した。

　まず代謝の調節を目的に，MAO 阻害剤を投与して2～3日から1月の経過でパーキンソン病の振戦および筋固縮が約40％減少する効果を得た。また dopa 脱炭酸酵素阻害剤としては，alpha-methyl dopa（Aldomet, Merck 社）を用いたが，この物質は同時に reserpine 類似のカテコラミン枯渇作用があることから，少数例の短期効果を見ることとして，振戦は増悪し筋固縮は不変という結果を得た。

　ドパミンの前駆物質としては，L-dopa とチロシンを単独または上記の酵素阻害剤と併用して効果を見た。結果は，L-dopa は単独でも MAO 阻害剤との併用でも筋固縮は約50％改善し，チロシンでは約30％改善した。振戦への効果はより少なかった。

　その後1960年代に，D, L-dopa を種々な経路で投与した報告が重ねられた。その中で歴史的に見て評価されるのは Cotzias ら（1967）による臨床試験である。彼等は melanocyte-stimulating hormone と，D, L-phenylalanine および D, L-dopa を使用した。D, L-dopa を用いたのは当時単独の L-dopa が高価であったからである。

　Melanocyte-stimulating hormone の効果は，全例に見られた激しい腹痛と下痢，皮膚の着色，そしてパーキンソン症状の増悪であった。一方D, L-dopa の効果は，振戦，筋固縮，仮面様顔貌などの無動，歩行など，すべてのパーキンソン症状の消失あるいは著しい改善であった。

　その後 D-dopa による無顆粒球症の発生から L-dopa のみの使用となり，さらにほとんど並行して1960年代後半から dopa 脱炭酸酵素阻害薬の併用実験と実用化が開始された。

　最近時折若い人達から L-dopa の治療効果をはじめて見た時どう思ったかと訊かれることがある。Oliver Sacks の Awakenings（レナードの朝）（1973）を読むことを薦めるが，筆者の印象は何と言っても生き生きとした言葉が戻ったことである。これは運動症状のみでなく，人間らしさや知的活動の回復を思わせるものであった。

　この面における我が国の佐野ら（1960）の治療の試みも最近は認知されるようになった。佐野は神経病理懇話会の記録で，dopa 200 mg の静注に加えて MAO 阻害剤を投与し，dopa 静注後15～30分で著明な筋強剛と振戦の消失を見たが，効果は数分間持続するのみであり，L-dopa による治療は実用価値はないとの結論に達した。佐野らはカテコラミンの脳内分布の研究で抜きんでた業績を上げたが，臨床データが不充分で薬の開発に結びつかなかった。これは日本における基礎と臨床の協力のなさと，薬剤開発能力の乏しさを如実に示すもので，チャンスや serendipity の問題でないことは明らかである。

Ⅶ．ドパミンアゴニストおよびその他の薬剤

　L-dopa および脱炭酸酵素阻害剤の併用によるパーキンソン病の長期治療に伴う運動症状変動やジスキネジアは，L-dopa 使用後数年で早くも問題となった。その原因として，ドパミン神経終末の変性による内在性ドパミン蓄積の減少に対して，外来性の L-dopa の血中濃度とそれを反映する脳内ドパミンの変動が線条体機能に強く反映されるという考えが早くから提唱された。それに対

して変性を生じない次のニューロンのドパミン受容体の賦活，安定化を目的にドパミンアゴニストが開発されたのは自然の経過であった。最も早いbromocriptineは1974年（Calne et al.）から使用され，我が国では約10年後に市販された。その過程でL-dopaの細胞毒性やドパミンアゴニストの神経細胞保護効果が実験的に重ねられ，ドパミンアゴニストの単独使用や意図的なL-dopa減量が試みられた。間もなく米国，ついで日本でもbromocriptineのlow and slow療法が推められた時期がある。ヒトでのドパミンアゴニストによる神経細胞保護効果は確認されていないが，Lieberman（1992）はbromocriptine単独療法の13研究の結果をまとめ，平均で2, 3年L-dopaの併用を要しないことから，何らかの機序により脳病変の進行を遅らせる可能性があると指摘した。その後多くの麦角系および非麦角系ドパミンアゴニストが実用化され，いくつかの治療指針ではアゴニストの早期使用とL-dopaの少量投与が推奨されている。しかし，両者の病勢進行への影響の有無は明らかではない。

その他の薬剤としては，楢林（1987）によるノルアドレナリン前駆物質L-threo-dopsの実用化は，新しい神経伝達物質補充に道を開いた。また患者の合併症に対する治療薬の効果から開発されたものに，R. Schwabら（1969）によるamantadine，村田美穂ら（2001）によるzonisamideがある。これらはserendipityによるといえるものであるが，いずれもドパミン作動薬としての効果が基本と考えられ，その機序が検討されている。

VIII. 手術と定位脳手術

いわゆる錐体外路症状である舞踏病，アテトーゼ，振戦，筋固縮は，H. Jacksonのいう陽性症状（または解放現象）であり，異常な神経活動の現れと考えられていた。Sherrington（1898）が後根を切断して除脳固縮が消失することを見た実験は，固縮の生理的機序を明らかにした歴史的業績だが，ヒトの病態に対してもFoerster（1911）はLittle病の痙縮が後根切断で消えることを明らかにし，これはその後Foersterの手術として一般化した。パーキンソン病患者に対しては，PollockとDavis（1930）が広範な後根切断により筋固縮は消え，振戦は残るもののリズムや大きさが変動することを見た。さらにT. Putnam（1938）は脊髄外側錐体路の完全切断により振戦が消失するのを見た。また脳外科医のP. Bucyら（1939）は，大脳皮質の4および6a野の切除により頭部外傷後の振戦を消失させた。

しかしながらこれらの錐体路や運動皮質の切除は，論文では麻痺はないとされたが，その後の追試では実際は運動麻痺を伴い，麻痺の回復とともに振戦も再発したといわれる。

運動経路と後根の次の対象は基底核であった。R. Meyers（1940）は，直達法により尾状核頭部と，淡蒼球の出口であるansa lenticularisを破壊して，振戦と筋固縮の改善を得た。これは合併症の多い手術であったが，病変部位を直接破壊するアイデアのはじまりであった。

このような歴史的経過の中で，淡蒼球を目標にした定位脳手術はどのように生まれたのだろうか。

パーキンソン病と他の基底核疾患に対する定位脳手術の歴史を語る時，まず楢林博太郎先生について述べるのが適切であろう。楢林先生は1950年代のはじめ米国のSpiegelらと独立にパーキンソン病に対する淡蒼球の定位脳手術を行った。筆者は大学院生であった1960年代のはじめから親しく御指導を受け，色々お考えを伺う機会があったので，現在の深部脳刺激（Deep Brain Stimulation, DBS）につながる歴史的な業績がどのような背景から生まれたかを述べるのは意味があろう。

楢林先生は昭和21年に医学部を卒業後インターンののち東大精神科に入局された。内村祐之主任教授は当時脳研究施設の所長を兼ねておられた。脳研は週1回スタッフによる昼食会があったが，ある時その席上で解剖の小川鼎三教授が動物用のHorseley-Clark装置の話をされ，内村教授が「同じような発想でヒトの脳の深部の手術ができないものかね」と言われ，それが気になったといわれる。その後父君の親友のつてで定位手術装

表1 パーキンソン病関連の歴史 (括弧内は年号を示す)

社会・医学		疾患概念・病因・病理	生化・薬理・薬物治療	症候・生理・外科治療
ヘーゲル精神現象学(07)	1800			
ナポレオンモスクワ遠征(12)		J.Parkinson 原著(17)		
種の起源(59)				
メンデルの法則(65)				
明治維新(68)		Athetosis の用語提唱(69)		
		ハンチントン遺伝性舞踏病(72)		
		Charcot, パーキンソン病と命名(88)		
			ベラドンナ・アルカロイド治療	
X線発見(95)				Sherrington 除脳固縮
	1900		Scopolamine 治療	後根切断で消失(98)
日露戦争(4〜5)				
		アルツハイマー病(06)		
	10	若年性 paralysis agitans(Willige, 11)		痙縮の後根切断手術(11)
		ウイルソン病(12)	L-dopa 精製(13)	
第一次世界大戦(14〜18)				
ロシア革命(17)		Progressive atrophy of GP(Hunt, 17)		
Dandy 脳室撮影(18)		Trétiakoff 黒質病変重視(19)		
インシュリン発見(22)	20	嗜眠性脳炎流行(15〜24)		
関東大震災(23)		Spatz による淡蒼球−黒質稨系(22)		
フレミング ペニシリン発見(28)		Arteriosclerotic parkinsonism(29)		パーキンソン病の後根
	30	Progressive pallidal degeneration(32)		切断で筋固縮消失(30)
				脊髄錐体路切断で
第二次世界大戦(39〜45)				パーキンソン病振戦消失(38)
	40			尾状核, レンズ核ワナ破壊
			抗コリン薬治療(49〜)	でパーキンソン症状改善(40)
DNA 分子構造解明(53)	50	Pallido-pyramidal disease(54)		定位的淡蒼球手術(52)
			ドパミン(DA)脳内分布(59)	
日本神経病理学会(60)	60	Shy-Drager 症候群(60)	パーキンソニズムで線条体 DA 低下(60)	
日本臨床神経学会		Progressive supranuclear palsy(64)	L-dopa 治療試行(61)	
(神経学会の前身)(66)		Cortico-basal degeneration(68)	ドパ脱炭酸酵素阻害剤併用(67〜71)	
日本神経化学会(67)		Progressive Pallidumatrophie(68)	Amantadine 使用(69)	
CT 臨床応用(69)	70	多系統萎縮症 MSA(69)		
		瀬川病(71)	ドパミン受容体刺激薬治療(74)	Subcortical dementia(74)
		常染色体劣性若年性パーキンソニズム(山村ら, 73)		
第12回世界神経学会	80			
(81, 京都)		MPTP パーキンソニズム(83)	Selegiline 治療(83)	DeLong 皮質・基底核回路(83)
国立精神・神経センター		Diffuse Lewy body disease(83, 84)		
設置(86)			L-dopa/DCI 徐放剤治験(88)	
英国で BSE 発生(86)	90		L-dops 治験(89)	基底核内並行回路(90)
		瀬川病遺伝子異常発見(94)		視床下核破壊で実験的パー
英国で変異型 CJD(96)		α-synuclein 遺伝子異常発見(97)		キンソニズム消失(90)
	2000	Parkin 遺伝子異常発見(98)		視床下核深部刺激治療(95)

置を作り，浴風会病院で脳標本から気脳写による座標確定の計測を行い，準備を進めた．

1952年6月，若年の片側性パーキンソニズムに対して，対側の淡蒼球内節に対しprocaine-oil waxの注入による手術を行った．結果は劇的な振戦と筋固縮の消失で，一切の運動や感覚の麻痺を伴わなかった．この経過を目の当りに観察された内村教授は，「これは錐体外路疾患の治療や研究の最も大切な領域になると思う．君はずっとこの研究を徹底的にやり給え」と言われたという．楢林先生は当時29歳，大学卒業後6年の若さだった．新しい治療や研究で，第1例が成功する意義は大きい．楢林先生はその後視床VL，Vim核，扁桃核と目標を拡げられ，約50年間手術を続けられた．

しかしなぜ淡蒼球を目標に選んだのだろうか．先生が愛読したA. JakobのDie Extrapyramidalen Erkrankungen (1923)をはじめ，当時すでに基底核疾患の出口である淡蒼球が筋固縮の責任病巣であることが確立していたことに加えて，パーキンソン病患者で前脈絡叢動脈の閉塞により振戦が治まったという症例報告が強い動機となったといわれている．また淡蒼球，扁桃核を目標に選んだ理由については，丸い核は破壊しやすいだけでなく脳で大切な働きをしているのだといっておられ，Spiegelらが後に淡蒼球の遠心線維群のansa lenticularisやForelのH野に破壊目標を移したのに対しては一顧だにされなかった．

この経過からは，若い研究者が独自のアイデアで新しい領域にチャレンジした様子が窺える．楢林先生はその後"神クリサロン"という学際的な交流の場を作られ，日本の多くの神経内科，脳外科の指導者を育成されたことはよく知られている．

楢林先生と同じ時期，米国のSpiegelとWycisが同じ淡蒼球手術を行い，その後ヨーロッパを含む世界に拡がり，目標も視床，線条体，Forel野などと拡がり，対象も振戦全般，アテトーゼ，ジストニア，舞踏病，バリズムへと拡がった．そしてこれらの定位脳手術の試みの拡がりは，その効果から振戦に対する視床ＶＬ核，ついでVim核およびパーキンソン病に対する淡蒼球，ＶＬ核の適応が残った．振戦に対するVim核破壊は引き続き行われたが，L-dopa治療の普及により淡蒼球の定位脳手術は急速に衰えた．

しかし薬物治療に抵抗性の進行期の患者に対して1990年代に再び定位脳手術が復活した（Laitinen et al., 1992）．さらにDeLong (1983)らの大脳-基底核回路網およびAlexanderとCrutcher (1990)の基底核内並行回路の提唱と，それに基づく視床下核破壊による実験的パーキンソニズムの改善の知見（Bergman et al., 1990）から，淡蒼球破壊のみでなく，淡蒼球とともに視床下核に対するDBSが加わった（Limousin et al., 1995）．DBSは両側性に任意に刺激できる利点とともに，劇的な効果をもたらすもので，これには大きな期待が寄せられている．

おわりに

パーキンソン病の概念にかかわる臨床と病理，そして治療についての歴史の流れをまとめた．画期的な意義を有する業績は，背景や研究内容に立ち入って述べた．歴史から学ぶことは多く，またその内容は個人によって異なるが，今回筆者は改めて以下の印象を得た．

個々の業績について，現在の知見から振り返って内容や著者の考えを評価する時，一見飛躍的に歴史を進めた仕事のように見えても，多くは過去の業績の着実な進展の上に存在するという事実がある．

そして1つの論文の多くのデータの中に，必ず確かな輝きをもったものが含まれている．Trétiakoffが黒質を責任病変とした短い論文を見ると，片側性のパーキンソン病では対側の黒質のみに病変を認めたことをその根拠としているのは，基底核全体の詳細な病理を論じたJakobやVogtsの時代にあって大きな意味のあるデータであった．しかしこれもL-dopaの実用化を待ってはじめて論文の価値が見直されたもので，優れた業績は歴史というきれいに舗装された道筋に組み込まれてはじめて後世から認められるものといえよう．

また1つの時代を画する優れた業績は，その時点で考えられる系統的な実験において生まれるこ

とも注目される。HornykiewiczをはじめとするL-dopa治療効果の発見では，dopa脱炭酸酵素阻害剤，MAO阻害剤さらにはmelanocyte-stimulating hormone（MSH）まで投与され，その後の薬物開発のアイデアを与えている。

パーキンソン病の神経病理に新しい進展をもたらした新潟大学の神経病理グループによる消化管神経叢におけるLewy小体の発見も，全脳から交感神経節にわたるLewy小体分布の詳しい検討を行った生田房弘名誉教授指導の完全主義ともいえる研究体制の賜物であろう。

好奇心や勇気も歴史的業績をもたらす。J. Parkinsonが路傍で見かけた患者の記録が全例の1/3を占める事実や，1913年という昔にL-dopaを精製したGuggenheimが，世界で初めて抽出した物質を2.5gも自ら経口摂取して激しい消化器症状を経験した背景には何があったのだろうか。

その他この文章にまとめた歴史が，読者になにがしか考えさせるものを提供するならば，筆者にとってまことに幸いである。

参考文献

1) Ostheimer, A. J. : An essay on the shaking palsy by James Parkinson, M. D., Member of the Royal College of Surgeons. Arch. Neurol. Psychiat., 7 : 681-710, 1922.

現在容易に入手できるパーキソン病の原著copy。Charcotの1988年6月の火曜講義での原著翻訳を促す言及，Willigeによるドイツ語訳がSudhoffの"Medical Classics"の一部として1912年に出版されたこと，現状で英米の学徒が原著にふれる機会がないのは残念であるとのコメントを付記している。

2) Wilson, S. A. K. : Paralysis Agitans (Parkinson's Disease, Shaking Palsy). In : Neurology (ed.by Bruce, A. N.), Butterworths, London, 1940 reprinted with facsimile, pp.787-805, Hafner, New York, 1970.

近代の神経学教科書で，歴史的経過にそってパーキンソン病の概要を詳細に記述した。とくに病理の記述は進行性レンズ核変性症との関連を重視したとはいえ，当時の基底核疾患全般の理解の中に位置付けられている。

3) Hesselink, J. M. : Evolution of concepts and definitions of Parkinson's disease. J. History Neurosci., 5 : 200-207, 1996.

Paralysisの意味，1950年代までの教科書における定義や重視された症候などのレビュー。

4) Marks, J. : The Treatment of Parkinsonism with L-dopa. pp.1-165, M. T. P, Lancaster, 1974.

James Parkinsonの原著からL-dopa治療の確立までの画期的な業績を11篇解説をつけて収載したもの。

5) Starr, P. A., Vitek, J. L., Bakay, R. A. E. : Ablative surgery and deep brain stimulation for Parkinson's disease. Topic Review. Neurosurgery, 43 : 989-1015, 1998.

定位破壊手術が再開され，深部脳刺激がはじまった段階で，Emory大学の神経内科と脳外科チームによる機能的脳外科の理論と実際，問題点についての優れたレビュー。

文　献

1) Adams, R. D., Van Bogaert, L., Van der Eecken, H. : Striato-nigral degeneration. J. Neuropath. Exp. Neurol., 23 : 584-608, 1964.

2) Albert, M. L., Feldman, R. G., Willis, A. L. : The "sub-cortical dementia" of progressive supranuclear palsy. J. Neurol. Neurosurg. Psychiat., 37 : 121-130, 1974.

3) Alexander, G. E., Crutcher, M. D. : Functional architecture of basal ganglia circuits: neural substrates of parallel processing. Trends Neurosci., 13 : 266-271, 1990.

4) Bergman, H., Wichmann, T., DeLong, M. R. : Reversal of experimental parkinsonism by lesions of the subthalamic nucleus. Science, 249 : 1436-1438, 1990.

5) Bertler, A., Rosengren, E. : Occurrence and distribution of dopamine in brain and other tissues. Experientia, 15 : 10-11, 1959.

6) Birkmayer, W., Hornikiewicz, O. : Der L-3,4-Dioxyphenylalanin (=DOPA)-Effekt bei der Parkinson-Akinese. Wien Klin. Wschr., 73 : 787-788, 1961.

7) Braak, H., Braak, E. : Temporal sequence of Alzheimer's disease-related pathology. In : Cerebral Cortex vol. 14 (ed. by Peters, A. Morrison), pp.475-512, Kluwer Academic/Plenum, New York, 1999.

8) Braak, H., Braak, E. : Pathoanatomy of Parkinson's disease. J. Neurol., 247 (suppl. 2) : II 3-II 10, 2000.

9) Bucy, P. C., Case, T. C. : Tremor : Physiologic

mechanism and abolition by surgical means. Arch. Neurol. Psychiat., 41 : 721-746, 1939.
10) Calne, D. B., Teychenne, P. F., Claveria, L. E. et al. : Bromocriptine in parkinsonism. Br. Med. J., 4 : 442-444, 1974.
11) Carlsson, A., Lindqvist, M., Magnusson, T. : 3,4-dihydroxyphenylalanine and 5-hydroxytryptophan as reserpine antagonists. Nature, 180 : 1200, 1957.
12) Corbin, K. B. : Trihexyphenidyl: evaluation of the new agent in the treatment of parkinsonism. JAMA, 141 : 377-382, 1949.
13) Cotzias, C., Van Woert, M. H., Schiffer, L. M. : Aromatic aminoacids and modification of parkinsonism. New Engl. J. Med., 276 : 374-379, 1967.
14) Critchley, M. : Arteriosclerotic parkinsonism. Brain, 52 : 23-83, 1929.
15) Davison, C. : Pallido-pyramidal disease. J Neuropath. Exp. Neurol., 13 : 50-59, 1954.
16) Davison, C. : The role of the globus pallidus and substantia nigra in the production of rigidity and tremor. In : The Diseases of the Basal Ganglia. Proceedings of the Association for Research in Nervous and Mental Disease. Vol. XXI, pp.267-333, New York, 1940.
17) DeLong, M. R., Georgopoulos, A. P., Crutcher, M. D. : Cortico-basal ganglia relations and coding of motor performance. In : Neural Coding of Motor Performance (ed. by Massion, J., Paillard, J., Schultz, W., et al.). Exp. Brain Res. (suppl. 7), pp. 30-40, Springer-Verlag, Berlin, 1983.
18) Ehringer, H., Hornikiewicz, O. : Verteilung von Noradrenalin und Dopamin (3-Hydroxytyramine) im Gehirn des Menschen und ihr Verhalten bei Erkrankungen des extrapyramidalen Systems. Wien Klin. Wschr., 38 : 1236-1239, 1960.
19) Foerster, O. : Resection of the posterior nerve roots of spinal cord. Lancet, II : 76-79, 1911.
20) Guggenheim, M. : Dioxyphenylalanin, eine neue Aminosäure aus vicia fava. Z. Physiol. Chemist., 88 : 276, 1913.
21) Hallervorden, J., Spatz, H. : Eigenartige Erkrankung im extrapyramidalen System mit besonderer Beteiligung des Globus pallidus und der Substantia nigra. Z. ges Neurol. Psychiat., 79 : 254-302, 1922.
22) Jakob, A. : Die Extrapyramidalen Erkrankugen. pp.1-419, Springer, Berlin, 1923.
23) Jellinger, K. : Progressive Pallidumatrophie. J. Neurol. Sci., 6 : 19-44, 1968.
24) Kosaka, K., Yoshimura, M., Ikeda, K. et al. : Diffuse type of Lewy body disease; progressive dementia with abundant cortical Lewy bodies and senile change of varying degree. A new disease? Clin. Neuropathol., 3 : 185-192, 1984.
25) Laitinen, L. V., Bergenheim, A. T., Hariz, M. I. : Leksell's posteroventral palliolotomy in the treatment of Parkinson's disease. J. Neurosurg., 76 : 53-61, 1992.
26) Langston, J. W., Ballard, P., Tetrud, J. W. et al. : Chronic Parkinsonism in humans due to a product of meperidine-analog synthesis. Science, 219 : 979-980, 1983.
27) Lieberman, A. : Dopamine agonists used as monotherapy in de nov PD patient: Comparison with selegiline. Neurology, 42 (suppl. 4) : 37-40, 1992.
28) Limousin, P. L., Pollak, P., Benazzouz, A. et al. : Effect on parkinsonian signs and symptoms of bilateral subthalamic nucleus stimulation. Lancet, 345 : 91-95, 1995.
29) McKeith, I. G., Galasko, D., Kosaka, K. et al. : Consensus guidelines for the clinical and pathologic diagnosis with dementia with Lewy bodies (DLB) : report of the Consortium on DLB International Workshop. Neurology, 47 : 1113-1124, 1996.
30) Meyers, R. : The modification of alternating tremors, rigidity and festination by surgery of the basal ganglia. In : The Diseases of the Basal Ganglia. Proceedings of the Association for Research in Nervous and Mental Disease. Vol. XXI, pp.602-665, New York, 1940.
31) Murata, M., Horiuchi, E., Kanazawa, I. : Zonisamide has beneficial effects on Parkinson's disease patients. Neurosci. Res., 41 : 397-399, 2001.
32) 楢林博太郎：錐体外路系への歩み．pp.1-188，創造出版，東京，2001．
33) 楢林博太郎，中西孝雄，吉田充男 他：パーキンソン病におけるL-dopsの治療効果―レボドーパ基礎治療例におけるプラセボを対照薬とした二重盲検比較法による検討―．臨床評価，15：423-457，1987．
34) Parkinson, J. : An Essay on the Shaking Palsy. Sherwood, Neely, and Jones, London, pp. i-iv, 1-66, 1817. Arch. Neurol. Psychiat., 7 : 681-710, 1922 に再録．
35) Pollock, L. J., Davis, L. : Muscle tone in Parkinsonian states. Arch. Neurol. Psychiat., 23 : 303-319, 1930.

36) Putman, T. J. : Relief from unilateral paralysis agitans by section of the pyramidal tract. Arch. Neurol. Psychiat., 40 : 1049-1050, 1938.
37) Ramsey Hunt, J. : Progressive atrophy of the globus pallidus (primary atrophy of the pallidal system). Brain, 40 : 58-148, 1917.
38) Ramsey Hunt, J. : Primary paralysis agitans (primary atrophy of efferent striatal and pallidall systems). Arch. Neurol. Psychiat., 30 : 1332-1349, 1933.
39) Rebeiz, J. J., Kolodny, E. H., Richardson, E. P. Jr. : Corticodentatonigral degeneration with neuronal acromasia. Arch. Neurol., 18 : 20-33, 1968.
40) 佐野勇：錐体外路系の生化学．神経研究の進歩，5 : 42-48, 1960.
41) Sano, I., Gamo, T., Takimoto, Y. et al. : Distribution of catechol compounds in human brain. Biochem. Biophys. Acta, 32 : 586-587, 1959.
42) Schwab, R. S., England, A. C., Poskanzer, D. C. et al. : Amantadine in the treatment of Parkinson's disease. JAMA, 208 : 1168-1170, 1969.
43) Sherrington, C. S. : Decerebrate rigidity and reflex co-ordination of movement. J. Physiol., 22 : 319-332, 1898.
44) Shy, G. M., Drager, G. A. : A neurological syndrome associated with orthostatic hypotension. Arch. Neurol., 2 : 511-527, 1960.
45) Spatz, H. : Über den Eisennachweis im Gehirn, besonders in Zentren des extrapyramidal-motorischen Systems. Z. ges Neurol. Psychiat., 77 : 261-390, 1922.
46) Steele, J. C., Richardson, J. C., Olszewski, J. : Progressive supranuclear palsy. Arch. Neurol., 10 : 333-359, 1964.
47) Trétiakoff, C. : Contribution à l'étude de l'anatomie pathologique du locus niger de Soemmering avec quelques déductions relatives à la pathogénie des troubles du tonus musculaire et de la maladie de Parkinson, Thèse de Paris, No. 293, 1919.
48) Vogt, C., Vogt, O. : Zur Lehre der Erkrankungen des striaren Systems. Z. Psychol. Neurol 25., : 627-846, 1920.
49) Wakabayashi, K., Takahashi, S., Ohama, E. et al. : Parkinson's disease : the presence of Lewy bodies in Auerbach's and Meissner's plexus. Acta. Neuropathol., 76 : 217-221, 1988.
50) Willige, H. : Über Paralysis agitans im jugendlichen Alter. Z. ges Neurol. Psychiat., 4 : 520-587, 1911.
51) Winkelman, N. W. : Progressive pallidal degeneration. Arch. Neurol. Psychiat., 27 : 1-21, 1932.
52) Yoshimura, M. : Cortical changes in parkinsonian brain: a contribution to the delineation of "diffuse Lewy body disease". J. Neurol., 229 : 17-32, 1983.

I. 序論・総論-3

パーキンソン病およびパーキンソニズムの疾患概念と分類

山本 纘子*

抄録 パーキンソン病は原因不明の変性疾患であるが，最近の研究の成果により加齢，遺伝子異常などの内因性因子と外傷，MPTP などに代表される外因性因子（環境因子）が絡み合って発症すると考えられている．原因が明らかになった時点で，その原因によるパーキンソニズムとして分類されることになるが，実際には複数の要因が複雑に関与するために原因の特定が困難である．したがってパーキンソン病とパーキンソニズムの区別も難しい場合があるが，日常臨床では診断基準に準じて判断すればよい．
　パーキンソン病の分類は遺伝性，非遺伝性が最も根本的な分類概念で，遺伝性のものはドパミン欠乏病として症候学的に異なるものとまとめて分類されることも多い．パーキンソン症候群の分類の基本は従来と変わりはないが，薬剤性を始め，MPTP などの化学物質中毒が診断上，留意すべきものである．

Key words: *shaking palsy, dopamine deficiency disease, degenerative parkinsonism, secondary parkinsonism*

はじめに

　パーキンソン病の呼称はロンドンの開業医 James Parkinson（1755～1824）に由来する．彼は 1817 年に「振戦麻痺について——An essay on the shaking palsy」を著し，その中で詳細な患者の観察に基づいて典型的な振戦，仮面様顔貌，小股・加速歩行などの主要症候はもとより kinesia paradoxisale に至るまで余すところなく記述し，古代の Galen（131～201）にまで遡って不随意運動の文献的考察を行い，自身の観察した病態が特異なものであるとして shaking palsy と命名した．このパーキンソンの偉大な業績を称えて振戦，筋強剛，無動・寡動，姿勢反射障害を 4 主徴とする慢性進行性の変性疾患にその名を冠してパーキンソン病と名付けたのは Jean Martin Charcot（1825～1893）である．

　一方，パーキンソン病の概念が広く行き渡った後，緩徐進行性の変性疾患でパーキンソン病と類似しているが一部異なった徴候を呈するものや，変性ではなく血管障害や中毒などに続発したと考えられるパーキンソン病様の疾患や病態が注目されるようになり，これらを総称してパーキンソニズム（パーキンソン症候群）と呼ぶようになった．

　しかし，最近の分子生物学的，生化学的あるいは病理学的研究の進歩により原因不明が定義であった変性の概念の変化と共にパーキンソン病およびパーキンソニズムの概念と分類も見直しが必要となっており，本稿では概念の変遷とそれに基づいた分類を述べてみたい．

Parkinson's disease and parkinsonism —— The concepts and classifications.
*藤田保健衛生大学医学部神経内科
〔〒470-1192 愛知県豊明市沓掛町田楽ヶ窪1-98〕
Hiroko Yamamoto : Department of Neurology, Fujita Health University, School of Medicine. 1-98 Dengakugakubo, Kutsukakechou, Toyoake, Aichi, 470-1192 Japan.

表1　厚生省特定疾患調査研究班によるパーキンソン病の診断基準

ア．自覚症状
（ア）安静時のふるえ（四肢または顎に目立つ）
（イ）動作がのろく拙劣
（ウ）歩行がのろく拙劣
イ．神経所見
（ア）毎秒4～6回の安静時振戦
（イ）無動・寡動
　　仮面様顔貌，低く単調な話し声，動作の緩徐・拙劣，姿勢変換の拙劣
（ウ）歯車現象を伴う筋固縮
（エ）姿勢・歩行障害
　　前傾姿勢，歩行時に手の振りが欠如，
　　突進現象，小刻み歩行，立ち直り反射障害
ウ．臨床検査所見
（ア）一般検査に特異的な異常はない
（イ）脳画像（CT, MRI）に明らかな異常はない
エ．鑑別診断
（ア）脳血管障害性のもの
（イ）薬剤性のもの
（ウ）その他の脳変性疾患

＜診断の判定＞
次の1～5のすべてを満たすものをパーキンソン病と診断する．
1．経過は進行性である
2．自覚症状で，上記のいずれか1つ以上がみられる
3．神経所見で，上記のいずれか1つ以上がみられる
4．抗パーキンソン病薬による治療で，自覚症状・神経所見に明らかな改善がみられる
5．鑑別診断で，上記のいずれでもない

＜参考事項＞
1．パーキンソン病では神経症候に左右差を認めることが多い
2．深部腱反射の著しい亢進，バビンスキー徴候陽性，初期からの高度の痴呆，急激な発症はパーキンソン病らしくない所見である
3．脳画像所見で，著明な脳室拡大，著明な脳萎縮，著明な脳幹萎縮，広範な白質病変などはパーキンソン病に否定的な所見である

　なお，パーキンソン病は，少し前までは欧米ではParkinsonが著書の表題に用いたshaking palsyのラテン語である「paralysis agitans」，我が国ではその訳語である「振戦麻痺」と呼称されることもあったが，最近ではParkinson's diseaseに統一された感があり，以後本稿でもその邦訳「パーキンソン病」を用いる．

I．パーキンソン病

1．パーキンソン病の疾患概念
　パーキンソン病は，臨床的には「振戦，筋強剛，寡動・無動，姿勢反射障害などを主徴とする慢性進行性の神経変性疾患」と定義され，診断基準もこれに基づいて定められている（表1）．病態機序の面からは「原因は明らかではないが黒質線条体系のドパミン産生細胞が緩徐進行性に脱落する疾患」であり，病理学的には黒質，青斑核，迷走神経背側核などの細胞脱落とLewy小体の出現が特徴として挙げられる．
　これらの定義や特徴に対し，単純に解釈できない様々な知見が報告されつつある．
　1）パーキンソン病の病因
　現在でも原因不明の変性疾患に分類されてはい

表2　パーキンソン病の分類

A．パーキンソン病
　1．孤発性
　2．家族性パーキンソン病
　　　常染色体優性遺伝性―第4染色体長腕（4q21～q23）に連鎖
　　　（α-synuclein 遺伝子の変異）
　　　常染色体優性遺伝性―第2染色体短腕（2p13）に連鎖
B．若年性パーキンソニズム
　1．孤発性又は遺伝子異常が明らかでない家系
　2．家族性若年性パーキンソニズム
　　　常染色体劣性遺伝性―第6染色体長腕（6q25.2～q27）に連鎖
　　　（parkin 蛋白遺伝子の変異）
C．L-dopa 反応性小児ジストニア及び幼児パーキンソニズム
　1．孤発性又は遺伝子異常が明らかでない家系
　2．遺伝性進行性ジストニア
　　　常染色体優性遺伝性―第14染色体長腕（14q22.1～q22.2）に連鎖
　　　（GTP cyclohydrolase 遺伝子の変異）
　3．Tyrosine hydroxylase 遺伝子の変異（幼児）

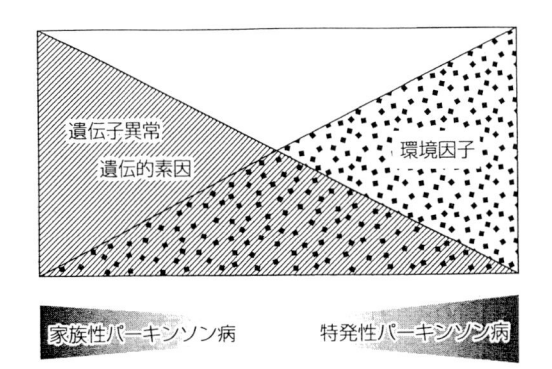

図1　パーキンソン病の発病にかかわる諸因子と相互の関係

るが，その実態は大きく変化しており，遺伝的素因や環境因子あるいは両者が関与しているものが明らかになりつつある。小川[4]は，図1に示すようにパーキンソン病には遺伝子異常によるもの，遺伝的素因が主な要因であるもの，遺伝的素因と環境因子の両者が要因となっているもの，環境因子が主な要素となっているものなど様々な場合があり，単一疾患ではないと述べている。

パーキンソン病で遺伝子異常が病因と考えられているものには第4染色体異常（α-synuclein 遺伝子の変異），第2染色体異常，第6染色体異常（parkin 蛋白遺伝子の変異）があり，parkin 蛋白遺伝子の異常は10種程が知られている。また，L-dopa が著効を示す点で遺伝性パーキンソン病と関連づけて考えられる遺伝性進行性ジストニアでは第14染色体異常（GTP cyclohydrolase 遺伝子の変異）が明らかになっている（表2）。

このうち，α-synuclein 遺伝子の変異は，イタリアの1家系，ギリシャの3家系，ドイツの1家系で見出されたが，パーキンソン病の病理的特徴である Lewy 小体が抗 α-synuclein 抗体によって染色される点で注目されている[3,5]。

一方，環境因子に関しては，1983年に米国の化学専攻の大学生が自ら合成したヘロインを使用した結果，パーキンソン病様症候を呈し，この合成ヘロインに含まれていた不純物である 1-methyl-4-phenyl-1,2,3,6,-tetrahydropyridine（MPTP）が原因物質と解明された。人の MPTP 起因性パーキンソニズムでは青斑核や迷走神経背側核は正常であったが，その他は孤発性パーキンソン病と類似の病理変化で[2]，老齢サルへの MPTP 投与モデルでは青斑核病変も認められている[6]。この MPTP の一件を契機にその他の神経毒，環境因子がパーキンソン病の病因として探索され，食餌性のキノリン系物質などいくつかの疑惑物質が注目されている。

表3　パーキンソニズムの分類

　A．変性性
　　1．進行性核上性麻痺
　　2．線条体黒質変性症
　　3．大脳基底核変性症
　　4．びまん性Lewy小体病
　　5．淡蒼球黒質ルイ体萎縮症
　　6．進行性淡蒼球変性症
　　7．パーキンソニズムを伴い17染色体に連鎖する前頭・側頭葉型痴呆
　　8．若年性ハンチントン病
　　9．グアムのパーキンソン・痴呆症候群など
　B．中毒性
　　1．MPTP
　　2．マンガン
　　3．メチルアルコール
　　4．一酸化炭素
　　5．薬剤
　C．血管障害性
　D．脳炎・脳炎後
　E．頭部外傷後
　F．代謝性
　G．脳腫瘍

　また，パーキンソン病の発症因子は同時に進行促進因子としての一面もあり，酸化ストレス，興奮性アミノ酸，各種神経毒は，フリーラジカルを介してミトコンドリア呼吸障害，更にはエネルギー欠乏を惹起し，神経細胞死をもたらす．また，加齢も内的環境因子としてパーキンソン病の発症あるいは進行促進に関与しているとされている．
　このように病因的な側面から検討してみると従来の変性疾患としてのパーキンソン病は，あるものは遺伝子異常に起因する代謝疾患，またあるものは中毒性疾患に分類され，残りの検討不十分なものや遺伝子異常・環境因子がわかっていないものということになり，それらもいずれは原因が究明され，二次的なパーキンソン病，すなわちパーキンソニズムの範疇に入ることになる．今日の研究の進展状況を見ると原因の多くが解明される日は遠い未来ではなく，時々刻々とパーキンソン病の概念も変化しつつある．

　2）パーキンソン病の症候
　典型的なパーキンソン病は，その経過中に診断基準に示されている自覚的あるいは神経学的所見を呈するが，本病の症候の出現にはばらつきがあり，部分的な症候のみで長期に経過したり，薬剤に対する反応はあるものの進行が速く，薬剤の副作用が著明で，経過を追っていないと診断に苦慮する場合が稀ではない．また，生活習慣病，脳血管障害を始め各種の臓器疾患が合併している場合にはパーキンソン病では見られない症候が出現して，パーキンソニズムと診断されることも多い．このような場合でも詳細な病歴聴取ができれば判断可能であるが，高齢者の独居あるいは痴呆などで病歴が明らかでないことがしばしばある．
　しかし，病因の解明がこれら偶発的な合併症を伴ったパーキンソン病の診断に寄与し，多くの病態が関与する臨床像の解釈が容易になる可能性は大で，これに期待したい．
　疾患の中核である4症候のうち振戦は，従来は安静時振戦で，激しいものでは薬を丸めるような動き（pill rolling type tremor）や紙幣を数えるような動きが特徴的であるといわれていたが，最近では姿勢時振戦を呈する例があることが注目され，その頻度は10％程度と推定されていること

に注意する。

2．パーキンソン病の分類

パーキンソン病の診断基準では病因に関しては言及せず，臨床像が中心であり，孤発性，遺伝性の双方を含む分類がなされている。パーキンソン病のうち，若年発症のものは若年性パーキンソン病と称していたが，臨床的に著明な睡眠による症候の改善とジストニアが顕著な点で孤発性パーキンソン病とは病像が異なる。遺伝的異常も明らかになり，最近では若年性パーキンソニズムと呼称されるようになっている。しかし，これらの病態に共通しているのは特発あるいは遺伝性の線条体ドパミン欠乏である。

II．パーキンソニズム

1．パーキンソニズムの疾患概念

パーキンソン病様症候を呈するがパーキンソン病の診断基準に合致しないものをパーキンソニズムという。パーキンソン病の一次的障害部位が黒質で，線条体は保存されるのに対し，パーキンソニズムでは黒質と共に線条体も障害される場合が多く，抗パーキンソン病薬の有効性に限度がある。

1）パーキンソニズムの病因

パーキンソニズムの病因の主なものは変性，中毒，血管障害，脳炎・脳炎後遺症，頭部外傷，代謝異常，脳腫瘍などがあり，それぞれに該当する疾患がある（表3）。

変性性のものでは第4染色体異常によるハンチントン病（Huntington's disease，以下HDと略）と17染色体に連鎖する前頭・側頭葉型痴呆以外は，今のところ全て孤発性である。HDもパーキンソニズムを呈するのは若年発症，父系遺伝のもので，CAGのリピート数が多いのが特徴である。

中毒性で最も多いのは薬剤性のもので，衆知の向精神薬は副作用が分かって使用されており，特発性のパーキンソン病と診断されることはなく，症候が出現する前から処方に工夫がなされているのが普通である。一方，消化器用薬によるパーキンソニズムは，徐々に知られるようになってきてはいるが，未だ特発性のパーキンソン病あるいはうつ病などと診断されていることが稀ではない。このような症例は高齢者に多く，抗パーキンソン病薬や抗うつ薬が処方され，これらの薬物による新たな副作用としてせん妄などの精神症候を呈するものが散見される。

最近，フランス領西インド諸島のGuadeloupe島のアフロ－カリブ人男性に進行性核上性麻痺（progressive supranuclear palsy，以下PSPと略）類似の疾患が多発していることが注目された。その原因物質として現地の男性に精力剤として飲まれているAnnonaceaeの果実やお茶に含まれている神経毒であるbenzyltetrahydroisoquinolineが同定されたと報告され，パーキンソン病における食餌性の原因物質であるキノリンとの類似性で興味深い[1]。

代謝性ではウィルソン病のなかに本症候を呈するものがあるが，その他の不随意運動が併存し，神経系以外の特徴的症候も多い。他の症候が合併しやすいが脳腫瘍も原因となる。

2）パーキンソニズムの症候

パーキンソン病の全てあるいは一部の症候に加えて，診断基準（表1）の参考事項に記載されている症候や検査異常が見られる。

片側または両側の深部腱反射の著しい亢進，バビンスキー徴候陽性を示すのはPSP，線条体黒質変性症（striatonigral degeneration，以下SNDと略），大脳基底核変性症（corticobasal degeneration，以下CBDと略），びまん性Lewy小体病（diffuse Lewy body disease，以下DLBDと略）などの変性性のもの，血管障害性のもの，脳炎・脳炎後や頭部外傷後あるいは一酸化炭素中毒などの脳障害性のもので，初期から精神症候・痴呆が目立つのはDLBD，17染色体に連鎖するもの，グアムのパーキンソン・痴呆症候群などである。

症候に先立って病歴聴取が非常に重要で，生活習慣病など血管障害のリスクファクター，外傷，中毒物質の摂取や暴露，脳炎などの既往・合併を確認することはいうまでもない。

検査では著明な脳室拡大，著明な大脳皮質萎縮，広範な白質病変，著明な脳幹萎縮（橋，中脳など），小脳萎縮，尾状核萎縮，SPECTでの血

流異常などの脳画像所見があればパーキンソニズムと考える。特に MRI で特異的なものとしては PSP における中脳被蓋の鳥の嘴様変化，SND における橋・小脳の萎縮・被殻外側のスリット状のＴ２高信号・被殻後外側のＴ２低信号，CBD における片側優位の大脳皮質萎縮，HD における尾状核萎縮，一酸化炭素における MRI での両側対称性大脳白質・淡蒼球・被殻・視床などのＴ２高信号，マンガン中毒における両側淡蒼球・視床諸核などのＴ１高信号・メチルアルコール中毒における被殻のＴ２高信号などがある。最近は線条体機能を SPECT で検査可能である。

しかし，常に経過中のパーキンソン病の合併は念頭に置き，時々改めて診断し直す必要がある。逆にパーキンソン病と診断されても経過と共に，加齢現象やその他の疾患を併発し，パーキンソニズムを合併する場合も稀ではないことも銘記する。

2. パーキンソニズムの分類

大きく分類するとA）変性性，B）中毒性，C）血管障害性，D）脳炎・脳炎後，E）頭部外傷後，F）代謝性，G）脳腫瘍などがある（表3）。

変性性のものは緩徐発症，緩徐進行性で，初期にはパーキンソン病を疑われ，各種抗パーキンソン病薬を処方されることが多いが，薬物に対する反応性が乏しく，経過中にパーキンソン病の4主徴以外の症候が出現し，パーキンソニズムと診断されるのが常である。変性性の諸疾患でもそれ自体の診断基準があり，これを参考に初診時に詳細な神経学的現症をチェックすることによって特徴的な症候が把握でき，正確な診断がつく場合が多い。しかし，長期間薬物に対する反応の悪いパーキンソン病と考えられていた症例が剖検によりSND と診断されるなど，非常に稀には病理によってのみ正確に診断しうる場合があり，臨床像を詳細に把握し，剖検によって臨床診断の正否を確認する地道な行為の積み重ねが重要である。

現在のところは変性性疾患に関しては早期に診断しても治療や予後に変わりはないが，経過中の生活活動度はこれら変性性パーキンソニズムの諸疾患とパーキンソン病では大きく異なる。身体的および社会的予後などを念頭に置いた丁寧な指導のためには早く正確な診断をする必要がある。

中毒性，血管障害性，脳炎・脳炎後，頭部外傷後のパーキンソニズムではこれらの原因疾患が中枢神経系を傷害した部位や程度によって症候が異なり，パーキンソン病様症候よりも痴呆，振戦以外の舞踏運動・ミオクローヌス・ジストニアなどの不随意運動，片麻痺，運動失調などが前景に立つ場合も多い。

また，非常に稀ではあるが，神経膠腫や悪性リンパ腫などの脳腫瘍でもある期間，パーキンソニズムを呈することがある。

以上，パーキンソン病とパーキンソニズムに分けて，疾患概念，分類について述べたが，疾患の病因が解明された時点で，概念も分類も大きく変化する。近年，病因究明が緩徐ではあるが，確実に進みつつあり，従来，変性性と考えられていた疾患の中で，真の意味での原因不明（特発性）のものの割合が，確実に減少し，将来は限りなくゼロに近くなるであろう。それと共に現時点では対症療法しかないが，解明された原因に対する治療や予防が講じられ，根本的な疾患対策が可能になると期待される。

文　献

1) Caparros-Lefebvre, D., Elbaz, A. et al. : Possible relation of atypical parkinsonism in French West Indies with consumption of tropical plants : a case-control study. Lancet, 354 : 281-286, 1999.
2) Davis, G. C. et al. : Chronic parkinsonism secondary to intravenous injection of meperidine analogues. Psychiatry Res., 1 : 249-254, 1979.
3) Mezey, E. et al. : Alpha synuclein is present in Lewy bodies in sporadic Parkinson's disease. Mol. Psychiatry, 3 : 493-499, 1998.
4) 小川紀雄：パーキンソン病の病因と病態．日内会誌，92 : 1394-1399, 2003.
5) Polymeropoulos, M. H. et al. : Mutation in the α-synuclein gene identification in families with Parkinson's disease. Science, 276 : 2045-2047, 1997.
6) Tatton, N. K., Kish, S. J. : In situ detection of apoptotic nuclei in the substantia nigra compacta of 1-methyl-4-phenyl-1,2,3,6-tetrahydropyridine-treated mice using terminal deoxynucleotidyl transferase labelling and acridine orange staining. Neuroscience, 77 : 1037-1048, 1997.

I. 序論・総論 — 4

パーキンソン病の疫学

中 島 健 二*, 楠 見 公 義*

抄　録　本邦のパーキンソン病患者の有病率（10万人あたり）は120～130程度と推定され，欧米白人に比べるとやや少ない傾向を示すが，以前考えられていたほど大きな差ではない。また，本邦では女性が男性より多い傾向があるが，海外では男性のほうが多いとする報告も多く，男女差の問題は結論が出されていない。一方，治療の進歩とともに患者の罹病期間も延長し，本症死亡時年齢はより高齢になって，一般住民との差が少なくなってきている。パーキンソン病患者における最も重要な死因は肺炎・気管支炎であり，進行例の管理が重要な課題である。本症においてもQOLの阻害が指摘され，QOLに注目した治療が重要になってきている。

Key words : Parkinson's disease, epidemiology, prevalence, gender difference, QOL

はじめに

多くのパーキンソン病は中年以降に生じ，高齢化と共に患者数の一層の増加が予想され[11]，本症診療の重要性が増している。

I. 頻　　度

1. 有病率

欧米では，10万人あたりの本症有病率は100～200とする報告が多い（表1）。本邦における初期の疫学調査では，10万人あたり30～50程度で，欧米に比べると明らかに低いと考えられていた。それに対して1980年に行われた鳥取県米子市の調査では，10万人あたりの有病率が80.6であり，欧米との差はあまり大きくないことが示された[3]。その後，いくつかの調査[1,4,5,7,8,9,11,18,20]により，ほぼ同様の有病率が報告された（表1）。米子市では1992年にも調査を行い，有病率が117.9であることを報告した[7]。これらの米子市における調査の値から1990年の全国の人口を標準人口として算出した訂正有病率は，1980年の103.9人から1992年の99.5人とほとんど変わらなかった。すなわち，人口高齢化に伴い患者数・有病率は増加したが，訂正有病率はほとんど変化しなかったと考えられた。2000年の全国人口を標準人口として訂正有病率を算出してみると，1980年の米子市調査は126.9，1992年の米子市調査は132.8であった。現在の本邦のパーキンソン病患者の有病率は100を越え，120～130と推定される。

2. 発症率

米子市では，1980年から1992年に年間発症率

Epidemiology of Parkinson's disease.
*鳥取大学医学部脳幹性疾患研究施設脳神経内科部門
〒683-8504　鳥取県米子市西町36-1
Kenji Nakashima, Masayoshi Kusumi : Department of Neurology, Institute of Neurological Sciences, Tottori University Faculty of Medicine. 36-1, Nishi-Cho, Yonago, 683-8504 Japan.

表1 最近のパーキンソン病有病率に関する報告 (中島ら, 1999に追加して作成)

Authors	Country (Area)	Year	Prevalence (/10万人)
Europe, America and Oceania			
Sutcliffe et al.	UK	1982	108.4
Mutch et al.	UK	1984	164
D'Alessandro et al.	San Marino	1986	152.0
Morgante et al.	Italy	1987	257.2
Granieri et al.	Italy	1988	164.8
Mayeux et al.	USA	1988〜1990	99.4
Fall et al.	Sweden	1989	115
Caradoc-Davies et al.	NZ	1990	110.4
Chiò et al.	Italy	1991	168
Errea et al.	Spain	1992	220.6
Kuopio et al.	Finland	1992	196
Sutcliffe et al.	UK	1992	121
Tandberg et al.	Norway	1993	110.9
Chouza et al.	Uruguay	1993	201
Wermuth et al.	Denmark	1995	187.6
Taba et al.	Estonia	1996	176
Lai et al.	Canada	1996〜1998	126〜144
Schrag et al.	UK	1997	128
Milanov et al.	Bulgarian Gypsies	1997	16.2
	Caucasian Bulgarians	1997	136.7
Milanov et al.	Bulgaria	1999	164〜170
India			
Bharucha et al.	Bombay	1985	328.3
China			
Li et al.	China	1983	44
Wang et al.	Taiwan	1993	119
Japan			
Harada et al.	Yonago	1980	80.6
Okada et al.	Izumo	1990	82.0
Kusumi et al.	Yonago	1992	117.9
Moriwaka et al.	Iwamizawa	1994	95.8
中川ら	鹿屋	2000	124.2
Kimura et al.	Yamagata	2000	77.4
伊藤ら	岩見沢	2000	104.8
山崎ら	京都	2001	156.9

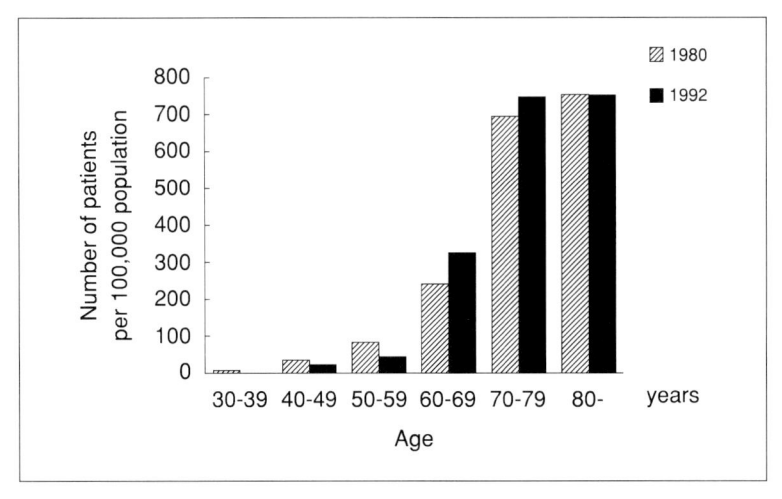

図1 米子市におけるパーキンソン病患者の年齢分布−1980年と1992年の比較
(Kusumi et al. 1996[7]より引用)

が約10人から15人(対10万人)へと増加していた。しかし,訂正年間発症率にはほとんど変化を見ていない[7]。これまで,年間発症率は5から20と報告され,有病率と同様に若干欧米に多い傾向がある。我々は本邦における年間発症率を約10〜15程度と考えている[11]。

3．人種差

本症の基本病変は中脳のメラニン含有ドパミン系神経細胞の変化である。以前よりパーキンソン病は白人に多く,黒人に少なく,黄色人はその中間であるとする意見がある。しかし,皮膚メラニンと中枢神経のメラニンとの相関はない。疫学調査の比較には,調査対象とした母集団の年齢構成,患者の経済・医療水準,食・生活習慣や住居環境など,種々の要因を考慮する必要がある[11]。Schoenbergら[14,15]は,アメリカとアフリカにおいてdoor-to-doorによる調査を行った。年齢を補正した訂正有病率はアメリカの白人と黒人の間で差がなく,アフリカ在住の黒人がアメリカ在住の黒人に比して約5分の1であるところから,人種差よりも環境要因が本症発症に重要である可能性を指摘した。

本邦の本症有病率は,欧米白人に比べるとやや少ない傾向を示すが大きな差ではないと考えられる[7,11]。

4．男女差

米子市における調査でのパーキンソン病患者男女比は,1980年に1：1.7,1992年には1：2.4であり,男女差がより著明になっていた。これまでの男女比に関する報告を見ると必ずしも結果は一致していないが,本邦調査では女性が男性の1.5〜2倍多い傾向がある[3,5,7,11]。海外では男性のほうが多いとする報告もあり,この男女差の問題は今後残された課題の一つである[18]。

5．年　齢

パーキンソン病患者は加齢と共に増加する(図1)。米子市での患者平均年齢は,1980年に68.0歳であったのに対し,1992年には71.4歳と高齢化していた[7]。また,罹病期間も平均7.4年から10.6年に延長していた[7]。パーキンソン病患者の高齢化は,人口高齢化による高齢発症患者の増加と共に,本症治療の進歩により長期生存が可能になったことも関与していると考えられる[11]。

一方,1992年は1980年調査に比較すると,図1に示すごとく,40・50代の有病率が若干減少していた[7]。40・50代の年齢層は活発な社会生活を送っており,発症しても医療機関を受診してい

ない可能性も示唆される。また，若年性パーキンソン病は家族性の場合も多く，これら遺伝性のパーキンソン病症例が減少した可能性も考えられる。さらに，パーキンソン病発症には様々な環境要因が関与しており，生活環境の変化も関連している可能性もある[11]。Caradoc-Davies ら[1]は，ニュージーランドにおける1990年の調査を1962年や1984年の調査と比較し，65歳以下の若年患者が減少していることを認めた。彼らは，若年でのパーキンソン病発症率が低くなった可能性，L-dopa大量投与に伴い生存期間が逆に短縮した可能性などを指摘した。この若年者における変化は，今後さらに検討する必要がある。

II. 長期予後

1. 死亡時年齢

1996年の死亡時年齢は，77.13±7.05歳であり，1980年の70.0±7.8歳に比すと明らかな高齢化を認めた。また，その死亡時年齢分布は1980年に比べてより高齢になるとともに，一般住民との差が少なくなっていた[13]。すなわち，1980年には一般住民の死亡時年齢分布のピークが70歳代後半にあるのに対し，パーキンソン病患者では70歳代前半であり，一般住民に比べてパーキンソン病患者の死亡時年齢は若かった。それに対し1996年には，パーキンソン病患者と一般住民との死亡時年齢の最も多い年代は両者共に80歳代前半であり，パーキンソン病患者と一般住民との差は少なくなっていた。

2. 生存曲線

1996年の鳥取県におけるパーキンソン病患者の生存曲線を見ると，発症後15～20年までは本症患者と一般住民の間に死亡率の差はほとんど認められなかったが，発症後15～20年すると一般住民に比して生存率が低下し，やや短命化していた。しかし，本症の平均発症年齢が66.59±10.38歳であったところから，それから15～20年経過すると平均でもすでに80歳を越えており，実際にはほとんど問題にはならない差と考えられる。少なくとも発症から15～20年では一般住民との有意な差はない[10,11]。

一方，すべてのパーキンソン病患者全体としての生存率は，一般住民との差が男性で約25%，女性で約10%の差があり，全体では約15%の差であった。これは，一般住民の約2倍の死亡率を意味する[12]。パーキンソン病患者の死亡率は，一般住民との差がほとんどなくなってきているが，長期経過例などの重症患者治療が課題となっている[12]。

3. 死因

パーキンソン病患者における最も重要な死因が肺炎・気管支炎であり，死因として最も高率であることは，多くの報告に共通している[12]。パーキンソン病では徐々に運動機能が低下し，誤嚥なども生じやすくなり，しばしば肺炎を起こす。一方，パーキンソン病治療が進歩すると共に，抗生物質などを含めた肺炎治療が進み，肺炎による死亡が減少した可能性を指摘する意見もある。

パーキンソン病患者は高齢であり，悪性腫瘍の合併も稀ならず生じる。パーキンソン病患者の診療は長期にわたり，患者が高齢であることも考慮して悪性腫瘍などの合併もありうることを念頭において診療にあたることが必要である。

パーキンソン病と脳血管障害の関連の可能性も指摘されている[12]。Yasuiら[21]は，血管障害の危険因子である血中ホモシステインがパーキンソン病患者では高値であり，特にL-dopa治療中の患者においてより高値になることを報告した。これにより，パーキンソン病では脳血管障害が生じやすくなる可能性も示唆される。本症と脳血管障害との関連についても，今後さらに検討されるべき課題である[12]。

III. パーキンソン病における QOL

本症におけるQOLについても検討されてきている[13]。

Fukunagaらは，パーキンソン病患者ではQOLが個人レベルよりも仕事・社会活動などの社会レベルにおいてより低下すると報告した[2]。Kuopioら[6]は，本症のQOLはうつ症状の有無と

強い相関を示すことを指摘した。Schragら[16,17]は，重症度やうつ症状・障害程度・姿勢障害・認知障害が本症のQOLに大きな影響を有していることを示した。

若山ら[19]は，高齢パーキンソン病患者では診断・治療・介護の進歩により罹病期間が延長してもQOLは却って低下している可能性もあるとした。高齢患者群でより強いQOL障害が存在することを示した。一方，Schragら[16]は，若年パーキンソン病患者において同年齢一般住民より強いQOL障害が認められることを報告した。

おわりに

パーキンソン病の治療が進み，高齢者の増加もあいまって，患者は急速に増加している。かつては，本邦では少ないと考えられていたが，欧米とほとんど変わらないことが明らかにされてきた。治療のみならずQOLや福祉なども含めた本症診療の進歩が期待される。

文　献

1) Caradoc-Davies, T. H., Weatherall, W., Dixon, G. S. et al. : Is the prevalence of Parkinson's disease in New Zealand really changing? Acta Neurol. Scand., 86 : 40-44, 1992.
2) Fukunaga, H., Kasai, T., Yoshidome, H. : Clinical findings, status of care, comprehensive quality of life, daily life therapy and treatment at home in patients with Parkinson's disease. Eur. Neurol., 38 (suppl. 2) : 64-69, 1997.
3) Harada, H., Nishikawa, S., Takahashi, K. : Epidemiology of Parkinson's disease in a Japanese city. Arch. Neurol., 40 : 151-154, 1983.
4) 伊藤和則，黒島研美，菊地誠志 他：北海道（岩見沢市）におけるParkinson病の疫学調査．神経内科，57：492-497，2002．
5) Kimura, H., Kurimura, M., Wada, M. et al. : Female predominance of Parkinson's disease in Japan. Neuroepidemiology, 21 : 292-296, 2002.
6) Kuopio, A. M., Marttila, R. J., Helenius, H. et al. : The quality of life in Parkinson's disease. Mov. Disord., 15 : 216-223, 2000.
7) Kusumi, M., Nakashima, K., Harada, H., et al. : Epidemiology of Parkinson's disease in Yonago City, Japan; Comparison with a study carried out 12 years ago. Neuroepidemiology, 15 : 201-207, 1996.
8) Moriwaka, F., Tashiro, K., Itoh, K. et al. : Prevalence of Parkinson's disease in Hokkaido, the northernmost island of Japan. Intern. Med., 35 : 276-279, 1996.
9) 中川正法，有里敬代：鹿児島県におけるParkinson病の疫学調査—1980年調査との比較検討—．神経内科，57：471-474，2002．
10) Nakashima, K., Maeda, M., Tabata, M. et al. : Prognosis of Parkinson's disease in Japan. Eur. Neurol., 38（suppl. 2）: 60-63, 1997.
11) 中島健二，楠見公義，田畑昌子 他：Parkinson病の疫学．診断と治療，87：563-568，1999．
12) 中島健二，楠見公義，鞍嶋美佳 他：晩期Parkinson病の死因解析．神経内科，56：413-418，2002．
13) 中島健二：QOLを重視したParkinson病患者の治療．神経治療，20：115-121，2003．
14) Schoenberg, B. S., Anderson, D. W., Haerer, A. F. : Prevalence of Parkinson's disease in the biracial population of Copiah County, Mississipi. Neurology, 35 : 841-845, 1985.
15) Schoenberg, B. S., Osuntokun, B. O., Adeuja, A. O. G. et al. : Comparison of the prevalence of Parkinson's disease in black populations in the rural United States and in rural Nigeria: Door-to-door community studies. Neurology, 38 : 645-646, 1988.
16) Schrag, A., Jahanshahi, M. and Quinn, N. : How does Parkinson's disease affect quality of life? A comparison with quality of life in the general population. Mov. Disord., 15 : 1112-1118, 2000.
17) Schrag, A., Jahanshahi, M. and Quinn, N. : What contributes to quality of life in patients with Parkinson's disease? J. Neurol. Neurosurg. Psychiatry, 69 : 308-312, 2000.
18) 田代邦雄：本邦におけるParkinson病の疫学調査—総論—．神経内科，57：467-470，2002．
19) 若山吉弘，前田真治，春原経彦 他：高齢神経疾患のQOLについて—とくに脳血管障害後遺症とパーキンソン病について—．日老医誌，36：396-403，1999．
20) 山崎俊三，久野貞子，水田英二：京都府におけるParkinson病の疫学調査—1978年調査と2001年調査の比較—．神経内科，57：478-484，2002．
21) Yasui, K., Kowa, H., Nakaso, K., et al. : Plasma homocysteine and MTHFR C 677 T genotype in levodopa-treated patients -with PD. Neurology, 55 : 437-440, 2000.

脳科学の時代をリードする最新情報誌

月刊 脳の科学 第25巻増刊号（2003年2月発行）

神経の再生

B5判　248頁　**6,500円**（税別）

つい最近まで、「脳は再生しない」と考えられていた。破壊された神経細胞が関与する機能の回復は絶望的であった。しかし、この10年間に、胚性幹細胞、神経幹細胞などの神経再生の研究は飛躍的に進歩し、絶対無理とされていた神経疾患を治療できる可能性が開けてきた。本増刊号の狙いは、神経細胞の再生に関する現況、展望、そして臨床応用がどこまで進んでいるかを解明することにある。したがって、神経の基礎研究者のみでなく、脳神経外科や神経内科の臨床医にも最新の知識の集大成とともに、臨床応用の可能性を提示する。

■主な目次

第1章　神経再生のオーバービュー
中枢神経系の再生と機能修復をめざして

第2章　幹細胞
胚性幹細胞を用いた移植治療の展望／胚性幹細胞からの分化誘導／成体神経幹細胞の分子制御と再生医療への応用／神経幹細胞の同定への試み／神経幹細胞の分離・培養法／神経幹細胞移植のソース／ヒト神経幹細胞の単離とその臨床応用の展望

第3章　神経再生にかかわる因子
再生と神経栄養因子／ニューロトロフィンによる中枢神経細胞内シグナル／ニューロトロフィンとシナプス長期増強／ニューロトロフィンと神経伝達可塑性：長期抑圧／眼優位可塑性における神経栄養因子の役割／神経栄養因子による神経伝達調節／グリア細胞株由来神経栄養因子（GDNF）／神経再生因子としての肝細胞増殖因子（HGF）／接着因子／サイトカインによる神経幹細胞の細胞系譜制御／神経の修復・再生に関わるグリア細胞由来因子／プロサポシンの神経栄養因子作用

第4章　脳の再生
細胞移植によるパーキンソン病の治療／神経移植と機能の回復／中枢性脱髄疾患に対する骨髄細胞・胚性幹細胞の移植／胚性幹細胞の脳梗塞モデルへの移植／海馬損傷後の記憶障害と神経幹細胞移植／神経幹細胞を用いた脳腫瘍の複合療法／脳出血に対する神経細胞移植研究／筋萎縮性側索硬化症（ALS）における再生治療

第5章　脊髄の再生
脊髄損傷からの機能回復／神経幹細胞による脊髄の再生

第6章　末梢神経障害
末梢神経の再生機序／末梢運動神経の再生・変性の決定因子／損傷後の初期末梢神経再生を調節する酸化型ガレクチン-1／キトサンチューブを用いた人工神経の開発／末梢神経再生のためのTissue Engineeringの応用

星和書店　〒168-0074　東京都杉並区上高井戸1-2-5　TEL 03-3329-0031
URL http://www.seiwa-pb.co.jp/　FAX 03-5374-7186

第Ⅱ章
基底核・錐体外路系の神経科学（機能解剖・生理・生化学）

Ⅱ．基底核・錐体外路系の神経科学（機能解剖・生理・生化学）−1

大脳基底核の機能解剖学

高 田 昌 彦*

抄　録　大脳基底核は，線条体（尾状核と被殻），淡蒼球外節・内節，黒質緻密部・網様部，視床下核からなる神経核群で，随意運動の発現と制御に関与する．大脳皮質に由来するさまざまな情報は主として線条体に入力される．線条体に分布するGABA作動性投射細胞は，「直接路」と「間接路」により大脳基底核の出力部である淡蒼球内節や黒質網様部に連絡するが，それらの神経路を形成する線条体細胞の活動性は黒質緻密部からのドーパミン作動性入力により相反的に修飾される．直接路を形成する線条体細胞の活動は D_1 受容体を介して亢進し，淡蒼球内節や黒質網様部のGABA作動性出力細胞の活動を抑制する．その結果，出力ターゲットである視床および前頭葉皮質の神経活動は「脱抑制」により亢進し，必要な運動が発現する．それに対して，間接路を形成する線条体細胞の活動は D_2 受容体を介して抑制され，淡蒼球外節と視床下核を経由して出力細胞の活動を亢進させ，結果的に運動が抑止される．すなわち，大脳基底核は異なる作用を持つ2つのフィルターをとおして適切な運動指令を出力していると考えられる．ここでは，このような大脳皮質と大脳基底核を繋ぐループ回路の構造と機能を概説するとともに，それに基づくパーキンソン病の病態生理に関する最新の考え方を紹介する．

Key words : basal ganglia, motor cortex, motor control, dopamine, Parkinson's disease

Ⅰ．は じ め に

本章では，大脳基底核をめぐる神経回路の基本的枠組みを機能的神経解剖学と電気生理学の面から概説する．まず，本特集号が多くの神経内科医や脳神経外科医，あるいは医学生諸君の眼に触れるであろう可能性を考慮して，「錐体外路」という言葉について一言断っておきたい．今日でも未だに「錐体外路系」「錐体外路疾患」「錐体外路症状」という言い方がしばしば用いられているが，そもそも錐体外路とは，「錐体路（皮質脊髄路）」と並行するように，大脳基底核をはじめとする皮質下運動中枢を介して運動野と脊髄を連絡する神経路が存在するという前提に基づいて，100年近くも前に誕生した言葉である．名づけ親はWilsonであり[22]，事実，彼は錐体外路という言葉を初めて使用したが，その意味を決して明確に定義した訳ではなく，むしろ後世の研究者や臨床医が錐体路以外の運動実行システムの総称として便宜上用いてきたと思われる．では，敢えて錐体外路を定義すると，どのようになるであろうか？ 原点に立ち返ると，錐体外路とは大脳基底核，特に

Functional neuroanatomy of the basal ganglia.
*(財)東京都医学研究機構・東京都神経科学総合研究所統合生理研究部門
〔〒183-8526　東京都府中市武蔵台2-6〕
Masahiko Takada : Department of System Neuroscience, Tokyo Metropolitan Institute for Neuroscience, Tokyo Metropolitan Organization for Medical Research. 2-6 Musashidai, Fuchu, Tokyo 183-8526, Japan.

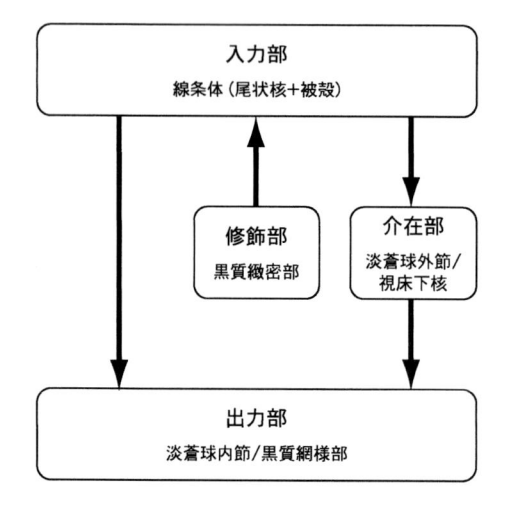

図1 大脳基底核の構成

大脳基底核は，その入出力様式に基づき，入力部，出力部，介在部，修飾部の4つに分類される。

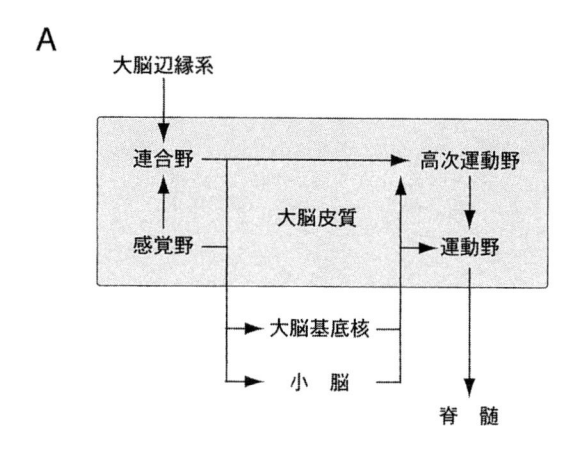

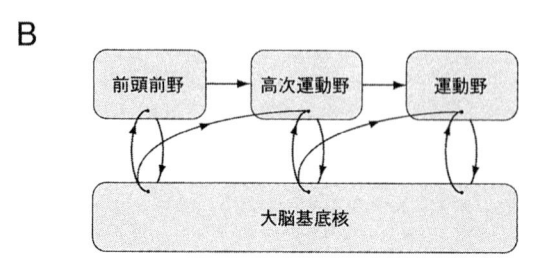

図2
A 行動発現のための大脳，大脳基底核，小脳をめぐる情報伝達システム
B 大脳皮質前頭葉と大脳基底核を繋ぐループ回路

corpus striatum（線条体および淡蒼球の総称）と密接な相互連絡を持ち，かつ脊髄への直接投射を有するような皮質下構造を経由する多シナプス性神経路のことである。しかし，このような条件を満足する神経路は実際には存在しない。すなわち，corpus striatum と相互連絡を持つ黒質や視床下核（大脳基底核の構成核）は脊髄に直接投射しないし，逆に，脊髄への直接投射を有する赤核や脳幹網様体は corpus striatum と相互連絡を持たない[17]。

上記のように，大脳基底核は大別すると，線条体，淡蒼球，黒質，視床下核の4つの神経核から成り，さらに，線条体は尾状核と被殻に，淡蒼球は外節と内節に，黒質は緻密部と網様部に分類される（図1）。これらの神経核を「入力」「内部連絡」「出力」という情報伝達のシェーマに対応させて再分類すると，線条体は大脳基底核の入力部に相当し，淡蒼球内節と黒質網様部はその出力部に相当する。また，入力部と出力部を間接的に繋ぐ淡蒼球外節と視床下核は大脳基底核の介在部であり，線条体の神経活動をドーパミンにより修飾する黒質緻密部は大脳基底核の修飾部である（図1）。ここでは，大脳皮質と大脳基底核を繋ぐループ回路を中心に，大脳基底核の入出力様式と機能的役割を概説するとともに，それに基づくパーキンソン病の病態生理について論じる。

II. 大脳皮質―大脳基底核ループ

われわれは行動する際，感覚野に由来する視覚・聴覚・体性感覚などの外的情報や，大脳辺縁系に由来する学習・記憶・情緒などの内的情報に基づいて，状況に合致した最適な運動あるいは動作を選択，決定，実行する。特定の行動目標を達成するため，大脳皮質はこれら多種多様の情報を有機的に統合し，運動指令として運動野から脊髄に出力しなければならない。大脳皮質における情報伝達の面から考えると，感覚野と大脳辺縁系からの情報は連合野，特に前頭葉に位置する連合野である前頭前野に収束し，行動様式を選択，決定するための認知情報として前頭前野から高次運動野を経由して運動野に送られるであろう（図2A）。

大脳基底核は小脳とともに，随意運動の発現と制御に重要な役割を担う高次中枢として知られている。大脳基底核には，大脳皮質（特に新皮質）の広い領域から，運動に直接関与した情報だけでなく，感覚や情動，あるいは認知機能に関する情報など，運動発現に影響を与えるさまざまな要素的情報が入力される[14]。これらの情報は大脳基底核の中で統合処理されたのち，運動内容を決定する信号として出力されると考えられる。その際，大脳基底核は，特に前頭葉に分布する運動関連領野（高次運動野および運動野）や前頭前野との間でループ回路を形成する（図2B）。すなわち，前頭葉に由来する運動情報や認知情報は，大脳基底核で処理された後，その大部分が視床を経由して再び前頭葉に戻る，独立したループ回路に沿って伝達される（図3）。さらに，これらの情報は大脳基底核を介して異なるループ回路間で相互にやりとりされると思われる（図2B）。現在，「大脳皮質-大脳基底核ループ」には，その起始細胞が分布する皮質領野の機能および神経連絡の特異性により，運動ループ，眼球運動ループ，背外側前頭前野ループ，外側眼窩前頭葉ループ，前帯状回ループという5つの並列したループ回路が存在すると考えられている（図3）[3,14]。

III. 線条体の細胞構成と入力様式

大脳基底核の主要な入力部は，被殻と尾状核から成る線条体であり，大脳皮質からグルタミン酸作動性の興奮性入力を受けている。さらに，線条体は視床，特に正中心核や束傍核などの髄板内核群からグルタミン酸作動性入力と，黒質緻密部からドーパミン作動性入力を受けている（図4）[14]。線条体を構成する細胞には，その95%を占める2種類の投射細胞と残りの5%に相当する少なくとも4種類の介在細胞がある。投射細胞はいずれも中等度の大きさで，樹状突起に豊富なspineを有するGABA作動性の抑制性細胞である。これらの投射細胞は，GABAと共存する神経ペプチドにより，サブスタンスPを含むものとエンケファリンを含むものに大別できる（図3）。他方，介在細胞にはspineがほとんど発達し

ていないものが多く，大型でアセチルコリン作動性のもの，中型でソマトスタチンとニューロペプチドYが共存するもの，さらに，中型でGABA作動性のものにはカルシウム結合タンパクであるパルブアルブミンやカルレチニンを含むものがある（図4）[14]。線条体の投射細胞におけるシナプス結合様式を観察すると，大脳皮質，視床，黒質緻密部からの外来性入力は樹状突起の遠位部に，介在細胞からの内在性入力は樹状突起の近位部や細胞体に接続している。さらに微細なレベルでは，皮質線条体入力は樹状突起のspine headに，視床線条体入力は spine neckや遠位樹状突起のshaftに，黒質線条体入力は spine neckや近位樹状突起のshaftにそれぞれシナプス結合している（図4）。また，大脳皮質と黒質からの入力が同一の細胞の，しかも同一のspineに収束するのに対し，視床からの入力はそれらとは異なる細胞に終止する傾向がある。介在細胞からの入力については，アセチルコリン作動性のものは spine neckや近位樹状突起のshaft，あるいは細胞体に，GABA作動性でパルブアルブミンを含むものは近位樹状突起のshaftや細胞体に入力する（図4）[14,16]。線条体の投射細胞間には機能的な連絡関係があまり発達していないと考えられるので，このような介在細胞による側方抑制が投射細胞の発火様式を調節するために必要であると思われる。

IV. 大脳基底核の神経回路

大脳基底核の神経回路には，入力部である線条体と出力部である淡蒼球内節や黒質網様部の間を直接繋ぐ「直接路」と，介在部である淡蒼球外節と視床下核を経由して両者を間接的に繋ぐ「間接路」の2つが存在すると考えられている。直接路と間接路を形成する線条体の投射細胞は，大脳基底核の修飾部である黒質緻密部からドーパミン入力を受け，それぞれ興奮もしくは抑制の相反する神経活動を示す。すなわち，直接路を形成する細胞にはGABAとサブスタンスPが共存し，D_1受容体を介してドーパミン入力が興奮性に作用するのに対し，間接路を形成する細胞にはGABAとエンケファリンが共存し，D_2受容体を介してド

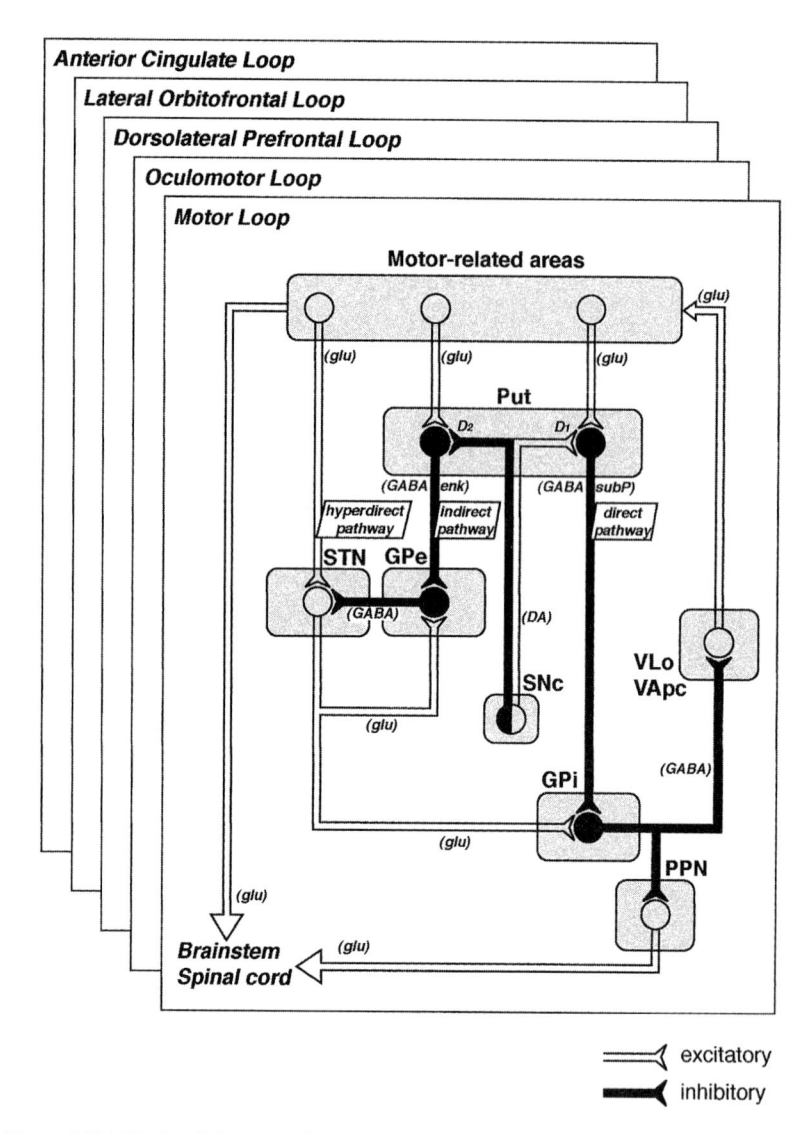

図3　大脳皮質-大脳基底核ループと大脳基底核の直接路，間接路，およびハイパー直接路

大脳皮質-大脳基底核ループは，運動ループ（Motor Loop），眼球運動ループ（Oculomotor Loop），背外側前頭前野ループ（Dorsolateral Prefrontal Loop），外側眼窩前頭葉ループ（Lateral Orbitofrontal Loop），前帯状回ループ（Anterior Cingulate Loop）の5つに分類される．運動ループのシェーマにおいて，興奮性伝達（excitatory）は白で，抑制性伝達（inhibitory）は黒で示されている．Brainstem, 脳幹；DA, ドーパミン作動性；direct pathway, 直接路；D_1, D_1タイプドーパミン受容体；D_2, D_2タイプドーパミン受容体；enk, エンケファリン；GABA, GABA（γ-アミノ酪酸）作動性；glu, グルタミン酸作動性；GPe, 淡蒼球外節；GPi, 淡蒼球内節；hyperdirect pathway, ハイパー直接路；indirect pathway, 間接路；Motor-related areas, 運動関連領野；PPN, 脚橋被蓋核；Put, 被殻；SNc, 黒質緻密部；SNr, 黒質網様部；Spinal cord, 脊髄；STN, 視床下核；subP, サブスタンスP；VApc, 視床前腹側核小細胞部；VLo：視床外側腹側核吻側部

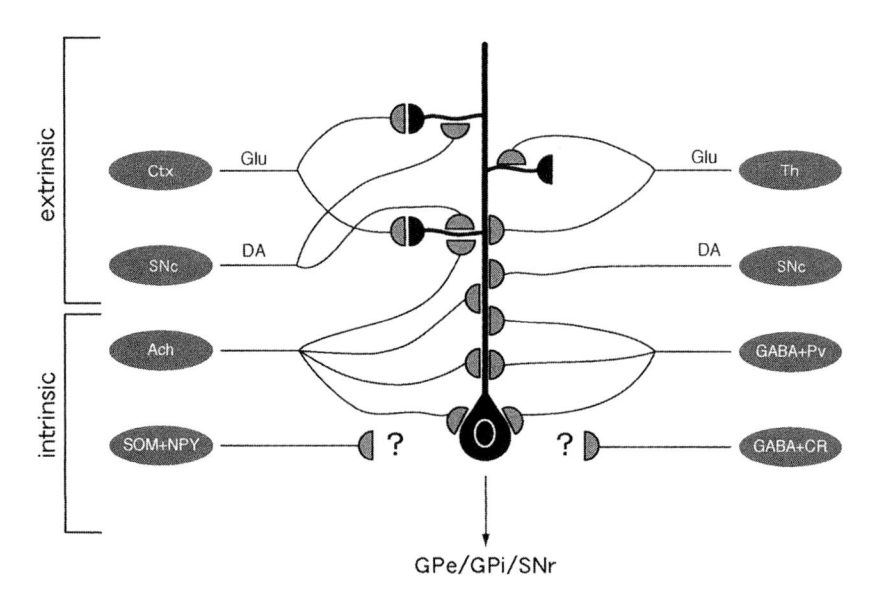

図4 線条体投射細胞への入力様式

大脳皮質（Ctx），視床（Th），黒質緻密部（SNc）からの外来性入力（extrinsic）は樹状突起の遠位部に，介在細胞からの内在性入力（intrinsic）は樹状突起の近位部や細胞体にシナプス結合する。Ach, アセチルコリン作動性；CR, カルレチニン；DA, ドーパミン作動性；GABA, GABA（γ-アミノ酪酸）作動性；Glu, グルタミン酸作動性；GPe, 淡蒼球外節；GPi, 淡蒼球内節；NPY, ニューロペプチドY；Pv, パルブアルブミン；SNr, 黒質網様部；SOM, ソマトスタチン

ーパミン入力が抑制性に作用する（図3）[2,6,7]。また，淡蒼球内節と黒質網様部はGABA作動性の抑制性細胞で構成されており，常に高頻度で自発活動しているため，そのターゲットである視床の神経活動を持続的に抑制している。前頭葉皮質からの入力により線条体の投射細胞が興奮すると，直接路を介して淡蒼球内節や黒質網様部の神経活動が抑制され，一時的に視床に対する抑制が取り除かれる，いわゆる「脱抑制」という現象が起こる。これにより，視床やそのターゲットである前頭葉皮質の活動性が亢進し，結果的に必要な運動が惹起されると考えられる。他方，間接路については，淡蒼球外節-視床下核投射がGABA作動性の抑制性，視床下核-淡蒼球内節・黒質網様部投射がグルタミン酸作動性の興奮性であるため，視床および前頭葉皮質に対して直接路とは逆の効果をもたらすことになる（図5A）[2,6,7]。さらに，視床下核-淡蒼球投射と線条体-淡蒼球投射を細胞レベルで比較すると，前者が淡蒼球の比較的広い範囲に投射するのに対し，後者は限局した範囲に投射することが報告されている[15]。したがって，直接路が狭い領域への脱抑制効果をとおして特定の運動の発現に寄与するのに対し，間接路はその周辺領域への抑制効果により，それ以外の不必要な運動の抑止に貢献していると考えられる（図5A）[6,7,13]。このように，大脳基底核は相反する作用を持つ直接路と間接路の2つのフィルターをとおして，運動の選択にも関与しているかもしれない。

また，直接路や間接路と異なり，大脳基底核への皮質入力（特に，前頭葉由来の運動性入力）が線条体を経由せずに視床下核に直接伝達されるような神経路が存在する。皮質ー視床下核入力は，間接路を伝達される場合と同様，視床下核ー淡蒼球・黒質投射を介して，淡蒼球内節や黒質網様部の神経活動を亢進させ，結果的に視床および大脳皮質の神経活動を抑制する（図3）。このような神経路は「ハイパー直接路」と呼ばれており，直接路や間接路とともに，運動発現に深く関わっていると思われる[8~11]。

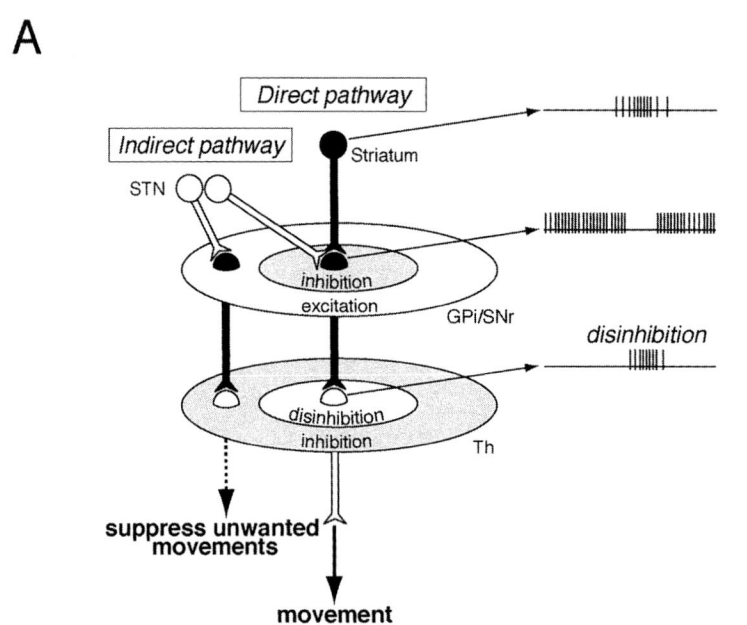

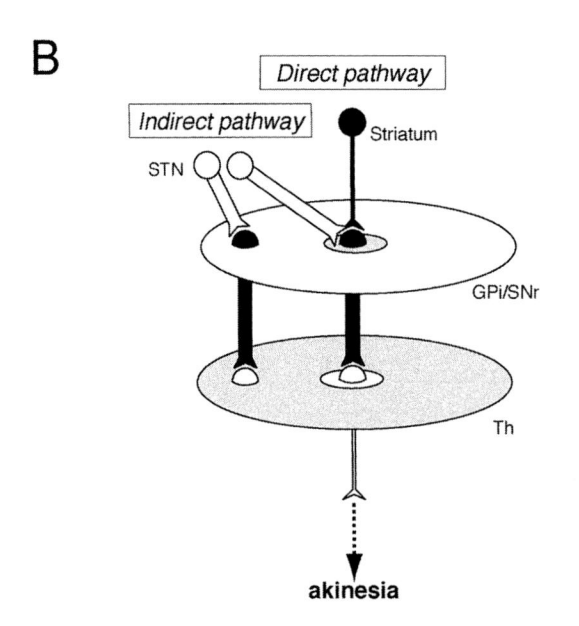

図5　直接路と間接路による運動制御機構

A：直接路（Direct pathway）を伝達される信号による線条体（Striatum），淡蒼球内節・黒質網様部（GPi/SNr），および視床（Th）における活動性の時間的変化と，間接路（Indirect pathway）を伝達される信号の空間的分布。直接路が脱抑制（disinhibition）によって必要な運動を惹起する役割を果たしているのに対し，間接路は不必要な運動を抑止する役割を果たしていると考えられる。

B：パーキンソン病の際には，視床における脱抑制が不十分になり，無動症状（akinesia）が誘発される。

ここで，大脳皮質-大脳基底核ループのうち，最も研究が進んでいる運動ループを伝達される情報の身体部位局在について簡単に解説する。前頭葉には一次運動野，補足運動野，運動前野など，異なる運動機能に関与する複数の運動関連領野が存在し，個々の領野には口腔顔面，上肢，下肢を再現する部位が局在分布している。このような身体部位局在はこれらの運動関連領野に由来する運動ループにおいても維持されている。すなわち，被殻では腹側から背側に向かって順に口腔顔面，上肢，下肢を再現する領域が配列される[12,18]。淡蒼球にも同様の身体部位局在があると思われる。視床下核では，その外側部に外側から内側に向かって口腔顔面，上肢，下肢が，その内側部に逆に内側から外側に向かって口腔顔面，上肢，下肢が再現されるような鏡像的な配列様式がみとめられる（図6A）[8,9]。また，VApcやVLoなどの視床運動核でも，内側から外側に向かって順に口腔顔面，上肢，下肢を再現する領域が配列される。

さらに，一次運動野，補足運動野，および運動前野から大脳基底核への入力は個々の領野に特異的な局在配列を示す。例えば，一次運動野からの入力が主として被殻や視床下核の外側部に投射するのに対して，補足運動野と運動前野からの入力はそれらの内側部に収束するように投射する（図6B）[8,9,12,18]。すなわち，皮質-線条体投射や皮質-視床下核投射を介して入力される運動情報は，並列・分散的もしくは収束・統合的な処理を受けながら，秩序正しく配列している（前補足運動野や帯状皮質運動野からの入力については文献5,19を参照されたい）。

V．大脳基底核の機能とパーキンソン病の病態

サルの一次運動野や補足運動野を電気刺激し，淡蒼球内節の細胞活動を記録すると，短潜時の（早い）興奮とそれに続く抑制，さらに長潜時の（遅い）興奮という3相性の応答がみられる（図7A）。さまざまな電気生理学的解析から，早い興奮はハイパー直接路に，抑制は直接路に，遅い興奮は間接路に由来する可能性が高いと考えられる。前述した直接路および間接路の機能的役割と考え合わせると，次のような運動制御に関する大脳基底核の動的モデルを提唱することができる。まず，大脳皮質からの信号がハイパー直接路を経由して淡蒼球内節に到達し，視床および大脳皮質の神経活動を広範囲に抑制する。次に，直接路を経由する信号が到達し，脱抑制によって視床と大脳皮質の限局した領域を興奮させ，必要な運動を引き起こす。最後に，間接路を経由する信号が到達し，再び視床と大脳皮質の広い領域を抑制する（図7B）。このような視床および大脳皮質の神経活動に対する二重の抑制は，不必要な運動を抑止すると同時に，必要な運動プログラムを正確なタイミングで実行する上で必要不可欠であると思われる[10,11,20]。

ここで提唱した大脳基底核の動的モデルによりパーキンソン病の病態を説明することができる。パーキンソン病とは，黒質緻密部のドーパミン細胞が変性・脱落することにより，線条体におけるドーパミンが枯渇し，無動，固縮，振戦を主徴とする運動障害が発症する疾患である。その際，D_1受容体を介する線条体の直接路細胞への興奮性入力が消失することにより，これらの細胞の活動性が減弱し，その結果，淡蒼球内節の神経活動は亢進する。他方，D_2受容体を介する線条体の間接路細胞への抑制性入力が消失することにより，これらの細胞の活動性が亢進し，その結果，淡蒼球外節の神経活動の減弱と，それに続く視床下核の神経活動の亢進が起こり，淡蒼球内節の神経活動は亢進する。このように，パーキンソン病におけるドーパミンの枯渇は，直接路と間接路のいずれにおいても，淡蒼球内節の神経活動を上昇させる方向に作用し，最終的に視床および大脳皮質の活動性を抑制することになる（図8）[1,4,21]。筆者らは最近，MPTPを用いて作製したパーキンソン病のモデルサルで，一次運動野や補足運動野の電気刺激に対する淡蒼球内節細胞の応答を記録し，健常なサルの場合と比較した。その結果，パーキンソン病モデルでは，皮質刺激によって誘発される抑制と遅い興奮が減弱していることが明らかになった（図7A）。特に，抑制相の顕著な減少は，視床および大脳皮質に対する脱抑制を不十分にするため，運動を円滑に発現できなくなる

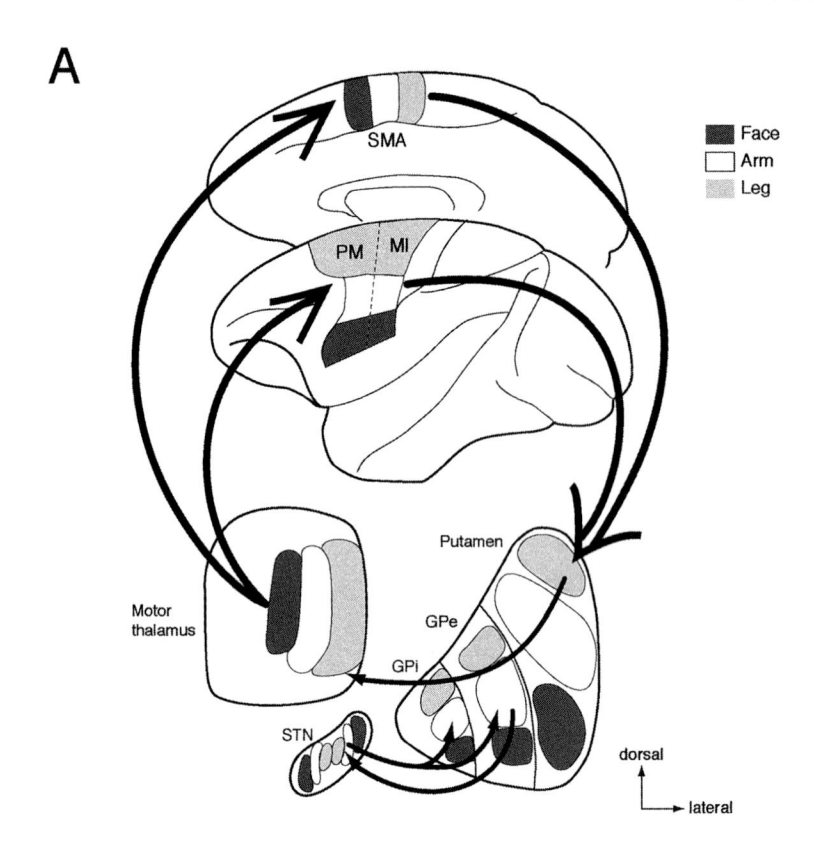

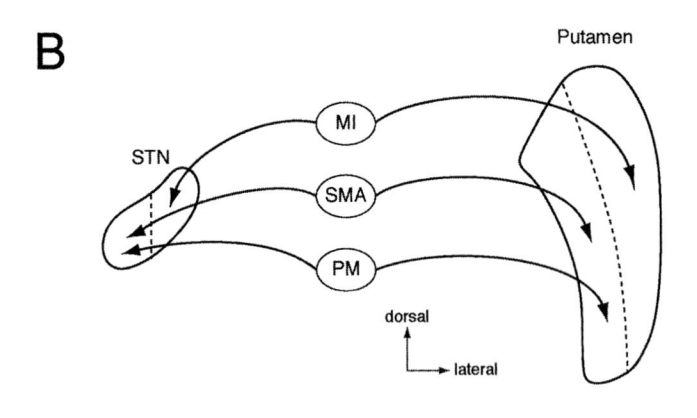

図6
A：一次運動野（MI），補足運動野（SMA），運動前野（PM）などの運動関連領野と大脳基底核を繋ぐ運動ループにおける身体部位局在。dorsal, 背側；GPe, 淡蒼球外節；GPi, 淡蒼球内節；lateral, 外側；Motor thalamus, 視床運動核；Putamen, 被殻；STN, 視床下核
B：一次運動野，補足運動野，運動前野から被殻および視床下核への入力様式

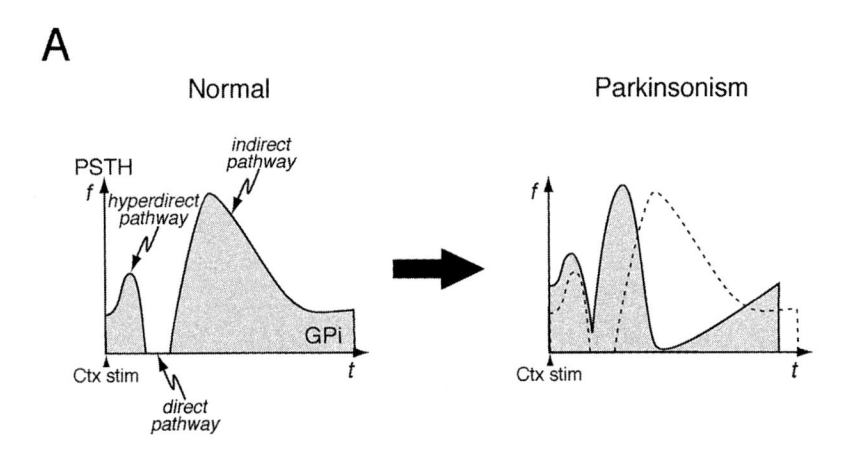

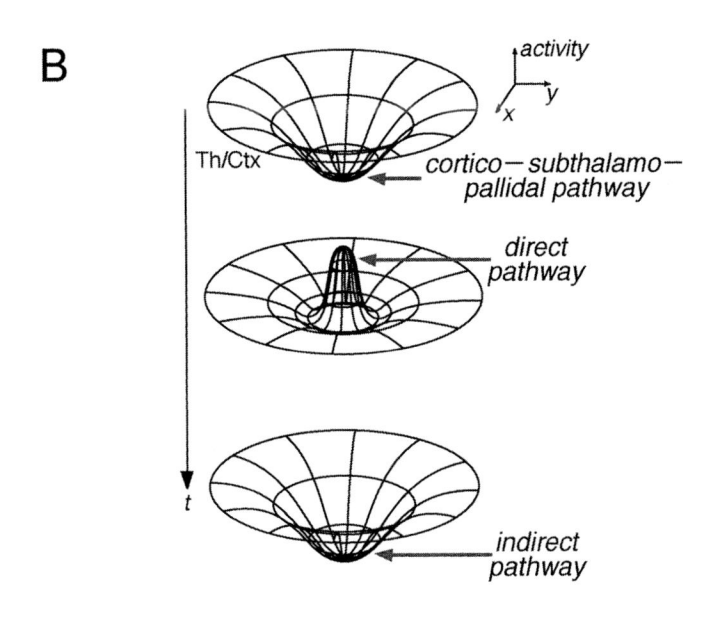

図7

A 皮質刺激に対する淡蒼球内節細胞の応答様式

健常なサル（Normal）の一次運動野や補足運動野を電気刺激（Cx stim）し，淡蒼球内節（GPi）から単一細胞活動を記録，刺激後時間ヒストグラム（PSTH）を作成すると，短潜時の興奮とそれに続く抑制，さらに長潜時の興奮という3相性の応答が得られる。これらの応答はそれぞれ，ハイパー直接路（hyperdirect pathway），直接路（direct pathway），間接路（indirect pathway）に由来すると思われる。MPTPを用いて作製したパーキンソン病モデルザル（Parkinsonism）では，皮質刺激によって誘発される抑制と長潜時の興奮が減弱する。

B 運動制御に関わる大脳基底核の動的モデル

大脳皮質からの信号は，まずハイパー直接路（cortico-subthalamo-pallidal pathway）を介して淡蒼球内節に到達し，視床および大脳皮質（Th/Ctx）の神経活動を広範囲に抑制する。次に，直接路（direct pathway）を経由する信号が到達し，脱抑制によって視床と大脳皮質の限局した領域を興奮させることにより，必要な運動が惹起される。最後に，間接路（indirect pathway）を経由する信号により，再び視床と大脳皮質の広い領域が抑制され，結果的に運動が終了する。

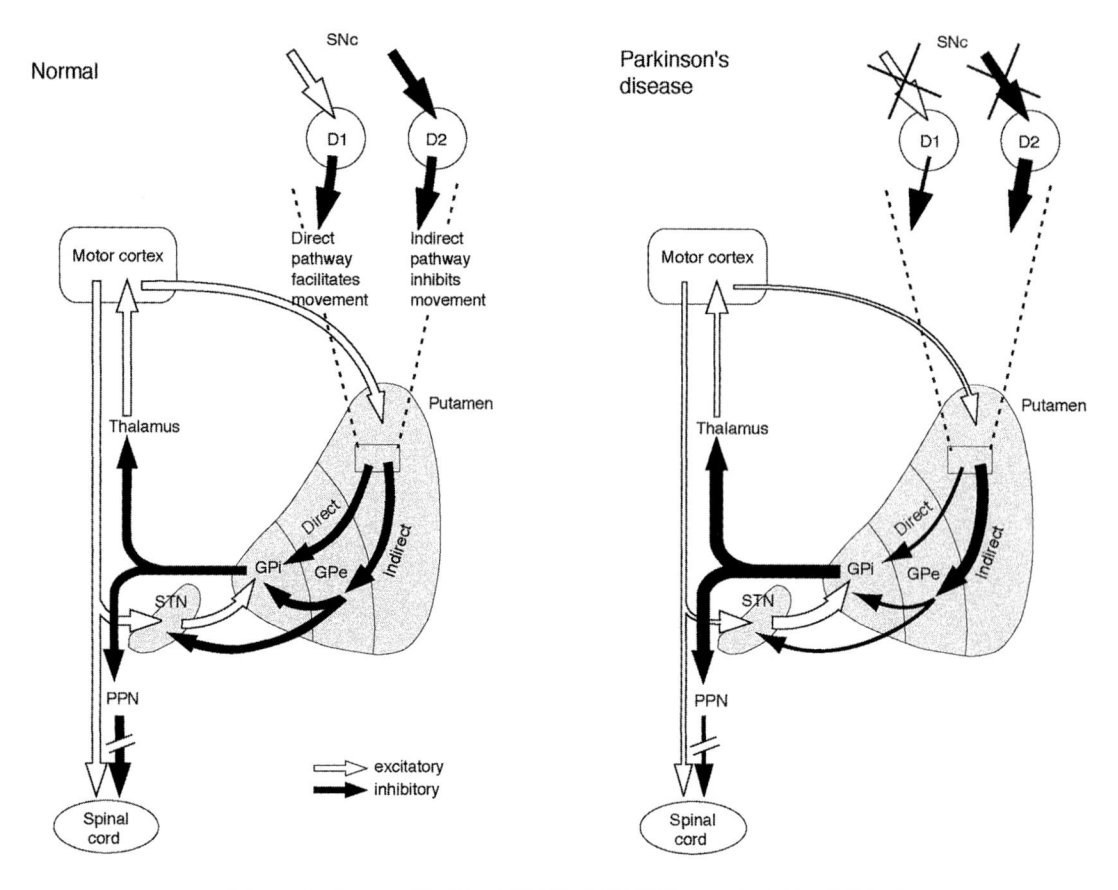

図8　パーキンソン病の際の大脳皮質-大脳基底核ループにおける活動変化
興奮性伝達（excitatory）は白で，抑制性伝達（inhibitory）は黒で示されており，健常な場合（Normal）と比較して，パーキンソン病（Parkinson's disease）の際に活動性が亢進する神経伝達をより太く，活動性が減弱する神経伝達をより細く表現している．Direct pathway, 直接路；D_1, D_1タイプドーパミン受容体；D_2, D_2タイプドーパミン受容体；GPe, 淡蒼球外節；GPi, 淡蒼球内節；Indirect pathway, 間接路；Motor cortex, 運動野；PPN, 脚橋被蓋核；Putamen, 被殻；SNc, 黒質緻密部；Spinal cord, 脊髄；STN, 視床下核；Thalamus, 視床

と解釈でき，パーキンソン病における無動症状をうまく説明している（図5B）[13,20]．しかし，筆者らが提唱する大脳基底核の動的モデルでは，固縮や振戦の発現機構を説明することはできない．それについては他の総説（例えば，文献13）を参照されたい．

VI. おわりに

本章では，大脳基底核の構造と機能に関する最新の神経解剖学的，神経生理学的知見を紹介した．しかし，行動発現における大脳基底核の役割を本質的に理解するためには，解明すべき多くの疑問や矛盾が依然として残されている．例えば，大脳基底核の主要な神経連絡のうち，直接路や間接路に含まれないものはループ回路にどのように関与しているか？　機能的に異なるループ回路は大脳基底核内で相互作用を持っているか？　また，視床から大脳基底核への入力はどのような役割を担っているか？　近い将来，大脳基底核の機能的神経回路の全貌が浮き彫りになることを大いに期待する．

文　献

1) Albin, R. L., Young, A. B., Penney, J. B. : The functional anatomy of basal ganglia disorders. Trends Neurosci., 12 : 366-375, 1989.
2) Alexander, G. E., Crutcher, M. D. : Functional architecture of basal ganglia circuits : neural substrates of parallel processing. Trends Neurosci., 13 : 266-271, 1990.
3) Alexander, G. E., DeLong, M. R., Strick, P. L. : Parallel organization of functionally segregated circuits linking basal ganglia and cortex. Ann. Rev. Neurosci., 9 : 357-381, 1986.
4) DeLong, M. R. : Primate models of movement disorders of basal ganglia origin. Trends Neurosci., 13 : 281-285, 1990.
5) Inase, M., Tokuno, H., Nambu, A. et al. : Corticostriatal and corticosubthalamic input zones from the presupplementary motor area in the macaque monkey : comparison with the input zones from the supplementary motor area. Brain Res., 833 : 191-201, 1999.
6) Mink, J. W., Thach, W. T. : Basal ganglia intrinsic circuits and their role in behavior. Cur. Opin. Neurobiol., 3 : 950-957, 1993.
7) Mink, J. W. : The basal ganglia : focused selection and inhibition of competing motor programs. Prog. Neurobiol., 50 : 381-425, 1996.
8) Nambu, A., Takada, M., Tokuno, H. et al. : Dual somatotopical representations in the primate subthalamic nucleus : evidence for ordered but reversed body-map transformations from the primary motor cortex and the supplementary motor area. J. Neurosci., 16 : 2671-2683, 1996.
9) Nambu, A., Tokuno, H., Inase, M. et al. : Corticosubthalamic input zones from forelimb representations of the dorsal and ventral divisions of the premotor cortex in the macaque monkey : comparison with the input zones from the primary motor cortex and the supplementary motor area. Neurosci. Lett., 239 : 13-16, 1997.
10) Nambu, A., Tokuno, H., Hamada, I. et al. : Excitatory cortical inputs to pallidal neurons via the subthalamic nucleus in the monkey. J. Neurophysiol., 84 : 289-300, 2000.
11) Nambu, A., Tokuno, H., Takada, M. : Functional significance of the cortico-subthalamo-pallidal 'hyperdirect' pathway. Neurosci. Res., 43 : 111-117, 2002.
12) Nambu, A., Kaneda, K., Tokuno, H., et al. : Organization of corticostriatal motor inputs in monkey putamen. J. Neurophysiol., 88 : 1830-1842, 2002.
13) 南部篤：大脳基底核の機能―パーキンソン病理解のために．J. Clin. Rehab., 11 : 1095-1101, 2002.
14) Parent, A., Hazrati, L.-N. : Functional anatomy of the basal ganglia. I. The cortico-basal ganglia-thalamo-cortical loop. Brain Res. Rev., 20 : 91-127, 1995.
15) Parent, A., Hazrati, L.-N. : Functional anatomy of the basal ganglia. II. The place of subthalamic nucleus and external pallidum in basal ganglia circuitry. Brain Res. Rev., 20 : 128-154, 1995.
16) Smith, A. D., Bolam, J. P. : The neural network of the basal ganglia as revealed by the study of synaptic connections of identified neurones. Trends Neurosci., 13 : 259-265, 1990.
17) Takada, M., Li, Z.K., Hattori, T. : Long descending direct projection from the basal ganglia to the spinal cord : a revival of the extrapyramidal concept. Brain Res., 436 : 129-135, 1987.
18) Takada, M., Tokuno, H., Nambu, A. et al. : Corticostriatal projections from the somatic motor areas of the frontal cortex in the macaque monkey : segregation versus overlap of input zones from the primary motor cortex, the supplementary motor area, and the premotor cortex. Exp. Brain Res., 120 : 114-128, 1998.
19) Takada, M., Tokuno, H., Hamada, I. et al. : Organization of inputs from cingulate motor areas to basal ganglia in macaque monkey. Eur. J. Neurosci., 14 : 1633-1650, 2001.
20) 高田昌彦，南部篤：皮質―視床下核投射の機能的意義．脳の科学，24 : 437-444, 2002.
21) Wichmann, T., DeLong, M. R. : Functional and pathophysiological models of the basal ganglia. Cur. Opin. Neurobiol., 6 : 751-758, 1996.
22) Wilson, S. A. K. : Progressive lenticular degeneration : a familial nervous disease associated with cirrhosis of the liver. Brain, 34 : 295-509, 1912.

カテコールアミン代謝（合成，調節，異化）

一瀬　宏*

抄録　カテコールアミンの生合成は，第一段階のチロシン水酸化酵素による反応が律速段階である。チロシン水酸化酵素の活性は，リン酸化，カテコールアミンによるフィードバック阻害，補酵素テトラヒドロビオプテリンなどユニークな機構により調節されている。神経終末から放出されたカテコールアミンは，シナプス間隙からトランスポータによりシナプス前細胞に再取り込みされるか，シナプス後細胞でカテコール核のメチル化を受けることにより不活性化される。代謝過程にも脳内の部位差があり，それぞれのニューロンにおけるカテコールアミンの代謝を一様に考えることはできない。

脳の科学（2004年増刊号）46-51, 2004

Key words: tyrosine hydroxylase, aromatic L-amino acid decarboxylase, monoamine oxidase, catechol O-methyltransferase

はじめに

カテコールアミンとは，カテコール核（1,2-ジヒドロキシベンゼン）を有しているアミン化合物の総称である。哺乳類はドーパミン・ノルアドレナリン・アドレナリンの3種のカテコールアミンを生合成して，神経伝達物質やホルモンとして用いている。

カテコールアミンは，アミノ酸の tyrosine から生合成される。食物から摂取された必須アミノ酸である phenylalanine は，肝臓のフェニルアラニン水酸化酵素により芳香環の3位に水酸基が導入されてチロシンとなる。チロシンは血流を介して脳や副腎などのカテコールアミン生合成組織に運ばれて，カテコールアミン合成の原料となる。

Metabolism of catecholamines (synthesis, regulation, and catabolism).
*東京工業大学大学院生命理工学研究科分子生命科学専攻
〒226-8501　神奈川県横浜市緑区長津田町4259番地
Hiroshi Ichinose : Tokyo Institute of Technology, Graduate School of Bioscience and Biotechnology. 4259 Nagatsuta-cho, Midori-ku, Yokohama, 226-8501 Japan.

I．カテコールアミンの合成

カテコールアミンの生合成は，チロシン水酸化酵素（tyrosine hydroxylase：TH），芳香族L-アミノ酸脱炭酸酵素（aromatic L-amino acid decarboxylase：AADC），ドーパミンβ水酸化酵素（dopamine β-hydroxylase：DBH），フェニルエタノールアミンN-メチル転移酵素（phenylethanolamine N-methyl transferase：PNMT）という4つの酵素により行われ，それぞれ L-tyrosine から 3,4-dihydroxypheny-lalanine（dopa），ドーパからドーパミン，ドーパミンからノルアドレナリン，ノルアドレナリンからアドレナリンを作る反応を触媒する（図1）。カテコールアミンの生合成量を調節する律速段階は，第一段階のチロシンからドーパを合成する反応である[9]。

律速酵素である TH は，分子量55,000のサブユニットが4個集まった四量体構造をとっており，活性中心に鉄原子を有している。その反応に

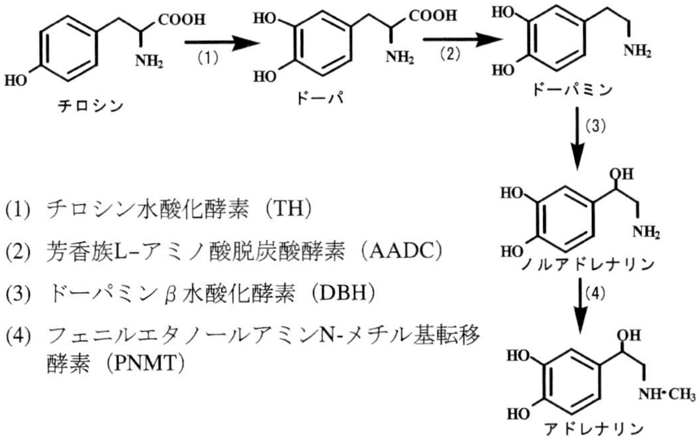

(1) チロシン水酸化酵素（TH）
(2) 芳香族L-アミノ酸脱炭酸酵素（AADC）
(3) ドーパミンβ水酸化酵素（DBH）
(4) フェニルエタノールアミンN-メチル基転移酵素（PNMT）

図1　カテコールアミンの生合成経路

は基質チロシンの他に，分子状酸素と tetrahydrobiopterin（BH4）を必要とする。活性中心の鉄原子は通常は3価の状態にあるが，反応を行う際には BH4 により2価に還元される[11]。

BH4 は，核酸である guanosine triphosphate（GTP）から3段階の酵素反応を経て生合成される[15]。TH との反応により BH4 は，キノノイド型 dihydrobiopterin へと酸化されるが，ジヒドロプテリジン還元酵素により再び BH4 に還元されて再利用される。しかし，すべての BH4 が再還元されるわけではなく，一部は dihydrobiopterin からさらに biopterin へと酸化されて尿中から体外へ排出される。

AADC は，ドーパを脱炭酸してドーパミンを作る反応と，5-hydroxytryptophan を脱炭酸して serotonin を作る反応の両方を触媒する[12]。ビタミンB6を補酵素として必要とする。また，組織化学的に AADC を含有しているが，カテコールアミンニューロンでもセロトニンニューロンでもない一群のニューロンの存在が知られており，D-ニューロンと呼ばれる。これらのニューロンが，微量アミンと呼ばれるフェニルエチルアミン，チラミン，オクトパミンなどを合成している可能性もあるが，詳細については不明な点が多い。

DBH は，TH と同じく水酸化酵素であるが，反応機構は TH と全く異なっている。活性中心には，銅原子が存在し，アスコルビン酸を補酵素として用いる。ストレス負荷の際にはアスコルビン酸が多量に消費される。これは，ストレスに対処するために体内でノルアドレナリン・アドレナリンの合成が高まる結果として，アスコルビン酸が DBH の反応により消費されることが一つの原因と考えられている。TH と AADC は，細胞内で主に可溶性画分に存在するが，DBH はノルアドレナリンの分泌顆粒中に存在する膜結合型酵素である。ニューロンの脱分極に伴いノルアドレナリンが放出されるとき，一部の DBH はノルアドレナリンと共に細胞外に放出される。

PNMT は，S-adenosylmethionine（SAM）を補酵素とするメチル基転移酵素である。おもに細胞質画分に存在する。

II．カテコールアミン合成の調節

カテコールアミンの合成量は，短期的なものから遺伝子発現を伴う長期的なものまで，多くの要因により調節されている。短期的な調節は TH 活性を直接的に修飾することにより行われる。TH 分子のリン酸化と生成物であるカテコールアミンによるフィードバック阻害の2つが重要と考えられる。

TH 分子は，N末側3分の1の活性調節ドメインとC末側3分の2の触媒ドメインに分けることができる[16]。TH と同じファミリー遺伝子に属するフェニルアラニン水酸化酵素やトリプトファ

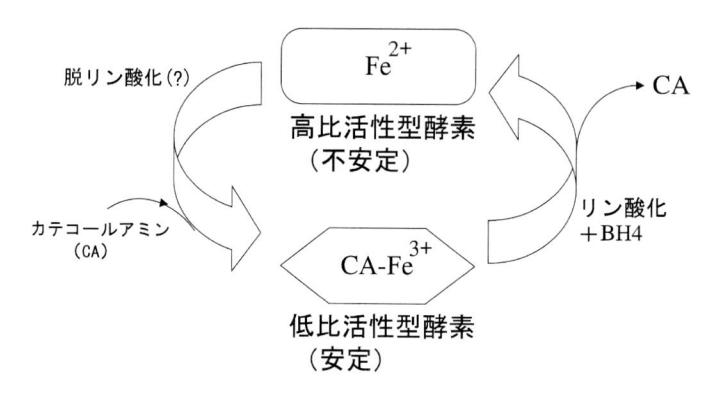

図2 チロシン水酸化酵素の活性制御に関する模式図

ン水酸化酵素とアミノ酸配列を比較すると，N末側ではアミノ酸同一性は20％以下であるが，C末側では約50％のアミノ酸がファミリー間で共通に使われている。このことは，C末側にこれらの芳香族アミノ酸水酸化酵素に共通な触媒ドメインがあること，これらの遺伝子が一つの祖先遺伝子から進化の過程で分かれたものであることを示唆している。

THの主要なリン酸化部位は，活性調節ドメインであるN末側に局在している。40番目serine残基がcAMP依存性プロテインキナーゼ（Aキナーゼ）によりリン酸化され，in vitroの実験では最大反応速度が10倍以上増加する。また，19番目のserineはCaカルモジュリン依存性プロテインキナーゼによりリン酸化される。14-3-3は，いろいろなタンパク質の会合に関与するアダプタータンパク質として，種々の生理機能の調節に関わっている。THと14-3-3は，セリン19番のリン酸化依存的に結合して，TH反応の最大活性を増大させる[4]。その他，プロテインキナーゼCやMAPキナーゼによるリン酸化の報告もある。

一方，TH活性はドーパミンやノルアドレナリンにより調節されるユニークな機構がある[10]。ウシ副腎やラットPC12細胞から精製してきたTHタンパク質は，薄い青緑色をしている[1]。この構造を解析した結果，活性中心の鉄原子にカテコールアミン分子がカテコール核のキレート作用を通じて結合して，青緑色になる特異な吸収波長を示していることが明らかになった。生理的条件のpH 7付近では，カテコールアミンの結合したTHは低い活性しか示さない。細胞質中のドーパミンやノルアドレナリン濃度が上昇すると，THとカテコールアミンが結合して活性が低下しドーパ合成量が下がり，結果としてフィードバック阻害がかかる。脱分極やその他の刺激により細胞内環境が変わると，AキナーゼやCaカルモジュリン依存性キナーゼなどが活性化されて，THをリン酸化する。THの40番目のセリンがAキナーゼやCキナーゼによりリン酸化されると活性中心からカテコールアミンがはずれて，高比活性型の分子へと変換する（図2）。

カテコールアミンの結合したTHは，活性は低いがタンパク質としては安定な状態にある。リン酸化されたTHが，どのような代謝を受けるのかまだわかっていない。脱リン酸化酵素により再び元の状態に戻り再利用されると考えられているが，詳細は明らかでない。

THが安定な状態として神経終末に運ばれ，細胞内に蓄積するためには，カテコールアミンが結合することが必要なようである。ドーパミントランスポータのノックアウトマウスでは，ドーパミンの再取り込みが行われないことにより神経細胞内でのドーパミン濃度が減少する。このマウスでは線条体におけるTHのタンパク質量が減少していた[5]。また，筆者等の教室で作製したBH4生合成酵素のノックアウトマウスにおいてもTHタンパク質量の極度の低下が認められた[13]。このマウスにおいてもBH4の低下からカテコールアミンの合成ができないために，細胞内カテコールアミン量が低下している。その結果，THタンパ

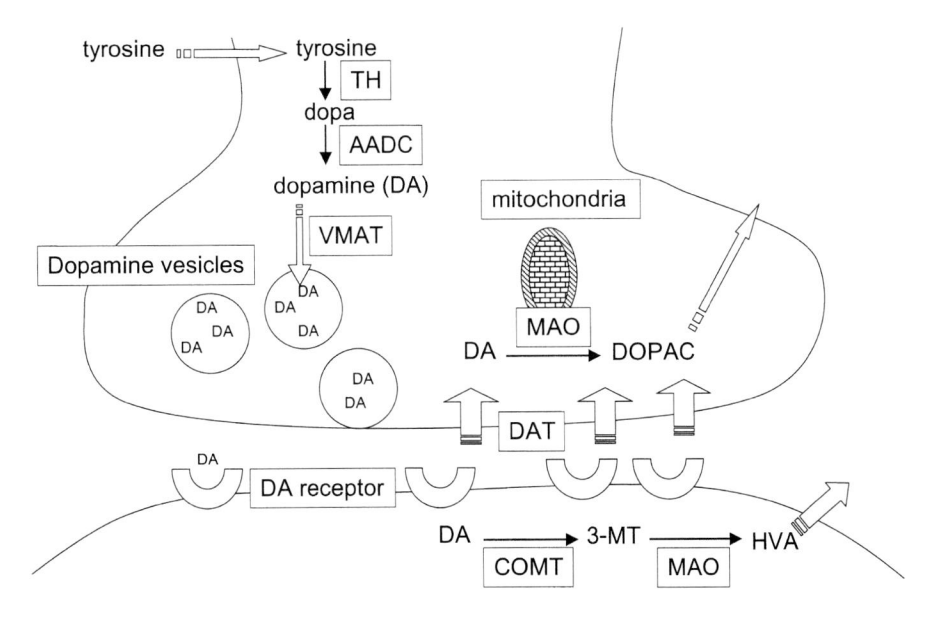

図3 ドーパミン神経終末における物質代謝の模式図

ク質とカテコールアミンが結合することができず，THタンパク質が安定な構造をとれないために，THタンパク質が分解されてしまったと考えられる。

THタンパク質量の神経終末における変化は，その神経終末（シナプス）におけるカテコールアミン合成能力を規定するものと考えられる。THタンパク質量の少ないシナプスでは，単位時間あたりに合成できるドーパミン量が少なく，充分量のドーパミンを小胞の中に蓄えるために必要とする時間が長くかかる。このことは，脱分極刺激が来てから次の脱分極刺激により情報を伝えることができるようになるまでのラグタイムが長くなること，あるいは，脱分極の間隔が短いときには1回の脱分極刺激により放出されるドーパミン量が少なくなることを意味する。このようにTHタンパク質量の増減は，ニューロン活動の一つの調節因子としてとらえることができる。

TH遺伝子の発現も長期的なTHタンパク質量を規定する因子の一つとして働いている。TH遺伝子上流のプロモータ領域には，AP-1，サイクリックAMPレスポンスエレメント（cAMP response element：CRE）が存在し，THの発現調節に重要な役割を果たしている。CRE結合タンパク質として，CREB（CRE-binding protein）の活性化がTH遺伝子の発現を増加させることが知られていたが，最近筆者の研究室の鈴木は，CREBだけでなく別のCRE結合タンパク質であるATF-2が，TH遺伝子のCRE領域に定常的に結合しておりATF-2のリン酸化によりTH遺伝子の発現を増大させうることをラット褐色細胞腫由来の株化細胞であるPC12D細胞において示した[14]。ATF-2は脳内で発現が高く，細胞のストレス応答性やアポトーシスと関連しているタンパク質であり，発達過程におけるTHの発現調節とATF-2との関連が注目される。

III．カテコールアミンの異化

シナプス終末から放出されたカテコールアミンは，ドーパミントランスポータあるいはノルアドレナリントランスポータにより再びシナプス前細胞に取り込まれることによりシナプス間隙から排除されるか，シナプス後細胞のカテコールO-メチル基転移酵素（catechol O-methyltransferase：COMT）によりカテコール核をメチル化されることにより不活化される。シナプス前細胞に取り込まれたカテコールアミンは，再び小胞モノアミ

ントランスポータ（vesicular monoamine transporter：VMAT）によりシナプス小胞に再取り込みされて再利用されるか，ミトコンドリア外膜のモノアミン酸化酵素（monoamine oxidase：MAO）により酸化的脱アミノ反応を受ける（図3）。また，一部はグルクロン酸抱合を受けて抱合体として体外に排泄される。

MAOにはA型とB型の2つの種類があり，X染色体上の別々の遺伝子によりコードされている。MAO-Aは，ドーパミン，ノルアドレナリン，セロトニンなどのモノアミンニューロンに発現しており，細胞質中のモノアミン濃度を調節している。MAO-Bは，MAO-Aとは異なる分布を示す[6]。

COMTは主にシナプス後ニューロンやグリア細胞に発現している。COMTは，遺伝子としては一つであるが，可溶性と膜結合型の2種類のCOMTが知られている。膜結合型COMTは，可溶性COMTより上流のメチオニンコドンから翻訳されたもので，N末にヒトでは20個のアミノ酸が可溶性COMTより余分についており，この部分が疎水性膜結合領域となる。それ以外のアミノ酸配列は膜結合型COMTと可溶性COMTで同じである[8]。

シナプス前細胞に取り込まれることによる不活性化と，COMTによる不活性化の割合は脳の部位により異なっている。線条体では放出されたドーパミンの15%がCOMTにより代謝されるが，大脳皮質ではCOMTにより代謝される割合が60%であったとの報告がある[7]。COMTノックアウトマウスにおいても，線条体ではドーパミン量が変化しなかったが，前脳皮質では数倍増加していた[3]。ヒトではCOMTにアミノ酸置換を伴うポリモルフィズムの存在が知られており，ワーキングメモリーや認知機能との関連が示唆されている[2]。

文　献

1) Andersson, K. K., Cox, D. D., Que, L. Jr. et al.: Resonance Raman studies on the blue-green-colored bovine adrenal tyrosine 3-monooxygenase (tyrosine hydroxylase). Evidence that the feedback inhibitors adrenaline and noradrenaline are coordinated to iron. J. Biol. Chem., 263：18621-18626, 1988.
2) Egan, M. F., Goldberg, T. E., Kolachana, B. S. et al.: Effect of COMT Val 108/158 Met genotype on frontal lobe function and risk for schizophrenia. Proc. Natl. Acad. Sci. USA, 98：6917-6922, 2001.
3) Gogos, J. A., Morgan, M., Luine, V. et al.: Catechol-O-methyltransferase-deficient mice exhibit sexually dimorphic changes in catecholamine levels and behavior. Proc. Natl. Acad. Sci. USA, 95：9991-9996, 1998.
4) Itagaki, C., Isobe, T., Taoka, M. et al.: Stimulus-coupled interaction of tyrosine hydroxylase with 14-3-3 proteins. Biochemistry, 38：15673-15680, 1999.
5) Jaber, M., Dumartin, B, Sagné, C. et al.: Differential regulation of tyrosine hydroxylase in the basal ganglia of mice lacking the dopamine transporter. Eur. J. Neurosci., 11：3499-3511, 1999.
6) Jahng, J. W., Houpt, T. A., Wessel, T. C. et al.: Localization of monoamine oxidase A and B mRNA in the rat brain by in situ hybridization. Synapse, 25：30-36, 1997.
7) Karoum, F., Chrapusta, S. J., Egan, M. F.: 3-Methoxytyramine is the major metabolite of released dopamine in the rat frontal cortex：reassessment of the effects of antipsychotics on the dynamics of dopamine release and metabolism in the frontal cortex, nucleus accumbens, and striatum by a simple two pool model. J. Neurochem., 63：972-979, 1994.
8) Männistö, P. T., Kaakkola, S.: Catechol-O-methyltransferase (COMT)：Biochemistry, molecular biology, pharmacology, and clinical efficacy of the new selective COMT inhibitors. Pharmacol. Rev., 51：593-628, 1999.
9) Nagatsu, T.: Tyrosine hydroxylase：Human isoforms, structure and regulation in physiology and pathology. Essays in Biochemistry, 30：15-35, 1995.
10) Okuno, S., Fujisawa, H.: A new mechanism for regulation of tyrosine 3-monooxygenase by end product and cyclic AMP-dependent protein kinase. J. Biol. Chem., 260：2633-2635, 1985.
11) Ramsey, A. J., Hillas, P. J., Fitzpatrick, P. F.: Characterization of the active site iron in tyrosine hydroxylase：Redox states of the iron. J. Biol. Chem., 271：24395-24400, 1996.

12) Sumi, C., Ichinose, H., Nagatsu, T. : Characterization of recombinant human aromatic L-amino acid decarboxylase expressed in COS cells. J. Neurochem., 55 : 1075-1078, 1990.
13) Sumi-Ichinose, C., Urano, F., Kuroda, R. et al. : Catecholamines and serotonin are differently regulated by tetrahydrobiopterin : A study from 6-pyruvoyltetrahydropterin synthase knockout mice. J. Biol. Chem., 276 : 41150-41160, 2001.
14) Suzuki, T., Yamakuni, T., Hagiwara, M., et al. : Identification of ATF-2 as a transcriptional regulator for the tyrosine hydroxylase gene. J. Biol. Chem., 277 : 40768-40774, 2002.
15) Thöny, B., Auerbach, G., Blau, N. : Tetrahydrobiopterin biosynthesis, regeneration and functions. Biochem. J., 347 : 1-16, 2000.
16) Vrana, K. E. : How the regulatory and catalytic domains get together. Nature Struct. Biol., 6 : 401-402, 1999.

II．基底核・錐体外路系の神経科学（機能解剖・生理・生化学）- 3

ドパミン受容体とトランスポーター

小川紀雄*，宮崎育子*

抄 録 パーキンソン病ではドパミン（DA）神経が変性脱落し，それに呼応して線条体のDA含量の低下，DAトランスポーターの低下，DA代謝回転の代償的亢進がみられる。標的細胞上のDA受容体（DA-R）は不変あるいはup-regulationされるが，L-dopa治療によって線条体部のDA濃度が上昇するとDA-Rの濃度はdown-regulationにより補正される。このようなダイナミックに変化するDA伝達機構の変化を考慮して，現在では合理的な治療薬の選択や投与を行うことが可能になっている。また最近では，基底核部でのDA神経細胞の消失に呼応して増加する活性化アストロサイトに発現しているDA-RとDAトランスポーターの機能と動態の研究の発展に注目が集まっている。

Key words: *dopamine, receptor, transporter, glia, astrocyte*

Dopamine receptor and transporter.
*岡山大学大学院医歯学総合研究科神経情報学
〔〒700-8558 岡山市鹿田町2-5-1〕
Norio Ogawa, Ikuko Miyazaki : Department of Brain Science, Okayama University Graducte School of Medicine and Dentistry. 2-5-1 Shikatacho, Okayama, 700-8558 Japan.

はじめに

シナプス部での情報伝達には神経伝達物質と受容体の両方が必要である。パーキンソン病では黒質-線条体系のドパミン（DA）神経が緩徐進行性に変性脱落するので，その病態生理と治療を考える上ではDA代謝ばかりでなくDA受容体の理解も不可欠である。DA受容体の生化学的ならびに薬理学的な基本事項に関してはすでに総説[19]としてまとめたので，本稿ではできるだけ重複を避けて基底核機能とパーキンソン病に関連した事項と，最近注目されているグリア細胞における受容体とトランスポーターについてまとめる。なお，本稿では紙数の制約のために，基礎的事項に関しては総説を引用文献として採用するが，詳しく知りたい読者は引用した各総説[7,10,17,19,26]から原著に遡って頂きたい。

I．ドパミン受容体（DA-R）の生化学と薬理学

シナプス後神経に存在するDA-RはGタンパク共役型受容体の1つであり，①7個の疎水性膜貫通ドメインを持ち，②N末端側は細胞外にあって糖鎖結合部位を持ち，③C末端側は細胞内に存在し，④細胞内第3ループおよびC末端側にGタンパクとの共役部位を持つ。DA-RはD1〜D5-Rの5種類のサブタイプが知られているが，脳内ではD1-RとD2-Rがその他の3種のサブタイプに比べてはるかに多い。

DA-Rは薬理学的特徴から，D1-R family（D1-R, D5-R）とD2-R family（D2-R, D3-R, D4-R）の二群に大別される。D1-R familyでは細胞内第3ループは短く，興奮性GTP結合タンパク（Gs）と共役してアデニル酸シク

表1 ドパミン受容体サブタイプの特徴 (文献19を改変)

	D1-R family		D2-R family		
	D1	D5	D2	D3	D4
amino acids(human)	446	477	443/414	400	387
(rat)	446	475	444/415	446	368
homology					
D1-R	100 %	50 %	30 %		30 %
D2-R	30 %	30 %	100 %	50 %	
locus (human)	5q34-35	4q16	11q22-23	3q13.3	4q16
intron	−	−	+(6)	+(5)	+(4)
polymorphism		T→C(Pro^{326})*	*Asu* I C→G(Ser^{311}→Cys)	*Bal* I A→G(Ser→Gly)	repeated sequences of 48 bases (third cytoplasmic loop)
mRNA					
size(kb)	3.8	3	2.5	8.3	5.3
localization	striatum nucleus accumbens olfactory tubercle	hippocampus thalamus	striatum nucleus accumbens olfactory tubercle	islands of Calleja nucleus accumbens olfactory tubercle	frontal cortex amygdala hippocampus hypothalamus medulla oblongata
substantia nigra	−	−	+	+	+
G-protein coupling	Gs	Gs	Gi	?	?
adenylate cyclase	↑	↑	↓	−	−
K$^+$ channel			↑		
pharmacological profile					
affinity for DA	μM	<μM	μM	nM	<μM
agonist	SKF-38393 CY 208-243 fenoldopam	SKF-38393 fenoldopam	bromocriptine quinpirole apomorphine	7-OH-DPAT	
antagonist	SCH-23390 fluphenazine flupentixole piflutixol	SCH-23390 flupentixole	haloperidol spiperone sulpiride domperidone	UH-232 thioridazine pimozide	clozapine

* silent mutation

ラーゼを活性化し,一方,D2-R familyでは細胞内第3ループが長く,アデニル酸シクラーゼを抑制するGi, GoあるいはフォスフォリパーゼCと共役するGqと共役する[22]。個々のDA-Rのサブタイプ特徴と脳内分布を表1と図1にまとめる。

Ⅰ. D1-R family (D1-R, D5-R)

D1-RはSKF-38393, fenoldopam, SCH-23390, flupentixoleなどに対して高い親和性を示す。D1-R mRNAの分布は基底核に多いが(表1)[19],一方,黒質にはD1-R自体は認められるもののD1-R mRNAは認められないことから,黒質のD1-Rは黒質への入力神経の終末部

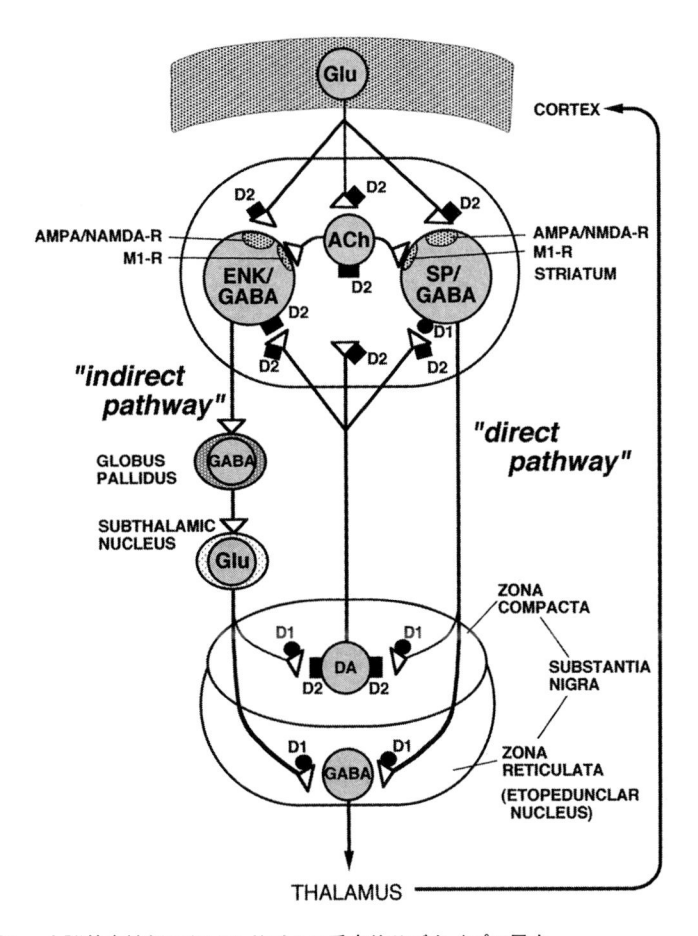

図1 大脳基底核部におけるドパミン受容体サブタイプの局在
（Alexander and Crutcher[1]の考えを基礎に受容体の情報を加えて作図）
ACh：acetylcholine, AMPA/NMDA‐R：AMPA型/NMDA型glutamate受容体, DA：dopamine, D1：D1‐R, D2：D2‐R, ENK：enkephalin, GABA：γ-アミノ酪酸, Glu：グルタミン酸, M1-R：muscarine性M1 acetylcholine受容体, SP：substance P.

に存在するものと考えられる（図1）。錐体外路機能と関連して，ジスキネジアはD1-Rに依存する系が関与していると考えられている[5,8]。

D5-RはD1-Rと同様の薬理学的特性を示すが，DAに対する親和性がD1-Rの10倍以上高い。D5-R mRNAはD1-R mRNAが高濃度に発現している線条体，側坐核，嗅結節にはきわめて僅かしか見い出せない。

2．D2-R family（D2-R，D3-R，D4-R）

D2-Rはhaloperidol, spiperone, sulpirideさらにはbromocriptine, quinpiroleに高い親和性を示し，錐体外路系機能にとって最も重要なDA-Rサブタイプである[6]。D2-R mRNAは基底核と黒質に豊富に認められ，線条体ではenkephalin（ENK）/γ-アミノ酪酸（GABA）神経とアセチルコリン神経の大部分にD2-R mRNAは発現している（図1）[19]。また，黒質のDA神経細胞体にもD2-RmRNAが存在する。6-Hydroxydopamine（6-OHDA）によってDA神経を破壊すると黒質と腹側被蓋野でのD2-R mRNAが著減するので，これらの部位のD2-Rは自己受容体である可能性が高い。さらに，D2-Rには細胞内第3ループに29個のアミノ酸の挿

入された大きい分子（D2L；アミノ酸数443）と，従来の分子（D2S；アミノ酸数414）との2種類が存在する。この2つのD2-R分子は共存しているが，組織により量の比は異なっている[19]。D2L-RとD2S-Rはセカンドメッセンジャー系への効果や薬剤との親和性には差異は見出されていないが，haloperidolなどの薬剤の長期投与後の変化はD2S-R mRNAの変化が主体だとされる。

D3-Rの薬理学的な最大の特徴は，他のDA-RサブタイプのDAに対する親和性がμMレベルであるのに対して，nMレベルという高い親和性を示すことである[25]。D3-Rは全てのDA-Rサブタイプのうちでヒトとラットで最も構成アミノ酸組成が異なっているので，D3-Rへの作用を意図した新薬開発の動物実験などでは注意を要する。D3-Rではforskolinによる cAMP合成の抑制は認められず，Giとは共役していない。D3-R mRNAの脳内含量はD2-R mRNAに比較してはるかに少なく，脳内での分布は情動機能に関与している辺縁系に集中していて，基底核にはきわめて少ない。

D4-Rは薬理学的にはD2-RやD3-Rに類似しているが，錐体外路系の副作用を惹起しにくい非定型抗精神病薬clozapineがD4-Rに特異的に作用し，D4-Rに対する親和性はD2-RやD3-Rの約10倍高い。D4-Rの構造はD2-Rと類似しているもののアデニル酸シクラーゼを変化させない。D4-Rは細胞内第3ループに48塩基の繰り返し配列が存在し，この繰り返し配列の繰り返し回数の違いによって，薬理学的なプロフィールに差異が生じる。D4-R mRNAは脳内含量が著しく少ない上に基底核にはほとんどない[19]。また，D4-Rは黒質に存在する点ではD2-R familyとしての基本的共通性があり，辺縁系への分布が高く，統合失調症患者の死後脳ではD4-Rが著明に増加している[24]。

II．受容体の相互干渉

1．D1-RとD2-Rの相互干渉

D1-RとD2-Rの薬理学的な干渉作用は数多く報告されており，D1-Rを前もって刺激しておくとDAアゴニストによるD2-Rの刺激効果が著しく増大する[21]。D1-RとD2-Rの両者を刺激することによって生じる効果増強の機序は線条体における別々の神経細胞のD1-RとD2-Rを介したものである[9]。しかも黒質-線条体間の神経回路の存在が不可欠であり，6-OHDAで黒質-線条体系のDA神経を破壊すると増強作用はみられなくなる。

2．D2-Rとadenosine 2 A-R（A_{2A}-R）の相互干渉

基底核機能に関してadenosine系とDA系とが相互に拮抗的に干渉しあうことは以前より知られていた。すなわち，adenosineアゴニストは運動抑制を起こし，caffeineのようなadenosineアンタゴニストは運動を亢進させる。両方の系の受容体の分布は，後述のdirect pathwayにはD1-Rとadenosine 1-R（A_1-R）の両方が，indirect pathwayにはD2-Rとadenosine 2 A-R（A_{2A}-R）とが主に分布する。そして，錐体外路系能にはA_{2A}-RとD2-Rの両者が主要な役割を演じている。最近，D2-RとA_{2A}-Rとは同一の細胞膜分画に存在し，両受容体への刺激によってD2-R/A_{2A}-R複合体でき，しかもその複合体が細胞内に取り込まれて機能的にもdesensitizationを生じることが証明され[12]，パーキンソン病のL-dopa治療によるwearing-offがこれらD2-RとA_{2A}-Rの慢性刺激によって生じる可能性が指摘されている[12]。

III．DA-Rの分布と基底核機能

脳内のDA-Rの大部分はD1-RとD2-Rで，パーキンソン病の病態においてもこの2者が重要である。両者とも尾状核，被殻，側坐核，嗅結節，黒質緻密部に多く分布する[19]。大脳基底核機能と関連して，線条体からの出力として直接に淡蒼球内節および黒質網様体に投射するsubstance P（SP）およびGABA含有神経からのdirect pathwayと，enkephalin（ENK）およびGABA含有神経から淡蒼球外節，視床下核を経由して黒質網様体に投射するindirect pathwayとがある

（図 1）[1]。そして，D1-R は線条体の SP/GABA 含有神経細胞上に存在して DA 神経伝達機能としては興奮性，D2-R は線条体の ENK/GABA 神経細胞上に存在して DA 神経伝達機能としては抑制の働きをし，この相反する D1-R と D2-R の働きの巧みなバランスによって正常な運動調節が行われる[1,4,15]。

なお，線条体の acetylcholine 神経のほとんどは D2-R mRNA を発現しているが[19]，線条体内の acetylcholine 神経と DA 神経との直接的にはシナプスを形成していない。

IV．パーキンソン病の病態と DA-R

未治療患者の剖検脳の検討では DA の枯渇に対応して尾状核，淡蒼球の D1-R や D2-R は増加（up-regulation）しているが，L-dopa 治療によって線条体部の DA 濃度が上昇すると DA-R は正常レベルあるいはそれ以下に減少（down-regulation）する[19]。PET あるいは SPECT による D2-R の検討でも，未治療例では不変あるいは増加しているが L-dopa 治療によって減少する。DA-R を直接刺激する DA アゴニストが治療薬として用いられるのは，未治療のパーキンソン病では DA-R が正常あるいはそれ以上に保たれていて十分な量があるからである。なお，L-dopa 長期治療で wearing-off 現象が起こるのは，慢性的な L-dopa による波状的な D2-R 刺激により D2-R の親和性が低下することも原因の 1 つに考えられている。

V．DA トランスポーター

DA の不活性化機構には，神経終末への取り込み，分解酵素（MAO-B, COMT）による代謝，拡散，などがあるが，主たる不活性化機構は神経終末への取り込みである[2]。取り込みの機構は DA トランスポーターによるもので，cocaine, amphetamine などの作用点となっている。

パーキンソン病患者における DA トランスポーターは，死後脳の検討で被殻で消失，尾状核で 58～95％低下している[23]。さらに，PET や SPECT を用いた患者脳の検討でも，線条体においても，また黒質においても減少している[17]。DA トランスポーターは DA 神経の上に存在することから，DA 神経が障害されるパーキンソン病では減少するのは当然といえる。さらに，DA トランスポーターの減少はパーキンソン病発症前から認められ，病勢の進行とともにさらに減少する[14]。

VI．グリア細胞における DA 受容体と DA トランスポーター

グリア細胞は脳内の総細胞数の 50％以上を占めるが，近年，グリア細胞，とくにアストロサイトにおける種々の膜受容体およびトランスポーターの発現が報告されている。膜受容体では，イオンチャンネル型 glutamate 受容体（NMDA 型，AMPA 型，kinate 型）および代謝調節型 glutamate 受容体（group I, group II），acetylcholine 受容体（nicotine 性（α_3, α_7, β_4）[10]および muscarine 性（M_1, M_3）），adrenaline 受容体（α_1, α_2, β_2），histamine 受容体（H_1, H_2），serotonin 受容体（5-HT_{1A}, 5-HT_2, 5-HT_{5A}, 5-HT_7），substance P 受容体（NK-1），bradykinin 受容体（BK_2），angiotensin II 受容体（AT_1）および endothelin 受容体（ET-B）などの発現が報告されている[7]。しかし，グリア細胞の DA-R に関する報告は少なく，培養アストロサイトでの D2-R mRNA の発現[3]，D1-R を介すると考えられる二次情報伝達系の活性化が線条体アストロサイトでみられること[11]，D1, D2 様受容体結合活性を持つグリア様細胞が前頭前野でみとめられること[27]などが報告されているに過ぎない。一方，アストロサイトで発現しているトランスポーターは，アミノ酸のトランスポーターのうち glutamate トランスポーター（GLT-1, GLAST），GABA トランスポーター（GAT 3, GAT 4），glycine トランスポーター（GLYT 1）の 3 種類の存在が報告されているが[26]，最近になって extraneuronal monoamine transporter（OCT 3）の発現が確認された[13]。

このようにアストロサイトで様々な膜受容体お

よびトランスポーターが発現すること，さらにパーキンソン病脳においてグリア細胞の増殖[16,20]および炎症性cytokineの発現亢進をはじめとする炎症反応[18]が認められることなどから，パーキンソン病の病態にアストロサイトが大きく関与していると考えられる．しかし，パーキンソン病脳で増加している活性化アストロサイトでのDA-RやDAトランスポーターの発現の変化や役割については未だ不明な点が多く，早急な解明が待たれる．さらに，長期間にわたるパーキンソン病治療薬投与による修飾についての検討も必要である．

文　献

1) Alexander, G. E. and Crutcher, M. D. : Functional architecture of basal ganglia circuits : neural substrates of parallel processing. Trends in Neurosci., 13 : 266-271, 1990.
2) Amara, S. G. and Kuhr, M. J. : Neurotransmitter transporters : recent progress. Ann. Rev. Neurosci., 16 : 73-93, 1993.
3) Bal, A., Bachelot, T., Savasta, M., et al. : Evidence for dopamine D2 receptor mRNA expression by striatal astrocytes in culture: in situ hybridization and polymerase chain reaction studies. Mol. Brain Res., 23 : 204-212, 1994.
4) Dracheva, S. and Haroutunian, V. : Locomotor behavior of dopamine D1 receptor transgenic/D2 receptor deficient hybrid mice. Brain Res., 905 : 142-151., 2001.
5) Duty, S. and Brotchie, J. M. : Enhancement of the behavioral response to apomorphine administration following repeated treatment in the 6-hydroxydopamine-lesioned rat is temporally correlated with a rise in striatal preproenkephalin-B, but not preproenkephalin-A, gene expression. Exp. Neurol., 144 : 423-432, 1997.
6) Fowler, S. C., Zarcone, T. J., Vorontsova, E. et al. : Motor and associative deficits in D2 dopamine receptor knockout mice. Int. J. Dev. Neurosci., 20 : 309-321., 2002.
7) 福井裕行：グリアのもつレセプター．Clin. Neurosci., 17 : 44-48, 1999.
8) Gerfen, C. R. : Molecular effects of dopamine on striatal-projection pathways. Trends Neurosci., 23 : S 64-70, 2000.
9) Gerfen, C. R., Keefe, K. A. and Gauda, E. B. : D1 and D2 dopamine receptor function in the striatum : coactivation of D1- and D2-dopamine receptors on separate populations of neurons results in potentiated immediate early gene response in D1-containing neurons. J. Neurosci., 15 : 8167-8176, 1995.
10) Graham, A. J., Ray, M. A., Perry, E. K. et al. : Differential nicotinic acetylcholine receptor subunit expression in the human hippocampus. J. Chem. Neuroanat., 25 : 97-113, 2003.
11) Hansson, E., Ronnback, L. : Neurons from substantia nigra increase the efficacy and potency of second messenger arising from striatal astroglia dopamine receptor. Glia, 1 : 393-397, 1988.
12) Hillion, J., Canals, M., Torvinen, M. et al. : Coaggregation, cointernalization, and codesensitization of adenosine A2A receptors and dopamine D2 receptors. J. Biol. Chem., 277 : 18091-18097, 2002.
13) Inazu, M., Takeda, H., Matsumiya, T. : Expression and functional characterization of the extraneuronal monoamine transporter in normal human astrocytes. J. Neurochem., 84 : 43-52, 2003.
14) Marek, K. L., Seibyl, J. P., Zoghbi, S. S. et al. : [123I] β-CIT/SPECT imaging demonstrates bilateral loss of dopamine transporters in hemi-Parkinson's disease. Neurology, 46 : 231-237, 1996.
15) Marti, M., Mela, F., Bianchi, C. et al. : Striatal dopamine-NMDA receptor interactions in the modulation of glutamate release in the substantia nigra pars reticulata in vivo: opposite role for D1 and D2 receptors. J. Neurochem., 83 : 635-644, 2002.
16) McGeer, P. L., Itagaki, S., Boyes, B. E. et al. : Reactive microglia are positive for HLA-DR in the substantia nigra of Parkinson's and Alzheimer's disease brains. Neurology, 38 : 1285-1291, 1988.
17) Miller, G. W., Gainetdinov, R. R. et al. : Dopamine transporters and neuronal injury. Trends Pharmacol. Sci., 20 : 424-429, 1999.
18) Mogi, M., Harada, M., Kondo, T. et al. : Transforming growth factor-beta 1 levels are elevated in the striatum and in ventricular cerebrospinal fluid in Parkinson's disease. Neurosci. Lett., 193 : 129-132, 1995.
19) 小川紀雄：ドパミンとドパミン受容体．医学のあゆみ，186 : 14-23, 1998.
20) Otto, D., Unsicker, K. : FGF-2 in the MPTP model of Parkinson's disease: effects on astroglial cells.

Glia, 11 : 47-56., 1994.
21) Robertson, H. A., Peterson, M. R. and Worth, G. G. : Synergistic and persistent interaction between the D2 agonist, bromocriptine, and the D1 selective agonist, CY 208-243. Brain Res., 593 : 332-334, 1992.
22) Schwartz, J.-C., Giros, B., Martes, M.-P. et al. : The dopamine receptor family : molecular biology and pharmacology. Semin. Neurosci., 4 : 99-108, 1992.
23) Seeman, P. et al. : Dopamine receptors and transporters in Parkinson's disease and schizophrenia. FASEB J., 4 : 2737-2744, 1990.
24) Seeman, P., Guan, H. C. and Van, T. H. : Dopamine D4 receptors elevated in schizophrenia [see comments]. Nature, 365 : 441-445, 1993.
25) Strange, P. G. : New insights into dopamine receptors in the central nervous system. Neurochem. Int., 22 : 223-236, 1993.
26) 田中光一：グリアのもつトランスポーター．Clin. Neurosci., 17 : 49-52, 1999.
27) Vincent, S. L., Khan, Y. and Benes, F. M. : Cellular distribution of dopamine D1 and D2 receptors in rat medial prefrontal cortex. J. Neurosci., 13 : 2551-2564, 1993.

医師たちの真摯な姿を伝える貴重な事例集

季刊 こころの臨床 à·la·carte 第22巻増刊号（2003年2月発行）

ほんとうに困った症例集：
神経内科編

作田学（杏林大学医学部神経内科教授） 編集

◆

B5判／210頁／本体4,500円（税別）

◆

神経内科領域には、ALSをはじめ、難治性の疾患が数多く存在する。医師らは、これら疾患に生じる診療上のさまざまな問題点を、どのように悩み、解決していったか。若い医師のみならず、治療に携わるすべての者にとって、先輩たちの経験は、治療向上のための共有の財産となるだろう。このような趣旨のもと、全国の神経内科のオーソリティーよりたくさんの症例報告が寄せられた。各章に難渋したケースと打開策を提示し、「著者からのメッセージ」を紹介する。医師たちの真摯な姿を伝える貴重な事例集。「精神科編」に続く第2弾。

――――― 主な目次 ―――――

■診断をめぐって
プリオン遺伝子異常と経過からC-J-Dが疑われ、剖検で痴呆を伴う筋萎縮性側索硬化症と診断された一例／診断が困難であった孤発性若年型筋萎縮性側索硬化症sporadic juvenile ALSの症例／ほか

■治療をめぐって
シェーグレン症候群を合併したパーキンソニズムの一例／抗パ剤による幻覚がとれにくかったパーキンソン病の一例／多数の危険因子を有し脳底動脈閉塞を来した脳幹梗塞例／ほか

■処遇をめぐって
重症筋無力症に伴った筋萎縮と運動ニューロン疾患との鑑別が困難であった症例／発病から長期間を経過してコントロールが難しくなっているパーキンソン病の一例／ほか

■家族をめぐって
本人の事前指示が不明確なため家族の希望に反して気管内挿管を継続せざるを得なかったALSの一例／病棟職員に攻撃的な遺伝性変性疾患患者の娘／ほか

■薬をめぐって
副腎皮質ステロイド剤副作用で難渋する難治性重症筋無力症への新しい免疫抑制剤の導入／コリンエステラーゼ阻害薬により慢性膵炎急性増悪を反復した重症筋無力症／ほか

■アフターケアをめぐって
経過中に療養方針の見直しを迫られたALS症例／急性呼吸不全にて発症した筋萎縮性側索硬化症の一例／筋萎縮性側索硬化症患者の療養における神経内科医の役割／ほか

■リスクの高いケース
進行性核上性麻痺の転倒について／ウイルス性脳炎で失外套症候群様状態に陥ったがステロイド大量療法後改善した症例／ほか

星和書店　〒168-0074　東京都杉並区上高井戸1-2-5　TEL 03-3329-0031
　　　　　URL http://www.seiwa-pb.co.jp/　　　　　　　　FAX 03-5374-7186

第Ⅲ章
症候学

III. 症候学-I

パーキンソン病の症候と自然経過

岩 田　誠*

抄　録　パーキンソン病の症候とその自然史については，すでに原著者James Parkinsonによって十分に明らかにされていたが，その後Charcot, Vulpian, Gowersそして Wilsonといった，近代臨床神経学を築き上げてきた巨匠たちによって，極めて詳細な検討が加えられた。彼らの残した記載を読むと，今日これに付け加えることはほとんど見当たらないように思われる。本稿では，それらの古典的な記載の中で，症状の進展様式と症状の左右側差を取り上げ，これらの先人たちの残した記載と自験例における所見とを比較検討してみようと思う。

脳の科学（2004年増刊号）63-67, 2004

Key words: Parkinson disease, semiology, natural history

I. 原著からGowersまで

1817年にJames Parkinsonが著した"振戦麻痺に関する論文（An Essay On The Shaking Palsy）"の最初の章は，この病気の自然史の記載から始まっている。そしてその自然史の記載の冒頭において，Parkinsonはその発症様式について次のように書いている[4]。

「この病気の最初の侵襲は，はなはだ軽微でほとんど気付かれない程度であり，かつその進行も極めて徐々であるため，患者は病気がいつ始まったのか，その正確な時期を思い出し得ることは滅多にない。気が付く最初の症状といえば，体の一部，時には頭ということもあるが，多くは一側の手や腕がふるえがちとなり，何となく力が入らな

Semiology and natural history of Parkinson disease.
*東京女子医科大学病院脳神経センター神経内科
〒162-8666　東京都新宿区河田町8-1
Makoto Iwata : Neurological Institute, Tokyo Women's Medical University. 8-1 Kawada-cho, Shinjuku-ku, Tokyo, 162-8666 Japan.

いという感じである」

現代においても，大多数の患者において，パーキンソン病は正にこのようにして姿を現し始めるのが普通である。

Parkinsonは，この病気における様々な症状の中で，特に振戦に注目していたわけであるが，それがまず片側の上肢に始まるという特徴を記載した[4]。そして，次にそれが他肢に拡がっていくと述べている。しかし，その拡がり方には余り注意を払っていない。

Parkinsonの業績を大いに評価して世に知らしめたのは，Charcotである。彼は，この病気では真の麻痺は見られないこと，および必ずしも全例に振戦が見られるわけではないことを指摘し，振戦麻痺（shaking palsy）という呼び名は適切ではないとして，パーキンソン病という病名で呼ぶことを提唱した。Charcotは，Parkinsonが指摘しなかった筋強剛を記載し，運動障害の原因としての重要性を強調したが，それと同時に，症状の進展様式についても重要な記載を残している[1]。すなわち，パーキンソン病の症状，特に振戦は，

表1　パーキンソン病の初発体肢

	片側から	両側同時	合計
上肢から	43	4	47(44%)
下肢から	23	20	43(40%)
上下肢同時	9	8	17(16%)
合計	75(70%)	32(30%)	107

表2　振戦初発体肢

	右	左	左右同時	合計
上肢から	31	26	7	64(78%)
下肢から	8	6	1	15(18%)
上下肢同時	2	0	1	3(4%)
合計	41(50%)	32(39%)	9(11%)	82

片側の手から始まり，次いで多くの場合同側の下肢に及び，その後に反対側の手に拡がる，というN型，または逆N型の進展を示すことが多いと述べた。ただ，少数ではあるが，片側の手から始まって反対側の下肢に広がる交叉性の進展を示すものや，片側の下肢から始まり反対側の下肢に症状が及ぶ場合もあることを指摘している。Charcotとともにこの病気の臨床的特長を詳細に検討したVulpian[7]も，パーキンソン病の症状は，まず片側の手に始まって，次にその側の下肢に及ぶことが多いと述べているが，対側の手に拡がっていくものや，対側下肢に交叉性に広がっていくものや，両足同時に始まるものもあると述べている。

Gowers[2]は，彼の教科書の中でパーキンソン病の症候学について詳細な記録を残しているが，症状の進展様式についての様々な型を記載した。彼も，N型や逆N型の進展が多いとしているが，片側の手または下肢から始まって，対側の手または下肢へと対称的に拡がるものや，片側の手から対側の足へと交叉性にひろがるもの，片側の手から始まって対側の手に及び，ついで最初におかされた側の下肢，そしてその対側の下肢，とZ型，または逆Z型に進展するタイプなど，様々な進展様式を記載している。

ここで興味深いのは，症状の左右側差に関する意見の相違である。Vulpian[7]は，パーキンソン病の症状，特に振戦は，右手から始まることが多いと述べているのに対し，Gowers[2]は，左手から始まったもの50例に対し，右手から始まったものは36例であり，左手から始まるものの方が多いと述べている。

II．自験例の分析

これらの古典的な記載の妥当性を検討するため，著者はかつてパーキンソン病の自験例107例についてアンケート調査を行ったことがある。これによると，自覚症状が片側体肢から始まったものは75例（70％），両側同時に始まったものは32例（30％）であり，片側から発症したもののうち57％（43例）は，片側の上肢から始まっていた。これに対し，両側同時に自覚症状が始まったものの6割は，下肢から発症していた（表1）。次いで，これらのうち振戦で初発した82症例について検討してみると（表2），上肢から始まったものが64例（78％），下肢から始まったもの15例，上下肢同時が3例であった。振戦の左右差に関しては，上肢から始まったものでは右手から発症31例，左手から発症26例，左右同時1例

表3　振戦の左右差

	右優位	左右差なし	左優位	合計
片側性	24	–	17	41
両側性	17	9	13	39
合計	41	9	30	80

表4　パーキンソン病の進展様式

	男性	女性	合計
片麻痺型	27	25	52(48.5%)
対・両麻痺型	19	18	37(34.5%)
交叉型	2	0	2(1.8%)
四肢同時型	7	3	10(9.3%)
単肢型	3	3	6(5.6%)
合計	58	49	107

であり，下肢においては，右からが8例，左からが6例，両側同時が1例と，やや右側から始まったものの方が多いものの，左右側差を論ずるほど明らかな差は見られなかった。念のために利き手との相関についての検討も試みたが，症例のほとんどは右手利きであり，左手利きや両手利きの症例はほとんどいなかったため，有意義な検討はできなかった。一方，診察時に認められた振戦の左右差についての検討も行ってみた（表3）。これによると，片側の体肢のみに振戦を認めたものでも，両側性に振戦を認めたものでも，やや右側優位の傾向が認められたが，左右差は大きなものではない。すなわち，パーキンソン病における自覚症状，特に振戦の左右側差は，初発部位に関しても，症状の完成された時点での振戦の程度においても，問題になるほど大きな差ではないと思われる。

次いで，症状の進展様式についての検討を行った。片側の手からその側の下肢に症状が拡がっていくN型，または逆N型の進行を示すものを片麻痺型，片側の手または下肢から，対側の同名体肢へと進展していくものを対・両麻痺型，片側の手に始まって反対側の下肢へと拡がるものを交叉型と名付け，これに加えて四肢ほぼ同時に発症した四肢同時型と，片手のみに症状がとどまっている単肢型の5型に分類して検討した結果を表4に示す。これによれば，パーキンソン病患者の約半数が，N型，または逆N型の片麻痺型進展を示すことがわかる。対・両麻痺型の進展を示すものは，全体の約1/3を占めているが，その67％（25例）は両下肢をおかす対麻痺型であり，しかもそのうちの20例は，両下肢同時発症であった。また，表から明らかなように，進展様式に性差は見られなかった。

このように，自験例においても，Charcot[1]以来指摘されているように片麻痺型進行を示すものが最も多く，次いで両下肢をおかす対麻痺型進行のものが多いことがわかる。全症例の約8割は，これら2型のいずれかの進展様式をとっている。今回紹介した自験例の分析においては，このような発症様式および進展様式と，神経学的な予後についての分析は行っていないが，著者の印象としては，片麻痺型進展のものより対麻痺型進展をしめす症例の方が予後が悪く，ADL（日常生活動作能力）の低下がより早いように思われる。

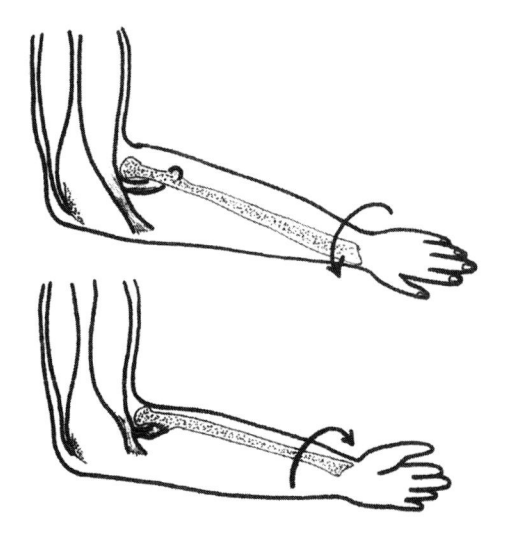

図1 上腕二頭筋の短縮反応の診方
回内位（上）だと伸展している二頭筋は，回外位（下）にすると弛緩し，腱が隆起してくる。

III. パーキンソン病の症候

パーキンソン病の症候としては，静止時振戦，筋強剛，無動の三大徴候がよく知られている。このうち，静止時振戦は，Parkinsonにより，筋強剛はCharcotにより指摘された[1]。これに対し，無動という概念を提唱したのはWilson[8]である。彼は，パーキンソン病患者の運動障害が，筋強剛とは並行しないことに注目し，運動障害の基本には無動（akinesia）と動作緩慢（bradykinesia）があるということを指摘したのである[8]。すなわち，意図的な動作においても自動的な動作においても，運動の量が減少し，また運動の幅や速度も減少すると述べた。Wilsonはまた，パーキンソン病の患者は腕組みをしたり，足を組んだりしないことに注目し，これもまた無動の現れであると述べている[8]。

無動が，特に複数の動作を同時に行おうとする時に出現しやすいことは，Schwabら[6]によって指摘されている。例えば，歩いて来て椅子に座る，椅子から立ち上がって歩き出す，または歩きながら方向転換をするといった時に無動が出現しやすく，そのために日常動作が大きく障害されることになる。しかし，ベッドサイドや外来診察の場においては，このことは十分に観察されていない。そこで著者は，片手で指たたきを行いながら，反対側の手で回内・回外の反復動作を行う試験（tap-diadocho test）を行わせるようにしている[3]。これを行うと，上肢における無動の大まかな評価ができる。また，両側上肢に見られる無動の程度の左右差を見出すにも，この試験は有用である。すなわち，この試験では，回内・回外反復動作を行う側で無動の影響が出やすい。

パーキンソン病では，筋肉を伸展したときに筋肉が固くなる筋強剛が見られるが，これとともに，筋肉を短縮した場合にその筋肉が固くなる現象が見られることがある。これは一般には，Westphalの逆説性収縮（paradoxical contraction）とか，Foix et Thévenardの姿勢反射（réflexe de posture）などと呼ばれているが，生理学的には短縮反応（shortening reaction）と呼ばれるべきものである[5]。ベッドサイドでは，仰臥位にて下肢を伸展させ，足を強く背屈させる時に，前脛骨筋の収縮が生じ，その腱が浮き上がってくることによって判定するが，患者はしばしば随意的に前脛骨筋を収縮させてしまうため，判定が困難なことも少なくない。このような場合には，肘関節部における上腕二頭筋の短縮反応を検査するのがよい[3]。すなわち，患者に前腕を最大限回内した肢位をとらせ，肘を半屈曲させる。次いで，肘は屈曲したまま前腕を回外すると，短縮反応が亢進していれば，肘関節の内側部分で上腕二頭筋の腱が緊張して隆起してくる（図1）。短縮反応の亢進が，日常動作に対して与えている影響は大きい。筋肉を伸展する時だけでなく，筋肉を弛緩させようとしても筋肉が固くなることにより，四肢の運動能力はより大きく障害されるからである。

IV. まとめ

パーキンソン病の治療が進歩するにつれ，その症候の自然経過は，以前よりずっと捉えにくくなっている。早期から治療薬が使用されることによ

り，症候の進行が十分に追えなくなる一方，薬剤の副作用による様々な神経症候が加わってきて，極めて複雑な様相を呈するようになってくる。そのような中で症候を論ずることの意義を見出すのは容易ではないが，パーキンソン病の症候が，なぜN型，または逆N型の伸展様式を取りやすいのか，無動はなぜ左右同時に異なったパターンの動作を行うときに出現しやすいのか，そして短縮反応はどうして起こり，どのようにして動作を障害するのかなど，本稿に示したいくつかの古典的な事実でさえ，未だ充分に説明されてはいない。わかりきったように見える事柄について，今更ながら注意を喚起しておきたいのは，読者の方々にそれらの"なぜ"を解決してほしいと思うからである。

文　献

1) Charcot, J.-M. : 5ème Leçon, De la paralysie agitante. In : Leçons sur les Maladies du Système Nerveux faites à la Salpêtrière. Tome 1, 4ème Edition, Adrien Dalahaye et E. Lecrosnier, Paris, 1880.
2) Gowers, W. R. : A Manual of Diseases of the Nervous System. 2nd ed, Vol. 2, 1893.
3) 岩田誠：神経症候学を学ぶ人のために．医学書院，東京，1994．
4) Parkinson, J. : An Essay On The Shaking Palsy. Sherwood, Neely, and Jones, London, 1817.（豊倉康夫，萬年徹，岩田誠訳：振戦麻痺に関する論文．三共株式会社，東京，1974）
5) Rondot, P. : Etude clinique et physiopathologique des contractures. Rev. Neurol. (Paris) 118 : 321-342, 1968.
6) Schwab, R. S., Chafetz, M. E., Walker, S. : Control of two simultaneous voluntary motor acts in normals and in parkinsonism. Arch. Neurol. Psychiatry, 72 : 591-598, 1954.
7) Vulpian, A. : 29 ème Leçon, Paralysie agitante. In : Maladie de Système Nerveux (Moelle épinière) Tome 2, O. Doin, Paris, 1886.
8) Wilson, S. A. K. : Neurology. Vol. II, Hafner, New York, 1940.

III. 症候学 - 2

パーキンソン病症候の運動学・病態生理学

橋 本 隆 男*

抄 録　パーキンソン病の主症状である無動・寡動，振戦，筋固縮，平衡障害，歩行障害は，黒質ドパミンニューロンの変性脱落によってひきおこされる大脳基底核運動回路の機能異常によって生じる。パーキンソン病では，基底核の出力部の活動亢進があり，そこから抑制性投射を受ける視床‐前頭葉投射の活動が低下する。単一ニューロンレベルでは，基底核内で周期性発火，バースト発火，同期性発火が増加する。無動・寡動は基底核からの量的・質的な制御異常によって前頭葉の機能が障害され，円滑で素早い動作が困難となる。振戦は，基底核内に発した周期性ニューロン活動が小脳系と相互作用して一次運動野から振戦の出力を下行させることによる。筋固縮は，長潜時反射の亢進や脊髄反射回路異常が機序として挙げられる。パーキンソン病の歩行障害は，ヒト二足歩行の高次機構に含まれる補足運動野の機能障害が関与している。

Key words : motor circuit, akinesia/bradykinesia, tremor, rigidity, gait disturbance

はじめに

大脳基底核運動回路の機能解剖構築[1]が明らかになるにつれて錐体外路症状の発現機序の理解が進んできた。本稿では，パーキンソン病の主症状である寡動，筋固縮，振戦，歩行障害の特徴と生理学的機序について述べる。

I．大脳基底核の運動回路

図1（A）に運動回路モデルの基本構造を示す。運動回路の神経経路は一次運動野，前運動野，補足運動野そして体性感覚野に発し，基底核

Kinesiology and pathophysiology of parkinsonian symptoms.
*信州大学医学部第三内科
[〒390-8621　長野県松本市旭3-1-1]
Takao Hashimoto : Third Department of Medicine, Shinshu University School of Medicine. 3-1-1 Asahi, Matsumoto, 390-8621 Japan.

から視床を経由して前頭葉に投射する。基底核の入力部である被殻は大脳から入力を受ける。被殻から基底核の出力部である淡蒼球内節と黒質網様部に至る基底核内の経路は2つある。直接路は被殻から直接淡蒼球内節と黒質網様部に至る抑制性の経路であり，間接路は被殻から出て淡蒼球外節，視床下核を経由して淡蒼球内節，黒質網様部に至る。黒質緻密部のドパミンニューロンは両経路を通じて，淡蒼球内節と黒質網様部をtonicに抑制していると考えられている。基底核の出力部である淡蒼球内節，黒質網様部は抑制ニューロンを視床腹外側核吻側部（VLo），視床前核（VA），正中中心核（CM）に送る。視床腹外側核の中で，基底核からの入力を受ける領域と小脳からの領域とはほとんど重なりがない。VLo, VA, CMからは補足運動野，前運動野それに一次運動野に投射がある。

視床下核は基底核の出力部の活動性を調節する

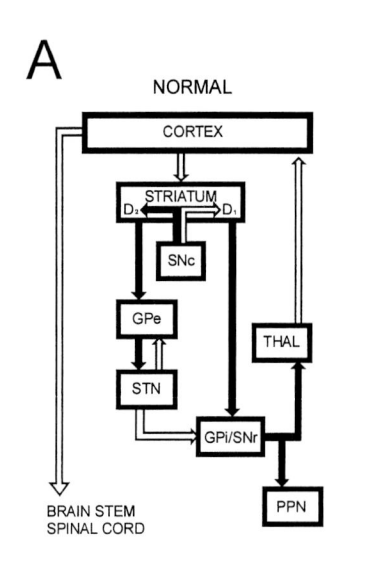

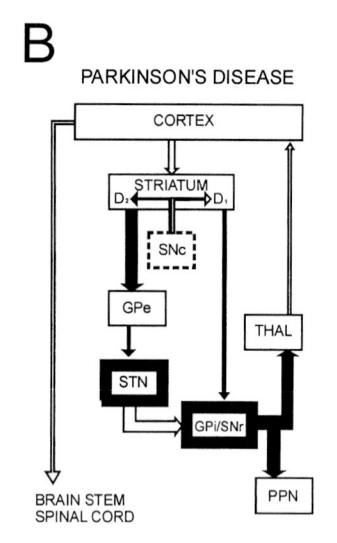

図1 基底核運動回路，(A) 正常と (B) パーキンソン病
(Alexander and Crutcher, 1990[1]；DeLong, 1990[9])より改訂して引用)
白矢印は興奮性入力，黒矢印は抑制性入力を示し，活動性の亢進，低下を矢の太さで表す．部位の過剰活動を太枠で示す．破線は変性を示す．CORTEX：大脳皮質，GPe：淡蒼球外節，GPi：淡蒼球内節，PPN：脚橋核，RET：視床網様核，SMA：補足運動野，SNc：黒質緻密質，SNr：黒質網様質，STN：視床下核，STRIATUM：線条体，THAL：視床．

中心的核と考えられ，間接路の他に大脳皮質からの直接投射による促通，あるいは黒質緻密部のドパミンニューロンの直接投射による影響も受ける．淡蒼球外節から視床網様核には抑制性の投射があり，この経路は基底核のもうひとつの出力系である可能性がある．黒質緻密部のドパミンニューロンは視床下核に直接線維を送っている他，GPeとGPiにも直接線維を送っている．脚橋核を含む中脳被蓋領域が基底核と相互に密接な線維連絡を持つことが明らかになってきている．淡蒼球内節と黒質網様部から中脳被蓋へは出力がある．中脳被蓋からは脳幹，脊髄への下行路がある他，基底核諸核や黒質への投射がある．

II．パーキンソン病の運動回路異常

パーキンソン病の運動回路活動異常を図1 (B) に示す．ニューロン発火の解析やpositron emission tomography (PET) を用いた脳代謝の研究により，パーキンソン状態では，間接路の線条体から淡蒼球外節への抑制が亢進し視床下核が脱抑制されて淡蒼球内節の活動が亢進していることが示されている[6,7,28]．一方，直接路においてもドパミンニューロンの脱落により淡蒼球内節は脱抑制されて活動は亢進する．基底核外の変化では，視床では糖代謝が亢進し[11]，補足運動野と外側運動前野では低下している[11]．これは，視床運動核では淡蒼球内節からの抑制が亢進し，それにより視床-前頭葉皮質投射の活動が低下していることを示唆する．

DeLongは基底核の出力異常が基底核障害による運動障害を発現する機構を提示した[9]．つまり，淡蒼球内節，黒質網様部の活動亢進は視床-大脳皮質投射を過剰抑制して運動減少症状を生

じ，淡蒼球内節，黒質網様部の活動低下は視床–大脳皮質投射を脱抑制して運動過剰症状を生じる。脳局所の代謝や血流を測定して基底核の病態を調べた研究結果の多くはこの図式によく合致する。一方，ニューロンの発火パターンの変化も明らかにされてきており，MPTP投与によりパーキンソン状態となったサルでは，視床下核，淡蒼球内節でバースト発火と周期性発火を示すニューロンが増加すること[7]，また淡蒼球内節ではそれらの発火が同期して生じることが示されている[33]。また，MPTP投与後に視床下核と淡蒼球内節で，末梢の関節運動に反応するニューロンの数が増加し反応が増強することも観察されている[7,14]。

III. 無動，寡動

パーキンソン症状における無動（akinesia），寡動（bradykinesia）の中核的な症候は動作緩徐である。重症な"寡動"を"無動"と表現することがあるが，動作速度の低下を寡動，動作の開始困難を無動と意味付けて本態を区別することも一般的である[21]。

寡動は種々の要素的な運動障害よりなる。まず，パーキンソン病では，paralysis agitansという名が示すとおり軽度ではあるが筋力低下がある[39]。素早い運動では一回の短い期間で十分量の筋出力を作れず，筋出力は段階的に増加して目標に到達するまでに長時間を要する[20]。異なる動作を同一肢で同時に行う時[3]，あるいは異なる動作を連続的に行う時には[4]遂行時間はさらに延長する。パーキンソン病では動作の開始困難がある。これは単純反応時間の遅延として認められるが[13]，注意力障害も反応時間を遅くする要因である[41]。筋固縮も動作緩徐の重大な要因となる[32]。随意運動時の相反抑制の障害も重要であり，運動開始時の相反抑制が大脳皮質レベルで障害されていることが大脳皮質磁気刺激を用いた研究により示されている[31]。

寡動の背景機序として大脳皮質運動関連領域の活動低下が認められている。PETにより，パーキンソン病では大脳基底核から視床を経て投射を受ける補足運動野と外側運動前野の活動低下が示され[11]，パーキンソン病患者にドパミン作動薬のapomorphineを投与すると無動の改善とともに補足運動野の活動が回復するのが観察された[24]。また，淡蒼球内節破壊術で寡動が改善した後，補足運動野と運動前野の活動が増加することが報告されている[19]。サルにMPTPを投与して寡動が生じた後の変化として，生理学的研究でも，補足運動野の皮質内電気刺激による筋収縮の閾値が上昇し，ニューロンの発火頻度が低下し，遅延運動課題に連動するニューロン発火が低下することが観察された[12]。

一方，ニューロンの発火パターンの異常も前頭葉の活動異常を引き起こす要因となる可能性がある。基底核内のバースト発火と周期性発火の増加[7]や同期性発火の増加[33]は，基底核から前頭葉へ送られるはずの正常な指令を妨げるであろうし，基底核内における末梢刺激に対する体性局在範囲の拡大[7,14]は，相反抑制の破綻と関連するかもしれない。このように，発火頻度以外の時間的，空間的発火パターンの変化が寡動・無動の発現に関与している可能性があるが，その機序は今後の研究に待たねばならない。

IV. 筋固縮

筋固縮は持続性の伸張反射の亢進状態であり，痙縮が筋伸張の速度に依存して早い伸張で強い抵抗を生じるのと対照的に，固縮はゆっくりとした伸張で比較的一定の抵抗を感じる（鉛管様）。また，パーキンソン病ではガクガクとした歯車様の固縮となることがあり，振戦の重畳によると解釈されている[27]。

筋固縮の機序に関しては，安静時に短持続の筋の伸張を負荷したり，あるいは随意動作中に逆方向にトルクを負荷することによって誘発される反射性筋収縮の長潜時成分が，筋固縮のあるパーキンソン病で亢進することが明らかにされている[35]。この長潜時成分の大きさと持続が臨床的に見た筋固縮の程度と相関することから，筋固縮は長潜時伸張反射の亢進と関連がある可能性がある[5]。淡蒼球内節破壊術で長潜時反射が正常化す

ることも示されている[23]。しかし，長潜時伸張反射が素早い負荷でのみ誘発されること，あるいはミオクローヌスのように筋固縮を全く伴わない別の病態でも亢進が見られることなど，直接的な機序かどうか疑問もある。この他，脊髄のIb中間ニューロンを介するIb抑制がパーキンソン病で低下していることが報告され筋固縮と関連する異常である可能性がある[10]。

V. 振　戦

パーキンソン病における特徴的な振戦は4-6Hzの安静時振戦であり，典型例では動作を行う時には振戦は軽減消失する。パーキンソン病患者や動物モデルで後根切除を行っても振戦は消えないことから[15]，パーキンソン病では中枢神経内に異常な周期性神経活動を生じる機構がある。振戦の発現に関与する部位は，大脳皮質，視床運動核，大脳基底核，小脳である。まず，大脳皮質に関しては，昔の研究でBucyは4野とかなりの部分の6野を切除するとパーキンソン病の振戦が消失すると報告した[8]。脳磁図と振戦筋電図のコヒーレンスによる研究でもパーキンソン病の振戦が一次運動野から脊髄を下降して駆動される結果が得られている[36]。視床運動核に関しては，パーキンソン病の定位脳手術で振戦に最も有効な破壊部位は中間腹側核（ventralis intermedius, Vim）である[34]。Vim核は主に小脳深部核から入力を受け，運動野を中心に投射する。基底核に関しては，パーキンソン病患者の振戦は淡蒼球破壊術，淡蒼球刺激術，視床下核刺激術で消失しその効果はVim破壊術に匹敵する[2,25,26]。

脳磁図を用いた研究により，パーキンソン病の振戦は，一次運動野，帯状回皮質/補足運動野，運動前野，間脳で形成された異常な周期性神経活動が一次運動野からの下行路を通って末梢を駆動することが示唆されている[36]。また，振戦の筋電図に先行して始めに間脳（おそらく視床）が活動し，続いて外側運動前野，感覚運動野，運動野，一次感覚野の順に活動が推移することが示され[38]，基底核-視床-前頭葉径路が主に振戦を駆動していることが示唆されている。

以上のように，パーキンソン病の振戦には，基底核-視床（Vop核他）-前頭葉（補足運動野，運動前野）と小脳-視床（Vim核他）-運動野の2つの系が関与している。しかしこの2つの系は解剖学的にはほとんど分離しており，振戦の周期性ニューロン活動形成において両系がどのように相互作用しているのかはいまだ明らかでない。

VI. 歩行障害

パーキンソン病の歩行障害と平衡障害は身体の移動を困難にし，転倒を増加させADLを低下させる大きな要因となる。歩容の特徴は，小刻み歩行，すり足歩行，すくみ足，突進現象などがあり，前傾姿勢・ななめ姿勢などの姿勢異常や腕の振りの消失が加わって特異な歩き方となる。中心は足を踏み出せない，あるいは踏み出せても大きくステップすることができない，という障害であり，歩行に関する寡動・無動ととらえることができる。

すくみ足は足が床にはりついたようになり，足の振り上げができない状態である。歩き始めの一歩目が出ないstart-hesitationとして見られる他，方向転換や目標点に近づく時にも現れる。視標を跨ぐようにすると驚くほど大きなステップができる（paradoxical gait）。すくみ足はパーキンソン病に特有ではなく，腫瘍や脳血管障害などによる前頭葉内側部の病変でも見られ，1926年にGerstmannとSchilder[18]により提唱された歩行失行という概念の中核症状でもある。上野（1989）[37]，Yanagisawaら（1991）[40]は床反力計を用いて調べ，すくみ足では，踏み込みと踏み出しの力が小さい，遊脚相の時間が短い，前方への蹴りだし力の欠如，停止前に歩調リズムが早くなる，などの特徴を見出した。また，すくみ足のステップリズムは，パーキンソン病では3.8~5Hzで前頭葉の多発性梗塞では約2.5Hzであり違いが認められた。

パーキンソン病の歩行障害の機序は，大脳基底核に関連する中枢神経の歩行関連領域の機能障害が考えられる。正常歩行の制御機構に関しては文献[29,30]を参照されたい。歩行運動制御には階層性

がある．下位の機構は脊髄にあり，それを脳幹の中位機構が制御している．上位機構の大脳皮質は中位機構を制御していると考えられている．大脳基底核と小脳は，大脳皮質と脳幹に作用して歩行の制御に関わっている．Furukawaら[16]は，single photon emission CTを用いて正常人の二足歩行に関連する活動増加を調べ，内側一次感覚運動野，線条体，中脳虫部，視覚野に活動増加を認めた．Hanakawaら[22]は，PETにより外側の運動前野，一次感覚運動野，前帯状回，上頭頂野，視覚野，脳幹背側部，大脳基底核，小脳に歩行に関連した活動を認めた．これら2つの研究で共通する領域は，補足運動野，一次感覚運動野，視覚野，大脳基底核，小脳であり，補足運動野と一次運動野に高次の歩行制御機構が局在することが示唆される．Hanakawaらは[22]さらに，正常人と比較してパーキンソン病患者では内側前頭葉運動領域の活動が低下していることを観察した．以上より，パーキンソン病の歩行障害の主要機序のひとつは補足運動野の機能障害であると考えられる．一方，大脳基底核は脚橋核とその近傍に直接の投射があり，中脳歩行誘発野は脚橋核の一部を含むことが示されている[17]．よって，パーキンソン病の歩行障害の機序の一部は，基底核からの下行性歩行制御の障害による可能性がある．

文　献

1) Alexander, G. E., Crutcher, M. D. : Functional architecture of basal ganglia circuits : neural substrates of parallel processing. Trends Neurosci., 7 : 266-271, 1990.
2) Baron, M. S., Vitek, J. L., Bakay, A. E., et al. : Treatment of advanced Parkinson's disease with microelectrode-guided pallidoltomy : 1 year pilot-study results. Ann. Neurol., 40. : 355-366, 1996.
3) Benecke, R., Rothwell, J. C, Dick, J. P. R. et al. : Performance of simultaneous movements in patients with Parkinson's disease. Brain, 109 : 739-757, 1986.
4) Benecke, R., Rothwell, J. C, Dick, J. P. R. et al. : Disturbance of sequential movements in patients with Parkinson's disease. Brain, 110 : 361-379, 1987.
5) Berardelli, A., Sabra, A. F., Hallett, M. : Physiological mechanisms of rigidity in Parkinson's disease. J. Neurol. Neurosurg. Psychiat., 46 : 45-53, 1983.
6) Bergman, H., Wichmann, T., DeLong, M. R. : Reversal of experimental parkinsonism by lesions of the subthalamic nucleus. Science, 249 : 1436-1438, 1990.
7) Bergman, H., Wichmann, T., Karmon, B. et al. : The primate subthalamic nucleus. II. Neuronal activity in the MPTP model of parkinsonism. J. Neurophysiol., 72 : 507-520, 1994.
8) Bucy, P. C. : Surgical treatment of extrapyramidal diseases. J. Neurol. Neurosurg. Psychiat., 14 : 108-117, 1951.
9) DeLong M. R. : Primate models of movement disorders of basal ganglia origin. Trend Neurosci., 13 : 281-285, 1990.
10) Delwaide, P. J., Pepin, J. L., de Noordhout, A. M. : Short-latency autogenic inhibition in patients with parkinsonian rigidity. Ann. Neurol., 30 : 83-89, 1991.
11) Eidelberg, D., Moeller, J. R., Dhawan, V. et al. : The metabolic topography of parkinsonism. J. Cereb. Blood Flow Metab., 14 : 783-801, 1994.
12) Escola, L., Michelet, Th., Macia, F. et al. : Disruption of information processing in the supplementary motor area of the MPRP-treated monkey. A clue to the pathophysiology of akinesia? Brain, 126 : 95-114, 2003.
13) Evarts, E. V., Teravainen, H., Calne, D. B. : Reaction time in Parkinson's disease. Brain, 104 : 167-186, 1981.
14) Filion, M., Tremlay, L., Bédard, P. J. : Abnormal influences of passive limb movement on the activity of globus pallidus neurons in parkinsonian monkeys. Brain Res., 444 : 165-176, 1988.
15) Förster, O. : Resection of the posterior nerve roots of spinal cord. Lancet, 2 : 76-79, 1911.
16) Furukawa, H., Ouchi, Y., Matsuzaki, S. et al. : Brain functional activity during gait in normal subjects : a SPECT study. Neurosci. Lett., 228 : 183-186, 1997.
17) Garcia-Rill, E., Houser, C. R., Skinner, R. D. et al. : Locomotion-inducing sites in the vicinity of the pedunculopontine nucleus. Brain Res. Bull., 18 : 731-738, 1987.
18) Gerstmann, J., Schilder, P. : Über einen besondere Gangstörung bei Stirnhirnerkrankung. Wien. Med. Wochenschr., 76 : 97-102, 1926.

19) Grafton, S. T., Waters, C., Sutton, J. et al. : Pallidotomy increases activity of motor association cortex in Parkinson's disease : a positron emission tomographic study. Ann. Neurol., 37 : 776-783, 1995.
20) Hallett, M., Khoshbin, S. : A physiological mechanism of bradykinesia. Brain, 103 : 301-314, 1980.
21) Hallett, M., Cohen, L. G., Bierner, S. M. : Studies of sensory and motor cortex physiology : with observations on akinesia in Parkinson's disease. Electroencephalogr. Clin. Neurophysiol., 43 (suppl.) : 76-85, 1991.
22) Hanakawa, T., Katsumi, Y., Furuyama, H. et al. : Mechanisms underlying gait disturbance in Parkinson's disease. A single photon emission computed tomography study. Brain, 122 : 1271-1282, 1999.
23) Hayashi, R., Hashimoto, T., Tada, T. et al. : Relation between changes in long-latency stretch reflexes and muscle stiffness in Parkinson's disease-comparison before and after unilateral pallidotomy. Clin. Neurophysiol., 112 : 1814-1821, 2001.
24) Jenkins, I. H., Fernandez, W., Playford, E. D. et al. : Impaired activation of the supplementary motor area in Parkinson's disease is reversed when akinesia is treated with apomorphine. Ann. Neurol., 32 : 749-757, 1992.
25) Kumar, R., Lozano, A. M., Montgomery, E. et al. : Pallidotomy and deep brain stimulation of the pallidum and subthalamic nucleus in advanced Parkinson's disease. Mov. Disord., 13 : 73-82, 1998.
26) Limousin, P., Pollak, P., Benazzouz, A. et al. : Effect on parkinsonian signs and symptoms of bilateral subthalamic nucleus stimulation. Lancet, 348 : 91-95, 1995.
27) Marsden, C. D. : Motor dysfunction and movement disorders. In : Diseases of the Nervous System. Clinical Neurobiology, Vol. I. (ed. by Asbury, A. K., McKhann, G. M., Ian McDonald, W.), pp. 309-318, W. B. Saunders Company, Philadelphia, 1992.
28) Mitchell, I. J., Clarke, C. E., Boyce, S. et al. : Neural mechanisms underlying parkinsonian symptoms based upon regional uptake of 2-deoxyglucose in monkeys exposed to 1-methyl-4-phenyl-1,2,3,6-tetrahydropyridine. Neurosci., 32 : 213-226, 1989.
29) 森茂美：歩行の発現機序．新生理学体系．第10巻 運動の生理学．(佐々木和夫，本郷利憲編)，pp.366-378，医学書院，東京，1988．
30) Mori, S., Matsuyama, K., Mori, F. et al. : Supraspinal sites that induce locomotion in the vertebrate central nervous system. Adv. Neurol., 87 : 25-40, 2001.
31) Morita, H., Shindo, M., Morita, S. et al. : Abnormal conditioning effect of transcranial magnetic stimulation on soleus H-reflex during voluntary movement in Parkinson's disease. Clin. Neurophysiol., 113 : 1316-1324, 2002.
32) Narabayashi, H. : Three types of akinesia in the progressive course of Prkinson's disease. Adv. Neurol., 60 : 18-24, 1993.
33) Nini, A., Feingold, A., Slovin, H. et al. : Neurons in the globus pallidus do not show correlated activity in the normal monkey, but phase-locked oscillations appear in the MPTP model of parkinsonism. J. Neurophysiol., 74 : 1800-1805, 1995.
34) Ohye, C., Maeda, T., Narabayashi, H. : Physiologically defined Vim nucleus. Its special reference to control of tremor. Appl. Neurophysiol., 39 : 285-295, 1977.
35) Tatton, W. G., Lee, R. G. : Evidence for abnormal long-loop reflexes in rigid Parkinsonian patients. Brain Res., 100 : 671-676, 1975.
36) Timmermann, L., Gross, J., Dirks, M. et al. : The central oscillatory network of parkinsonian resting tremor. Brain, 126 : 199-212, 2003.
37) Ueno, E. : Clinical and physiological study of apraxia of gait and frozen gait. Clin. Neurol. (Tokyo), 29 : 275-283, 1989.
38) Volkmann, J., Joliot, M., Mogilner, A. et al. : Central motor loop oscillations in parkinsonian resting tremor revealed by magnetoencephalography. Neurology, 46 : 1359-1370, 1996.
39) Yanagawa, S., Shindo, M., Yanagisawa, N. : Muscular weakness in Parkinson's disease. Adv. Neurol., 53 : 259-269, 1990.
40) Yanagisawa, N., Ueno, E., Takami, M. : Fronzen gait of Parkinson's disease and vascular parkinsonism-a study with floor reaction forces and EMG. In : Neurobiological Basis of Human Locomotion. (ed. by Shimamura, M., Grillner, S., Edgerton, V. R.), pp.291-304, Japan Scientific Societies Press, Tokyo, 1991.
41) Yanagisawa, N., Tamaru, F., Shindo, M. et al. : Adv. Neurol., 60 : 366-370, 1993.

III. 症候学 — 3

診断基準および機能評価尺度

生駒一憲*, 眞野行生*

抄 録 パーキンソン病の診断基準のうち,日本で提唱されているものは,厚生省特定疾患神経変性疾患調査研究班の診断基準である。その適用にあたっては,パーキンソン病の特徴をよく理解しておくことが重要である。病期の評価はHoehn-Yahr重症度分類と生活機能障害度を使うことが一般的である。また,世界的に広く用いられている機能障害の評価法として,UPDRS (unified Parkinson's disease rating scale) があり,日本語版も発表されている。これらの尺度は治療効果の評価や療養の指針として使用できる。

Key words: Parkinson's disease, diagnostic criteria, rating scale, modified Hoehn and Yahr staging, UPDRS

ここでは,パーキンソン病の診断基準,病期の評価法,機能障害の評価法について,代表的なものに絞って紹介し解説する。

I. 診断基準と臨床症状

神経疾患に限らず,多くの疾患において診断基準が示されているのは周知のとおりである。診断基準を用いることで,診断の感度と特異性が上がることが理想であるが,この両者は相反する要素であり,実際の臨床場面で診断基準を画一的に適用すると,当該疾患を除外したり,他の疾患を含めたりすることがでてくる。パーキンソン病においても同様であり,診断基準を適用するにあたっては,神経疾患についての幅広い知識や臨床経験を駆使することが必要になってくる。パーキンソン病の診断基準は種々提唱されているが[1,2],ここでは日本で提唱されている診断基準を提示し,これに沿って臨床症状を述べる。

表1に厚生省特定疾患神経変性疾患調査研究班のパーキンソン病診断基準[5]を示す。

1. 自覚症状

パーキンソン病の初発症状(すなわち,最初の自覚症状)として振戦が最も多く,次いで歩行障害,動作緩慢,身体の硬さ,構音障害と続く[4]。

振戦は安静時に見られるのが特徴で,運動時には目立たなくなる。振戦は左右差があるのが普通であり,左右どちらかの上肢に初発することが多い。また,下顎に見られることもある。動作が遅い,歩行が遅い,体が動きにくいなどの訴えもよくきかれる。これらの症状は家族などに指摘されて初めて気づく場合もある。

2. 神経所見

振戦は4～6Hzの安静時振戦であることが特

Diagnostic criteria and rating scale for Parkinson's disease.
*北海道大学大学院医学研究科リハビリテーション医学
[〒060-8638 札幌市北区北15条西7丁目]
Katsunori Ikoma, Yukio Mano : Department of Rehabilitation and Physical Medicine, Hokkaido University Graduate School of Medicine. North 15, West 7, Kita-ku, Sapporo, 060-8638 Japan.

表1 パーキンソン病の診断基準

ア．自覚症状
（ア）安静時のふるえ（四肢または顎に目立つ）
（イ）動作がのろく拙劣
（ウ）歩行がのろく拙劣

イ．神経所見
（ア）毎秒4〜6回の安静時振戦
（イ）無動・寡動：
　　　　仮面様顔貌
　　　　低く単調な話し声
　　　　動作の緩徐・拙劣
　　　　臥位からの立ち上がり動作など姿勢変換の拙劣
（ウ）歯車現象を伴う筋固縮
（エ）姿勢・歩行障害：
　　　　前傾姿勢
　　　　歩行時に手のふりが欠如
　　　　突進現象
　　　　小刻み歩行
　　　　立ち直り反射障害

ウ．臨床検査所見
（ア）一般検査に特異的な異常はない
（イ）脳画像（CT，MRI）に明らかな異常はない

エ．鑑別診断
（ア）脳血管障害性のもの
（イ）薬物性のもの
（ウ）その他の脳変性疾患

＜診断の判定＞
次の①〜⑤のすべてを満たすものを，パーキンソン病と診断する．
① 経過は進行性である．
② 自覚症状で，上記のいずれか1つ以上がみられる．
③ 神経所見で，上記のいずれか1つ以上がみられる．
④ 抗パーキンソン病薬による治療で，自覚症状，神経所見に明らかな改善がみられる．
⑤ 鑑別診断で，上記のいずれでもない．

＜参考事項＞
診断上次の事項が参考となる．
① パーキンソン病では神経症候に左右差を認めることが多い．
② 深部反射の著しい亢進，バビンスキー徴候陽性，初期からの高度の痴呆，急激な発症はパーキンソン病らしくない所見である．
③ 脳画像所見で，著明な脳室拡大，著明な大脳萎縮，著明な脳幹萎縮，広範な白質病変などはパーキンソン病に否定的な所見である．

徴である。それより頻度の多い振戦や動作時振戦の場合は本態性振戦など他の疾患をまず考えるべきである。振戦は表面筋電図でよくとらえることができる。主動筋と拮抗筋の間では相反性の放電（交互に放電）が見られる。

無動・寡動は運動を始めるのに時間がかかり，また，運動開始後も動作の遂行に時間がかかることをいう。後で述べる固縮でも動作は遅くなるが，固縮がない場合でも動作に時間がかかるため，固縮とは別の症状と考えられている。無動・寡動のため，動作・姿勢変換が緩徐（緩慢）・拙劣となり，話し方は，声が低く小さくて，単調になり，仮面様顔貌（表情に乏しい）となる。

固縮は筋の緊張が高まっている状態である。関

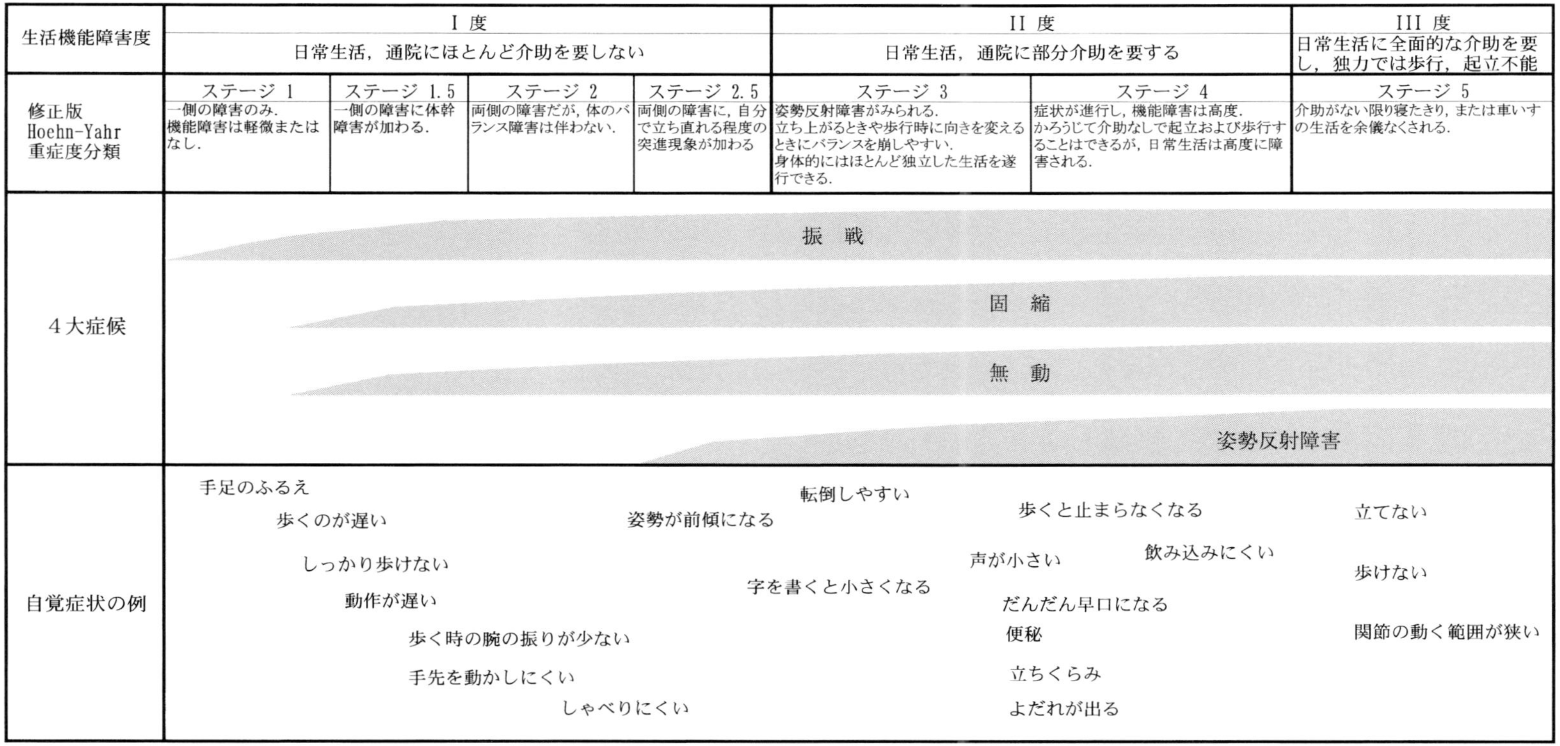

生活機能障害度	I 度 日常生活、通院にほとんど介助を要しない				II 度 日常生活、通院に部分介助を要する		III 度 日常生活に全面的な介助を要し、独力では歩行、起立不能
修正版 Hoehn-Yahr 重症度分類	ステージ 1 一側の障害のみ。機能障害は軽微または無し。	ステージ 1.5 一側の障害に体幹障害が加わる。	ステージ 2 両側の障害だが、体のバランス障害は伴わない。	ステージ 2.5 両側の障害に、自分で立ち直る程度の突進現象が加わる。	ステージ 3 姿勢反射障害がみられる。立ち上がるときや歩行時に向きを変えるときにバランスを崩しやすい。身体的にはほとんど独立した生活を遂行できる。	ステージ 4 症状が進行し、機能障害は高度かろうじて介助なしで起立および歩行することはできるが、日常生活は高度に障害される。	ステージ 5 介助がない限り寝たきり、または車いすの生活を余儀なくされる。
4大症候	手足のふるえ 歩くのが遅い しっかり歩けない 動作が遅い 歩く時の腕の振りが少ない 手先を動かしにくい				振戦 固縮 無動 姿勢反射障害 転倒しやすい 姿勢が前傾になる 字を書くと小さくなる	歩くと止まらなくなる 声が小さい 飲み込みにくい だんだん早口になる 便秘 立ちくらみ よだれが出る	立てない 歩けない 関節の動く範囲が狭い
自覚症状の例					しゃべりにくい		

図 1 パーキンソン病の生活機能障害度と修正版 Hoehn-Yahr 重症度分類

表 2−1　日本語版 UPDRS 調査票（文献 3 より）

Part I　精神機能，行動および気分		評価
1　知的機能障害	0 = なし	0
	1 = 軽度障害，健忘が一貫してみられるが，部分的に思い出すことが可能．他の障害なし	1
	2 = 中等度の記憶障害，見当識障害もあり，複雑な問題への対処に中等度の障害，家庭内でもときに，介助を要する	2
	3 = 重篤な記憶障害，時間と場所に対する見当識障害，問題への対処に重篤な障害	3
	4 = 重篤な記憶障害，見当識は人に対してのみ残存，身の回りのことにもかなりの介助が必要，自力での家庭生活は困難	4
2　思考障害 （痴呆または薬物の副作用による）	0 = なし	0
	1 = 鮮明な夢をみる程度	1
	2 = 良性の幻覚，病識は保たれている	2
	3 = 時々ないししばしば幻覚または妄想があり，病識がなく日常生活に支障をきたすことがある	3
	4 = 持続的な幻覚・妄想状態，または増悪期精神症，自力での社会生活は不可能	4
3　抑うつ状態	0 = なし	0
	1 = ときに悲壮感や罪悪感に悩まされる．しかし，数週以上続くことはない	1
	2 = 1週間以上継続する抑うつ状態	2
	3 = 不眠，食欲低下，体重減少，興味の消失などを伴う持続的な抑うつ状態	3
	4 = 上記の状態にさらに自殺念慮または自殺企図が加わる	4
4　意欲，自発性	0 = 正常	0
	1 = 正常より消極的，受動的	1
	2 = 急を要しない活動に関する意欲，興味の低下	2
	3 = 日常生活動作に関しても意欲，興味の低下	3
	4 = 意欲，自発性の完全な消失，逃避的	4

節を他動的に運動させると抵抗を感じるが，この抵抗には2種類ある．鉛管様固縮は一様に抵抗がある場合で，歯車様固縮は歯車の歯が一つ一つかみ合いながら回るようなガクガクとした抵抗を感じる場合である．パーキンソン病ではどちらの固縮も見られるが，後者の方がより特徴的である．姿勢・歩行の異常もパーキンソン病に特有なものがある．姿勢は前傾となる．歩行時の手の振りが乏しく，歩幅は小さい（小刻みである）が，これらは無動とも関係した症候である．また，立ち直り反射障害（姿勢反射障害）があり，体を押すとすぐにバランスを崩してしまう．後方に体を押されると後方へ突進するように小刻みに足を運ぶ．これを後方突進現象という．逆に前方突進現象があると，歩行時に何かにつかまらないと止まれなくなることもある．側方突進現象が見られることもある．

3．臨床検査所見

臨床検査に特異的な異常はなく，また，MRIで中脳黒質の異常が指摘されているが，パーキンソン病の診断に決定的とはいい難い．ただし，MRI は脳血管性パーキンソニズム等の疾患を鑑別するのには有用である．

4．鑑別診断

上記の症状，すなわちパーキンソニズムを呈する疾患が鑑別の対象となる．すなわち，脳血管障害性パーキンソニズム，薬物性，中毒性，脳炎後，外傷後のパーキンソニズムなどである．また，パーキンソニズムを呈する神経変性疾患には，線条体黒質変性症，進行性核上性麻痺，若年性パーキンソニズム，汎発性 Lewy 小体病，大脳皮質基底核変性症，純粋無動症，オリーブ・橋・小脳萎縮症，Shy-Drager 症候群などがある．詳しくは，本誌の他の項目を参照されたい．

5．診断の判定・参考事項

パーキンソン病は錐体外路症状が主である緩徐進行性の神経変性疾患で，神経症候に左右があることが多く，L-dopa で改善が見られることが特徴である．

6．補　足

パーキンソン病は原因不明であり，発症は50〜70歳が多い．パーキンソン病の種々の症候のうちでも，安静時振戦，固縮，無動，姿勢反射障害はパーキンソン病の四大症候といわれ，重視されている．自律神経症状（皮脂腺の分泌過多，発汗亢進，起立性低血圧，膀胱直腸障害など），

表 2－2　日本語版 UPDRS 調査票

Part II 日常生活動作		評価 on時	評価 off時
	症状の日内変動がない場合は，「on時」のカラムに記入する→		
5　会話	0 = 正常	0	0
	1 = 軽度の障害だが完全に理解できる	1	1
	2 = 中等度の障害．時々聞き返す必要がある	2	2
	3 = 高度の障害．頻繁に聞き返す必要がある	3	3
	4 = ほとんど聞き取り不可能	4	4
6　流涎	0 = 正常	0	0
	1 = 口中の唾液軽度増加，睡眠中流涎をみることあり	1	1
	2 = 中等度の口中唾液増加，しかし，流涎はごくわずか	2	2
	3 = 高度の口中唾液増加，ときに流涎	3	3
	4 = 高度の口中唾液増加，流涎のためティッシュまたはハンカチが常に必要	4	4
7　嚥下	0 = 正常	0	0
	1 = まれにむせることあり	1	1
	2 = 時々むせる	2	2
	3 = 柔らかい食事にしないとむせる	3	3
	4 = チューブ栄養が必要	4	4
8　書字	0 = 正常	0	0
	1 = 多少のろいか多少字が小さい	1	1
	2 = 中等度にのろいか中等度に字が小さい	2	2
	3 = 高度の障害，読めない字がある	3	3
	4 = ほとんど読めない	4	4
9　食事と食器の扱い	0 = 正常	0	0
	1 = 少しのろくぎこちないが全て一人でできる	1	1
	2 = 大部分の食事は，箸またはナイフとフォークで食べられる．時に介助を要する程度	2	2
	3 = 硬いもの，大きいものは切ってもらう必要がある．その他はのろいが自分で食べられる	3	3
	4 = 介助で食べさせてもらう必要がある	4	4
10　着衣	0 = 正常	0	0
	1 = やや遅いが全て自分でできる	1	1
	2 = ボタンを止める，袖の所に手を持っていくなどでときに助けが必要	2	2
	3 = 自分でできる部分もあるが，かなり介助が必要	3	3
	4 = 自分では，なにもできない	4	4
11　入浴・トイレ	0 = 正常	0	0
	1 = やや遅いが全て自分でできる	1	1
	2 = 入浴には一部介助が必要，あるいは洗顔・トイレはきわめてのろい	2	2
	3 = 洗顔，歯磨き，整髪，トイレに介助が必要	3	3
	4 = 膀胱カテーテルが必要な状態	4	4
12　寝返りおよびふとん直し	0 = 正常	0	0
	1 = 少しのろいが自分でできる	1	1
	2 = 寝返りやふとんを直すのは一人でどうにか可能だが努力を要する	2	2
	3 = 寝返りやふとん直しをしようとするが一人ではできない	3	3
	4 = 自分では全くできない	4	4
13　転倒（すくみによらない）	0 = なし	0	0
	1 = まれにある	1	1
	2 = 時々あるが1日1回以内	2	2
	3 = 平均して1日一度は転ぶ	3	3
	4 = 1日1回以上転ぶ	4	4
14　歩行中のすくみ	0 = なし	0	0
	1 = まれにあり，start hesitationを起こすことあり	1	1
	2 = 歩行中時々すくむ	2	2
	3 = しばしば，すくみ足を生じ，そのために時々転倒する	3	3
	4 = すくみ足のためしばしば転倒する	4	4
15　歩行	0 = 正常	0	0
	1 = 軽度の障害，手をふらないか足を引きずることがある	1	1
	2 = 中等度の障害があるが，介助は不要	2	2
	3 = 高度の障害があり，介助が必要	3	3
	4 = 介助があっても歩行は不能	4	4
16　ふるえ	0 = なし	0	0
	1 = 軽度：ときにみられる程度	1	1
	2 = 中等度：気になる程度のふるえ	2	2
	3 = 高度：かなりの日常生活動作の障害となる	3	3
	4 = きわめて高度：大部分の日常生活動作を妨げる	4	4
17　パーキンソニズムに関連した感覚症状	0 = なし	0	0
	1 = ときにしびれ感，ピリピリ感，軽い鈍痛を感じる	1	1
	2 = しばしば，しびれ感，ピリピリ感，鈍痛を感じるが，気に障るほどではない	2	2
	3 = しばしば痛みを感じる	3	3
	4 = 耐え難い痛みを感じる	4	4

表2−3 日本語版 UPDRS 調査票

Part Ⅲ 運動能力検査		評価
18 言語	0 = 正常	0
	1 = 表現，用語，声量の軽度の減少がある	1
	2 = 単調で不明瞭な発音，しかし，理解可能	2
	3 = 高度の構音障害，理解するのはかなり困難	3
	4 = 理解不能	4
19 顔の表情	0 = 正常	0
	1 = わずかの表情の乏しさ，ポーカーフェイス	1
	2 = 軽度ではあるがはっきりした表情の乏しさ	2
	3 = 中等度の表情の乏しさ，口を閉じていないときがある	3
	4 = 著明な表情の乏しさ，ほとんど表情がなく，口は1/4 inch (0.6cm) 以上開いている	4
20 安静時振戦： 顔面	0 = なし	0
	1 = ごくわずかでたまに出現する程度	1
	2 = 軽度の振幅の振戦で持続的に出現しているか中等度の振幅で間欠的に出現する	2
	3 = 中等度の振幅で，大部分の時間出現している	3
	4 = 大きな振幅の振戦が，大部分の時間出現している	4
左手	0 = なし	0
	1 = ごくわずかでたまに出現する程度	1
	2 = 軽度の振幅の振戦で持続的に出現しているか中等度の振幅で間欠的に出現する	2
	3 = 中等度の振幅で，大部分の時間出現している	3
	4 = 大きな振幅の振戦が，大部分の時間出現している	4
右手	0 = なし	0
	1 = ごくわずかでたまに出現する程度	1
	2 = 軽度の振幅の振戦で持続的に出現しているか中等度の振幅で間欠的に出現する	2
	3 = 中等度の振幅で，大部分の時間出現している	3
	4 = 大きな振幅の振戦が，大部分の時間出現している	4
左足	0 = なし	0
	1 = ごくわずかでたまに出現する程度	1
	2 = 軽度の振幅の振戦で持続的に出現しているか中等度の振幅で間欠的に出現する	2
	3 = 中等度の振幅で，大部分の時間出現している	3
	4 = 大きな振幅の振戦が，大部分の時間出現している	4
右足	0 = なし	0
	1 = ごくわずかでたまに出現する程度	1
	2 = 軽度の振幅の振戦で持続的に出現しているか中等度の振幅で間欠的に出現する	2
	3 = 中等度の振幅で，大部分の時間出現している	3
	4 = 大きな振幅の振戦が，大部分の時間出現している	4
21 手の動作時振戦または姿勢振戦： 左	0 = なし	0
	1 = 動作時に出現する軽度の振戦	1
	2 = 動作時に出現する中等度振幅の振戦	2
	3 = 動作時および姿勢保持で出現する中等度振幅の振戦	3
	4 = 高度の振戦で，食事動作が障害される振戦	4
右	0 = なし	0
	1 = 動作時に出現する軽度の振戦	1
	2 = 動作時に出現する中等度振幅の振戦	2
	3 = 動作時および姿勢保持で出現する中等度振幅の振戦	3
	4 = 高度の振戦で，食事動作が障害される振戦	4
22 固縮： （安静坐位で検査，歯車現象の有無は無視） 頸部	0 = なし	0
	1 = 軽微な固縮，または他の部位の随意運動で誘発される固縮	1
	2 = 軽〜中等度の固縮	2
	3 = 高度の固縮．しかし，関節可動域は正常	3
	4 = 著明な固縮．正常可動域を動かすには，困難を伴う	4
左上肢	0 = なし	0
	1 = 軽微な固縮，または他の部位の随意運動で誘発される固縮	1
	2 = 軽〜中等度の固縮	2
	3 = 高度の固縮．しかし，関節可動域は正常	3
	4 = 著明な固縮．正常可動域を動かすには，困難を伴う	4
右上肢	0 = なし	0
	1 = 軽微な固縮，または他の部位の随意運動で誘発される固縮	1
	2 = 軽〜中等度の固縮	2
	3 = 高度の固縮．しかし，関節可動域は正常	3
	4 = 著明な固縮．正常可動域を動かすには，困難を伴う	4
左下肢	0 = なし	0
	1 = 軽微な固縮，または他の部位の随意運動で誘発される固縮	1
	2 = 軽〜中等度の固縮	2
	3 = 高度の固縮．しかし，関節可動域は正常	3
	4 = 著明な固縮．正常可動域を動かすには，困難を伴う	4
右下肢	0 = なし	0
	1 = 軽微な固縮，または他の部位の随意運動で誘発される固縮	1
	2 = 軽〜中等度の固縮	2
	3 = 高度の固縮．しかし，関節可動域は正常	3
	4 = 著明な固縮．正常可動域を動かすには，困難を伴う	4

23	指タップ： (母指と示指をできるだけ大きな振幅で素早くタッピングを行う．左右別々に検査する) 左	0 = 正常 1 = やや遅いか，振幅がやや小さい 2 = 中等度の障害．明らかにまた早期に疲労を示す．動きが止まってしまうこともある 3 = 高度の障害．運動開始時に，hesitation をしばしば起こすか，動きが止まることもある 4 = ほとんどタッピングの動作にならない	0 1 2 3 4
	右	0 = 正常 1 = やや遅いか，振幅がやや小さい 2 = 中等度の障害．明らかにまた早期に疲労を示す．動きが止まってしまうこともある 3 = 高度の障害．運動開始時に，hesitation をしばしば起こすか，動きが止まることもある 4 = ほとんどタッピングの動作にならない	0 1 2 3 4
24	手の運動： (できるだけ大きくかつ素早く手の開閉運動を繰り返す．片手ずつ行う) 左	0 = 正常 1 = 少し遅くなるか，振幅がやや小さくなる 2 = 中等度の障害．すぐ疲れてしまう．運動が止まってしまうことがときにある 3 = 高度の障害．運動開始時，しばしば hesitation を起こすか，運動が途中で止まってしまうことがしばしばある 4 = ほとんど指の開閉運動ができない	0 1 2 3 4
	右	0 = 正常 1 = 少し遅くなるか，振幅がやや小さくなる 2 = 中等度の障害．すぐ疲れてしまう．運動が止まってしまうことがときにある 3 = 高度の障害．運動開始時，しばしば hesitation を起こすか，運動が途中で止まってしまうことがしばしばある 4 = ほとんど指の開閉運動ができない	0 1 2 3 4
25	手の回内回外運動： (空中にてできるだけ早く両側同時に行う) 左	0 = 正常 1 = 軽度に緩慢か振幅がやや小さい 2 = 中等度の障害．早期に疲労する．ときに運動が中断することもある 3 = 高度の障害．しばしば運動の開始にhesitationがあるか運動の停止がある 4 = ほとんど所定の運動ができない	0 1 2 3 4
	右	0 = 正常 1 = 軽度に緩慢か振幅がやや小さい 2 = 中等度の障害．早期に疲労する．ときに運動が中断することもある 3 = 高度の障害．しばしば運動の開始にhesitationがあるか運動の停止がある 4 = ほとんど所定の運動ができない	0 1 2 3 4
26	下肢の敏捷性： (下肢全体を上げて踵で床をタップする．踵は7.5cm以上上げる) 左	0 = 正常 1 = 軽度に緩慢か振幅がやや小さい 2 = 中等度の障害．早期に疲労する．ときに運動が中断することもある 3 = 高度の障害．しばしば運動の開始にhesitationがあるか運動の停止がある 4 = ほとんど所定の運動ができない	0 1 2 3 4
	右	0 = 正常 1 = 軽度に緩慢か振幅がやや小さい 2 = 中等度の障害．早期に疲労する．ときに運動が中断することもある 3 = 高度の障害．しばしば運動の開始にhesitationがあるか運動の停止がある 4 = ほとんど所定の運動ができない	0 1 2 3 4
27	椅子からの立ち上がり： (診察用の椅子から腕を組んだまま立ち上がる)	0 = 正常 1 = 可能だが遅い．一度でうまく行かないこともある 2 = 肘掛けに腕をついて立ち上がる必要がある 3 = 立ち上がろうとしても椅子に倒れ込むことがある．しかし，最後には一人で立ち上がれる 4 = 立ち上がるには，介助が必要	0 1 2 3 4
28	姿勢	0 = 正常 1 = 軽度の前屈姿勢 (高齢者では正常としてもおかしくない程度の前屈) 2 = 中等度の前屈姿勢．一側にやや傾くこともある 3 = 高度の前屈姿勢．脊椎後彎を伴う．一側へ中等度に傾くこともある 4 = 高度の前屈，究極の異常前屈姿勢	0 1 2 3 4
29	歩行	0 = 正常 1 = 歩行は緩慢，小刻みでひきずることもあり，しかし，加速歩行や前方突進はない 2 = 困難を伴うが，一人で歩ける．加速歩行，小刻み歩行，前方突進がみられることもある 3 = 高度の歩行障害，介助を要する 4 = 介助があっても歩けない	0 1 2 3 4
30	姿勢の安定性： (後方突進現象)	0 = なし 1 = 後方突進現象があるが，自分で立ち直れる 2 = 後方突進現象があり，支えないと倒れる 3 = きわめて不安定で，何もしなくても倒れそうになる 4 = 介助なしには起立が困難	0 1 2 3 4
31	動作緩慢と運動減少： (動作緩慢，躊躇，腕振り減少，運動の振幅の減少，運動量の減少を総合的に評価)	0 = なし 1 = わずかに緩慢，慎重にやっているようにみえる．運動の振幅がやや小さいこともある 2 = 軽度に運動緩慢がある．運動量が低下している．または運動の大きさが低下している 3 = 中等度の動作緩慢．中等度に運動量が低下するか運動の大きさが低下する 4 = 高度の動作緩慢．高度に運動量が低下するか運動の大きさが低下する	0 1 2 3 4

表2−4　日本語版 UPDRS 調査票

Part IV　治療の合併症		評価
A．ジスキネジア		
32　ジスキネジアの出現時間 　　（起きている時間の何%ジスキネジアが起きているか 　　を病歴から聴取する）	0 = なし 1 = 1〜25% 2 = 26〜50% 3 = 51〜75% 4 = 76〜100%	0 1 2 3 4
33　ジスキネジアに起因する障害 　　（病歴ならびに診察室での所見を総合的に判断）	0 = 不自由はない 1 = 軽度に障害となる 2 = 中等度に障害となる 3 = 高度に障害となる 4 = ジスキネジアのため，ほとんどなにもできない	0 1 2 3 4
34　痛みを伴うジスキネジア：どの位痛むか	0 = 痛まない 1 = 少し痛む 2 = かなり痛む 3 = とても痛む 4 = ものすごく痛む	0 1 2 3 4
35　早朝のジストニア（病歴より）	0 = なし 1 = あり	0 1
B．症状の日内変動		
36　服薬時間から予想できるオフ期間の有無	0 = なし 1 = あり	0 1
37　服薬時間から予想できないオフ期間の有無	0 = なし 1 = あり	0 1
38　数秒間の中に突然起きるオフ期間の有無	0 = なし 1 = あり	0 1
39　起きている時間の何%がオフ期間か？	0 = なし 1 = 1〜25% 2 = 26〜50% 3 = 51〜75% 4 = 76〜100%	0 1 2 3 4
C．その他の合併症状		
40　食欲低下，吐き気，嘔吐の有無	0 = なし 1 = あり	0 1
41　不眠，眠気などの睡眠障害の有無	0 = なし 1 = あり	0 1
42　起立性低血圧による立ち眩み・失神の有無	0 = なし 1 = あり	0 1

嚥下障害，流涎，うつ状態，認知障害なども見られる。

　パーキンソン病の歩行障害で上記のほかに特徴的なのは，すくみ足である。これは，歩き出しのとき，足が地面にはりついたようになり，前へ出すことができない状態である。歩行中でも狭いところを通るときや，方向転換するときに出現することがある。すくみ足がおこるような場合でも，床に横線を引いたり，足の前に棒を置いたりして，それをまたぐようにすると，スムーズに第一歩を出すことができる。障害物のある方がかえって歩きやすいという，通常とは矛盾する現象のため，これを矛盾性運動と呼ぶ。

　パーキンソン病の初期には症状が揃わず診断が困難なこともあり，経過観察が重要である。また，診断に当たっては，後に示すような病期と症状の関連にも十分配慮する必要がある。

II．生活機能障害度と修正版 Hoehn-Yahr 重症度分類（図1）

　パーキンソン病の進行程度を表す尺度として Hoehn-Yahr 重症度分類を用いるのが一般的であり，これはステージ1から5までである。ステージ1では一側の障害，ステージ2では両側の障害，ステージ3では姿勢反射障害が加わる。修正版では，一側障害に体幹障害が加わった状態をステージ1.5，両側障害に軽度の突進現象が加わった状態をステージ2.5としている。ステージ4では症状が進行し，かろうじて起立・歩行ができる程度である。ステージ5では，全面的な介助を要する状態である。また，生活がどれほど自分でで

きるかを表す尺度として、生活機能障害度がある。これはほとんど自分でできるI度から全面的に介助が必要となるIII度まであり、Hoehn-Yahr重症度分類のステージ1～2.5が生活機能障害度I度、ステージ3と4が生活機能障害度II度、ステージ5は生活機能障害度III度に相当する。

多くの場合、振戦で発症し、その後、固縮、無動が加わる。生活機能障害度I度では、日常生活にほとんど制限はない。姿勢反射障害が出現する生活機能障害度II度になるとパーキンソン病の諸症状が出揃い、転倒しやすくなる。四肢・体幹の障害のほか、構音障害、摂食障害、流涎、自律神経障害が加わってくる。うつ状態や痴呆が現れることも多く、注意が必要である。うつ状態はパーキンソン病の約3割、痴呆は約半数に見られるといわれている。治療薬の量が増え、副作用が出やすくなるのもこの時期である。生活機能障害度III度になると、介助がない限り寝たきりとなり、車いす生活を余儀なくされる。構音障害や摂食障害がさらに進む。この時期には、運動量が減り、臥床がちになるため、拘縮を起こしやすい。また、呼吸器感染症、尿路感染症も起こしやすくなる。

III. 統合パーキンソン病評価尺度
（unified Parkinson's disease rating scale；UPDRS）（表2）

1987年に導入された、パーキンソン病の機能障害を評価する尺度で、世界的に広く使われており、信頼性が検証された日本語版が発表されている[3]。本評価法は4つのpartに分かれており、part Iは精神機能、行動および気分、part IIは日常生活動作、part IIIは運動能力検査、part IVは治療の合併症である。質問は全部で42種類、55項目あり、ほとんどの項目は0（症状なし）から4（重症）までの5段階で評価するが、7つの項目では0（症状なし）または1（あり）で評価する。従って、症状が高度であるほど得点は高く、最高点は199点である。評価項目が多い分、詳細な評価が可能であり、特に治療効果の判定などには有用である。

IV. 結　語

パーキンソン病の診断基準、病期の評価法、機能障害評価法について述べた。診断基準はパーキンソン病の特徴をよく理解した上で適用しなければならない。病期・機能評価法は患者の治療や療養の指針に役立つような活用が望まれる。

文　献

1) Calne, D. B., Snow, B. J., Lee, C. : Criteria for Diagnosing Parkinson's Disease. Ann. Neurol., 32 : S 125-S 127, 1992.
2) Hughes, A. J., Ben-Shlomo, Y., Daniel, S. E. et al. : What features improve the accuracy of clinical diagnosis in Parkinson's disease: a clinicopathologic study. Neurology, 42 : 1142-1146, 1992.
3) 折笠秀樹, 久野貞子, 長谷川一子 他：Parkinson病の重症度を測る日本語版 unified Parkinson's disease rating scale（UPDRS）の信頼性評価. 神経治療, 17 : 577-591, 2000.
4) 柳澤信夫：パーキンソン病の初期症状と診断. 日本内科学会雑誌, 38 : 19-23, 1994.
5) 柳澤信夫：パーキンソン病. 厚生省特定疾患神経変性疾患調査研究班1995年度研究報告書. p 22, 1996.

III. 症候学 – 4

自律神経障害

榊原隆次*, 内山智之*, 服部孝道*

抄録　パーキンソン病（PD）では自律神経障害をきたすことが知られており，このうち便秘, 排尿障害, 脂漏性顔貌, 網状皮斑などが多い。これらの自律神経障害は, 運動障害の進行と共に出現・増悪することが多いが, 最近, 便秘がPDの運動障害に先行することが報告された。またon-off症状のある進行期PDではoff期に自律神経障害より顕著になる傾向がある（non-motor off）。

Key words : Parkinson's disease, autonomic dysfunction

はじめに

パーキンソン病（PD）では自律神経障害をきたすことが知られており，このうち便秘, 排尿障害, 脂漏性顔貌, 網状皮斑などが多い[3]。これらの自律神経障害は, 運動障害の進行と共に出現・増悪することが多いが, 最近, 便秘がPDの運動障害に先行することが報告された。またon-off症状のある進行期PDではoff期に自律神経障害がより顕著になる傾向がある（non-motor off）。

一方, 頻度は少ないが, 起立性低血圧がみられることがある。その機序の1つとして, PD治療薬, 特にドパミン受容体作動薬の副作用が考えられる。他の機序として, 中脳黒質に加えて自律神経系にLewy小体が出現する1群があり, パーキンソン病を伴う自律神経不全症（AF with PD）と呼ばれている。病理学的に確認された報告は少数であるが, 典型的なPDの病理像に加えて, 脊髄中間外側核, 交感神経節に細胞脱落とLewy小体がみられる。その臨床像は, 起立性低血圧, 排尿障害などの自律神経症状に続いてパーキンソン症状（PD典型例でみられる安静時振戦は半数以下）, さらに痴呆（半数）がみられた。AF with PD臨床診断例では, パーキンソン症状に続いて自律神経症状が出現している。AF with PDの頻度は明らかではないが, PD典型例と比較するとかなり少ないと考えられる。

なお, 別項で詳しく述べられるが, PDと近縁にある疾患として, 広汎Lewy小体病（DLBD）, 純粋型自律神経不全症（PAF）があり, AF with PDと共にLewy小体病群4型としてまとめられる。PAFは運動障害を欠き, 節後性自律神経障害を主徴とする。DLBDは痴呆とパーキンソン症状を主徴とするが自律神経障害も呈することがあり, 上述の如くAF with PDで皮質機能低下を呈することがあるため, 両病型のoverlapが考えられている。

Autonomic dysfunction in Parkinson's disease.
*千葉大学医学部神経内科
[〒260-8670　千葉市中央区亥鼻1-8-1]
Ryuji Sakakibara, Tomoyuki Uchiyama, Takamichi Hattori : Department of Neurology, School of Medicine, Chiba University. 1-8-1 Inohana, Chyuou-ku, Chiba, 260-8670 Japan.

I. 心・循環系異常

1. MIBG-SPECT 所見[1]

心臓の交感神経線維は胸髄 T 2-3 に由来し心筋に分布する。別項で詳しく述べられるが，PD では，病初期から高頻度に，MIBG-SPECT で心筋の交感神経脱神経所見がみられ，病理学的にも心筋の交感神経末梢線維脱落が報告されている。この MIBG-SPECT 所見は，多くは不顕性であるが，Lewy 小体病群に特徴的であり，他疾患（多系統萎縮症 MSA，アルツハイマー病など）との鑑別に有用である。

2. 起立性低血圧[2]

正常では起立に伴って，圧反射弓（頸動脈体→延髄循環中枢→胸髄中間外側核→交感神経節→末梢血管 α（1 B）受容体/心臓 β 1 受容体）が賦活される。効果器の中では末梢血管平滑筋が重要である。起立性低血圧は，圧反射弓のいずれかに障害があるため起こる。起立性低血圧の頻度は PD の 15～20% であり，MSA と比較して少ない。起立性低血圧は中枢性ドパミン作動薬，MAO-B 阻害薬内服例に多く，薬物中止後に改善することが多い。一方 L-dopa 負荷により起立性低血圧が改善した報告もある。

起立性低血圧の責任病巣について，胸髄中間外側核に細胞脱落と Lewy 小体が指摘されている（AF with PD）。ただし，これらは生前起立性低血圧のなかった PD でもみられることがある。一方，PD では頸動脈体にも異常がみられる。6 OHDA 誘発 PD モデル動物では，右黒質病変により血圧低下がみられ中枢機序が推定されている。

3. 皮膚循環障害

進行期 PD で足・下腿の浮腫，皮膚温低下，紫色調，網状皮斑がしばしばみられ，四肢の冷え・ほてりがみられるが，詳細な検討は少ない。交感神経血管収縮反応は PD で軽度低下している。

4. その他

PD でときに臥位低血圧・食後性低血圧[3]がみられる。また PD で血圧の日内変動（正常では夜間に下降）消失がみられ，責任病巣として腹側被蓋野が指摘されている。検査所見として，Valsalva 試験，心電図 RR 間隔，心電図 QT 間隔は，PD 患者で正常ないし軽度異常を呈する。これらはドパミン作動薬，MAO-B 阻害薬負荷後に増悪し，L-dopa でむしろ改善した報告がある。血漿 noradrenaline（NA）値，NA 静注試験は，大多数の PD で正常であるが，AF with PD 例で節後性交感神経障害を呈する。ドパミン作動薬負荷でも血漿 NA 値が下降するといわれる。

II. 排尿系異常（神経因性膀胱）[5]

健常人の蓄尿期には，大脳・基底核等の働きにより排尿反射は抑制されている。排出期には，排尿反射（脊髄-脳幹-脊髄反射）により膀胱が収縮する。青斑核近傍に位置する橋排尿中枢（PMC）は排尿反射に必須である。PD の約 70% に排尿障害がみられ，対照群と比較して有意に高頻度であった。頻尿・尿意切迫・尿失禁などの蓄尿障害と，排尿困難などの排出障害がみられるが，特に前者が多い。PD の排尿障害は，運動障害の程度と相関があり，排尿障害は振戦よりも筋強剛・寡動と相関する。尿流動態検査では，排尿筋過反射（副交感神経の核上性障害）が高頻度にみられる。この排尿障害は，β-CIT SPECT で線条体ドパミントランスポータ低下と関連している。L-dopa（D_2 受容体優位）は，進行期 PD で排尿筋過反射を増悪させる傾向がある。

排尿障害の機序について，MPTP 誘発 PD モデル動物で排尿反射亢進がみられる。ドパミン D_1 受容体刺激（基底核直接経路）は膀胱抑制的に，D_2 受容体刺激（同間接経路）は膀胱促進的に働き，総じて基底核は膀胱抑制的に働いている。したがって PD の排尿障害には，D_1 受容体（直接経路）機能低下による可能性がある。また PD では青斑核にも病変がみられる。視床下核高頻度電気刺激は PD の運動障害を改善させ，動物

では排尿反射を抑制する。

PDではMSAと異なり，外括約筋の神経原性変化はみられない。欧米では外括約筋筋電図検査はMSAの診断に必須と考えられている。PDでは，MSAと比較して排出障害が軽度であり，100 ml以上の残尿はほとんどみられない。

III．生殖器系異常

PD男性の約80％に勃起障害がみられ，対照群と比較して高頻度であった。Rigiscanでは，正常ではREM睡眠にほぼ一致して出現する夜間勃起が，PDで減少している。ただし，PDではMSAと異なり，勃起障害が運動障害に先行することはない。L-dopaにより勃起障害が改善した報告があり，PD以外の勃起障害に対してもapomorphine舌下錠が試みられている。

勃起障害の責任病巣として，勃起に促進的に働く視床下部の内側視索前野や室傍核はドパミンニューロンの投射を受けており，同部位がPDで障害されうる。夜間勃起の機序は明らかでないが，結節部hypocretinニューロンや，その投射部位である青斑核や縫線核などが関与する可能性がある。結節部ドパミンニューロンは下垂体前葉に投射しprolactin分泌を抑制する。高prolactin血症は勃起障害を伴いやすく，未治療PDで高prolactin血症が報告されている。

IV．消化器系異常

1．排便障害[6]

PDの約70％に排便障害（排便回数の減少，排便困難）がみられ，対照群と比較して高頻度であった。最近，便秘がPDの運動障害に先行することが報告されている。排便機能検査では，大腸通過時間延長，直腸固有収縮低下，腹圧低下，排便時の奇異性括約筋収縮（PSD）がしばしば認められる。排便障害の責任病巣として，中枢では腸管収縮に促進的に働く基底核・青斑核，腹圧に関連するKolliker-Fuse核などの病変が考えられ，末梢では腸管壁内（Auerbach神経叢）副交感神経線維の脱落が知られている。L-dopaにより排便時のPSDが軽快するとされ，これはdomperidone前処置で変化しなかったことから中枢性作用と考えられた。

2．その他

進行期PDで嚥下障害がしばしばみられる。PDでは，胃電図で安静時・食後の胃運動が低下しており，胃部不快，体重減少に関与する可能性がある。

V．発汗・外分泌系異常

1．発汗低下

発汗は交感神経系に属するが，節後線維はコリン作動性である。PDで四肢の発汗が低下し，顔面の発汗が代償性に亢進する場合がある。温熱発汗低下のない早期PDでも，TRH誘発中枢性発汗が低下している。また，進行期PDでは定量的発汗軸索反射試験（QSART）での低下から，末梢性障害が関与すると考えられている。

2．皮脂分泌亢進

PDの18～61％に脂漏性顔貌がみられ，対照群と比較して皮脂分泌量が増加している。これは男性に顕著であり，他の自律神経障害とは相関しなかった。皮脂分泌量増加の原因として男性ホルモンの関与が考えられている。

3．唾液分泌低下

唾液分泌はコリン作動性である。PDでは対症群（正常では1～1.5 l/日）と比較して唾液分泌量が低下している。PDでしばしば流涎がみられるが，正常でみられる不随意の嚥下がPDで減少することが原因と考えられている。

VI．呼吸器系異常[4]

PDの70％で低酸素換気応答が低下しており，CO_2応答は保たれることから，末梢化学受容体（頸動脈体はドパミンを含有する）の異常が考えられている。PDで睡眠時無呼吸がみられることがあるが，その頻度はMSAよりも少ない。

Ⅶ. その他

1. 体重減少

PDでは対照群と比較して体重減少（BMI－8.5%）がみられ，pallidotomy後に体重減少が改善した報告がある。PDのエネルギー消費量は筋強剛に伴い増大する報告と，寡動に伴い低下する報告があり一定していない。消化管運動低下，嚥下障害の関与も推定されている。

2. 睡眠・覚醒の異常

PDで夜驚症（REM睡眠期行動異常），日中の過眠がみられることがある。MPTP誘発PDモデル動物では睡眠深度が浅く，徐波・REM睡眠の量が少ない。L-dopaやドパミン作動薬（talipexoleなど）で傾眠がみられることがあり，実験動物ではL-dopaによりあくびが誘発される。

おわりに

PDにおける自律神経障害の中で，呼吸・循環系障害はPDの予後に影響する可能性がある。消化器系障害はPD治療薬の吸収に影響し，麻痺性イレウスをきたすこともある。排尿その他の障害は患者および介護者にとって非常に困るものであり，日常生活動作（ADL）・生活の質（QOL）を害する一因となる。PDの自律神経障害は疾患の一部であり，適切な治療により改善することが少なくないので，治療に際して見落とさないようにすべきであろう。

文献

1) Druschky, A., Hilz, M. J., Platsch, G. et al. : Differentiation of Parkinson's disease and multiple system atrophy in early stages by emans of I-123-MIBG-SPECT. J. Neurol. Sci., 175 : 1-2, 3-12, 2000.
2) Loew, F., Gauthey, L., Koerffy, A. et al. : Postprandial hypotension and orthostatic blood pressure responses in elderly Parkinson's disease patients. J. Hypertension, 13 : 1291-1297, 1995.
3) Martignoni, E., Pacchetti, C., Godi, L. et al. : Autonomic disorders in Parkinson's disease. J. Neural. Transm. (suppl.), 45 : 11-19, 1995.
4) Onodera, H., Okabe, S., Kikuchi, Y. et al. : Impaired chemosensitivity and perception of dyspnoea in Prkinson's disease. Lancet, 356 : 739-740, 2000.
5) Sakakibara, R., Hattori, T., Uchiyama, T. et al. : Videourodynamic and sphincter motor unit potential analyses in Parkinson's disease and multiple system atrophy. J. Neurol. Neurosurg. Psychiatry, 71 : 600-606, 2001.
6) Sakakibara, R., Odaka, T., Uchiyama, T. et al. : Colonic transit time and rectoanal videomanometry in Parkinson's disease. J. Neurol. Neurosurg. Psychiatry, 76 : 268-272, 2003.

第Ⅳ章
臨 床 検 査

Ⅳ. 臨床検査―Ⅰ

パーキンソン病の画像診断

百 瀬 敏 光*

抄　録　パーキンソン病（PD）の中核的障害である，黒質線条体系ドーパミン作動性ニューロンの機能評価法としてドーパミンの生合成をみる［F-18］fluorodopa/PET とトランスポータをみる［I-123］β-CIT/SPECT がある。PD においては①両側性の低下，②被殻後方優位の低下，③症状の強い側と反対側で低下が強い，④症状の進行とともに低下が進行する，という特徴がある。一方［C-11］NMSP または raclopride を用いた D_2 受容体測定では受容体の低下はみられないか軽度増加しており，多系統萎縮症（MSA）で低下がみられることから両者の鑑別が可能である。また，PD では［I-123］MIBG を用いた心交感神経シンチグラフィーで発症早期から高度の低下がみられ，DLBD 以外のパーキンソニズムではほとんど低下がみられないことから鑑別診断法として有用である。痴呆を伴う例では，大脳皮質に血流，糖代謝の低下をみることが多く，疾患ごとに低下パターンに特徴があり，脳血流 SPECT，FDG-PET が鑑別診断に役立つ。

脳の科学（2004 年増刊号）91-97, 2004

Key words：*Parkinson's disease, multiple system atrophy（MSA）, dopamine, SPECT, PET*

はじめに

パーキンソン病の画像診断において最も重要な点は，黒質線条体系ドーパミン作動性神経（DA 系）の機能評価である。線条体における DA 系の神経終末機能とドーパミン受容体の評価の両面から捉えることが大切である[1,2,13]。現在，DA 系神経終末の機能評価法として［F-18］fluorodopa（FD）を用いた PET と［I-123］β-CIT を用いたドーパミントランスポーター（DAT）がある。また，線条体におけるドーパミン受容体の評価法として［C-11］N-methylspiperone（NMSP）や［C-11］raclopride を用いた PET 検査がある。SPECT による D_2 受容体の測定も研究レベルでは行われている。表1，2にパーキンソン病で用いられる主な放射性トレーサを示す。近年，パーキンソン病の新しい治療法も模索されており，変性の進行を遅らせる可能性のある薬剤の開発も進んでいる。これらの薬剤や治療法の客観的な評価法としても放射性トレーサを用いた PET，SPECT は期待されている[3]。パーキンソン病の PET，SPECT，および最近新しい鑑別診断法として注目されている［I-123］MIBG を用いた心交感神経機能の評価法についても解説を行う。

I．［F-18］6-L-fluorodopa（FDOPA）/PET

FDOPA は節前機能である，黒質線条体系 DA 神経終末機能の指標であり，dopa の神経終末への取り込み，dopa decarboxylase 活性および

Neuroimaging of Parkinson's disease.
*東京大学大学院医学系研究科放射線医学講座
［〒113-8655　東京都文京区本郷 7-3-1］
Toshimitsu Momose : Department of Radiology, Graduate School of Medicine, The University of Tokyo. 7-3-1 Hongo, Bunkyo-ku, Tokyo, 113-0033 Japan.

表1 ドーパミン系神経伝達機能を評価するための放射性トレーサ

PET		
F-18	L-dopa	dopamine turnover
C-11	β-CIT	dopamine transporter
C-11	NMSP	dopamine D_2 receptor
C-11	raclopride	dopamine D_2 receptor
SPECT		
I-123	β-CIT	dopamine transporter
I-123	β-FP-CIT	dopamine transporter
Tc-99	TRODAT	dopamine transporter
I-123	IBZM	dopamine D_2 receptor
I-123	IBF	dopamine D_2 recepter

表2 ドーパミン系神経系以外にパーキンソン病で用いられる放射性トレーサ

PET		
C-11	PK 11195	microglial activation
F-18	FDG	glucose metabolism
O-15	H2O	blood flow
SPECT		
I-123	IMP	blood flow
I-123	HMPAO	blood flow
I-123	ECD	blood flow
I-123	MIBG	sympathetic nerve function

表3 パーキンソニズムの鑑別診断

	FDOPA	NMSP	MIBG	FDG
PD	低下	正常又は増加	低下	概ね正常
MSA	低下	低下(被殻主体)	正常	小脳, 被殻
PSP	低下	軽度低下	正常	前頭葉
CBD	低下	正常	正常	左右非対称, 皮質
DLBD	低下	正常	低下	後頭葉

dopa貯蔵顆粒の保持能力を反映している。FDOPAの取り込み能の指標である, influx constants (Ki)[10]はその後の死後脳との比較から黒質における細胞密度を反映していると報告されている[12]。パーキンソン病のモデルである, MPTPを用いたサルの実験からも, Kiは線条体のドーパミンレベル, dopa decarboxylase, tyrosin hydroxylase 活性および黒質細胞数と相関があることが示されている。パーキンソン病では, 発病初期からFDOPAの取り込みの低下がみられ, 通常, 病変の強い上下肢とは反対側の線条体の低下が著明である。発病当初から両側性であり, 被殻後方の低下がより強いことが特徴である[9]。このことは, 症状が一側に限局している時期から, すでに症状のない側に対応する線条体の低下がみられることを意味している。正常例での加齢による変化がほとんどみられないのに対し, パーキンソン病患者群では年間約12％の被殻でのKiの低下がみられるとされている[8]。さらに, この変化をもとに, パーキンソン病患者に対し, dopamine agonistであるropiniroleとL-dopaで治療した群で2年間にわたる経過観察の後に, 治療前後でFDOPA/PETを施行し, Ki値の変化を検討した結果, ropinirole投与群の方が, 13％の低下であるのに対しL-dopa投与群では20％の低下が観察され, ropiniroleの方が神経変性過程の進行が少ないのではないかとの指摘がされている[3]。

II. [I-123] -β-CIT /SPECT

ドーパミン神経終末の機能は [I-123] -β-CIT (2β-carboxy-methoxy-3β-4-iodophenyl-tropane) というトレーサを投与し, ドーパミントランスポーターを測定することにより評価することもできる。初期の片側性のパーキンソン病患者に対し, [I-123] β-CITで検査を施行したところ, 症状と反対側で53％, 症状と同側で38％の低下が正常群と比較してみられたと報告されている[5]。また, このトレーサを用いた, パーキンソン病の進行にともなう変化は年間約11％の低下であった (正常では0.8％)[6]。FDOPAに比較して, β-CITは黒質の変性をより反映していると一般には考えられている。FDOPAは黒質の変性も当然反映されているが, 主としてdopa decarboxylaseの活性を反映していると考えられている。実際に, [C-11] β-CITを用い, PETでFDOPA比較したところ, FDOPAの線条体での低下に比し, CITの低下がより高度であっ

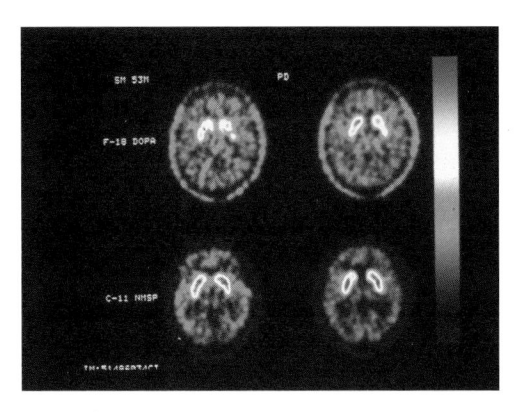

図1　53歳　男性
右手のふるえと動かしづらさで発症したパーキンソン病の症例（Yahr I度）。
FDOPA-PET 上段：左被殻を中心に集積低下。右側も低下している。NMSP-PET 下段：D_2受容体は保たれている。

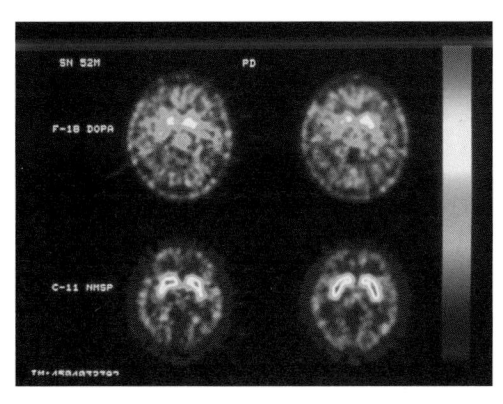

図2　52歳　男性
パーキンソン病の症例（Yahr IV度）。
FDOPA-PET 上段：両側線条体で高度低下。
NMSP-PET 下段：D_2受容体は保たれている。

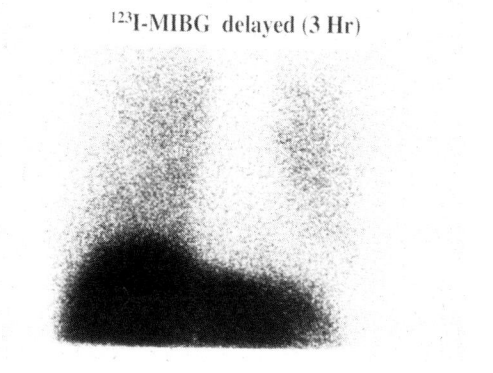

図3　パーキンソン病の症例（Yahr II度）のI-123 MIBGシンチグラフィー
心集積の欠損。

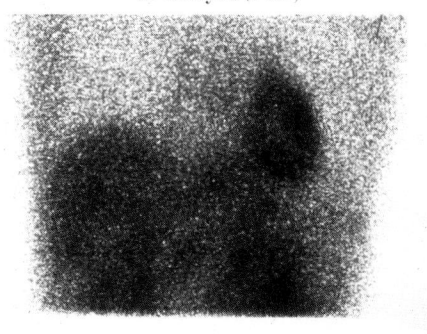

図4　図3と同一症例のTl-201 心筋血流シンチグラフィー
心筋血流は正常で denervated but viable と考えられる。

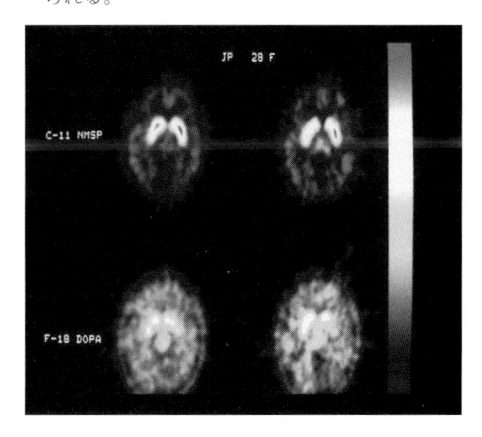

図5　28歳女性　若年性パーキンソニズム
FDOPA-PET 上段：左被殻を中心に集積低下。
NMSP-PET 下段：D_2受容体は保たれている。左側は被殻で軽度増加がみられ up-regulation されている。

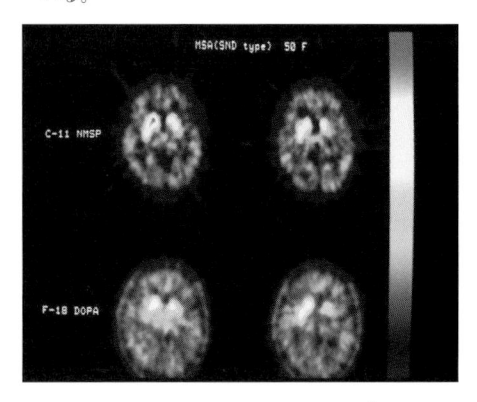

図6　50歳女性　多系統萎縮症 SND タイプ
右手の動かしづらさで発症。FDOPA-PET 上段：左被殻を中心に集積低下。右側も低下している。NMSP-PET 下段：左被殻でD_2受容体は低下している。

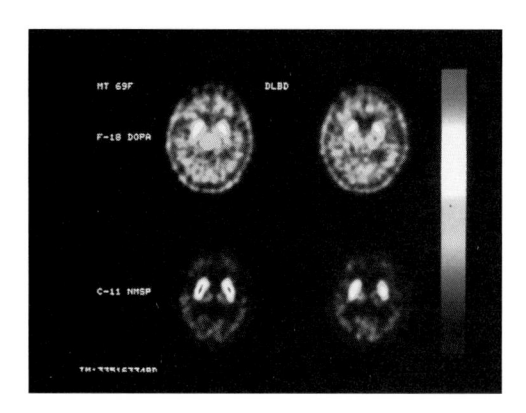

図7　69歳男性　び漫性Lewy小体病（DLBD）
　　　FDOPA-PET 上段：両側線条体で高度低下。
　　　NMSP-PET 下段：D_2受容体は保たれている。

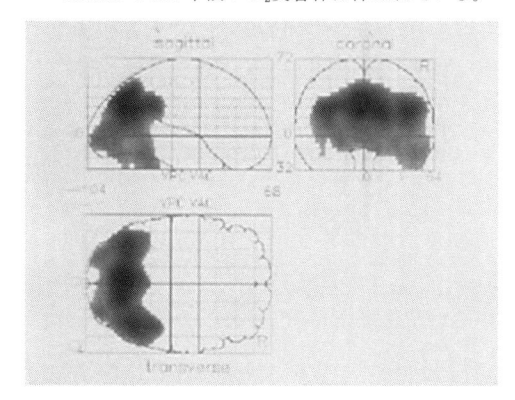

図8　DLBD例におけるSPECTによる血流低下域
　　　SPMによる解析。両側後頭葉を含め側頭，頭頂連合野にかけて血流低下を認める。

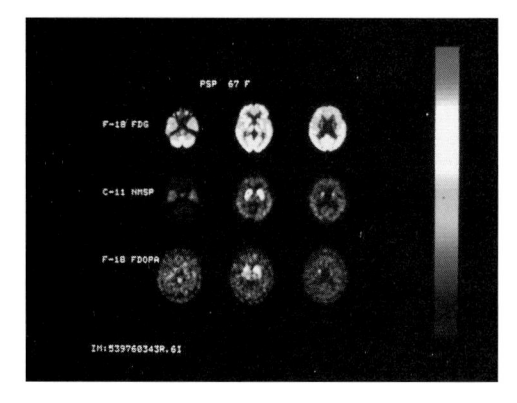

図9　67歳男性　進行性核上性麻痺
　　　上段：FDG-PET，両側前頭葉で集積低下。中段：NMSP-PET，D_2受容体は比較的保たれている。下段：FDOPA-PET，両側線条体で高度低下。

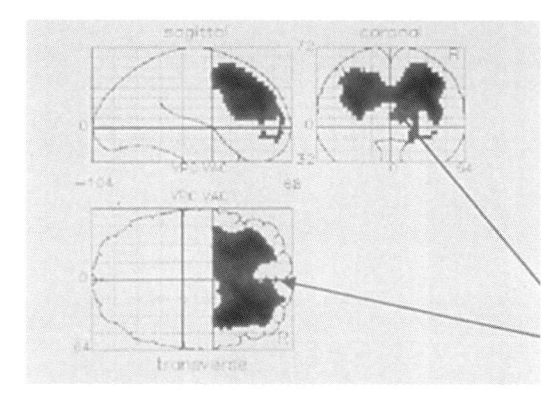

図10　PSP例におけるSPECTによる血流低下域
　　　SPMによる解析。両側前頭葉，特に中前頭回を中心に低下。前帯状回も低下している。

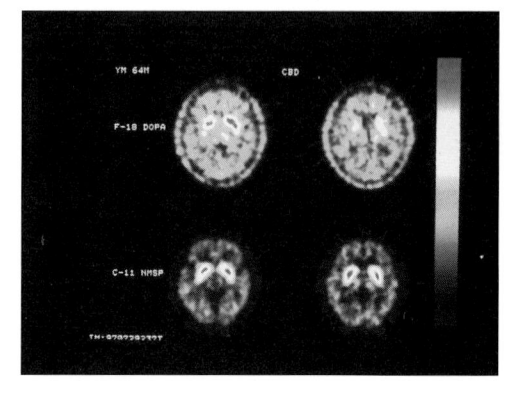

図11　64歳男性　皮質基底核変性症
　　　FDOPA-PET，左右非対称の集積低下。
　　　NMSP-PETではD_2受容体は保たれている。

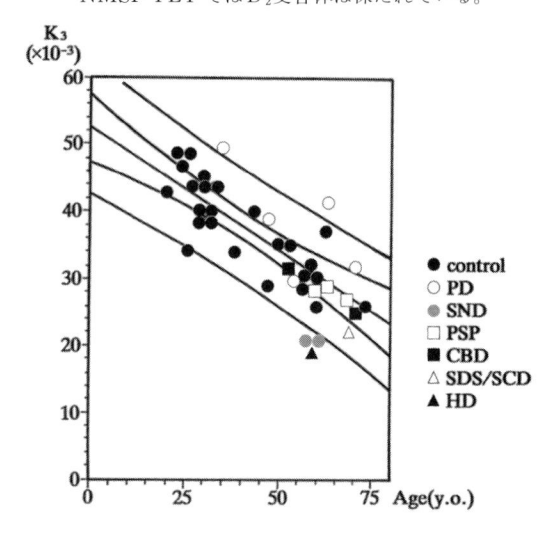

図12　NMSP-PETによるD_2受容体結合定数
　　　正常者では加齢とともに結合能は低下する。パーキンソン病では受容体の増加（up-regulation）がみられ，多系統萎縮症（MSA）SNDタイプやハンチントン舞踏病では受容体は低下がみられる。

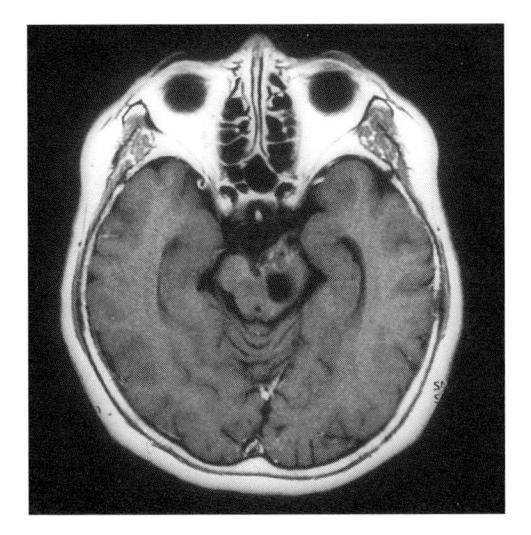

図13 中脳腫瘍（MRI）
右手のふるえと動かしづらさが徐々に進行。中脳左側に腫瘤性病変を認める。

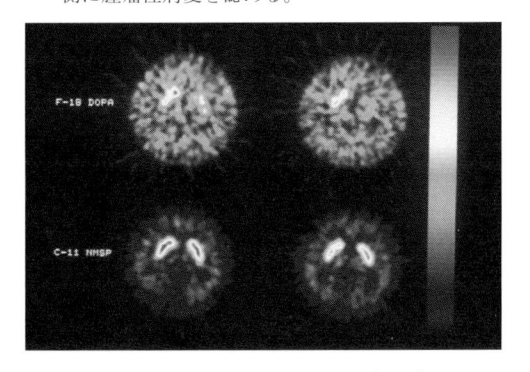

図14 図13と同一症例のFDOPA-PET（上段）とNMSP-PET（下段）
左線条体全体にFDOPAの集積低下がみられ，尾状核と被殻の低下に差がない。
D_2受容体は保たれている。

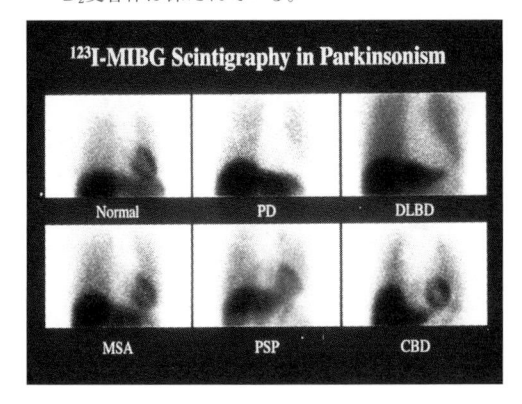

図15 パーキンソニズムのI-123 MIBGシンチグラフィー
パーキンソン病とび漫性Lewy小体病ではMIBGの心集積は高度に低下するが，MSA，PSP，CBDでは低下は明らかでない。

たと報告されている[4]。このことは，黒質における変性の後，神経終末では残った神経終末におけるdopa decarboxylaseの代償性の代謝亢進がおきていることが示されている。また，DATは代償性という観点からはdown-regulationされているのではないかとの指摘もある。

III．［I-123］MIBGシンチグラフィー

［I-123］-metaiodobenzylguanidine（MIBG）はノルエピネフリンの類似物質で，交感神経末端でuptake 1機序により細胞内に入り，ノルエピネフリン貯蔵顆粒に蓄えられ，交感神経刺激により放出される。通常，正常者では心筋全体に取り込みがみられるが，パーキンソン病患者では心筋への取り込みが著明に低下する。一方，黒質線条体変性症など多系統萎縮症患者では心筋への集積は保たれている。心筋への取り込みは主に，postganglionicな変化をみていると思われ，MSAでは主に変化がpreganglionicなものであるのに対し，パーキンソン病ではpostganglionicな変化が中心であることに対応すると考えられている。パーキンソン病における低下は比較的早期からみられるが，Yahr Iまたは40歳台以下の患者では正常なことがある。皮質基底核変性症，進行性核上性麻痺では低下はほとんどみられない。一方，び漫性Lewy小体病では高度の低下を示し，アルツハイマー病との鑑別で有用であると考えられている。通常は心臓（H）と縦隔（M）に関心領域を設定し，両者の比（H/M比）を算出し，評価する。撮像装置によってもある程度差がみられるが，通常は2.2以上を正常としている（図15）。

IV．種々のトレーサを用いたパーキンソニズムの鑑別診断

表3にPD，MSA，PSP，CBD，DLBDにおけるFDOPA，NMSP，FDGおよびMIBGの所見をまとめたものを示した。これらのトレーサを使い分けることにより，鑑別診断がある程度可能である。FDGは糖代謝を測定するものであり，

脳の唯一のエネルギー基質がブドウ糖であることから，FDGの脳への取り込みは脳活動を反映すると考えられている。パーキンソン病ではドーパミン神経伝達系に障害があっても線条体の全体の代謝にはほとんど変化が出ない。パーキンソン病やパーキンソニズムに痴呆などの高次機能の低下がみられてきたときに大脳皮質機能の評価法として利用する価値があると思われる[7]。代謝情報はCBDやPSPの鑑別診断には重要である[11]。また，SPECTによる脳血流測定も通常，変性疾患の場合は糖代謝と血流はカップリングすることから，血流を測定することで，FDG-PETとほぼ同様の情報が得られると考えられる。図1～12に，パーキンソン病およびその類縁疾患における各種トレーサを用いた画像所見を示す。

CT，MRIの役割は限定したものとなる。血管性パーキンソニズムや腫瘍によるパーキンソニズムを除外することが第一の目的である。まれではあるが中脳の腫瘍によりパーキンソン病と酷似した症状を呈する場合[14]があり，注意が必要である（図13，14）。

おわりに

パーキンソン病では［F-18］L-dopa/PETまたは［I-123］β-CIT/SPECTを用いることにより，黒質線条体系ドーパミン神経終末の変性過程を客観的に評価可能である。さらに節後機能の評価も［C-11］NMSPやraclopride PETを用いて行うことができ，病初期の過感受性を検出することができる。FDGや脳血流の評価は高次脳機能の障害が出現したときに重要であり，また，運動の遂行，制御などを神経回路網として理解する際のneural networkの評価法としても注目されている。これらのPET，SPECTは他のパーキンソニズムを呈する疾患の鑑別診断にも役立つ。また，［I-123］MIBG心交感神経シンチグラフィーはパーキンソン病がたんに，脳だけの病気ではなく，脳以外の部位にも機能的な病変があることを具体的に示した例であり，パーキンソン病と び漫性Lewy小体病の鑑別診断としても重要な検査法として位置づけることができる。今後は，新しい治療薬の客観的な評価法として利用されるだけでなく，病気の発生や進行過程を探るための新しいトレーサの開発も進められていくものと思われる。

文　献

1) Brooks, D. J., Ibanez, V., Sawle, G. V. et al. : Differing patterns of striatal 18F-Dopa uptake in Parkinson's disease, multiple system atrophy, and progressive supranuclear palsy. Ann. Neurol., 28 : 547-555, 1990.
2) Brooks, D. J., Ibanez, V., Sawle, G. V. et al. : Striatal D2 receptor status in patients with Parkinson's desease, striatonigral degeneration, and progressive supranuclear palsy, measured with 11C-raclopride and positron emission tomography. Ann. Neurol., 31 : 184-192, 1992.
3) Brooks, D. J. : Imaging end points for monitoring neuroprotection in Parkinson's disease. Ann. Neurol., 53（suppl. 3）: S 110-119, 2003.
4) Lee, C. S., Samji, A., Sossi, V. et al. : In vivo positron emission tomographic evidence for compensatory changes in presynaptic dopaminergic nerve terminals in Parkinson's disease. Ann. Neurol., 47 : 493-503, 2000.
5) Merek, K., Seibyl, J. P., Zoghbi, S. S. et al. : [I-123] beta-CIT SPECT imaging demonstrates bilateral loss of dopamine transporters in hemiparkinsons disease. Neurology, 46 : 231-237, 1996.
6) Merek, K., Innis, R., van Dyck, C. et al. : [I-123] beta-CIT SPECT imaging assessment of the rate of Parkinson's disease progression. Neurology, 57 : 2089-2094, 2001.
7) Minoshima, S., Foster, N. L., Sima, A. A. et al. : Alzheimer's disease versus dementia with Lewy bodies : cerebral metabolic distinction with autopsy confirmatio. Ann. Neurol., 50 : 358-365, 2001.
8) Morrish, P. K., Sawle, G. V., Brooks, D. J. : An [F-18] dopa PET and clinical study of the rate of progression in Parkinson's disease. Brain, 119 : 585-591, 1996.
9) Otsuka, M., Ichida, Y., Kuwabara, Y. et al. : Differences in the reduced 18 F-Dopa uptakes of the caudate and the putamen in parkinson's disease: correlations with the three main symptoms. J. Neurol. Sci., 136 : 169-173, 1996.
10) Patlak, C. S., Blasberg, R. G. : Graphical evaluation of blood-to-brain transfer constants from

multiple time uptake data. Generalisations. J. Cereb. Blood Flow, Metab., 5 : 584-590, 1985.
11) Sawle, G. V., Brooks, D. J., Marsden, C. D. et al. : Corticobasal degeneration. A unique pattern of regional cortical oxygen hypometabolism and striatal fluorodopa uptake demonstrated by position emission tomography. Brain, 114 : 541-556, 1991.
12) Snow, B. J., Tooyama, I., McGeer, E. G. et al. : Human positron tomographic [F-18] fluorodopa studies correlate with dopamine cell counts and levels. Ann. Neurol., 34 : 324-330, 1993.
13) Yamada, H., Momose, T., Okada, M. et al. : Anticholinergic drugs: response of parkinsonism not responsive to levodopa. J. Neurol. Neurosurg. Psychat., 72 : 111-113, 2002.
14) Yoshimura, M., Yamamoto, T., Isoo, N. et al. : Hemiparkinsonism associated with a mesencephalic tumor. J. Neurol. Sci., 197 : 89-92, 2002.

ニューロサイエンスと私

神経病理学に魅せられて

平野朝雄　著

四六判　上製　148頁　1,800円（税別）

戦後間もない頃、当時日本で必要とされていながら本格的に学ぶことのできなかった臨床神経内科学を学ぶために渡米。そしてレジデント期間中に、神経疾患の診断には神経病理学の裏付けが必要であることを痛感する。その後、神経病理学一筋の道を歩み、"平野小体"の発見等、その発展に計り知れない貢献をしてきた。そして今、この50年を振り返り、代表的な研究とそれにまつわる思い出を貴重な写真を交えながら興味深く語る。

星和書店　〒168-0074　東京都杉並区上高井戸1-2-5　TEL 03-3329-0031
　　　　　　URL http://www.seiwa-pb.co.jp/　FAX 03-5374-7186

激動の社会の中で分裂病者にまなぶ

誰が風を見たか
─ある精神科医の生涯─

臺弘　著

四六判　上製　352頁　3,680円（税別）

激動の社会を生きた一精神科医の波瀾万丈の回顧録。第一部《生活史編》と第二部《研究史編》から成る。洗練された文章と辛口な批評は天下一品。読みごたえのある書である。

〈主な目次〉
第1部　誰が風を見たか…ある日本人の素性／自分を見出すまで／赤い'30年代／結婚と応召／ある軍医の戦争日記／戦後の松沢病院／新米教授の前橋生活／ほか
第2部　激動の社会の中で分裂病者にまなぶ…遍歴時代／分裂病の生物学的研究／治療についての考察／再発予防5カ年計画と生活臨床／行動研究／ほか

星和書店　〒168-0074　東京都杉並区上高井戸1-2-5　TEL 03-3329-0031
　　　　　　URL http://www.seiwa-pb.co.jp/　FAX 03-5374-7186

第Ⅴ章
病　因　論

V. 病因論 — 1

病因概論

近藤智善*

抄録　パーキンソン病は一般的には非遺伝性の疾患で，症候的にも治療反応性からもかなり特徴的な疾患といえる。しかし近年，多くの遺伝性パーキンソン病・パーキンソニズムが発見され，少なくとも原因的には不均一な疾患であることが明らかにされつつある。単一の遺伝子異常に基づく病型の検討からは，細胞内への異常蛋白の蓄積や酸化的ストレスが細胞内環境を変化させること，孤発性パーキンソン病の検討からはリスクを高める複数の遺伝子，環境要因，などがストレスとなって黒質神経細胞の変性のプロセス（ミトコンドリア呼吸酵素異常やフリーラジカル形成，炎症反応，など）の引き金が引かれ，共通の細胞死（アポトーシス）への過程が進行してゆくと考えられる。病変の特異的分布を説明するには異常遺伝子の発現の分布のみでは難しく，ドパミン神経細胞に固有の脆弱性が存在する可能性が考えられる。

Key words: *Parkinson's disease, etiology, pathogenesis, environment, genetic predisposition*

はじめに

パーキンソン病は病理学的には，黒質緻密層と青斑核ニューロンの変性と無名質や脳幹諸核の細胞内封入体（Lewy 小体）出現で定義される。一方，生化学的にはこれらの神経細胞変性に基づく黒質・線条体系の高度のドパミン（DA）含有量低下と前頭葉皮質や視床下部，などのノルアドレナリン含有量の低下としてとらえることができる。さらに臨床診断上は DA 補充ないし DA 受容体刺激薬剤が奏効することが補助的な要素としてあげられていて，L-dopa 治療に反応性のパーキンソニズムという側面もある。

臨床的には比較的均一と考えられ，症候や画像，薬物反応性などから厳密に他のパーキンソン症候群と区別する努力がはらわれてきた。これは治療面からあるいは予後を推測する上できわめて重要と考えられる。しかしながら，近年の遺伝子異常に基づくパーキンソニズムをはじめとする原因研究から，少なくとも原因的には均一な疾患ではないという考え方が広まりつつある。

本稿では病気の原因は何か，病的変化を増幅する因子は何か，病変分布に選択性を与える因子は何かについて述べたい。

I. パーキンソン病の etiology

1. 疫学的研究

通常，パーキンソン病といえば特発性のものを

An outline of the etiology and pathogenesis of Parkinson's disease.
*和歌山県立医科大学神経内科
〔〒641-8510　和歌山市紀三井寺 811-1〕
Tomoyoshi Kondo : Department of Neurology, Wakayama Medical University. 811-1 Kimiidera, Wakayama, 641-8510 Japan.

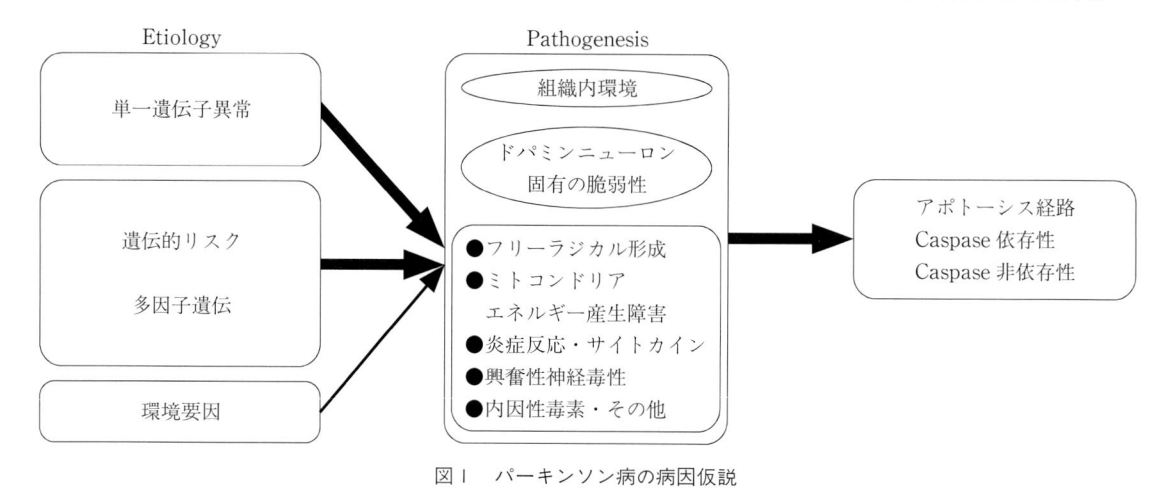

```
   Etiology              Pathogenesis
┌──────────────┐      ┌─────────────────────┐
│  単一遺伝子異常 │      │   組織内環境         │
└──────────────┘─┐    │                     │        ┌──────────────┐
                 ▶│   ドパミンニューロン       │        │ アポトーシス経路│
┌──────────────┐ │   │   固有の脆弱性        │        │ Caspase 依存性 │
│  遺伝的リスク   │─▶│                     │──────▶│ Caspase 非依存性│
│  多因子遺伝    │ │   ● フリーラジカル形成  │        └──────────────┘
└──────────────┘ │   ● ミトコンドリア       │
                 │     エネルギー産生障害    │
┌──────────────┐ │   ● 炎症反応・サイトカイン │
│  環境要因     │─▶│  ● 興奮性神経毒性       │
└──────────────┘     ● 内因性毒素・その他   │
                    └─────────────────────┘
```

図1 パーキンソン病の病因仮説

指す．単一遺伝子異常に基づく一部のパーキンソン病・パーキンソニズムは別にして，特発性パーキンソン病の原因は約8割の遺伝的要因に2割の環境ないし外的要因が作用し，発病するかどうかが決まると推定されている[20,21]．

このような遺伝要因として薬物代謝に寄与するdebrisoquine-4-hydroxylase[35]をはじめDAトランスポーターやDA受容体[23]，DA代謝酵素（MAO-B，COMT）[6,39]，神経栄養因子brain-derived neurotrophic factor遺伝子[25]，などの遺伝子の多型性とパーキンソン病との関連が検索されているが，報告によって意見の一致がない．また，黒質神経細胞の発達や生存にかかわる主要蛋白Nurr1の1塩基挿入変異をヘテロにもつ個体はパーキンソン病のリスクが高いという報告もある[41]．

環境要因ないし外的要因としては，田舎居住，農業，井戸水飲用，などがあげられている[22]．生活習慣との関連では，喫煙者やコーヒー多飲用量者[15]との負の相関，体動不足，成長期の栄養不良，など生活習慣との関連がいわれている．前者は環境要因として農薬や殺虫剤などDA神経細胞に特異性の高い外因性毒素の存在を想定するもので，具体例としてミトコンドリア呼吸酵素Ⅰ阻害作用のあるrotenoneの研究[34]がある．また内因性に産生される毒素に関する研究の代表的な研究としてイソキノリン類に関する一連の興味ある研究[28]がある．図1にパーキンソン病の黒質細胞死機序を模式的に示す．

2．単一遺伝子異常とパーキンソン病

家族性パーキンソニズムの研究では古典的なパーキンソン病の病理学的定義から離れて，黒質神経細胞死を共通項としてとらえ，異常遺伝子の機能異常がどのように黒質神経の死にかかわるかに焦点が絞られている．

いうまでもなく家族性パーキンソニズムはそれぞれ異なる遺伝子座ないし遺伝子が同定されていて，遺伝子的には異なる疾患といえる．これまでに原因遺伝子があきらかになっているパーキンソン病・パーキンソニズムとしてα-synuclein遺伝子，Parkin遺伝子，UCH-L1遺伝子，DJ1遺伝子異常に基づくものがあげられる[2,19,24,31]．これらは非常に大まかには，異常蛋白の細胞内蓄積，細胞内酸化ストレスの処理機構の異常といった細胞内環境の変化を生じさせ，細胞死のtriggerとなると考えられる．そのほか家族性パーキンソニズムで遺伝子座が明らかになっているものを含めると，遺伝子的には少なくとも10種（Park1～3，5～11）の異なる原因があることになる[1,11,12,14,16,30]．

II．パーキンソン病のpathogenesis

1．黒質神経細胞死のpathogenesis

パーキンソン病の黒質細胞死仮説として，DA

ニューロンに特異性の高い外因性または内因性神経毒素[26,28]による細胞障害説，フリーラジカル（DAの代謝，自動酸化[4]やエネルギー産生過程[29]で生じる活性酸素種，一酸化窒素[13]）説，ミトコンドリアの呼吸酵素の部分的活性低下によるエネルギー産生破綻説[33]，グルタミン酸興奮毒性説[32]，二次性を含む神経系の炎症反応[18]が細胞を傷害するという説，等があげられる。これらのなかで神経毒素説以外は必ずしも独立したプロセスとはいえず，相互に部分的に原因であり部分的に結果でもありうる。先に述べたetiologyで惹起された細胞内機能異常の表現がここに列挙した事象を生み，その複合によって最終的には細胞死の過程（apoptosis）[38]が導かれると考えられる。

2．黒質神経細胞障害の選択性

最初にパーキンソン病の原因について述べたが，たとえば遺伝子異常に基づくパーキンソン病の場合，その異常遺伝子の発現は必ずしも黒質神経細胞のみに発現が限局しているわけではない[36]。にもかかわらず病変が選択的であることを理解するためには，DA神経細胞が特定の遺伝子への機能的依存度が高いか，あるいは，あらゆる障害性ストレスに対してDA神経が脆弱であるか，のいずれかを考える必要がある。

DA神経細胞障害の機序として古くからフリーラジカル仮説が唱えられている[9]。これは，フリーラジカル源を内在させるというDA神経細胞自身の特性に基づく。DA細胞はDAの存在様式によってはその自動酸化によってフリーラジカルを形成しうる細胞内環境にある。遊離されたDAの自動酸化[4]やDAの代謝[5]はフリーラジカル発生源となる。またDA神経細胞内にあるneuromelaninは鉄親和性が高く[8]鉄の還元を触媒[10]すると考えられている。還元鉄は過酸化水素をより反応性の高い活性酸素種（hydroxyl radical）へと触媒する[40]。これらはDA神経細胞に本来備わった脆弱性の原因のひとつと考えられる。

そのほか，神経毒素によるDA神経細胞障害の選択性を生む要素として，仮定される毒素を活性化する酵素の存在[3,27]，毒素を選択的に取り込む機構[37]なども明らかになっている。

また，DA細胞に脆弱性の差を生む要因として神経細胞自身の性質[17]やDA神経細胞体をとりまく組織内環境に関する検討も必要と考えられる。後者については，パーキンソン病で高度に細胞障害がみられる黒質緻密層は過酸化水素を処理するglutathion peroxidaseを発現したグリア細胞の分布密度が疎であるとの指摘[7]がある。

以上はDA神経細胞の脆弱性を説明する要因となるが，パーキンソン病では線条体DA神経終末変性の分布は一様でなく，外側，後方（尾側）に変性がより強いという勾配がみとめられている。黒質でもこれに対応し，黒質の腹外側の変性が強いとされている。このような病変分布は，DA神経細胞固有の脆弱性のみでは説明が難しく，運動機能に結びつく線条体の外・尾側と精神機能との結びつきが強い線条体の吻・内側との機能的要求度のような神経核内における神経細胞の活動の差などについても考慮する必要がある。

おわりに

パーキンソン病の黒質神経細胞死研究は，古典的ともいえるフリーラジカル説から，1980年代，MPTPの発見以後急速に高まった神経毒素とミトコンドリア呼吸障害説を経て，最近のパーキンソン病の原因遺伝子の機能解析へと進んできた。特に近年の遺伝性パーキンソン病，パーキンソニズムの研究からはパーキンソン病が原因的には不均一・多様であることを明瞭に示しているように思われる。不均一・多様な単一の遺伝子異常，多因子の遺伝的リスク，環境要因，等が正常の黒質神経細胞内の環境を阻害し，細胞死のtriggerとなり，細胞死がもたらされると考えられる。

文　献

1) Bentivoglio, A. R., Cortelli, P., Valente, E. M. et al.: Phenotypic characterisation of autosomal recessive PARK 6-linked parkinsonism in three unrelated Italian families. Mov. Disord., 16 : 999-1006, 2001.

2) Bonifati, V., Rizzu, P., Squitieri, F. et al.: DJ-1 (PARK 7), a novel gene for autosomal recessive, early onset parkinsonism. Neurol. Sci., 24 : 159-160, 2003.

3) Chiba, K., Trevor, A., Castagnoli, N. Jr. : Metabolism of the neurotoxic tertiary amine, MPTP, by brain monoamine oxidase. Biochem. Biophys. Res. Commun., 120 : 574-578, 1984.
4) Cohen, G., Heikkila, R. E. : The generation of hydrogen peroxide, superoxide radical, and hydroxyl radical by 6-hydroxydopamine, dialuric acid, and related cytotoxic agents. J. Biol. Chem., 249 : 2447-2452, 1974.
5) Cohen, G. : Monoamine oxidase, hydrogen peroxide, and Parkinson's disease. Adv. Neurol., 45 : 119-125, 1987.
6) Costa, P., Checkoway, H., Levy, D. et al. : Association of a polymorphism in intron 13 of the monoamine oxidase B gene with Parkinson disease. Am. J. Med. Genet., 74 : 154-156, 1997.
7) Damier, P., Hirsch, E. C., Zhang, P. et al. : Glutathione peroxidase, glial cells and Parkinson's disease. Neuroscience, 52 : 1-6, 1993.
8) Double, K. L., Gerlach, M., Schunemann, V. et al. : Iron-binding characteristics of neuromelanin of the human substantia nigra. Biochem. Pharmacol., 66 : 489-494, 2003.
9) Fahn, S., Cohen, G. : The oxidant stress hypothesis in Parkinson's disease: evidence supporting it. Ann. Neurol., 32 : 804-812, 1992.
10) Faucheux, B. A., Martin, M. E., Beaumont, C. et al. : Neuromelanin associated redox-active iron is increased in the substantia nigra of patients with Parkinson's disease. J. Neurochem., 86 : 1142-1148, 2003.
11) Funayama, M., Hasegawa, K., Kowa, H. et al. : A new locus for Parkinson's disease (PARK 8) maps to chromosome 12 p 11.2-q 13.1. Ann. Neurol., 51 : 296-301, 2002.
12) Gasser, T., Muller-Myhsok, B., Wszolek, Z. K. et al. : A susceptibility locus for Parkinson's disease maps to chromosome 2 p 13. Nat. Genet., 18, 262-265, 1998.
13) Good, P. F., Hsu, A., Werner, P. et al. : Protein nitration in Parkinson's disease. J. Neuropathol. Exp. Neurol., 57 : 338-342, 1998.
14) Hampshire, D. J., Roberts, E., Crow, Y. et al. : Kufor-Rakeb syndrome, pallido-pyramidal degeneration with supranuclear upgaze paresis and dementia, maps to 1 p 36. J. Med. Genet., 38 : 680-682, 2001.
15) Hernan, M. A., Takkouche, B., Caamano-Isorna, F. et al. : A meta-analysis of coffee drinking, cigarette smoking, and the risk of Parkinson's disease. Ann. Neurol., 52 : 276-284, 2002.
16) Hicks, A. A., Petursson, H., Jonsson, T. et al. : A susceptibility gene for late-onset idiopathic Parkinson's disease. Ann. Neurol., 52 : 549-555, 2002.
17) Hirsch, E. C., Faucheux, B., Damier, P. et al. : Neuronal vulnerability in Parkinson's disease. J. Neural. Transm, 50 (suppl.) : 79-88, 1997.
18) Hirsch, E. C., Breidert, T., Rousselet, E. et al. : The role of glial reaction and inflammation in Parkinson's disease. Ann. NY Acad. Sci., 991 : 214-228, 2003.
19) Kitada, T., Asakawa, S., Hattori, N. et al. : Mutations in the parkin gene cause autosomal recessive juvenile parkinsonism. Nature, 392 : 605-608, 1998.
20) 近藤喜代太郎：Parkinson病の遺伝．神経研究の進歩, 16：1054-1060, 1972.
21) 近藤喜代太郎：パーキンソン病における環境と遺伝の交絡．神経研究の進歩, 33：759-765, 1989.
22) Kondo, K., Watanabe, K. : Lifestyles, risk factors, and inherited predispositions in Parkinson's disease. Preliminary report of a case-control study. Adv. Neurol., 60 : 346-351, 1993.
23) Le Couteur, D. G., Leighton, P. W., McCann, S. J. et al. : Association of a polymorphism in the dopamine-transporter gene with Parkinson's disease. Mov. Disord., 12 : 760-763, 1997.
24) Leroy, E., Boyer, R., Auburger, G. et al. : The ubiquitin pathway in Parkinson's disease. Nature, 395 (6701) : 451-452, 1998.
25) Momose, Y., Murata, M., Kobayashi, K. et al. : Association studies of multiple candidate genes for Parkinson's disease using single nucleotide polymorphisms. Ann. Neurol., 51 : 133-136, 2002.
26) Nagatsu, T. : Amine-related neurotoxins in Parkinson's disease: past, present, and future. Neurotoxicol. Teratol., 24 : 565-569, 2002.
27) Naoi, M., Dostert, P., Yoshida, M. et al. : N-methylated tetrahydroisoquinolines as dopaminergic neurotoxins. Adv. Neurol., 60 : 212-217, 1993.
28) Naoi, M., Maruyama, W. : N-methyl (R) salsolinol, a dopamine neurotoxin, in Parkinson's disease. Adv. Neurol., 80 : 259-264, 1999.
29) Nohl, H., Gille, L., Kozlov, A. et al. : Are mitochondria a spontaneous and permanent source of reactive oxygen species? Redox. Rep., 8 : 135-141, 2003.
30) Pankratz, N., Nichols, W. C., Uniacke, S. K. et al.

: Significant linkage of Parkinson disease to chromosome 2 q 36-37. Am. J. Hum. Genet., 72 : 1053-1057, 2003.
31) Polymeropoulos, M. H., Lavedan, C., Leroy, E. et al. : Mutation in the alpha-synuclein gene identified in families with Parkinson's disease. Science, 276 (5321) : 2045-2047, 1997.
32) Rodriguez, M. C., Obeso, J. A., Olanow, C. W. : Subthalamic nucleus-mediated excitotoxicity in Parkinson's disease: a target for neuroprotection. Ann. Neurol., 44 (suppl. 1) : S 175-188, 1998.
33) Schapira, A. H., Gu, M., Taanman, J. W. et al. : Mitochondria in the etiology and pathogenesis of Parkinson's disease. Ann. Neurol., 44 (suppl. 1) : S 89-98, 1998.
34) Sherer, T. B., Kim, J. H., Betarbet, R. et al. : Subcutaneous rotenone exposure causes highly selective dopaminergic degeneration and alpha-synuclein aggregation. Exp. Neurol., 179 : 9-16, 2003.
35) Smith, C. A., Gough, A. C., Leigh, P. N. et al. : Debrisoquine hydroxylase gene polymorphism and susceptibility to Parkinson's disease. Lancet, 339 : 1375-1377, 1992.
36) Solano, S. M., Miller, D. W., Augood, S. J. et al. : Expression of alpha-synuclein, parkin, and ubiquitin carboxy-terminal hydrolase L 1 mRNA in human brain : genes associated with familial Parkinson's disease. Ann. Neurol., 47 : 201-210, 2000.
37) Storch, A., Ott, S., Hwang, Y. I. et al. : Selective dopaminergic neurotoxicity of isoquinoline derivatives related to Parkinson's disease : studies using heterologous expression systems of the dopamine transporter. Biochem. Pharmacol., 63 : 909-920, 2002.
38) Tatton, W. G., Chalmers-Redman, R., Brown, D. et al. : Apoptosis in Parkinson's disease: signals for neuronal degradation. Ann. Neurol., 53 (suppl. 3) : S 61-70, 2003.
39) Xie, T., Ho, S. L., Li, L. S. et al. : G/A 1947 polymorphism in catechol-O-methyltransferase (COMT) gene in Parkinson's disease. Mov. Disord., 12 : 426-427, 1997.
40) Youdim, M. B., Ben-Shachar, D., Riederer, P. : Is Parkinson's disease a progressive siderosis of substantia nigra resulting in iron and melanin induced neurodegeneration? Acta. Neurol. Scand. (suppl. 126) : 47-54, 1989.
41) Zheng, K., Heydari, B., Simon, D. K. : A common NURR 1 polymorphism associated with Parkinson disease and diffuse Lewy body disease. Arch. Neurol., 60 : 722-725, 2003.

V. 病因論−2

パーキンソン病の遺伝的要因

戸田達史*

抄録 孤発性パーキンソン（PD）病と遺伝因子との関連に関しては，従来より議論があったが，現在は複数の遺伝因子と環境因子により発症する多因子遺伝性疾患であると考えられている。Mendel遺伝性PDではパーキン遺伝子などが発見されたが，大部分を占める孤発性PDでは疾患感受性遺伝子は証明されていない。2001年になって初めて，罹患同胞対による連鎖解析が発表され，いよいよゲノム上に疾患感受性遺伝子存在部位の的をしぼって，PDとSNPの関係を探索できる状況になってきている。

Key words: Parkinson's disease, multi-factorial disease, susceptibility gene, association study, sib pair analysis

はじめに

我が国には12万人以上のパーキンソン病（PD）患者が存在すると考えられており，今後社会の高齢化に伴い，さらに患者数増加が予想されている。本稿では，主に患者の大多数を占める孤発性パーキンソン病の遺伝的素因と疾患感受性遺伝子の解析について，主として最近の研究を中心に概説する。

I. 単一遺伝性パーキンソン病の原因遺伝子

近年，一部のMendel遺伝形式をとる家族性パーキンソニズムについてはα-シヌクレイン遺伝子やパーキン遺伝子，UCH-L1遺伝子などの変異が発見された。また原因遺伝子が未同定の

Genetic factors for Parkinson's disease.
*大阪大学大学院医学系研究科ゲノム機能分野臨床遺伝学
〔〒565-0871　大阪府吹田市山田丘2-2-B9〕
Tatsushi Toda : Division of Functional Genomics, Osaka University Graduate School of Medicine. 2-2-B9 Yamadaoka, Suita, Osaka, 565-0871 Japan.

Mendel遺伝性PDにおいて新たな原因遺伝子座が次々に報告されている。以前から知られている2p13（PARK3），4p15（PARK4）に加えて1q35-36（PARK6），1q36（PARK7），12p11.2-q13.1（PARK8）が報告された。

最近PARK7が酸化ストレス関連蛋白DJ-1[1]，であること，別の家族性PDでドパミンニューロン分化に必要な転写因子NR4A2[8]の変異が報告された。またごく最近PARK4がα-シヌクレイン遺伝子の三重重複であることが報告された[16]。これらの詳細は別項を参照されたい。

孤発性PDのLewy小体中にα-シヌクレインが存在すること他より，Mendel遺伝性PDと孤発性PDには一部共通の発症メカニズムが存在していると考えられ，今後の研究の展開が注目される。

II. 多因子遺伝性疾患としての孤発性パーキンソン病

一方，症例的には大多数（90%以上）の孤発性

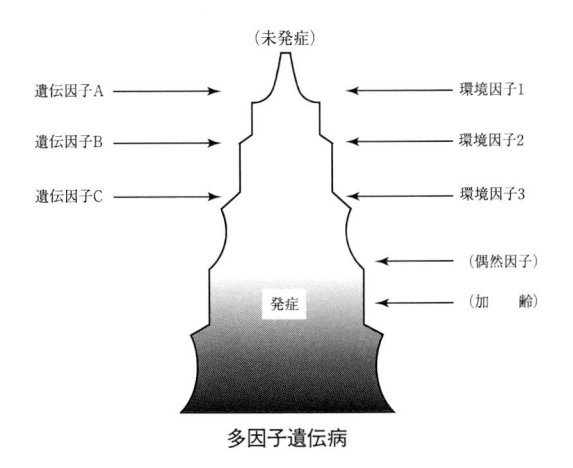

図1 多因子遺伝性疾患のモデル
　　遺伝因子の数は不明。通常10個以上あると考えられている。複数の遺伝子変異の重複によって発症にいたるが，その組み合わせは必ずしも一定しない。

PDの原因は，現時点では不明であるが，環境因子と遺伝因子により発症する多因子疾患であると考えられている。多因子遺伝性疾患とは①発症に関与する1つ1つの遺伝子の遺伝的影響（遺伝力）が弱く，複数の遺伝子変異の重複によって発症に至り，②胎生期より発症に至るまでの外来因子とヒトの遺伝的個体差との相互作用によって発症する疾患群である（図1）。したがって，同一家系においてもPD患者となる近親者は10％以下で，多くの患者は孤発例として認知される。また，同一家系内の発症者の血縁関係も様々で，不規則遺伝を示し，Mendelの遺伝形式をもとにした遺伝解析は困難である。環境因子，生活習慣としては種々の報告があるが，これらは別項を参照されたい。

III．疫学的調査と双生児研究

遺伝因子の存在に関しては，従来より議論があった。①遺伝形式の推定可能な大家族の存在，②約10％のPD患者の一親等内にPD患者が存在すること[4]，などすなわち家族内集積は何十年も前から観察されてきている。ところがこれはTannerらによる大規模な双生児研究の所見と対照的である[18]。その161組の双生児の研究で，彼等は一卵性（15.5％）と二卵性（11.1％）の双生児ペアにおいて同程度の疾患一致率を見い出し，晩発性PDには遺伝子の寄与はなかったと結論した。一方で彼らは，双生児研究のデザインには，サンプルサイズやフォローアップの期間も含めて限界がある，と認めている。

つまりPDの発症には長い潜在期間を持つであろうと考えられるため，発症していなかった片方の双生児が将来発症するかもしれない可能性がある。そこでPET studyによってsubclinicalな症例を含んだ結果では，一卵性双生児の疾患一致率が55％あり二卵性（18％）の約3倍，などという結果が得られている[14]。

さらに2000年にはアイスランド国民を対象とした大規模な疫学的調査の結果が発表され，50歳以上発症のPD患者の同胞，子供，甥あるいは姪の発症危険率はそれぞれ6.7，3.2，2.7であった。すなわちこの研究の結果からは本疾患のλs（同胞発症危険率，多因子遺伝性疾患の遺伝素因の強さをはかる目安に使われる）は6.7ということになる。患者の夫あるいは妻の発症率は統計学的に高くはなく，PD発症には遺伝因子が強く影響していることが示された[17]。

IV．候補遺伝子関連解析

このように近年ではPDは多因子遺伝性疾患であると考えられ，患者の環境因子，生活習慣などと共に，遺伝子性素因の解析も数多く報告されるようになった。すなわちPDの細胞レベルでの病態がわかってくると，これにかかわる機能タンパク質や構造タンパク質に異常がないか，さらに遺伝子レベルでの異常はないか，候補遺伝子を設定してPD患者での検討が行われるようになった。

MPTPをMPPに変えるMAO-B遺伝子や外的毒素の解毒を行う酵素のチトクロームP450遺伝子（CYP2D6，CYP1A1など），ミトコンドリア遺伝子，複合体Ⅰをコードする核遺伝子，α-ケトグルタル酸脱水素酵素遺伝子（酵素活性の低下が報告されている），あるいはDAレセプターやDAトランスポーターの遺伝子，カテコールアミンの生成および代謝系の酵素ではチロシン水酸化酵素やカテコール-O-メチル転移酵素

表1 パーキンソン病における関連解析（文献20を改変）

Candidate Gene	Locus	Positive association	No association
Dopaminergic genes			
Dopaminergic transporter	5p15.3	○	○
Dopamine D2 receptor	11q22-23	○	○
Dopamine D3 receptor	3q13.3		○
Dopamine D4 receptor	11p15.5		○
Tyrosine hydroxylase	11p15.5		○
Catechol-O-methyltransferase	22q12.1	○	○
Monoamine oxidase A	X		○
Monoamine oxidase B	Xp11.3	○	○
Genes involved in detoxification of metabolite			
Debrisoquine-4-hydroxylase	22q13	○	○
Cytochrome P4501A1	5q22-24		○
N-acetyltransferase	8p23.1-21.3	○	○
Heme oxygenase 1	22q12	○	
Glutathione transferase	11q13		○
Quinone oxidoreductase 2	6p25	○	
Genes of lipoproteins			
Apolipoprotein E	19q13.2	○	○
Genes from familial PD/protein aggregation			
α-Synuclein	4q21.3-22	○	
UCH-L1	4p15	○	
Tau	17q21	○	
Neuronal survival genes			
Nurr 1	2q22-q23	○	
Brain-derived neurotrophic factor	11p13	○	

UCH-L1=ubiquitin hydrolase L1.

(COMT) 遺伝子，酸化的ストレス関連ではMn SOD遺伝子などが関連解析にて検討されている（表1）[20]。近年では3つのグループによる大規模関連解析で，タウ遺伝子の多型とPDとの関連が報告されている[10]。過去の双生児の研究で一卵性と二卵性で同程度の疾患一致率だったのは，どちらもミトコンドリアは母由来であるため，ミトコンドリアに原因があるとの考えから，complex 1のサブユニット3の多型との$p=0.0001$の中等度の関連が示されている[19]。また我々も神経栄養因子であるBDNF遺伝子V 66 MのAAホモ接合体がPD患者では正常対照に比し多いという結果を得ている[11]。

しかしながら，アルツハイマー病におけるApoE 4多型のような確実に発症リスクを高める遺伝因子は現在まで確認されていない。後述する理由により，候補遺伝子解析には限界がある。

V. 孤発性PDの初めての ゲノムワイドな解析

PDは先行する他の多因子疾患と異なり，2001年になって初めて，罹患同胞対を使ったノンパラメトリック連鎖解析（遺伝形式を設定しない）が発表された（表2）。

Myersグループは113の罹患同胞対を用いて染色体1，9，10，16のマーカーに連鎖を示唆した。しかしロッド得点は最大1.3でsuggestiveにとどまる[2]。

また，Pericak-Vanceグループは344のマイ

表2　罹患同胞対を使ったノンパラメトリック連鎖解析による連鎖領域

- Myers グループ[2]
　……1q, 9q, 10q, 16q
- Pericak-Vance グループ[9,15]
　……1p, 5q, 8p, 9q, 10q, 17q, Xq
- Foroud グループ[12,13]
　……2q36-37, 4q, 5q, 13, Xq
- deCODE 社[5]
　……1p32（PARK 10）

クロサテライトマーカーを用いて174の多発家系のノンパラメトリック連鎖解析を行い、染色体5q, 8p, 17q, Xqのゲノム領域にロッド得点2以上の連鎖を見い出した。L-dopa 反応性の乏しい群では9q, 3q, 早発性群では6q（パーキン遺伝子領域）、晩発性群では17q, 8p, 5qに連鎖するという。パーキン遺伝子が早発性 PD の発症に影響的であること、いくつかの遺伝子が晩発性 PD の発症に影響を与えること、そして発症年齢および L-dopa 反応性パターンが遺伝的病因にとって有用な指標かもしれない、とされた[15]。

Foroud グループは、160の多発家系のノンパラメトリック連鎖解析で、染色体2, Xのにロッド得点2.7と2.5、染色体4, 5, 13ロッド得点1.5程度の連鎖を見い出し、染色体Xと5はPericak-Vance らの報告と矛盾しないとした[12]。さらに、強い家族歴を持つ65家系の解析にて、2q36-37にロッド得点5.1の領域を見い出した[13]。

さらにアイスランドのデコード社は、781のマーカーを用いて51家系117人の患者168人の非発症近親者の連鎖解析で、1p32に連鎖を見い出し（PARK 10）、ロッド得点4.9の高値であり、同胞危険率3.6と、アイスランドでの同胞危険率6.7の多くを説明できるという[5]。

また発症の有無とは別に、発症年齢に影響を与える領域として、2pの PARK 3 領域[3]や1p, 10qなどが同定され、なかでも10qは PD, アルツハイマー病両者の発症年齢に共通に影響を与えている[9]、という。

まだまだ共通領域は少なく疑陽性の可能性、人種間の異質性を反映している部分もあるが、多くの解析で共通する部分は、共通の疾患感受性遺伝子が存在していると考えられる。いよいよ、はじめてゲノム上に疾患感受性遺伝子存在部位の的をしぼって、PD と SNP の関係を探索できる状況になってきたことは、特筆すべきである。

そのような状況下で、我々は3万種のマイクロサテライトマーカーのバンクを用いて、pooled DNA 法によるゲノムワイドマイクロサテライト関連解析を行っている。例えば患者200人、正常200人をプールすることにより、個人個人をタイピングするより労力を1/200に減ずることができる。現在までに約27,000個のマーカーの解析を行い、いくつかの有意な関連領域を得ている。このようなマイクロサテライトの近傍に疾患感受性遺伝子が存在する可能性がある。

VI. 今後の展開

米国グループらの罹患同胞対法によって疾患感受性遺伝子の存在領域を狭められる範囲は10～20 cM と考えられており、次にその領域で候補遺伝子解析を行うか、または関連解析を行いながら連鎖不平衡の強い領域を探す必要があり、すぐに疾患感受性遺伝子に到達できるわけではない。

近年、連鎖領域で関連解析を行いながら連鎖不平衡の強い領域を探す方法で、多因子遺伝病における初めてのポジショナルクローニングの方法で、2型糖尿病の原因遺伝子としてプロテアーゼの1種カルパイン10が同定された[6]。またクローン病の原因遺伝子としてアポトーシス調節因子NOD 2 なども見い出された[7]。重要なことは、これらは従来の疾患病態ストーリーからは思いもよらなかったものであり、これらから新たな病態解析が進み、創薬の方向性が出てくることである。

ところでPD孤発例では、振戦を主体とする群、抗パ剤で副作用を起こしやすい群など、その経過・中心となる症状・薬剤の効果は患者により異なる。このことはPDにおいて、遺伝子多型によって患者個人個人に必要な薬剤を必要な量投与するオーダーメイド医療が可能であることを意味

する．今後は，「遺伝子多型と疾患感受性」以外に「遺伝子多型と薬剤効果・副作用」の研究も展開されるであろう．

おわりに

以上のように，孤発性 PD の遺伝的危険因子は確立されたものがいまだ未発見であるのが現状であり，今後のゲノム的視野からさらなる研究の発展が期待される．

文　献

1) Bonifati, V., Rizzu, P., van Baren, M. J. et al. : Mutations in the DJ-1 gene associated with autosomal recessive early-onset parkinsonism. Science, 299 : 256-259, 2003.
2) DeStefano, A. L., Golbe, L. I., Mark, M. H. et al. : Genome-wide scan for Parkinson's disease : the GenePD Study. Neurology, 57 : 1124-1126, 2001.
3) DeStefano, A. L., Lew, M. F., Golbe, L. I. et al. : PARK 3 influences age at onset in Parkinson disease : a genome scan in the GenePD study. Am. J. Hum. Genet., 70 : 1089-1095, 2002.
4) Elbaz, A., Grigoletto, F., Baldereschi, M. et al. : Familial aggregation of Parkinson's disease. Neurology, 52 : 1876-1882, 1999.
5) Hicks, A. A., Pétursson, H., Jónsson, T. et al. : A susceptibility gene for late-onset idiopathic Parkinson's disease. Ann. Neurol., 52 : 549-555, 2002.
6) Horikawa, Y., Oda, N., Cox, N. J. et al. : Genetic variation in the gene encoding calpain-10 is associated with type 2 diabetes mellitus. Nat. Genet., 26 : 163-175, 2000.
7) Hugot, J. P., Chamaillard, M., Zouali, H. et al. : Association of NOD 2 leucine-rich repeat variants with susceptibility to Crohn's disease. Nature, 411 : 599-603, 2001.
8) Le, W. D., Xu, P., Jankovic, J. et al. : Mutations in NR 4 A 2 associated with familial Parkinson disease. Nat. Genet., 33 : 85-89, 2003.
9) Li, Y. J., Scott, W. K., Hedges, D. J. et al. : Age at onset in two common neurodegenerative diseases is genetically controlled. Am. J. Hum. Genet., 70 : 985-993, 2002.
10) Martin, E. R., Scott, W. K., Nance, M. A. et al. : Association of single-nucleotide polymorphisms of the tau gene with late-onset Parkinson disease. JAMA, 286 : 2245-2250, 2001.
11) Momose, Y., Murata, M., Kobayashi, K. et al. : Association studies of multiple candidate genes for Parkinson's disease using single nucleotide polymorphisms. Ann. Neurol., 51 : 133-136, 2002.
12) Pankratz, N., Nichols, W. C., Uniacke, S. K. et al. : Genome screen to identify susceptibility genes for Parkinson disease in a sample without parkin mutations. Am. J. Hum. Genet., 71 : 124-135, 2002.
13) Pankratz, N., Nichols, W. C., Uniacke, S. K. et al. : Significant linkage of Parkinson disease to chromosome 2 q 36-37. Am. J. Hum. Genet., 72 : 1053-1057, 2003.
14) Piccini, P., Burn, D. J., Ceravolo, R. et al. : The role of inheritance in sporadic Parkinson's disease: evidence from a longitudinal study of dopaminergic function in twins. Ann. Neurol., 45 : 577-582, 1999.
15) Scott, W. K., Nance, M. A. Watts, R. L. et al. : Complete genomic screen in Parkinson disease. JAMA, 286 : 2239-2244, 2001.
16) Singleton, A. B., Farrer, M., Johnson, J. et al. : α-Synuclein locus triplication causes Parkinson's disease. Science, 302 : 841, 2003.
17) Sveinbjörnsdóttir, S., Hicks, A. A., Jónsson, T. et al. : Familial aggregation of Parkinson's disease in Iceland. N. Engl. J. Med., 343 : 1765-1770, 2000.
18) Tanner, C. M., Ottman, R., Goldman, S. M. et al. : Parkinson disease in twins: an etiologic study. JAMA, 281 : 341-346, 1999.
19) van der Walt, J. M., Nicodemus, K. K., Martin, E. R. et al. : Mitochondrial polymorphisms significantly reduce the risk of Parkinson disease. Am. J. Hum. Genet., 72 : 804-811, 2003.
20) Warner, T. T., Schapira, A. H. : Genetic and environmental factors in the cause of Parkinson's disease. Ann. Neurol., 53（suppl. 3）: S 16-25, 2003.

V. 病因論－3

生活習慣と環境因子

楠見公義*, 中島健二*

抄　録　パーキンソン病（PD）の発症要因は遺伝的な要因だけでなく，生活習慣や環境要因も有用であると考えられている。PDに関する生活習慣要因として，喫煙がPDの発症リスクを減少させることがこれまでの多くの疫学研究によって報告されている。栄養に関しては動物性脂肪の過剰摂取や抗酸化物を有するビタミン類の摂取不足との関連性が注目されている。環境因子に関しては，MPTPの発見以来，環境物質によるパーキンソン病の発症の可能性が強調されており，また農村地域での居住，井戸水の飲用，農業，農薬暴露などとの関連性が注目されている。さらに環境要因とそれに関連する遺伝子との相互作用なども報告されており，今後さらなる検討が重要と考えられる。

Key words : environmental factor, smoking, nutrition

はじめに

パーキンソン病（PD）はわが国において人口の高齢化とともに今後増加してゆく疾患のひとつである[15]。PDの発症要因は遺伝的な要因だけでなく，生活習慣や環境要因も有用であると考えられている[16]。本稿では，PDに関する病因論としての生活習慣と環境要因について概説する。

I. 生活習慣・嗜好

1. ライフスタイル

わが国におけるPDを発症しやすいライフスタイルの特徴としては，偏食で喫煙・飲酒をせず，無趣味で仕事中心，几帳面で内向的であることなどが指摘されている（表1）[13]。

2. 喫煙

喫煙と本症との関連性について，これまで数多くの症例対照研究や前向き研究などが報告されており，既報の研究報告を解析したメタアナリシスや双生児間研究においてもPDの発症リスクを減少させることが示されている[10,27]。ニコチンはドパミン神経細胞に対して神経保護作用を有していることが基礎実験などでも知られており，ドパミン放出の促進，酸化ストレスを軽減，神経毒に対する保護作用，モノアミン酸化酵素阻害作用などが報告されている[21]。

3. アルコール

PDとアルコール摂取に関しては発症のリスクを下げるという報告もあるが否定的な意見も多く，一定の見解を得ていない[4,8]。

Life style and environmental factor of Parkinson's disease.
*鳥取大学医学部脳神経内科
〒683-8504　鳥取県米子市西町36-1
Masayoshi Kusumi, Kenji Nakashima : Department of Neurology, Institute of Neurological Sciences, Faculty of Medicine, Tottori University. 36-1 Nishi-cho, Yonago, 683-8504 Japan.

表1 わが国におけるPDを発症しやすいライフスタイルの特徴

1	偏食が多い。野菜・開窓が少ない。日本的食餌でない。
2	喫煙歴が少ない。
3	飲酒歴が少ない。
4	趣味が少ない。
5	仕事中心で生活の場が狭い。
6	体操・運動が少ない。
7	無口で几帳面，陰気，内向的，働き者，心配性な性格。

（文献13より抜粋）

表2 PD発症に関連する栄養素

発症危険因子として関連	発症予防因子として関連
動物性脂肪の過剰摂取[2,11,18]	ビタミンE[5,6]
高カロリー摂取[9,18]	ビタミンC[9]
鉄の過剰摂取[11]	カフェイン[3,24]
ルテイン，キサントフィル[11,26]	ナイアシン[9]

II. 栄養・運動

PDと栄養に関して，これまでいくつかの栄養素とPD発症との関連性が疫学的調査により報告されてきている（表2）。特に動物性脂肪の過剰摂取や抗酸化物を有するビタミン類の摂取不足などは，PDの重要な発症メカニズムのひとつとして考えられている酸化ストレス反応を起こし，発症を惹起させる可能性が指摘されている[2,5,6]。鉄の過剰摂取に関しては，鉄が α synuclein 凝集の亢進作用を有することなども注目されている[11]。また，最近ではコーヒーの摂取がPDの発症のリスクを下げるという報告が散見されている[3,10]。運動に関しては，報告例は少ないが肥満や運動不足がPDの発症危険因子である可能性が指摘されている[1,25]。

III. 環 境 因 子

1-Methyl-4-phenyl-1,2,3,6-tetrahydropyridine（MPTP）の発見以来[17]，環境物質によるパーキンソン病の発症の可能性が強調されてきた。職業歴では農業従事者にPDの罹患率が高く，逆にサービス業が罹患率が低いとの報告がある[12]。農村地域での居住，井戸水の飲用，農業，農薬暴露などがPD発症に関連する環境因子として数多く報告されている。これら4つの環境因子に関する各16, 18, 12, 14の報告を解析したメタアナリシスではそれぞれの因子のオッズ比が1.56（95％信頼区間1.18～2.07），1.26（同0.97～1.64），1.42（同1.05～1.91），1.85（同1.31～2.39）と高値を示しており，これら環境因子とPD発症の関連性が重要視されている[23]。また重金属の暴露歴を調査した結果，マンガン，銅，鉛や鉄などの暴露とPD発症との関連が示唆されている報告もあり[7,14]，工業汚染や農薬暴露などを含めた本症発症との関連については今後さらに検討が必要である[22]。

IV. 遺伝的要因と環境要因の相互作用

人種差により本症に関連する環境要因が異なっている可能性など，遺伝的因子と環境因子の相互作用により本症が発症する可能性が指摘されている[19]。Menegonらは環境因子として殺虫剤による暴露の有無と，遺伝的因子として殺虫剤を含む生体遺異物の代謝と関連するグルタチオン転移酵素遺伝子（GST）多型に関して検討した。殺虫剤に暴露されたうちで対照群とパーキンソン病群とでGSTP1遺伝子型頻度が異なることを報告した[20]。今後，環境要因とそれに関連する遺伝子

との相互作用による影響についてさらに検討が必要であろうと考えられる[22]。

おわりに

PDはわが国において人口の高齢化とともに今後増加してゆく疾患のひとつである。したがって本症の発症要因を明らかにして，その発症メカニズムを明らかにすることが望まれる。

文 献

1) Abbott, R. D., Ross, G. W., White, L. R. et al. : Midlife adiposity and the future risk of Parkinson's disease. Neurology, 59 : 1051-1057, 2002.
2) Anderson, C., Checkoway, H., Franklin, G. M. et al. : Dietary factors in Parkinson's disease: the role of food groups and specific foods. Mov. Disord., 14 : 21-27, 1999.
3) Ascherio, A., Zhang, S. M., Hernan, M. A. et al. : Prospective study of caffeine consumption and risk of Parkinson's disease in men and women. Ann. Neurol., 50 : 56-63, 2001.
4) Checkoway, H., Powers, K., Smith-Weller, T. et al. : Swanson PD. Parkinson's disease risks associated with cigarette smoking, alcohol consumption, and caffeine intake. Am. J. Epidemiol., 15 ; 155 : 732-738, 2002.
5) de Rijk, M. C., Breteler, M. M., den Breeijen, J. H. et al. : Dietary antioxidants and Parkinson disease. The Rotterdam Study. Arch. Neurol., 54 : 762-765, 1997.
6) Golbe, L. I., Farrell, T. M., Davis, P. H. : Case-control study of early life dietary factors in Parkinson's disease. Arch. Neurol., 45 : 1350-1353, 1988.
7) Gorell, J. M., Johnson, C. C., Rybicki, B. A. et al. : Occupational exposure to manganese, copper, lead, iron, mercury and zinc and the risk of Parkinson's disease. Neurotoxicology, 20 : 239-247, 1999.
8) Hellenbrand, W., Seidler, A., Boeing, H. et al. : Diet and Parkinson's disease. I: A possible role for the past intake of specific foods and food groups. Results from a self-administered food-frequency questionnaire in a case-control study. Neurology, 47 : 636-643, 1996.
9) Hellenbrand, W., Boeing, H., Robra, B. P. et al. : Diet and Parkinson's disease. II: A possible role for the past intake of specific nutrients. Results from a self-administered food-frequency questionnaire in a case-control study. Neurology, 47 : 644-650, 1996.
10) Hernan, M. A., Takkouche, B., Caamano-Isorna, F. et al. : A meta-analysis of coffee drinking, cigarette smoking, and the risk of Parkinson's disease. Ann. Neurol., 52 : 276-284, 2002.
11) Johnson, C. C., Gorell, J. M., Rybicki, B. A. et al. : Adult nutrient intake as a risk factor for Parkinson's disease. Int. J. Epidemiol. 28 : 1102-1109, 1999.
12) Kirkey, K. L., Johnson, C. C., Rybicki, B. A. et al. : Occupational categories at risk for Parkinson's disease. Am. J. Ind. Med., 39 : 564-571, 2001.
13) 近藤喜代太郎：パーキンソン病における環境と遺伝の交絡．神経進歩，33：759-765，1989．
14) Kuhn, W., Winkel, R., Woitalla, D. et al. : High prevalence of parkinsonism after occupational exposure to lead-sulfate batteries. Neurology, 50 : 1885-1886, 1998.
15) Kusumi, M., Nakashima, K., Harada, H. et al. : Epidemiology of Parkinson's disease in Yonago City, Japan: comparison with a study carried out 12 years ago. Neuroepidemiology, 15 : 201-207, 1996.
16) 楠見公義，中島健二：わが国におけるパーキンソン病とパーキンソニズムの疫学．パーキンソン病―診断と治療―（柳沢信夫編），pp.10-16，金原出版，東京，2000．
17) Langston, J., Ballard, P., Tetrud, J. et al. : Chronic parkinsonism in humans due to a product of meperidine-analog synthesis. Science, 219 : 979-980, 1983.
18) Logroscino, G., Marder, K., Cote, L. et al. : Dietary lipids and antioxidants in Parkinson's disease: a population-based, case-control study. Ann. Neurol., 39 : 89-94, 1996.
19) Marder, K., Logroscino, G., Alfaro, B. et al. : Environmental risk factors for Parkinson's disease in an urban multiethnic community. Neurology, 50 : 279-281, 1998.
20) Menegon, A., Board, P. G., Blackburn, A. C. et al. : Parkinson's disease, pesticides, and glutathione transferase polymorphisms. Lancet, 352 ; 1344-1346, 1998.
21) Morens, D. M., Grandinetti, A., Reed, D. et al. : Cigarette smoking and protection from Parkinson's disease:false association or etiologic clue? Neurology, 45 : 1041-1051, 1995.

22) 中島健二, 楠見公義：パーキンソン病の疫学. Prog. Med., 19：1398-1402, 1999.
23) Priyadarshi, A., Khuder, S. A., Schaub, E. A. et al. : Environmental risk factors and Parkinson's disease: a metaanalysis. Environ. Res., 86：122-127, 2001.
24) Ross, G. W., Abbott, R. D., Petrovitch, H. et al. : Association of coffee and caffeine intake with the risk of Parkinson disease. JAMA, 24-31；283：2674-2679, 2000.
25) Sasco, A. J., Paffenbarger, R. S. Jr., Gendre, I. et al. : The role of physical exercise in the occurrence of Parkinson's disease. Arch. Neurol., 49：360-365, 1992.
26) Scheider, W. L., Hershey, L. A., Vena, J. E. et al. : Dietary antioxidants and other dietary factors in the etiology of Parkinson's disease. Mov. Disord., 12：190-196, 1997.
27) Tanner, C. M., Goldman, S. M., Aston. D. et al. : Smoking and Parkinson's disease in twins. Neurology, 26；58：581-588, 2002.

V. 病因論 - 4

パーキンソン病における神経毒

太 田　茂*

抄　録　パーキンソン病の病因については現在のところ遺伝的アプローチ研究が著しい進展を遂げている。一方で遺伝因子と同様に重要と思われる環境因子の関わりについて，典型的な神経毒であるMPTPや脳内在性物質である化合物群を例を挙げて概説する。また最近発見された食品中に存在する神経毒によって発症するケースについても述べて，発症にかかわる神経毒の特徴を紹介する。

脳の科学（2004年増刊号）115-120, 2004

Key words：*neurotoxin, tetrahydroisoquinoline（TIQ）, parkinsonism*

は じ め に

パーキンソン病の病因に関しては，疫学的調査から多因子性疾患であることが強く示唆されているが，具体的な因子の特定には成功していない。一方1983年にN-methyl-4-Phenyl-1, 2, 3, 6-tetrahydropyridine（MPTP，図1）という化合物の摂取によってパーキンソン病様症状の発現が認められてから「主に環境中に存在する低分子性化合物によって発症するのではなかろうか」と考えられるようになってきた[9]。

このような背景の中で我々および他のグループによりパーキンソン病発症物質候補として挙げられたものは既に20数種に及び，それらの候補化合物群から動物個体レベルにおいてもパーキンソン病類似症状を発症させ，かつヒト脳内在性化合物であるものとして数種の低分子性化合物が確認されている。これら化合物には一般にミトコンドリアの呼吸鎖阻害活性が存在し，パーキンソン病患者脳での顕著な集積が認められる等類似した性質を有している。

本稿では我々のこれまでの研究を中心にパーキンソン病の発症に関わる可能性のある化合物について概説を行いたい。

I．遺伝的要因と非遺伝的要因

1990年代に入りハンチントン病，脆弱X症候群等の単一遺伝子疾患に関する研究が驚異的に展開し，パーキンソン病のような多因子と考えられる神経変性疾患の解明にも刺激を与えた。家族性パーキンソン病の原因遺伝子座も同定され，パーキンソン病の病因研究は新たな展開をむかえた[12,17]。現在研究の進展が著しい原因遺伝子の一つであるparkinによってコードされるタンパクはタンパク分解酵素であるユビキチン・プロテアソーム（ubiquitin-proteasome）系のリガーゼであることが明らかとなっている。正常時はこの酵素によって排除されているある種のタンパク質が疾患時において蓄積し，それが家族性パーキンソニズムの発症原因となっている可能性が指摘

Neurotoxins in Parkinson's disease.
*広島大学大学院医歯薬学総合研究科
〔〒734-8551　広島市南区霞1-2-3〕
Shigeru Ohta : Graduate School of Biomedical Sciences, Hiroshima University. 1-2-3 Kasumi, Minami-ku, Hiroshima, 734-8551 Japan.

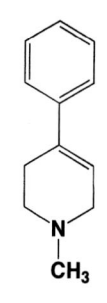

図1　MPTPの化学構造

ている。孤発例のパーキンソン病の発症を考える際においても大変重要な知見をもたらすものであると考えられる。このように最近は遺伝的要因からパーキンソン病の発症解明に迫るアプローチの進展が著しい。しかしながら上述のように，パーキンソン病を考える際には遺伝的要因も重要ではあるがそれのみでは発症に至らず，やはり環境中あるいは内在性の神経毒の存在が発症機序において無視できない因子であることは現在までの所多くの研究者によって支持されていると考えても良かろう。これ以降では特に非遺伝的要因（低分子性神経毒）に関する研究を中心に述べていきたいと思う。

II. MPTP

MPTPは麻薬合成の際の副産物として見出されたパーキンソニズム誘発神経毒である[18]。MPTPは化学合成産物であり，生体内あるいは環境中に存在しているという報告はない。それにもかかわらず，MPTP投与より優れたパーキンソン病モデル動物が未だに開発されていないこともあり，現在でも精力的に研究が進められている。

体内に摂取されたMPTPは血液脳関門を通過し，脳内に取り込まれる。主としてグリア細胞中に存在するB型モノアミン酸化酵素（MAO-B）により酸化されてMPDP$^+$という不安定な中間体を経て，1-メチル-4-フェニルピリジニウムイオン（MPP$^+$）となる。MPP$^+$はドパミントランスポーター（DAT）を介してドパミン神経に能動的に取り込まれる。エネルギー産生器官であるミトコンドリア内においてMPP$^+$は電子伝達系の構成成分であるComplex I（NADHユビキノン酸化還元酵素複合体I）を阻害し，ドパミン神経細胞死をもたらすと考えられている。

このようにMPTPはドパミン神経選択的神経毒であり，その選択性はMPP$^+$が他の神経伝達物質トランスポーターと比較して，DATに親和性が高く，ドパミン細胞内に取り込まれ濃縮されることに起因すると思われる。このうち直接的に細胞死の原因となっているのはComplex I阻害によるATP産生能の低下であると推測されているが，Complex I 阻害により漏れ出す活性酸素であるとする説もあり，未だにどの作用が本質的に神経細胞死に関わっているかは定かではない。

MPTP投与マウスの線条体においてチロシン水酸化酵素（TH）のチロシン残基がニトロ化され，ニトロ化とTH活性低下が相関していることが示された[1]。MPTP投与6時間後にTHのタンパク量は低下していないが，TH活性は低下しドパミン量は減少している。これはMPTPモデルではドパミン神経細胞死に先立ってTH活性が急性に低下するという古くからの報告と一致する。パーキンソン病でもドパミン減少が神経細胞死に先行して起こるという報告があり，THのニトロ化が関与しているのではないかと考察している。

ごく最近，MPP$^+$はユビキチン・プロテアソーム系にも影響を与えているという報告がなされたので簡単に紹介する。Unfolded protein response（UPR）という現象はタンパク変性の一種であり，ユビキチン・プロテアソーム系が作動する際に重要な役割を持っていることが知られている。MPP$^+$はこのUPR経路において主要な転写因子であるCHOPを著しく上昇させる作用があることが明らかとなった[5]。また神経毒の一種である6-hydroxy-dopamineも同様の働きをしていることが明らかになっている。このように神経毒群もユビキチン・プロテアソーム系に影響を与え，複合的に神経細胞死をもたらすというシナリオが確からしくなってきている。

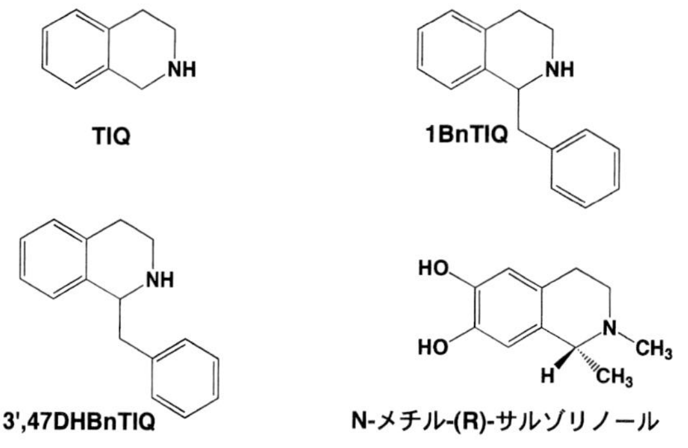

図2 TIQ類の化学構造

III．パーキンソン病発症物質

前章のMPTPに関する研究を念頭に置いて，パーキンソン病関連内在性神経毒の持つ神経毒性とパーキンソン病との関連，パーキンソン病発症物質としての可能性について述べる。

Pfeifferらはパーキンソン病患者の脳脊髄液から分子量1万以下の分画を集め，中脳初代培養系に加えてみたところ細胞毒性を示すことを報告している[3]。この毒性はパーキンソン病治療薬deprenylにより軽減されるため[4]，パーキンソン病発症物質がパーキンソン病患者の脳脊髄液中に存在する可能性が示唆された。

この報告をふまえて，
1）ヒト脳内在性物質であること
2）パーキンソン病患者の脳あるいは脳脊髄液中で濃度上昇がみられること
3）神経細胞において毒性が認められる，あるいはできれば実験動物の個体レベルにおいてパーキンソニズムを発症させ得る物質であること
の3つがパーキンソン病発症物質がそなえているべき条件であると考えた。

IV．Tetrahydroisoquinoline（テトラハイドロイソキノリン，TIQ）誘導体[13,14]（図2）

上記のようにMPTPは多様な薬理活性を有しており，in vivoでもパーキンソン病と酷似した症状を引き起こすが，通常生体内に摂取されることはなくパーキンソン病発症物質とはなり得ない。そこで，MPTPに化学構造の似た神経毒が内在性化合物の中に存在し，パーキンソン病発症の原因となっているのではないかと考えられるようになった。そこで，MPTPの有する特徴的な性質のひとつであるTH阻害活性を指標に低分子化合物がスクリーニングされたところ，MPTPに構造の類似したテトラハイドロイソキノリン（TIQ）骨格を持つ内在性化合物群が見出された。

ヒト死後脳，ラット脳からTIQの検出が試みられ，内在性物質であることが確認された[7]。このTIQには細胞毒性があり，サルに長期間連続投与するとパーキンソニズムを発症することから，パーキンソン病発症物質の有力な候補であることが報告された[19]。しかし，パーキンソン病患者死後脳のTIQを定量したところ，コントロールと比較して有意な差が認められなかった[16]。これは2番目の条件を満たしていないことになり，TIQそれ自体が発症物質となっている可能性は低いと考えられる。

1BnTIQはヒト脳脊髄液およびマウス脳内から検出され，パーキンソン病患者の脳脊髄液中で増加傾向にある化合物である[8]。サル，マウスに投与するとパーキンソニズムを引き起こすことも明らかとなっている。これらの結果から，1BnTIQはパーキンソニズム発症物質の条件を満たしていると考えられる。

3′,4′DHBnTIQは，ドパミンと構造的に類似したTIQ類であり，マウス脳内から見出された内在性化合物である[6]。DATが豊富に存在するラット線条体シナプトゾームを調製し，DATによる細胞内への取り込みを調べたところ，細胞内に取り込まれることが明らかとなった。行動薬理試験を行ったところ，DATによる細胞内への取り込み活性の高さとパーキンソニズム発症活性には正の相関があることが示唆された。

サルゾリノールはドパミンがTIQ型に閉環したと考えられる化合物である。この化合物は光学活性なR体のみがN-メチル化されてN-メチル-(R)サルゾリノールとなる。N-メチル化を司るメチル基転移酵素活性がパーキンソン病態で増

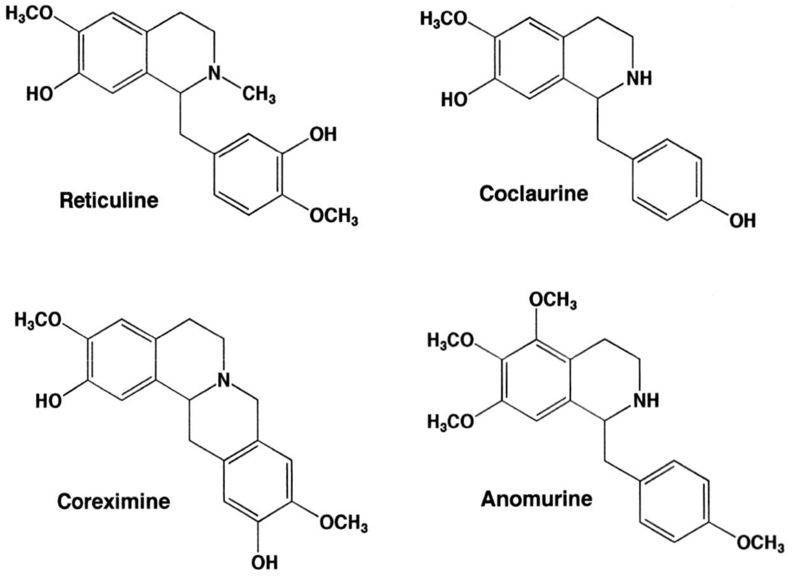

図3 サワーソップに含まれている化合物群

加しており,このメチル基転移酵素活性を上昇させるような環境がパーキンソン病の原因となるのではないかと考察している[15]。

これらTIQ誘導体は*in vitro*においても細胞に発現させたDATによるドパミン取り込みを抑制し,ミトコンドリアComplex Iを阻害する等,パーキンソン病に関連した薬理活性を有していることが明らかとなっており,また多くは食物中にも存在が認められる。これらの結果もTIQ誘導体がパーキンソン病発症物質となる可能性を支持するものである。

西インド諸島には特徴的なパーキンソニズムを呈する患者が存在している。この地方ではサワーソップという名前の果実あるいはその葉から抽出された茶を摂取しており,発症との因果関係は極めて高いと考えられる。これらの果実にはベンジルイソキノリンアルカロイドが含まれており,図3に示すようにいずれもTIQ類の範疇に入る化合物である。このことからもパーキンソン病あるいはパーキンソニズムにおいて環境中から摂取される神経毒が原因の一部を担っている可能性が示唆される[2]。さらに上記の果物を大量に摂取しても発症しないケースも存在すること,限られた村落において発症しやすいことから,本疾患の発症には環境因子のみではなく遺伝因子も重要であることが示唆される。

V. βカルボリン誘導体

生体内アミンであるインドールアミンがTIQと同様に閉環するとβカルボリンという化合物になる。この化合物群も食物中等に含まれる環境因子のひとつであり,生体内からも検出される。2-メチルテトラハイドロβカルボリンはMPTPの環構造を窒素原子で架橋した化学構造を持ち,TIQにも増してMPTPに構造類似性が高い。βカルボリン誘導体の中で最も毒性が強いのは2,9-ジメチルβカルボリニウムイオンである。この化合物はメチル化されていないβカルボリンが2位,9位の順にメチル化されることが*in vitro*の実験で示されており,メチル化されるにつれて毒性を増強する。パーキンソン病患者脳脊髄液中βカルボリン誘導体を定量し,コントロールと比較したところ,メチル化されていないβカルボリンには大きな差は認められなかったが,2,9-ジメチルβカルボリニウムイオンはパーキンソン病患者のみに存在が認められた[10]。メチル化されたβカルボリンを投与したマウスはパー

キンソニズムを誘発し，線条体，中脳のドパミン量を減少させ，このとき黒質緻密層のTH陽性細胞数が減少していた[11]。これは中脳初代培養系を用いても確かめられている。

おわりに

以上現在までに検討されたパーキンソン病発症物質候補に関していくつかの化合物を例に説明してきた。これら化合物は基本骨格が違うものでも性質はかなり良く似ている。

現在までのところ真の発症物質あるいは発症物質群の全体像は明らかになっていないが，今回概説したことからでも発症物質が持つべき性質の輪郭はかなりはっきりしてきたように思う。パーキンソン病発症のプロセスの中で神経毒といわれる脳内在性因子あるいは環境因子の役割が明らかにされ，一日も早くパーキンソン病の病因の解明がなされることを願う。

文　献

1) Ara, J., Przedborski, S., Naini, A. B. et al. : Inactivation of tyrosine hydroxylase by nitration following exposure to peroxynitrite and 1-methyl-4-phenyl-1,2,3,6-tetrahydropyridine (MPTP). Proc. Natl. Acad. Sci. USA, 95 : 7659-7663, 1998.

2) Caparros-Lefebvre, D., Elbaz, A., the Caribbean Parkinsonism Study Group : Possible relation of atypical parkinsonism in the French West Indies with consumption of tropical plants: a case-control study. Lancet, 354 : 281-286, 1999.

3) Hao, R., Norgren, R. B. Jr., Lau, Y. et al. : Cerebrospinal fluid of Parkinson's disease patients inhibits the grouth and function of dopaminergic neurons in culture. Neurology, 45 : 138-142, 1995.

4) Hao, R., Ebadi, M., Pfeiffer, R. F. : Selegiline protects dopaminergic neurons in culture from toxic factor(s) present in the cerebrospinal fluid of patients with Parkinson's disease. Neurosci. Lett., 200 : 77-80, 1995.

5) Holz, W. A., O'Malley, K. L. : Parkinsonian mimetics induce aspects of unfolded protein response in death of dopaminergic neurons. J. Biol. Chem., 278 : 19367-19377, 2003.

6) Kawai, H., Makino, Y., Hirobe, M. et al. : Novel endogenous 1,2,3,4-tetrahydroisoquinoline derivatives: uptake by dopamine transporter and activity to induce parkinsonism. J. Neurochem., 70 : 745-751, 1998.

7) Kohno, M., Ohta, S., Hirobe, M. : Tetrahydroisoquinoline and 1-methyl-tetrahydroisoquinoline as novel endogenous amines in rat brain. Biochem. Biophys. Res. Commun., 140 : 448-454, 1986.

8) Kotake, Y., Tasaki, Y., Makino, Y. et al. : 1-Benzyl-1,2,3,4-tetrahydroisoquinoline as a parkinsonism-inducing agent : a novel endogenous amine in mouse brain and parkinsonian CSF. J. Neurochem., 65 : 2633-2638, 1995.

9) Langston, J. W., Ballard, P., Tetrud, J.W. et al. : Chronic parkinsonism in humans due to a product of meperidine-analog synthesis. Science, 219 : 979-980, 1983.

10) Matsubara, K., Kobayashi, S., Kobayashi, Y. et al. : β-Carbolinium cations, endogenous MPP^+ analogs, in the lumbar cerebrospinal fluid of patients with Parkinson's disease. Neurology, 45 : 2240-2245, 1995.

11) Matsubara, K., Gonda, T., Sawada, H. et al. : Endogenously occuring β-carboline induces parkinsonism in nonprimate animals: a possible protoxin in idiopathic Parkinson's disease. J. Neurochem., 70 : 727-735, 1998.

12) Matsumine, H., Saito, M., Shimoda-Matsubayashi, S. et al. : Localization of a gene for an autosomal recessive form of juvenile parkinsonism to chromosome 6 q 25.2-27. Am. J. Hum. Genet., 60 : 588-596, 1997.

13) McNaught, K. S., Carrupt, P. A., Altomare, C. et al. : Isoquinoline derivatives as endogenous neurotoxins in the aetiology of Parkinson's disease. Biochem. Pharmacol., 56 : 921-933, 1998.

14) Nagatsu, T. : Isoquinoline neurotoxins in the brain and Parkinson's disease. Neurosci. Res., 29 : 99-111, 1997.

15) Naoi, M., Maruyama, W. : Cell death of dopamine neurons in aging and Parkinson's disease. Mech. Ageing Dev., 111 : 175-188, 1999.

16) Ohta, S., Kohno, M., Makino, Y. et al. : Tetrahydroisoquinoline and 1-methyltetrahydroisoquinoline are present in the human brain: relation to Parkinson's disease. Biomed. Res., 8 : 453-456, 1987.

17) Polymeropoulos, M. H., Hinggins, J. J., Golbe, L. I. et al. : Mapping of a gene for Parkinson's disease to chromosome 4 q 21-q 23. Science, 274 : 1197-

1199, 1996.
18) Tipton, K. F., Singer, T. P. : Advances in our understanding of the mechanisms of the neurotoxicity of MPTP and related compounds. J. Neurochem., 61 : 1191-1206, 1993.

19) Kotake, Y., Yoshida, M., Ogawa, M. et al. : Chronic administration of 1-benzyl-1,2,3,4-tetrahydroisoquinoline, an endogenous amine in the brain, induces parkinsonism in a primate. Neurosci. Lett., 217 : 69-71, 1996.

V. 病因論 − 5

サイトカインおよび神経栄養因子
―― パーキンソン病における変化 ――

永津俊治*, 澤田　誠*

抄　録　パーキンソン病（PD）は黒質ドーパミンニューロンの変性により神経終末の線条体でドーパミンが減少することにより発症する。死後脳，PDモデル動物の黒質線条体でTNF-α，IL-1β，IL-6などの炎症性サイトカインが増加して，BDNF，NGFなどの神経栄養因子が減少し，アポトーシス関連因子が変化（増加/減少）することが見出され，これらの変化よりPDの神経細胞死はサイトカインや神経栄養因子の変化に伴うアポトーシスであることが示唆された。PD死後脳の黒質線条体に活性ミクログリアの存在が免疫組織化学で立証された。黒質と線条体における組織化学で，サイトカインや神経栄養因子は活性ミクログリアにより産生されて，ドーパミン神経細胞のアポトーシス細胞死の原因となりまた防止する神経保護の両作用があることが示唆された。

Key words : Parkinson's disease, cytokines, neurotrophins, apoptosis

はじめに

パーキンソン病（Parkinson's disease, PD）は黒質線条体ドーパミン（dopamine, DA）ニューロンが変性して神経終末で神経伝達物質 DA が減少して発症する高齢者に多発する神経変性疾患である。約95％をしめる孤発型PDのDA神経細胞死の分子機構として，酸化ストレスと活性酸素（reactive oxygen species, ROS），ミトコンドリア電子伝達系Complex I 低下，グルタミン酸による細胞内Ca増加，内因外因神経毒[DAキノン，6-hydroxy DA（6-OHDA），イソキノリン類・β-カルボリン類・農薬のロテノンなどの1-methyl-4-phenyl-1,2,3,6-tetrahydropyridine（MPTP）様神経毒] などの説が提出されている[1,19]。また約5％の家族性PD（Park）の原因遺伝子の中でことにPark 2のparkin[8]がubiquitin ligase E 3であり[25]，Park 1のα-synuclein[24]と相互に作用して，小胞体（endoplasmic reticulum, ER）にPAEL receptor（Parkin-associated endotheline receptor-like receptor）[7]のようなmisfolded proteinが蓄積して小胞体ストレスをおこして，アポトーシスを誘導する機序が提唱されて，孤発型PDでも酸化ストレスと小胞体ストレスがアポトーシスをおこす可能性が推定される。

他方，PDで黒質線条体部位に特異的に活性ミクログリアなどのグリアが関与する免疫反応がおこり，炎症性サイトカインや神経栄養因子が変化して，DA神経のアポトーシスをおこす仮説が我々や他の研究者により提唱されてい

Cytokines and neurotrophins in Parkinson's disease.
*藤田保健衛生大学総合医科学研究所難病治療共同研究部門
〒470-1192　愛知県豊明市沓掛町田楽ヶ窪1-98］
Toshiharu Nagatsu, Makoto Sawada: Joint Research Division for Therapies against Intractable Diseases, Institute for Comprehensive Medical Science, Fujita Health University. 1-98 Dengakubo, Kutsukake-cho, Toyoake, Aichi, 470-1192 Japan.

表1 パーキンソン病死後脳，脳室内/脊椎内脳脊髄液のサイトカイン，神経栄養因子，アポトーシス関連因子の変化

脳（線条体/黒質）		脳脊髄液	
		脳室内	脊椎内
BDNF	↓↓		
NGF	↓↓		
GDNF	→		
IL-1β	↑	↑	
TNF-α	↑↑		↑↑
IL-2		↑	ND
IL-4		↑	ND
IL-6	↑	↑	↑
EGF	↑		
TGF-α	↑	↑	ND
TGF-β1	↑	↑	ND
TGF-β2		↑	
b-FGF	→		
β2-microglobulin	↑	↓	↓
Bcl-2	↑	ND	ND
sFAS	↑	ND	ND
TNF R1 (p55)	↑		
caspase 1	↑		
caspase 3	↑		

↑↑：高度増加　↑：増加　↓：減少　→：変化なし　ND：not detectable

る[3~6,9,10,19~23]。

我々は，PD脳室/脊椎脳脊髄液，PD死後脳，MPTP-PDマウス脳，6-OHDA-PDラット脳で，サイトカイン，神経栄養因子，アポトーシス関連因子が変化することを発見して（表1），免疫反応によりおこるアポトーシスがPDの神経細胞死をおこすことを提唱した[19~23]。我々の最近の研究は，PDにおけるサイトカインと神経栄養因子の変化はミクログリアの活性化に始まることを示唆している。

I．パーキンソン病の脳，脳脊髄液のサイトカイン，神経栄養因子の変化

脳は免疫反応に寛容な組織と考えられてきたが，PDのような神経変性疾患でもミクログリアの活性化によって炎症性サイトカインが生成してアポトーシスによる神経細胞死をおこすことが明らかになってきた。ミクログリアが生成するネオプテリンがDAニューロンの生成するビオプテリンの減少と比べてPD脳脊髄液でPDの進行と共に増加[2]，PD死後脳の黒質線条体に特異的に，TNF-α，IL-1β，IL-6などの炎症性サイトカインの増加[10,11,20]，神経栄養因子のBDNF，NGFの減少[16]，アポトーシス関連タンパク質（sFAS，Bcl-2，TNF-α receptor R1 (p55)）[12,13,17]やcaspases活性の増大[17]，などの生化学的変化を見出した。これらの成績はPDのDA神経細胞死はグリアの関与する免疫反応によるアポトーシスであることを示唆するが，アポトーシス促進性の細胞死の原因となる変化と共に，神経細胞保護に働く抗アポトーシス的な変化も認められた。神経栄養因子BDNFとNGFは高度に減少するが，強力なDAニューロン保護作用をもつGDNFが減少しないのは代償と考えられる。おそらくGDNFはグリアで生産されてDA神経に保護的に働くと推定される。またアポトーシス経路の中で抗アポトーシスに重要なBcl-2タンパク質が増加する[12]のも代償的な神経保護作用を示

すと考えられる。

II. パーキンソン病モデル動物の脳（黒質線条体）のサイトカイン，神経栄養因子の変化

原因物質が明らかなMPTP-PDマウスと6-OHDA-PDラットで黒質線条体のサイトカインと神経栄養因子の変化をしらべた。

MPTP-PDマウスで線条体に部位特異的に炎症性サイトカインIL-1βが2300%に増加したが，反対に神経栄養因子NGFは50%に減少した[14]。6-OHDA-半側PDラットで，傷害側の黒質線条体に特異的に，TNF-αが有意に増加し，この増加はL-dopaの投与では全く変化をうけず[15]，immunophylin ligandのFK506で完全に抑制された[18]。この成績は，6-OHDAで誘導されるミクログリアの活性化によるTNF-αの増加を，FK506が抑制することを示唆する。MPTPも6-OHDAもミトコンドリアのcomplex Iを特異的部分的に阻害して，ROSを生成し酸化ストレスをおこすことが立証されているが，グリアことにミクログリアの活性化によりTNF-α，IL-1β，IL-6などの炎症性サイトカインが増加して，DAニューロンのアポトーシス経路が進行すると推定される。

III. パーキンソン病脳における活性ミクログリアとサイトカイン・神経栄養因子の生成

PD剖検脳やPDモデル動物の黒質線条体に特異的なサイトカインの増加と神経栄養因子の減少は活性ミクログリアによる可能性が推定される。PD剖検脳とMPTP-PDマウス脳でミクログリアの活性化を免疫組織化学で検索した。ヒト対照剖検脳において活性ミクログリアをHLA-DR抗体により染色したところ，神経脱落に相関したミクログリアの活性化と神経脱落には相関しない活性化とが存在することがわかった。他方Sawadaらはこれまでにマウス脳内に性質の異なる複数のミクログリアのサブタイプの存在を見出しており，ヒト対照剖検脳でのミクログリアの応答の違いがサブタイプの違いである可能性がある。PD剖検脳においても，黒質線条体部位では神経変性による神経脱落に相関したミクログリアの活性化がみられるが，大脳皮質や海馬では神経脱落に相関しない活性化が存在することがわかった。剖検脳よりパンチアウトした脳組織についてミクログリアの活性化マーカーである炎症性サイトカイン遺伝子発現を調べたところ，黒質線条体部位ではミクログリアの活性化に相関した炎症性サイトカイン遺伝子発現の増大がみられたのに対して，大脳皮質・海馬では有意な増大がみられなかった。一方，海馬においてはミクログリアの活性化に相関するBDNF，GDNF，TGF-βなどの神経栄養因子の遺伝子発現が増大していた。PD発病初期の検体のミクログリアと残存するチロシン水酸化酵素（tyrosine hydroxylase, TH）陽性DA細胞との二重染色を行った結果，残存しているTH陽性繊維に活性化ミクログリアが接触している像が多数認められた。黒質では活性化ミクログリアが神経細胞死に関与する可能性があるが，線条体では神経保護作用も推定される像があった。PD黒質線条体部位におけるサイトカインの増加はDA神経細胞死の原因である可能性と共に代償的に神経保護的に働いている可能性もある。

むすび

PD脳黒質線条体に部位特異的に炎症性サイトカインの増加，神経栄養因子の減少，アポトーシス経路の因子の変化が見出されて，DA神経細胞死はミクログリアの活性化に始まるアポトーシスであることが示唆された。サイトカインと神経栄養因子はミクログリアやアストロサイトのグリア由来の他に神経細胞由来である可能性もある。またサイトカインの増加は神経細胞死の原因であると共に，二次的な代償作用で神経保護的である可能性もある。PDにおけるサイトカインや神経栄養因子の変化とアポトーシス経路因子の変化との時間的関係，サイトカイン・神経栄養因子と酸化ストレス・ERストレスとの関連，サイトカインや神経栄養因子を生産するグリアとDA神経細胞との相互関係，などをPD剖検脳とPDモデル動物脳でさらに詳細に解析して研究を進めている。PDとサイトカイン・神経栄養因子の変化の

機序の解明によってPDの分子機構の解明と共に，新しいPD治療薬の創薬に道が開かれることが期待される。

文　献

1) Foley, P., Riederer, P. : Pathogenesis and preclinical course of Parkinson's disease. J. Neural Transm. (suppl.), 56 : 31-74, 1999.
2) Fujishiro, K., Hagihara, M., Takahashi, A. et al. : Concentrations of neopterin and biopterin in the cerebrospinal fluid of patients with Parkinson's disease. Biochem. Med. Metab. Biol., 44 : 97-100, 1990.
3) Hartmann, A., Hunot, S., Michel, P. P. et al. : Caspase-3 : a vulnerability factor and a final effector in the apoptotic cell death of dopaminergic neurons in Parkinson's disease. Proc. Natl. Acad. Sci. USA 97 : 2875-2880, 2000.
4) Hartmann, A., Troadec, J. -D., Hunot, S. et al. : Caspase-8 is an effector in apoptotic death of dopaminergic neurons in Parkinson's disease, but pathway inhibition results in neuronal necrosis. J. Neurosci. 21 : 2247-2255, 2001.
5) Hirsch, E.C., Hunot, S., Faucheux, B. et al. : Dopaminergic neurons degenerate by apoptosis in Parkinson's disease. Mov. Disord. 14 : 383-385, 1999.
6) Hirsch, E.C. : Inflammatory changes and apoptosis in Parkinson's disease. In : Mapping the Progress of Alzheimer's and Parkinson's Disease. (ed. by Mizuno, Y., Fisher, A. Hanin, I.), Kluwer Academic/Plenum, New York, Adv. Behav. Biol. 51 : 259-263, 2002.
7) Imai, Y., Soda, M., Inoue, H. et al. : An unfolded putative transmembrane polypeptide, which can lead to endoplasmic reticulum stress, is a substrate of parkin. Cell, 105 : 891-902, 2001.
8) Kitada, T., Asakawa, S., Hattori, N. et al. : Mutations in the parkin gene cause autosomal recessive juvenile parkinsonism. Nature, 392 : 605-608, 1998.
9) McGeer, P.L., McGeer, E.G. : The inflammatory response system of brain, implications for therapy of Alzheimer and other neurodegenerative diseases. Brain Res. Rev., 21 : 195-218, 1995.
10) Mogi, M., Harada, M., Riederer, P. et al. : Tumor necrosis factor-alpha (TNF-alpha) increases both in the brain and in the cerebrospinal fluid from parkinsonian patients. Neurosci. Lett., 165 : 208-210, 1994.
11) Mogi, M., Harada, M., Kondo, T. et al. : Interleukin-1 beta, interleukin-6, epidermal growth factor and transforming growth factor-alpha are elevated in the brain from parkinsonian patients. Neurosci. Lett., 180 : 147-150, 1994.
12) Mogi, M., Harada, M., Kondo, T. et al. : Bcl-2 Protein is increased in the brain from parkinsonian patients. Neurosci. Lett., 215 : 137-139, 1996.
13) Mogi, M., Harada, M., Kondo, T. et al. : The soluble form of Fas molecule is elevated in parkinsonian brain tissues. Neurosci. Lett., 220 : 195-198, 1996.
14) Mogi, M., Togari, A., Ogawa, M. et al. : Effects of repeated systemic administration of 1-methyl-4-phenyl-, 1, 2, 3, 6-tetrahydropyridine (MPTP) to mice on interleukin-1 beta and nerve growth factor in the striatum. Neurosci. Lett., 250 : 25-28, 1998.
15) Mogi, M., Togari A., Tanaka K. et al. : Increase in level of tumor necrosis factor (TNF)-alpha in 6-hydroxydopamine-lesioned striatum in rats without influence of systemic L-DOPA on the TNF-alpha induction. Neurosci. Lett., 268 : 101-104, 1999.
16) Mogi, M., Togari A., Kondo T. et al. : Brain derived growth factor and nerve growth factor concentrations are decreased in the substantia nigra in Parkinson's disease. Neurosci. Lett., 270 : 45-48, 1999.
17) Mogi, M., Togari, A., Kondo, T. et al. : Caspase activities and tumor necrosis factor receptor R1 (p 55) level are elevated in the substantia nigra from Parkinsonian brain. J. Neural Transm., 107 : 335-341, 2000.
18) Mogi, M., Togari, A., Tanaka K. et al. : Increase in level of tumor necrosis factor (TNF)-alpha in 6-hydroxydopamine-lesioned striatum in rats is suppressed by immunosuppressant FK 506. Neurosci. Lett., 289 : 165-168, 2000.
19) Nagatsu, T. : Parkinson's disease : changes in apoptosis-related factors suggesting possible gene therapy. J. Neural Transm., 109 : 731-745, 2002.
20) Nagatsu, T., Mogi, M., Ichinose, H. et al. : Cytokines in Parkinson's disease. Neurosci. News, 2 : 88-90, 1999.
21) Nagatsu, T., Mogi, M., Ichinose, H. et al. : Cytokines in Parkinson's disease. J. Neural Transm.

(suppl.), 58 : 143-151, 2000.
22) Nagatsu, T., Mogi, M., Ichinose, H. et al. : Changes in cytokines and neurotrophins in Parkinson's disease. J. Neural Transm. (suppl.), 60 : 277-290, 2000.
23) Nagatsu, T., Mogi, M., Ichinose, H. et al. : Cytokines and neurotrophins in Parkinson's disease : involvement in apoptosis. In : Mapping the Progress of Alzheimer's and Parkinson's Disease. (ed. by Mizuno, Y., Fischer, A., Hanin, I.), Kluwer Academic/Plenum, New York, Adv. Behav. Biol. 51 : 265-270, 2002.
24) Polymeropoulos, M. H., Lavedan, C., Leroy, E. et al. : Mutation in the alpha-synuclein gene identified in families with Parkinson's disease. Science, 276 : 2045-2047, 1997.
25) Shimura, H., Hattori, N., Kubo, S. et al. : Familial Parkinson disease gene product, parkin, is a ubiquitin-protein ligase. Nature Genet., 25 : 302-305, 2000.

脳卒中後、ひとのこころはどう変化するのか——？　専門家必読の一冊！

脳卒中における臨床神経精神医学

脳血管障害後の認知・行動・情動の障害

Robert G.Robinson　著／遠藤俊吉　木村真人　監訳
A5判　532頁　5,800円（税別）

近年注目されている脳卒中患者の感情や行動の障害について、広範に記す一冊。20年以上にわたる研究の集大成である本書は、脳卒中後うつ病や不安障害など、脳卒中患者に起こる神経精神医学的障害を見いだし診断するうえでのガイドでもある。脳卒中後の患者ケアにかかわる、すべての専門家に。

星和書店　〒168-0074　東京都杉並区上高井戸1-2-5　TEL 03-3329-0031
URL http://www.seiwa-pb.co.jp/　FAX 03-5374-7186

精神疾患を診断するための、15分でできる面接法

M.I.N.I.
精神疾患簡易構造化面接法

David V. Sheehan　Yves Lecrubier　著／大坪天平　宮岡等　上島国利　訳
A4判　56頁　2,800円（税別）

M.I.N.I.は、DSM-ⅣとICD-10にある精神疾患を診断するために作成された構造化面接法である。簡潔かつ正確な面接法として、各種試験や一般病院での調査の第一歩に用いられるよう、約15分で施行可能なようにできている。M.I.N.I.の妥当性を検討した論文も掲載され、関係者には有用な1冊となった。

※皆さまにご利用いただきやすいよう、評価用紙を10冊1セットでお分けしております。

評価用紙（10冊1セット800円）

星和書店　〒168-0074　東京都杉並区上高井戸1-2-5　TEL 03-3329-0031
URL http://www.seiwa-pb.co.jp/　FAX 03-5374-7186

第VI章
病理と病態

Ⅵ. 病理と病態-1

パーキンソン病の病理

村山　繁雄*

抄　録　パーキンソン病の病理の中核は，黒質・線条体系ドーパミン作動性ニューロンの脱落である．孤発性パーキンソン病では，リン酸化とユビキチン化を受けた α-synuclein で構成された，Lewy 小体の出現に伴う変性が必須とされる．一方，臨床的に固縮，姿勢反射障害，寡動，安静時振戦を主症状とし，家族性発症をとるものは，Lewy 小体の有無にかかわらず家族性パーキンソン病と分類される．一方病理学的に辺縁系・新皮質の Lewy 小体型変性を示し，臨床的に痴呆を主症状とする群は Lewy 小体型痴呆として分離され，Lewy 小体の分布と量により，新皮質型と辺縁系型に分類された．これは，変性部位の分布により，パーキンソン症状と痴呆が独立に出現しうることに起因する．しかし，パーキンソン病の経過中痴呆を伴ってくる群との区別は病理学的に困難であり，Lewy 小体病として一括する方が，少なくとも高齢者を対象とする場合は現実的である．

脳の科学（2004年増刊号）129-133, 2004

Key words: *Parkinson disease, Lewy body, α-synuclein, dementia with Lewy bodies, Alzheimer disease*

Ⅰ. 孤発性・家族性パーキンソン病

パーキンソン病の病理としては，黒質・線条体系ドーパミン作動性ニューロンの脱落が必須とされる．孤発性パーキンソン病に関しては上記に加え，Lewy 小体の出現が要求され，シナプス前部位での機能が想定されている α-synuclein が，129番 Serin 位でリン酸化され[2]，さらにユビキチン化されて蓄積したものを主成分とする．臨床的にパーキンソン病の四徴として，安静時振戦，寡動，固縮，姿勢反射障害が挙げられるが，これらを主症状とし，家族性発症をとるものは，Lewy 小体の有無にかかわらず，家族性パーキンソン病と分類される．最近 α-synuclein 遺伝子の重複によることが確認された Park 4 の病理は，Lewy 小体型痴呆新皮質型の病変が強調された格好をとる．孤発性・家族性 α-synucleinopathy としてのパーキンソン病と，家族性非 α-synucleinopathy パーキンソン病が，パーキンソン病という同一範疇で扱われている点は，家族性アルツハイマー病がアミロイドベータタンパクとリン酸化タウタンパクの蓄積を必須とする点とは異なる点に注意が必要である．α-synuclein の蓄積は多系統萎縮症でも認められ，孤発性パーキンソン病は，Lewy 小体関連 α-synucleinopathy（Lewy-related α-synucleinopathy）と呼ばれる．

Pathology of Parkinson disease and dementia with Lewy bodies.
*東京都老人総合研究所老化臨床神経科学神経病理
〒173-0015　東京都板橋区栄町35-2
Shigeo Murayama : Department of Neuropathology, Tokyo Metropolitan Institute of Gerontology. 35-2 Sakae-cho, Itabashi, Tokyo, 173-0015 Japan.

II. パーキンソン症状と痴呆

パーキンソン症状とほぼ同時に痴呆の出現をみるもの，あるいは痴呆が先行しパーキンソン症状が続発あるいは検出されない症例群を，Lewy小体型痴呆（dementia with Lewy body）と呼び，Lewy小体の分布及び出現数により評点を算出し，脳幹型，辺縁型，新皮質型に分類する[4]。一方パーキンソン病で1年以上経過したあと痴呆が出てくる場合は痴呆を伴うパーキンソン病と診断することが，Lewy小体型痴呆診断基準設定第一回会議で決定された。しかしこの点については，2003年9月に行われた第三回会合で強い異議が提唱され，修正が義務づけられ継続審議となった。問題は，この2つの病型を分けることに意味があるのか，分けるにしても1年という期間に意味があるのかの2点である。パーキンソン症状の発現時期の同定は比較的容易であるが，痴呆の発症時期の同定はしばしば困難であることも一因となる。

III. パーキンソン病病理のステージ

Lewy小体関連α-synucleinopathyは，上記のパーキンソン病を主体とするもの（一次性α-synucleinopathy）と，アルツハイマー病やグアム島パーキンソン痴呆複合（Parkinson-dementia compolex of Guam）などに属発するもの（二次性α-synucleinopathy）が知られている。一次性α-synucleinopathyに関しては，最近Braakらにより，痴呆のあるなしにかかわらずパーキンソン病と診断された症例と一般連続剖検例の解析から，延髄よりはじまり（ステージ1）上行し青斑核に達し（ステージ2），中脳に到達（ステージ3），扁桃核Meynert基底核を経て（ステージ4），連合野（ステージ5），ついで一次運動野等（ステージ6）に広がる伸展段階が提唱された[1]。一方，二次性α-synucleinopathyの場合は扁桃核から始まるのが一般的である[5]。

ここで問題となるのがLewy小体型痴呆新皮質型（び漫性Lewy小体病）である。Lewy小体

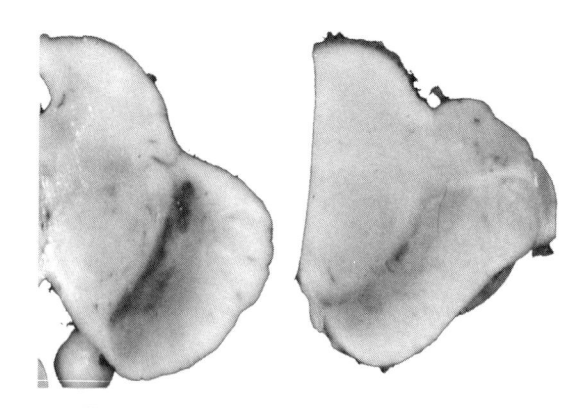

図1　黒質の肉眼的脱色素
正常対照（左）とパーキンソン病（右）

型痴呆新皮質型には，アルツハイマー病変化が強い普通型（common form）と，それが軽い純粋型（pure form）に分類され，普通型が圧倒的に多い。純粋型はパーキンソン病の伸展ないしは同一のカテゴリーでとらえることに大きな問題はないだろうが，普通型については，Lewy小体型アルツハイマー病等，施設によりさまざまな診断がつけられている。アルツハイマー病で，扁桃核をはじめとする辺縁系にLewy小体を伴う症例でも，程度は軽いながら脳幹にもLewy小体を伴うことが一般的で，Lewy小体型痴呆普通型はこの病型とも連続性を有する。

Braakらの分類が限定的な適用にならざるを得ない理由は，パーキンソン病というパラダイムと，Lewy小体というパラダイムが，臨床においても病理においてもパラレルではない点に起因している。

IV. Lewy小体病の臨床病理学的分類

以上の混乱を回避するためには，小阪らにより提唱されているLewy小体病の概念[3]を用いる方が実際的である。

我々は現在，7,500例の連続剖検例，1,500例以上のDNA蓄積例，250例の半脳蓄積例をもとに，老化・痴呆に関する東京都高齢者ブレインバンクプロジェクトを推進している。この集団におけるアルツハイマー病の頻度はほぼ10％，パー

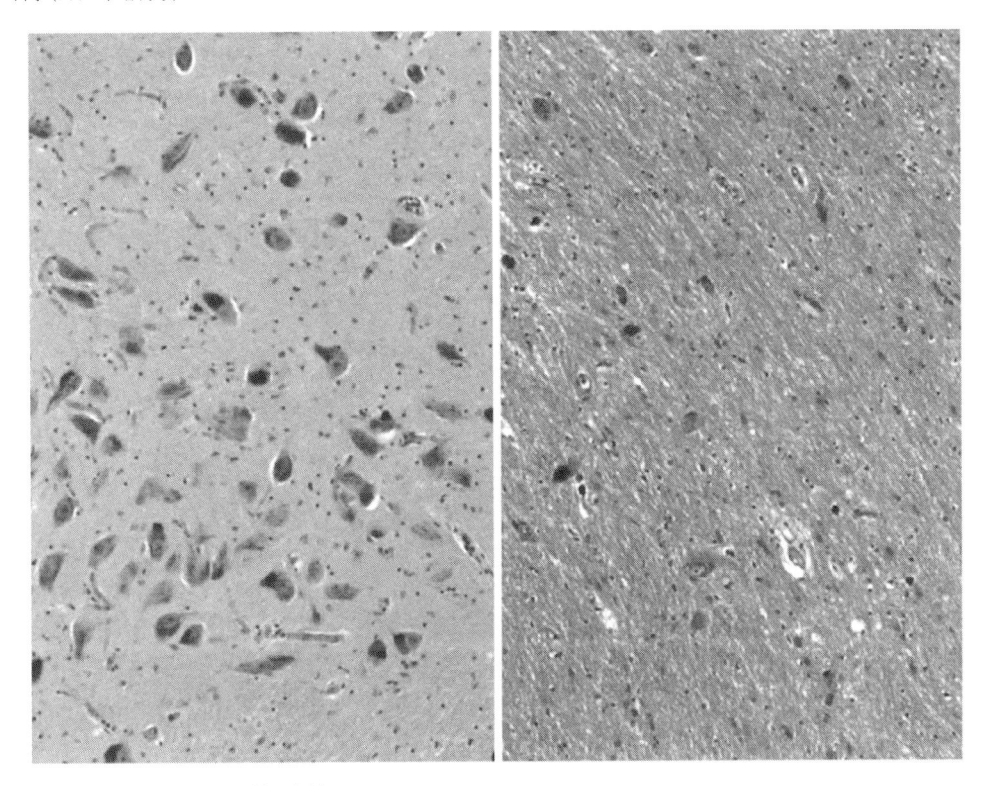

図2　黒質の変性
メラニン含有細胞の正常対照（左）に比べ，著明な脱失を認める。

キンソン病と Lewy 小体関連痴呆の頻度は 4%，Lewy 小体出現頻度は 20%，Lewy 小体関連リン酸化 α-synuclein 陽性構造を伴う症例は 25% である。この資源の活用のため，我々は独自の臨床病理分類を用いている[5]。ステージ1：Lewy 小体はあるが神経変性がない群。これは Braak 分類のステージ1と2，および二次性 α-synucleinopathy で扁桃核に限局し Lewy 小体が出現する群を含む。前者を脳幹型，後者を辺縁型と亜型に分類している。ステージ2：Lewy 小体を伴う変性を認めるが，それに起因する症状の記載がないもの。これは，Braak 分類のステージ3〜5を含み，Lewy 小体評点から，脳幹型，辺縁型，新皮質型に分類している。ステージ2の中には，発症前の症例に加え，診断が見逃されていた症例が含まれうるが，パーキンソン病研究においては前述のごとく臨床症状の重要度が高いため，このようなステージを設けることが実際的である。ステージ3：痴呆を伴わないパーキンソン病。Braak 分類のほぼ5にあたる。痴呆を伴う症例とは辺縁系や新皮質の病変が明らかに軽く，年齢層も若い。ステージ4：痴呆を伴うパーキンソン病および Lewy 小体型痴呆で，Lewy 小体評点が移行型あるいは辺縁型の範囲となるもの。これは Braak ステージの5に相応する。現在痴呆を伴うパーキンソン病と Lewy 小体型痴呆の分類基準が保留になっていること，この両者の皮質病変については大きな差がないことより，このように一括し，中で2群に分けている。痴呆を伴うパーキンソン病亜群で，パーキンソン病と痴呆の間隔が2年以下のものは現時点ではみあたらない。また，痴呆を伴うパーキンソン病亜群の方が脳幹病変は圧倒的に強い。ステージ5：痴呆を伴うパーキンソン病および Lewy 小体型痴呆で，Lewy 小体評点が新皮質型の範疇を満たすもの。これは Braak ステージの6に相応する。

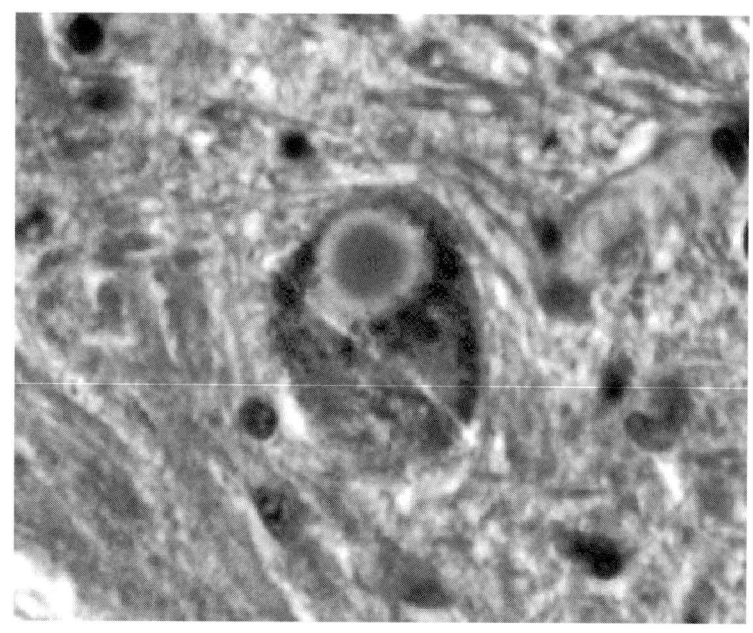

図3 Lewy小体
層状の円形の芯の周囲に放射状の線維背景をもつハローを認める。

V. Lewy小体病の原型としての孤発性パーキンソン病の病理

以上をふまえ，原型となっている，孤発性パーキンソン病の病理について述べる。肉眼的に黒質・青斑核の脱色素（図1）とLewy小体の出現を伴う黒質色素細胞の脱落（図2，3）を必須病変とする。Lewy小体を伴う細胞脱落は，青斑核，縫線核，迷走神経背側核，Meynert基底核，視床下部，扁桃核，嗅球，脊髄中間外側核に及び，それぞれ臨床病理学的対応について研究が続いている。一方，これら中枢神経系だけでなく，末梢自律神経系にも広汎にLewy小体の出現を伴う細胞脱落を認め，交感神経節，副腎，副交感神経節，腸管Auerbach神経節等が挙げられる。Lewy小体の超微形態は，中心の無構造な芯と，周囲に突出する線維構造よりなる（図4）。抗リン酸化α-synuclein抗体で免疫染色を行うと，パーキンソン病において，Lewy小体の出現部位には，その前駆体（Pre-Lewy body），陽性の線状（Lewy threads）ないし点状構造物（Lewy dots）が多数出現していることが観察される。さらにこれら抗リン酸化α-synuclein抗体陽性構造物は，中枢・末梢とも，これまで考えられていたよりはるかに広い範囲に出現する。これらの部位には，下オリーブ核，小脳プルキンエ細胞，小脳歯状核，被殻，海馬，嗅内野，側頭葉内側面新皮質等で，特に後三者は，Lewy小体型痴呆あるいは痴呆を伴うパーキンソン病の段階に至って初めて侵されると考えられていた部位である。従って前述したLewy小体評点を抗リン酸化α-synuclein抗体免疫染色で行うと，すべて新皮質型に分類されてしまい，新しい基準が必要である。

また神経細胞だけでなく，グリア内や，白質の軸索内にも抗リン酸化α-synuclein抗体陽性構造物が出現する。また末梢自律神経線維軸索内にも陽性所見をしばしばみいだす。

IV. まとめ

原型としての孤発型パーキンソン病の病理が基本であることはいうまでもないが，近年の進歩に伴い，臨床・画像・病理学的前方視的症例蓄積

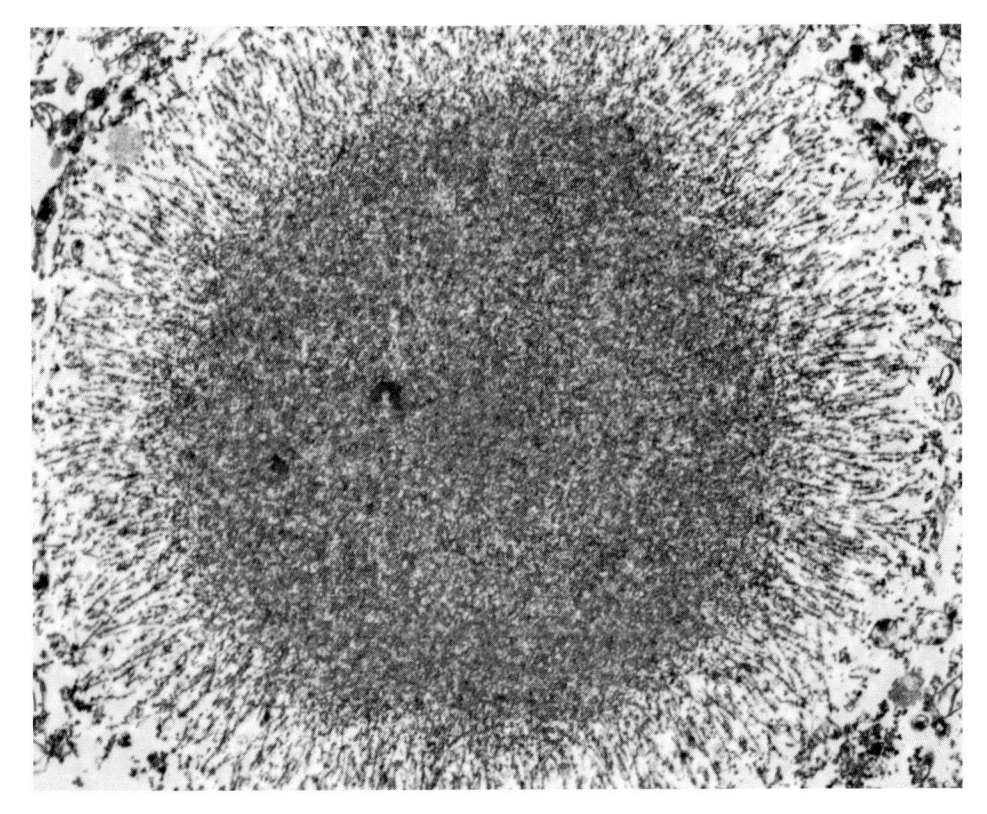

図4 Lewy小体の電顕像
電子密度の高い芯（core）の周囲に放射状に線維状構造物を認める。

が，特にパーキンソン病の病理学的研究には極めて重要となっている点を強調したい。我々の施設では，現在髄液5HIAA，HVA測定と，ドーパミンPETによる縦断研究を続行中である。

文　献

1) Braak, H., Del Tredici, K., Rub, U. et al. : Staging of brain pathology related to sporadic Parkinson's disease. Neurobiol. Aging, 24 : 197-211, 2003.
2) Fujiwara, H., Hasegawa, M., Dohmae, N. et al. : alpha‑Synuclein is phosphorylated in synucleinopathy lesions. Nat. Cell Biol., 4 : 160-164, 2002.
3) 小阪憲二，松下正明，小柳新策　他：Lewy小体病の臨床病理学的研究．精神経誌，82：292-311, 1980.
4) McKeith, I. G., Galasko, D., Kosaka, K. et al. : Consensus guidelines for the clinical and pathologic diagnosis of dementia with Lewy bodies (DLB) : report of the consortium on DLB international workshop. Neurology, 47 : 1113-1124, 1996.
5) Saito, Y., Kawashima, A., Ruberu, N.N. et al. : Accumulation of phosphorylated alpha‑synuclein in aging human brain. J. Neuropathol. Exp. Neurol., 62 : 644-654, 2003.

VI. 病理と病態-2

Lewy 小体の生化学

小山 彰比古*,**　岩坪 威*

抄録 Lewy 小体はパーキンソン病に特徴的な病理構造物として報告され，その構成成分や形成機構については不明であったが，最近になって家族性パーキンソン病病因遺伝子産物である α-synuclein 蛋白がその主要構成成分であることが判明した．このことから α-synuclein 蛋白が細胞内で凝集することにより，Lewy 小体が形成されると考えられている．現在までに培養細胞やトランスジェニック動物による実験から，α-synuclein 蛋白の過剰発現により細胞内封入体が出現することが報告されており，Lewy 小体形成の分子機構についての知見が得られつつある．また，Lewy 小体の形成が神経細胞にとって毒性を持つのか，それとも保護的に働くのかという点については，トランスジェニック動物を用いた解析から，細胞内封入体の形成と神経細胞死が分離できる可能性を示唆する報告もあり，今後の重要な課題であるといえる．

Key words: *Lewy body, α-synuclein, Parkinson's disease*

はじめに

パーキンソン病に特徴的な病理構造物として見出された Lewy 小体（LB）は，その主要構成成分が α-synuclein（α-syn）蛋白であることが判明したこと，また稀な家族性パーキンソン病の病因遺伝子として α-syn が同定されたことを契機に，その病因的意義が確立された．本稿では，LB や Lewy neurite（LN）などの α-syn 陽性病理構造物の形成機構とその病的意義を中心に，最近の知見についてまとめてみたい．

Biochemistry of Lewy bodies.
*東京大学大学院薬学系研究科臨床薬学教室
〔〒113-0033　東京都文京区本郷7-3-1〕
Akihiko Koyama, Takeshi Iwatsubo : Department of Neuropathology and Neuroscience, Graduate School of Pharmaceutical Sciences, University of Tokyo. 7-3-1 Hongo, Bunkyoku, Tokyo, 113-0033 Japan.
**エーザイ株式会社筑波創薬第一研究所
Akihiko Koyama : Discovery Research Laboratories, I, Eisai Co., Ltd.

I. Lewy 小体（LB）とは

LB はパーキンソン病患者の黒質，青斑核，迷走神経背側核などの脳幹神経細胞に好発する神経細胞内封入体である．これらの古典的な局在を示すものは脳幹型 LB と呼ばれ，光学顕微鏡的には HE 染色で赤く染まる同心円状の core（芯）とそれを取り囲む明るい halo（暈）からなる（図1A）．電子顕微鏡的には，周辺部は径10 nm 弱の線維構造が放射状に配列し，顆粒状物質，膜様構造を含むこともある．中心部は線維構造がより密に凝集しており，周辺部と中心部の境界に限界膜は認められない（図2）．

LB はパーキンソン病のみならず，LB 型痴呆症（DLB）や Hallavorden-Spatz 病患者の大脳皮質にも出現し，これらは皮質型 LB と呼ばれる．皮質型 LB は脳幹型 LB と異なり，core の形成が見られず，halo も不明瞭である（図1

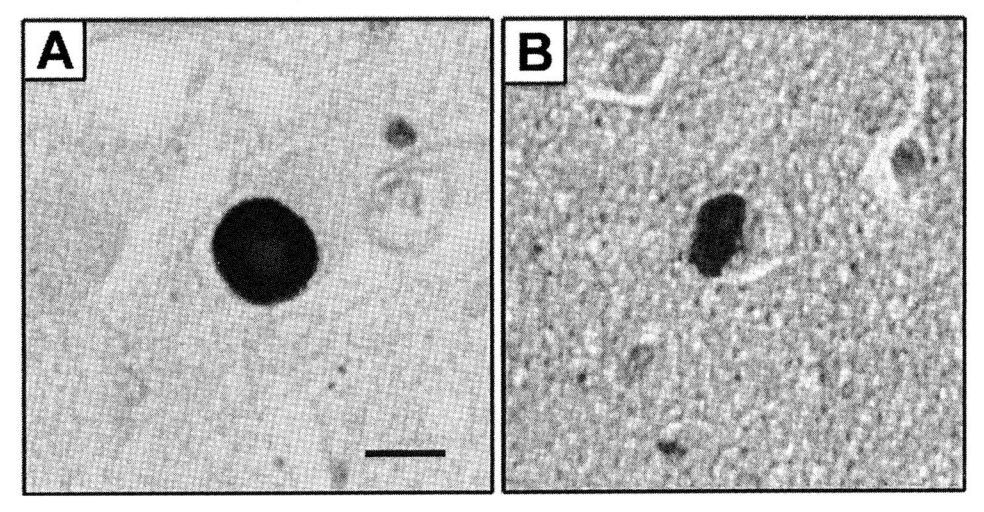

図1　Lewy小体の光学顕微鏡像
パーキンソン病患者の中脳黒質に見られる脳幹型Lewy小体（A），DLB患者脳の側頭葉皮質に見られる皮質型Lewy小体（B）を抗α-synuclein抗体LB 509により染色した。スケールバーは10μm。

B）。電子顕微鏡的にも中心部がより疎で周辺部の放射状の線維構造も不明瞭である。一方で，免疫組織化学的，生化学的には脳幹型と皮質型で違いは認められず，構成要素はきわめて類似しているものと考えられる。

LBはユビキチン陽性であることが知られている。DLB脳から精製したLBを用いた解析から，LB中のユビキチンの一部はポリユビキチン鎖として存在していると推測されている[9]。ユビキチン化されている基質については不明な点が多いが，最近α-synの一部がモノユビキチン化されていることが示された[8]。

筆者らは精製LBをマウスに免疫してモノクローナル抗体を作製し，α-synを認識する抗体が得られたことから，α-synがLBの構成成分であることを示した[2]。

さらに筆者らはDLB脳に蓄積したα-synの大部分が，Ser 129においてリン酸化を受けていることを見出した[6]。また，LBに蓄積するα-synの一部のチロシン残基がニトロ化を受けている可能性も示されている[7]。

II．LB形成の分子機構

本来，神経末端に存在するα-synがどのようにして神経突起や細胞体に蓄積し，封入体を形成するかは未だ明らかでない。しかし，神経細胞にα-synを過剰発現するモデル動物において封入体の出現が観察されたことから，α-synが細胞体に過剰に蓄積することが封入体形成において重要であるものと考えられる。

α-syn過剰発現動物としてトランスジェニック（TG）マウス及びTGショウジョウバエが作出されており，ともに神経細胞内にα-syn陽性の封入体が出現すると報告されている。神経細胞特異的にヒトα-synを過剰発現させたTGマウスでは，α-syn陽性の封入体が黒質のドパミン神経細胞を含む一部の神経細胞内に出現する[11]。封入体はリン酸化α-syn特異抗体に陽性であり，一部はユビキチンにも陽性である。しかし，電子顕微鏡的にはヒトのLBで観察される線維構造は認められず，構造的には多少の相違がみられる。TGショウジョウバエでは，一部の神経細胞にα-syn陽性の封入体が出現し，やはりリン酸化α-syn陽性，ユビキチン陽性である[5]。

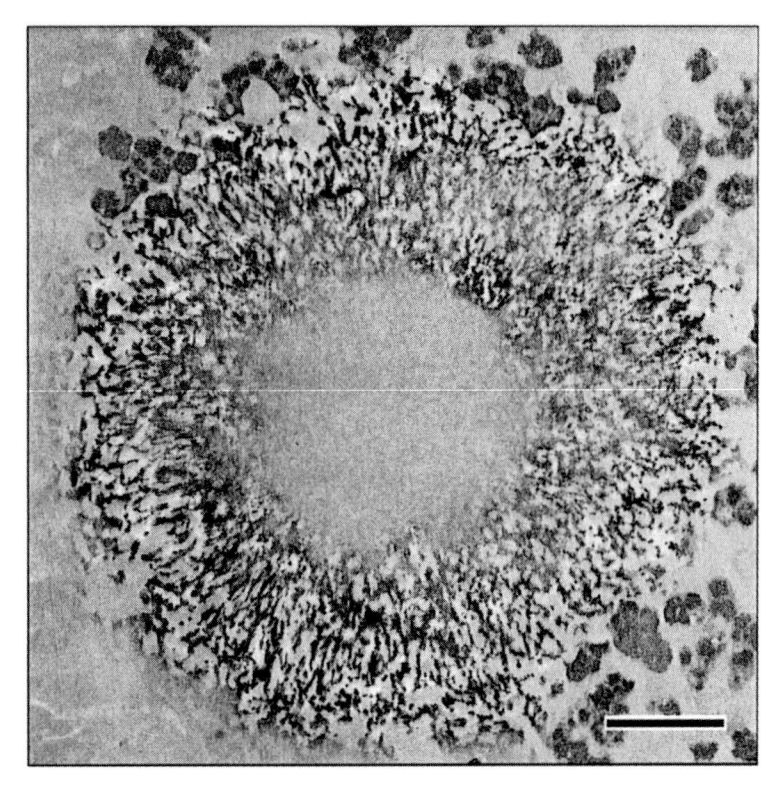

図2　パーキンソン病脳 Lewy 小体における α-synuclein 蓄積の微細形態
抗 α-synuclein 抗体 LB 509 による脳幹型 Lewy 小体の免疫電顕像。halo には α-synuclein 抗体陽性の線維構造が放射状に見られる。スケールバーは 2μm。

α-syn は可溶性の高い細胞質蛋白であるが，リコンビナント α-syn 蛋白質を用いた *in vitro* の実験では，数 mg/ml の高濃度で振とうすることにより凝集し，線維を形成することが知られている。そのため，神経細胞内で α-syn の凝集性が何らかの理由により高まることが LB 形成の原因と考えられる。常染色体優性遺伝型家族性パーキンソン病変異の一つである A 53 T 変異の導入により，α-syn の凝集性が高まることが *in vitro* の凝集実験により示されている[4]。また，Ser 129 のリン酸化でも凝集性が高まることが示されており，α-syn 蛋白の凝集性の変化が封入体形成に寄与する可能性がある[6]。

また，α-syn の凝集機構において神経細胞の軸索輸送障害が関与する可能性も指摘されている。α-syn はシナプス前末端に局在する蛋白質であるが，その軸索輸送機構は不明である。ラット視神経への注入実験の結果から，α-syn が速い軸索輸送を受け，N 末端領域の繰り返し配列でシナプス膜に結合していることが示された[10]。軸索輸送の障害は，α-syn の細胞体貯留を招き，封入体形成に至る可能性も示唆される。

薬物投与による封入体形成モデルとしては，ミトコンドリアの複合体 I 阻害剤である rotenone を脳静脈より持続投与したマウスにおいて，中脳黒質に強い細胞脱落が生じるとともに，残存する神経細胞内に α-syn 陽性の封入体が出現することが報告された[3]。また，ラット胎児由来中脳腹側神経細胞にプロテアソーム阻害剤を投与することにより，ユビキチン陽性，α-syn 陽性の封入体が出現することも報告されている[12]。

III. LBは毒性を持つか

それでは，神経細胞内に蓄積したLBやLNはそのものが毒性を持つのであろうか。いい換えれば，LBやLNの形成は，細胞死の原因として作用するのだろうか。あるいは全く逆にLBの形成は毒性を持つα-syn分子種を隔離し，障害作用を軽減しようとする防御的反応なのであろうか。

LBやLNはともに大きな容積を占め，時にneurofilamentなどの細胞骨格蛋白を含むことから，物質輸送の障害などを通じて神経細胞にストレスを与えている可能性は高い。しかし，最近では封入体を形成する前段階のオリゴマー（多量体）が高い神経毒性を有し，凝集して完全に不溶化した封入体はむしろ無毒化されているのではないかとの見解も提唱されている。ドパミン神経細胞特異的にヒトα-synを発現させたTGショウジョウバエに，ヒトHsp70を共発現させると，ドパミン神経細胞の脱落が抑制されるが，封入体の出現は抑制されなかった[1]。この結果は，Hsp70が封入体形成阻害作用とは別個の機序により神経細胞死を抑制することを示唆する。また，神経細胞死が抑制されても，封入体の出現数が増加しなかったことは，α-synの凝集・蓄積に起因する神経細胞死は，必ずしも封入体形成を伴わない可能性を示すものとも解釈できる。

おわりに

LBの構成成分としてα-synが同定されたことから，ヒトα-synを過剰発現させることによるLBの再構成が試みられている。しかし，現在のところモデル動物において完全なLBの形成は再現されていない。LB形成には，変性を起こす神経細胞種の特異性，長期間にわたる形成過程に加えて，様々な環境性の因子の関与が必要と考えられる。LBの病的意義は依然として不明であるが，その解明に向けてよりすぐれた病態モデルの確立が望まれる。

文献

1) Auluck, P. K., Chan, H. Y., Trojanowski, J. Q. et al. : Chaperone suppression of α-synuclein toxicity in a Drosophila model for Parkinson's disease. Science, 295 : 865-868, 2002.
2) Baba, M., Nakajo, S., Tu, P. H. et al. : Aggregation of α-synuclein in Lewy bodies of sporadic Parkinson's disease and dementia with Lewy bodies. Am. J. Pathol., 152 : 879-884, 1998.
3) Betarbet, R., Sherer, T.B., MacKenzie, G. et al. : Chronic systemic pesticide exposure reproduces features of Parkinson's disease. Nat. Neurosci., 3 : 1301-1306, 2000.
4) Conway, K. A, Harper, J. D, Lansbury, P. T. : Accelerated in vitro fibril formation by a mutant α-synuclein linked to early-onset Parkinson disease. Nat. Med., 4 : 1318-1320, 1998.
5) Feany, M. B., Bender, W. W. : A Drosophila model of Parkinson's disease. Nature, 404 : 394-398, 2000.
6) Fujiwara, H., Hasegawa, M., Dohmae, N. et al. : α-Synuclein is phosphorylated in synucleinopathy lesions. Nat. Cell Biol., 4 : 160-164, 2002.
7) Giasson, B. I., Duda, J. E., Murray, I. V. et al. : Oxidative damage linked to neurodegeneration by selective α-synuclein nitration in synucleinopathy lesions. Science, 290 : 985-989, 2000.
8) Hasegawa, M., Fujiwara, H., Nonaka, T. et al. : Phosphorylated α-synuclein is ubiquitinated in α-synucleinopathy lesions. J. Biol. Chem., 277 : 49071-49076, 2002.
9) Iwatsubo, T., Yamaguchi, H., Fujimuro, M. et al. : Purification and characterization of Lewy bodies from the brains of patients with diffuse Lewy body disease. Am. J. Pathol., 148 : 1517-29, 1996.
10) Jensen, P. H., Nielsen, M. S., Jakes, R. et al. : Binding of α-synuclein to brain vesicles is abolished by familial Parkinson's disease mutation. J. Biol. Chem., 273 : 26262-26294, 1998.
11) Masliah, E., Rockenstein, E., Veinbergs, I. et al. : Dopaminergic loss and inclusion body formation in α-synuclein mice: implications for neurodegenerative disorders. Science, 287 : 1265-1269, 2000.
12) McNaught, K. S., Mytilineou, C., Jnobaptiste, R. et al. : Impairment of the ubiquitin-proteasome system causes dopaminergic cell death and inclusion body formation in ventral mesencephalic cultures. J. Neurochem., 81 : 301-306, 2002.

α-synuclein の分子細胞生物学

小山　彰比古*,**　岩坪　威*

抄録　α-synuclein はシナプス前末端に存在する機能未知の蛋白質であるが，家族性パーキンソン病家系において α-synuclein 遺伝子に 2 種類の点突然変異が報告され，α-synuclein 蛋白が家族性のみならず孤発性パーキンソン病に出現する神経細胞内封入体である Lewy 小体の主要構成成分であることが明らかとなった。また，α-synuclein の機能についても，α-synuclein 蛋白の代謝過程におけるユビキチン・プロテアソーム系の関与や，リン酸化，ユビキチン化などの翻訳後修飾の存在が報告された。さらにトランスジェニック動物を用いた過剰発現モデルによる解析から，α-synuclein の凝集性が神経細胞死と深く関わることが示唆されており，パーキンソン病発症機構の解明に向けて，多くの知見が得られつつある。

Key words: α-synuclein, Parkinson's disease, Lewy body

はじめに

α-synuclein は家族性パーキンソン病の病因遺伝子であるとともに，パーキンソン病に見られる Lewy 小体の主要成分としても同定され，その発症機構に深く関与しているものと考えられている。しかし α-synuclein の生理機能や代謝機構などについては不明な点も多い。

I. α-synuclein の構造的特徴

ヒト α-synuclein は 140 アミノ酸からなり，比較的親水性のN末端領域，疎水性が高い中央部（NAC 領域）酸性アミノ酸が多く，親水性が高い C末端領域から構成される。

α-synuclein は目立った二次構造を持たず，折りたたみのないランダムコイル状の構造をとるが，脂質などのミセルと結合することによりN末端領域がヘリックス構造をとるとが報告されている。N末端の KTKEGV 配列は synuclein ファミリー分子（α, β, γ-synuclein）に特徴的な繰り返し配列であり，ヘリックス構造をとると疎水性アミノ酸が並ぶ面を形成することから，アポリポ蛋白における両親媒性ヘリックスとの類似が指摘されており，α-synuclein がこの領域で脂質と直接結合する可能性も示唆されている[2]。

Mollecullar cell biology of α-synuclein.
*東京大学大学院薬学系研究科臨床薬学教室
〒113-0033　東京都文京区本郷 7-3-1
Akihiko Koyama, Takeshi Iwatsubo : Department of Neuropathology and Neuroscience, Graduate School of Pharmaceutical Sciences, University of Tokyo. 7-3-1 Hongo, Bunkyoku, Tokyo, 113-0033 Japan.
**エーザイ株式会社創薬第一研究所
Akihiko Koyama : Disovery Research Laboratories I, Eisai Co., Ltd.

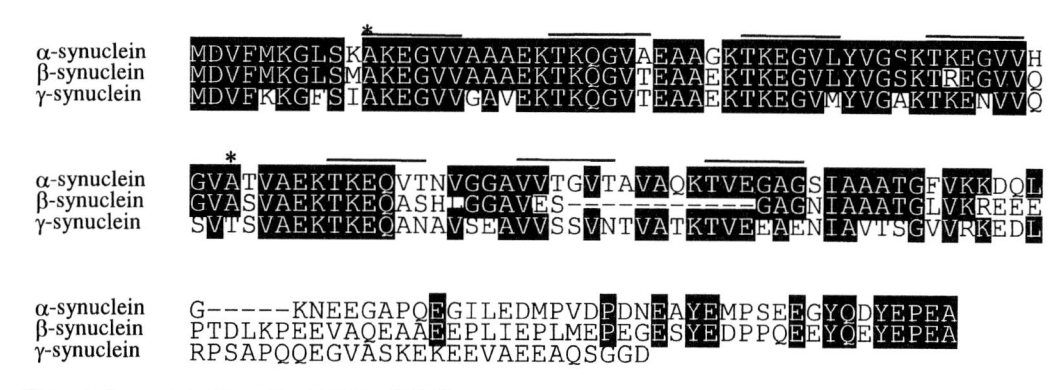

```
α-synuclein  MDVFMKGLSKAKEGVVAAAEKTKQGVAEAAGKTKEGVLYVGSKTKEGVVH
β-synuclein  MDVFMKGLSMAKEGVVAAAEKTKQGVTEAAEKTKEGVLYVGSKTREGVVQ
γ-synuclein  MDVFKKGFSIAKEGVVGAVEKTKQGVTEAAEKTKEGVMYVGAKTKENVVQ

α-synuclein  GVATVAEKTKEQVTNVGGAVVTGVTAVAQKTVEGAGSIAAATGFVKKDQL
β-synuclein  GVASVAEKTKEQASHLGGAVFS----------GAGNIAAATGLVKREEE
γ-synuclein  SVTSVAEKTKEQANAVSEAVVSSVNTVATKTVEEAENIAVTSGVVRKEDL

α-synuclein  G-----KNEEGAPQEGILEDMPVDPDNEAYEMPSEEGYQDYEPEA
β-synuclein  PTDLKPEEVAQEAAEEPLIEPLMEPEGESYEDPPQEEYQEYEPEA
γ-synuclein  RPSAPQQEGVASKEKEEVAEEAQSGGD
```

図1 ヒトsynuclein ファミリー分子の一次構造
ヒトα-synuclein, β-synuclein, γ-synuclein の塩基配列。α-synuclein との相同部位を反転表示した。不完全な繰り返し配列（KTKEGV 配列）を黒線で，家族性パーキンソン病変異（A 30 P 変異，A 53 T 変異）を＊で示す。

II. α-synuclein の生理機能

α-synuclein は脳に豊富に存在するが，正常機能は依然不明である。ヒトでの mRNA 発現は，脳で非常に高く，他部位では微量である。蛋白レベルではシナプス前末端に局在することが示されている。

α-synuclein とシナプス小胞の結合を示唆する知見として，ラットの視神経への α-synuclein の注入実験で，α-synuclein が早い軸索輸送を受け，N末端領域でシナプス膜に結合していること[10]，FRET 解析から，α-synuclein が，その N末端及び C末端で細胞膜と結合することが報告されている[12]が，脳内の α-synuclein の大部分は可溶画分に回収されるため，その結合は強固なものではないと考えられる。

α-synuclein の機能として，当初シナプス可塑性への関与が想定された。キンカチョウが囀りを覚える臨界期において，synelfin の mRNA 量が song control circuit において変動する[7]。また，α-synuclein KO マウスの解析では，ドーパミン神経をはじめとする脳・神経細胞に顕著な変化は見られなかったが，反復刺激におけるドーパミン放出量の抑制作用が KO マウスで消失していた[1]。α-synuclein がドーパミン放出の制御因子に関わる可能性が示唆される。また KO マウス[3]や初代培養神経細胞を用いたアンチセンスノックダウン実験[13]で，シナプス前末端における膜非結合型シナプス小胞の数の減少が指摘されており，シナプス小胞の，維持，貯蔵に働く可能性も考えられている。

しかし KO マウスにおける表現型の軽微さは，神経細胞に豊富に発現する β，γ-synuclein による代償の結果である可能性も考えられる。

また，α-及び β-synuclein がホスファチジルコリン特異的ホスホリパーゼである PLD 2 の活性を阻害すると報告されている[9]。PLD 2 は神経細胞やグリア細胞において活性化され，神経細胞の増殖や分化，伝達物質の放出に関わることから，synuclein が PLD 2 の活性制御を介してこれらの機能に関与する可能性もある。

III. α-synuclein のリン酸化

現在までに α-synuclein のセリン残基，チロシン残基におけるリン酸化が報告されている。脱リン酸化酵素阻害剤であるオカダ酸処理により α-synuclein の Ser 129 がリン酸化されることが示された。リン酸化酵素の候補として casein kinase I, casein kinase II, G-protein coupled receptor kinases（GRKs）が挙げられている。Ser 129 のリン酸化は，α-synuclein と脂質膜の結合性を低下させる可能性も示唆されている[15]。

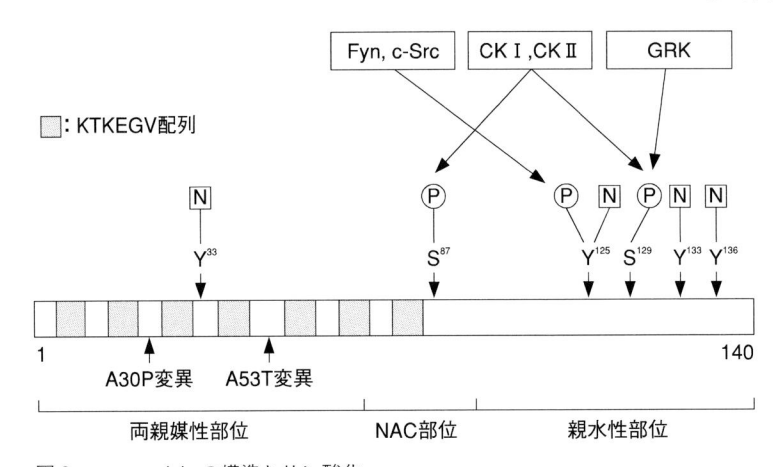

図2 α-synucleinの構造とリン酸化
α-synucleinのN末端側は両親媒性を示し、KTKEGVからなる7回繰り返し配列がある。中央部には凝集性の高いNAC領域が存在し、C末端側は親水性である。これまでに報告されているα-synucleinリン酸化酵素とその標的アミノ酸、及びチロシンニトロ化の標的アミノ酸位置を示す（P＝リン酸化、N＝ニトロ化）。

筆者らはDLB脳に蓄積した不溶性α-synucleinがSer 129で高度のリン酸化を受けていることを示した[6]。一方、pervanadate処理やc‐Src、Fynにより、チロシン残基のリン酸化が生じることも示されているが、その意義は未だ不明である。

IV. α-synucleinの代謝機構

Lewy小体はユビキチン化を受けているが、筆者らはその一部がα-synucleinに直接モノユビキチンの形で結合したものであることを報告した[8]。また、培養細胞に過剰発現させたα-synucleinの半減期がプロテアソーム阻害により延長することが報告されており、α-synucleinがユビキチン・プロテアソーム系で分解を受けることが示唆されている。しかし、プロテアソーム阻害剤を投与しても、ユビキチン化されたα-synuclein分子が生じないという矛盾した現象も指摘されており、α-synucleinの代謝におけるユビキチン・プロテアソーム系の役割については不明の点が残る。α-synucleinがin vitroで、ユビキチン化を受けずにプロテアソームにより直接分解されうるとの報告もある[11]。

また、特殊なO-結合型糖鎖付加を受けたα-synucleinを、若年性劣性遺伝型パーキンソニズム（AR-JP）の病因遺伝子産物であり、RINGフィンガー型ユビキチンリガーゼであるparkinが分解するとの報告もある[16]。α-synucleinのオートファジーによる分解が最近報告された[17]。オートファジーの阻害によりA53T変異型α-synucleinの蓄積が特に強まることから、凝集α-synucleinの分解にオートファジーが関わる可能性が示唆されている。

V. α-synucleinの凝集性

α-synucleinは可溶性蛋白であるが、凝集してβシート構造に富んだ線維を形成する。その過程で、単量体のα-synucleinが、oligomerを形成し、これがさらに凝集して線維を形成するモデルが想定されている。

家族性パーキンソン病に連鎖したA53T変異はオリゴマー、線維形成をともに促進するが、A30P変異については、A53T変異に比して軽度だが凝集性を高めるとの報告や、野生型と変わらないか低下するとの報告もある。最近、A30P変異は単量体からオリゴマーへの形成を促進する

が，線維形成には至らず，結果的にオリゴマーの増量を介して神経毒性を発揮するとの考え方もある[4]。

おわりに

家族性パーキンソン病病因遺伝子として同定されて以来，α-synucleinには多大な関心が寄せられているが，きわめて豊富なシナプス蛋白であるにもかかわらずその機能には不明の点が多い。α-synucleinの機能解明は，パーキンソン病の病態研究にとっても重要な示唆をもつことだろう。

文　献

1) Abeliovich, A., Schmitz, Y., Farinas, I. et al. : Mice lacking α-synuclein display functional deficits in the nigrostriatal dopamine system. Neuron, 25 : 239-252, 2000.
2) Bussell, R. Jr., Eliezer, D. : A structural and functional role for 11-mer repeats in α-synuclein and other exchangeable lipid binding proteins. J. Mol. Biol., 329 : 763-778, 2003.
3) Cabin, D. E., Shimazu, K., Murphy, D. et al. : Synaptic vesicle depletion correlates with attenuated synaptic responses to prolonged repetitive stimulation in mice lacking α-synuclein. J. Neurosci., 22 : 8797-8807, 2002.
4) Conway, K. A., Lee, S. J., Rochet, J. C. et al. : Acceleration of oligomerization, not fibrillization, is a shared property of both α-synuclein mutations linked to early-onset Parkinson's disease: implications for pathogenesis and therapy. Proc. Natl. Acad. Sci. U. S. A., 97 : 571-576, 2000.
5) Ellis, C. E., Schwartzberg, P. L., Grider, T. L. et al. : α-synuclein is phosphorylated by members of the Src family of protein-tyrosine kinases. J. Biol. Chem., 276 : 3879-3884, 2001.
6) Fujiwara, H., Hasegawa, M., Dohmae, N. et al. : α-Synuclein is phosphorylated in synucleinopathy lesions. Nat. Cell Biol., 4 : 160-164, 2002.
7) George, J. M., Jin, H., Woods, W. S. et al. : Characterization of a novel protein regulated during the critical period for song learning in the zebra finch. Neuron, 15 : 361-372, 1995.
8) Hasegawa, M., Fujiwara, H., Nonaka, T. et al. : Phosphorylated α-synuclein is ubiquitinated in α-synucleinopathy lesions. J. Biol. Chem., 277 : 49071-49076, 2002.
9) Jenco, J. M., Rawlingson, A., Daniels, B. et al. : Regulation of phospholipase D 2: selective inhibition of mammalian phospholipase D isoenzymes by α- and β-synucleins. Biochemistry, 37 : 4901-4909, 1998.
10) Jensen, P. H., Nielsen, M. S., Jakes, R. et al. : Binding of α-synuclein to brain vesicles is abolished by familial Parkinson's disease mutation. J. Biol. Chem., 273 : 26262-26294, 1998.
11) Liu, C. W., Corboy, M. J., DeMartino, G. N. et al. : Endoproteolytic activity of the proteasome. Science, 299 : 408-411, 2003.
12) McLean, P. J., Kawamata, H., Ribich, S. et al. : Membrane association and protein conformation of α-synuclein in intact neurons. Effect of Parkinson's disease-linked mutations. J. Biol. Chem., 275 : 8812-8816, 2000.
13) Murphy, D. D., Rueter, S. M., Trojanowski, J. Q. et al. : Synucleins are developmentally expressed, and α-synuclein regulates the size of the presynaptic vesicular pool in primary hippocampal neurons. J. Neurosci., 20 : 3214-3220, 2000.
14) Okochi, M., Walter, J., Koyama, A. et al. : Constitutive phosphorylation of the Parkinson's disease associated α-synuclein. J. Biol. Chem., 275 : 390-397, 2000.
15) Pronin, A. N., Morris, A. J., Surguchov, A. et al. : Synucleins are a novel class of substrates for G protein-coupled receptor kinases. J. Biol. Chem., 275 : 26515-26522, 2000.
16) Shimura, H., Schlossmacher, M.G., Hattori, N. et al. : Ubiquitination of a new form of α-synuclein by parkin from human brain: implications for Parkinson's disease. Science, 293 : 263-269, 2001.
17) Webb, J. L., Ravikumar, B., Atkins, J. et al. : α-Synuclein is degraded by both autophagy and the proteasome. J. Biol. Chem., 278 : 25009-25013, 2003.

Ⅵ. 病理と病態 − 4

Parkinの分子細胞学的機能

高 柳　　淳*, 清 水 信 義*

抄　録　Parkin遺伝子は常染色体劣性若年性パーキンソン病（AR-JP）の原因遺伝子である。ユビキチンリガーゼ（E3）活性を持ち，異常な高次構造を形成したタンパクによる小胞体ストレスや酸化ストレスなどによる異常タンパク質の蓄積による毒性から細胞を保護していると考えられている。しかしパーキンソン病に特徴的な黒質ドパミン産生神経細胞の変性を未だ説明できてはいない。また，AR-JP患者の脳には孤発性パーキンソン病患者にしばしばみられる細胞内封入体が観察されない。この詳細な原因も不明である。

Key words：ubiquitin ligase, proteasome, Lewy body, oxidation, mitochondria

Ⅰ. Parkinタンパクの構造と機能（図1）

　ヒトparkinタンパクは465アミノ酸からなる約52 kDaのタンパク質で[15]，N末端のユビキチン様（UBL）ドメインとC末側の2つのRINGフィンガードメインとそれに挟まれたIBR (in between Ring finger) ドメイン（RING-IBR-RING）が特徴的である。RINGフィンガードメインは数多くのタンパクで見つかるモチーフであり，ユビキチン化反応に関与している。

　ユビキチン（単量体）は，E1（ユビキチン活性化酵素），E2（ユビキチン転移酵素），E3（ユビキチン連結酵素，ユビキチンリガーゼ）の3つの酵素を順に移動して最終的に標的タンパクの特定のリジン残基に結合する。さらに最初のユビキチンに第2第3のユビキチンが付加されてポリユビキチン化されたタンパクは，プロテアソーム（proteasome）と呼ばれるタンパク質分解装置で速やかに分解される。ParkinもRING型E3の1つであり[23]，E2としてUbcH7を利用し，基質タンパクをユビキチン化し，プロテアソームでの分解を促進すると考えている。AR-JPの病因変異体ではparkinのユビキチンリガーゼ活性が失われているため，タンパク質の代謝が滞り，神経細胞の変性を引き起こすと考えている。

　RING-IBR-RINGドメインはE2と基質タンパクの認識に関与している。数多くのRINGタンパクと同様に，parkinはユビキチンリガーゼ複合体であるSCF (Skp1, Cullin, F-box) 様複合体の構成因子としても機能している[25]。UBLドメインは，ユビキチンと62％のホモロジーがあるが機能は不明である。最近，UBLドメインが26SプロテアソームのRpn10サブユニットと結合することが示され[21]，ポリユビキチン化されたタンパクのプロテアソームへの運搬にparkinが関与する可能性も示唆されている。

　過剰発現させたparkinは，変異型α-synuclein[19]やパエル（pael）レセプターと呼ばれる小

Molecular function of Parkin.
*慶應義塾大学医学部分子生物学教室
〔〒160-8582　東京都新宿区信濃町35〕
Atsushi Takayanagi, Nobuyoshi Shimizu : Department of Molecular Biology, Keio University School of Medicine. 35 Shinanomachi, Shinjuku, Tokyo, 160-8582 Japan.

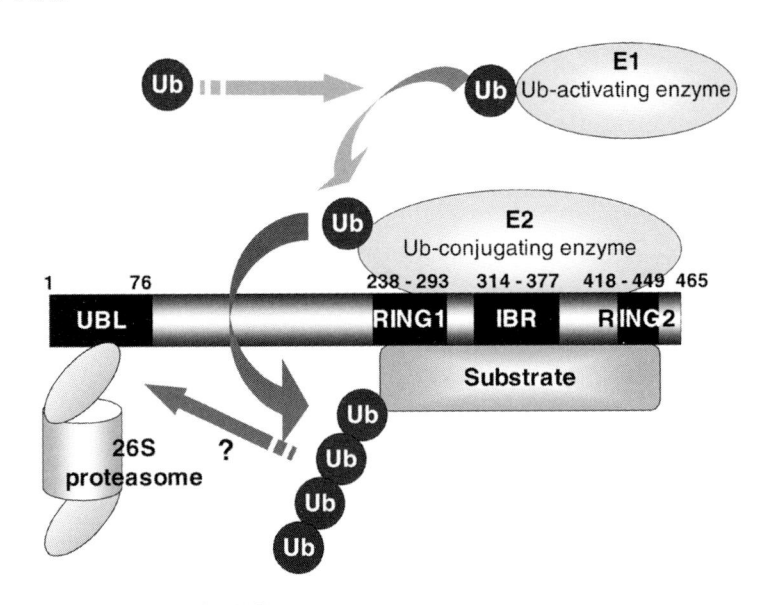

図1 Parkinの構造と機能
数字は，アミノ酸の番号を示す。ParkinはRING型ユビキチンリガーゼ（E3）である。

胞体内で蓄積した膜タンパクの毒性から細胞を保護する[10]。また，トリプレット病に特徴的な異常なポリグルタミン鎖を含むタンパク質の除去に関与しているといわれている[26]。さらにparkinの過剰発現はプロテアソーム機能障害，神経細胞のカイニン酸による興奮毒性（excitotoxicity）やセラミドによるミトコンドリア障害で生じるアポトーシスを抑制する[25]ことができる。

II．Parkinタンパクの発現と局在

Parkin mRNAはほぼすべての組織で発現がみられ[15]，おそらくタンパクも同様であると考えている。したがって，AR-JP患者でみられる大脳黒質の選択的神経変性は，parkinの基質の性質によると考えているが，決定的な証明はない。

Parkinは細胞内に一様に存在するようである。なお，正常な高次構造を形成できなかったタンパクの分解に関する小胞体ストレス応答にparkinが機能していること[10]，COS細胞ではアクチン線維と結合すること[7]，シナプス小胞に結合している[16]ことが示されている。

また，AR-JPではみられないがパーキンソン病患者の脳組織に特徴的なタンパク質封入体「Lewy小体（Lewy body）」にもParkinタンパクが含まれている[18,22]。Lewy小体には，parkinの基質であるα-synuclein[18,22]やユビキチン化システム関連タンパクも含まれている。しかし，parkinとα-synucleinは同一部位には局在しないようである[18]。またプロテアソーム活性を阻害しparkinを過剰発現させると，Lewy小体様の封入体が細胞内に形成される[1]。しかし，Lewy小体がパーキンソン病に伴う神経変性の原因か過程の一部かどうかは結論がでていない。

RINGフィンガー1内の病因変異（R 256 C, R 275 W）によって，細胞質内や核内で封入体を形成するようになる[3]。しかし他の変異（A 82 E, G 328 E, C 431 E）では局在の変化は起きない。また，C末端の3アミノ酸以上を欠損させると，可溶性parkinが激減し0.1%TritonX-100不溶画分内のparkinが増大する[28]。

Parkinタンパクは，細胞内タンパク質の正常な高次構造の形成を阻害する還元剤処理，熱ショックやツニカマイシン処理で2～3倍増加する[9]。しかし小胞体ストレスを引き起こすツニカマイシン処理については影響しないという報告も

ある[27]。また，過酸化水素添加による酸化ストレスや熱ショックによって0.1%TritonX-100不溶画分のparkinが増加するが，ツニカマイシン処理では変化しない[28]。不溶性parkin沈殿には分子シャペロンhsp70が含まれ，hsp70・hsp40を過剰発現するとparkinの凝集が抑制されることから，parkinタンパクは凝集しやすいタンパクであるといえる。

さらに，細胞をプロテアソーム阻害剤で処理すると，parkinはユビキチン化タンパクだけでなく γ-チューブリンなどとともに細胞内封入体を形成する[1,31]。この封入体形成は微小管脱重合剤で阻害された。この現象は，Lewy小体形成の一過程を反映しているかもしれない。すなわち，何らかの要因でプロテアソーム活性が減弱すると，parkinはユビキチン化したタンパクと細胞内封入体を形成するのだろう。

ヒト脳においてparkinタンパクは，若年者（14〜22歳）では高塩濃度（750 mM NaCl）抽出画分およびRIPA不溶/2％SDS可溶画分に存在するが，老年者（43歳以上）では高塩濃度画分は減少してSDS可溶画分が増加していた[18]。興味深いことに4〜12週と22ヵ月のマウス脳ではともに高塩濃度抽出画分のみに存在していた。この現象は後述するノックアウトマウスの表現型とヒトとの違いに関与しているかもしれない。

HEK293細胞を用いた一過性の遺伝子導入実験において，parkinタンパクのN末のUBLドメイン，特に1-6アミノ酸残基を欠損させると，細胞内のタンパク量が増加する[5]。またUBL欠損parkinは自己ユビキチン化活性を保持していた。すなわち，UBLドメインは細胞内parkinタンパク量を調節しているらしい。

Parkinはアポトーシス反応を開始するセリンプロテアーゼであるカスパーゼ-1, -8によって126番目のアラニンの後で切断される[13]。これは，アポトーシスシグナルや炎症反応によって活性化されたカスパーゼによってparkinが不活化され，毒性のあるparkinの基質タンパクが蓄積しドーパミン産生細胞の細胞死が誘導される可能性を示している。

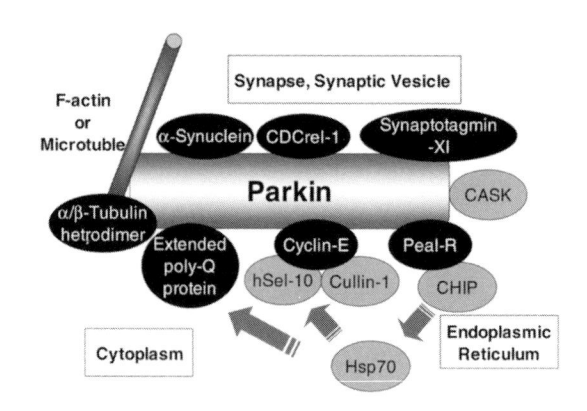

図2 Parkinの基質タンパクと関連タンパク
ユビキチン化される基質タンパクを黒色で，それらと相互作用するタンパクを灰色で示した。

III. Parkinの基質（結合）タンパク（図2）

1. シナプスに存在するタンパク質

Parkinは，α-synuclein（16 kDa）のうち，稀に存在する糖化（o-glycosylation）されたもの（22 kDa）をユビキチン化する[24]。詳細は前章を参照されたい。O-結合型糖化α-synucleinはAR-JP患者脳で蓄積されている。シンフィリン-1（synphilin-1；100 kDa）はα-synucleinと結合するタンパクで，parkinによってユビキチン化される[2]。詳細な機能は不明である。α-synucleinとシンフィリン-1はともにLewy小体にも存在する。最近シンフィリン-1をparkinより効率的にユビキチン化するSiah-1が報告された[17]。

また，不死化したラット海馬由来細胞において，過剰発現させたparkinはシステインプロテアーゼの一種カルパイン（Calpain）を誘導し，過剰発現させたα-synucleinを切断し，その細胞毒性を抑制する[14]。すなわちプロテアソームを介さないシグナル伝達系にもparkinは関与している。

CDCrel-1（cell division control related protein；SEPT-5：43 kDa）[30]は，シナプス小胞に多く存在する44 kDaのGTPase活性を有するセプチン（septin）の一種で，シンタキシン

(syntaxin) と結合しエキソサイトーシス（神経伝達物質の放出）の抑制に関与している。parkinはシナプス小胞にも存在するから，CDCrel-1に結合しているかもしれない。

シナプトタグミン（synaptotagmin）-XIも最近parkinの基質として同定された。Lewy小体にも存在する[8]。シナプトタグミン類は，シナプス小胞の形成やドッキングに重要な働きをしている。

CASK（104 kDa）はparkinのC末端に結合する膜タンパクで，ユビキチン化はされない[4]。CASKは大きなタンパク複合体を形成しシナプス形成に関与する可能性がある。

Parkinによるユビキチン化が障害されると，数多くのタンパク質で制御されているシナプス小胞の形成・移動・細胞膜とのドッキングによる神経伝達物質の放出に影響があるかもしれない。

2. パエルレセプター（pael-R : parkin-associated endothelin receptor-like receptor : 67 kDa）

Pael-Rの機能は不明であるが，Gタンパクと共役した膜タンパクレセプターと推測されている[10]。Pael-Rは，稀突起神経膠細胞（oligodendrocyte）と神経細胞では海馬神経細胞と黒質のドーパミン産生神経細胞に強く発現している。またAP-JP患者ではパエルレセプターの蓄積が観察されている。

小胞体では正常な高次構造を形成しなかった不完全タンパクを細胞質内に引き出し分解する機構が存在する。これをERAD（endoplasmic reticulum-associated degradation）と呼ぶ。Pael-Rは正常な高次構造を形成しづらいタンパクらしく，異常なPael-Rは通常ERADに関与するE2であるUbcH7とparkinによって分解されているらしい。過剰発現するとほとんどがTritonX-100不溶画分に存在し，小胞体ストレスを誘導し細胞死を引き起こす。しかし，Parkinを同時に過剰発現するとこの細胞死を抑制することができる。Parkinによるpael-Rのユビキチン化は熱ショックタンパクシャペロンhsp70によって抑制され，CHIP（carboxyl terminus of the hsc70 interacting protein）によっ

て促進される[11]。また，興味深いことに，ショウジョウバエ脳にヒトpael-Rを発現させるとドーパミン産生神経細胞のみの脱落が観察された[29]。AR-JP患者で観察されるドーパミン産生神経細胞の選択的細胞死は，正常な高次構造をとれず小胞体内に蓄積したpael-Rによるアポトーシスシグナルによって引き起こされているのかもしれない。

3. サイクリンE[25]

サイクリンEは細胞周期のG1/S移行を制御するタンパクである。Parkinは，F-box/WDリピートドメインタンパク，hSel-10, Cullin-1を含むユビキチンリガーゼ複合体を形成し，サイクリンEをユビキチン化しその分解を促進する。グルタミン酸作動性の興奮性毒素カイニン酸（kinate）で処理した神経細胞をsiRNAによってparkinの発現を抑制するとサイクリンEが蓄積し，アポトーシスを誘導した。Parkinを過剰発現させるとそのアポトーシスは抑制された。サイクリンEもパーキンソン病をはじめ多くの神経変性疾患で蓄積していることが知られている。

4. 異常に伸張したポリグルタミン鎖を有するタンパク質[26]

過剰発現したparkinは，アタキシン（ataxin）-3のポリグルタミンが異常に伸張したタンパク（ポリQタンパク）のユビキチン化と分解を促進した。Parkinは，ポリQタンパクによって引き起こされるプロテアソーム障害とカスパーゼ-12の誘導を抑制した。Parkinはhsp70，ポリQタンパクとプロテアソームと複合体を形成していた。In vitroでhsp70はparkinとポリQタンパクとの結合およびユビキチン化を促進した。これはpael-Rでみられた現象と逆である。

5. 細胞骨格タンパク

COS細胞において，parkinはファロイジン（phallodin）で染色されるアクチン線維と共染色されたが，微小管には局在しなかった[7]。しかし最近，parkinが微小管やα/βチューブリンヘテロダイマーに結合すること，そのヘテロダイマー

をユビキチン化しそれらの分解を促進することが報告された[20]。

Ⅳ．Pakinノックアウトマウス

AR-JP患者で多い変異に相当するエキソン3を欠失させたノックアウトマウスが報告されている[6,12]。脳の形態に大きな変化はないが，体重の減少がみられ，脳内の細胞外ドーパミン濃度は有意に上昇していた。ドーパミン産生神経細胞数は測定した24ヵ月まで正常であった。また，α-synucleinなどのparkin基質タンパク量の変化は観察されていない。しかし，中型の条体有棘神経細胞を用いた細胞内電位測定から，シナプス反応にはより強い電流が必要であった。すなわちシナプスの興奮性の低下がみられた。また，梯子渡り実験で有意な運動性の低下が観察されたため，黒質線条体経路に障害があると考えられた。しかし回し車（ロータロッド）実験では有意差がみられないことから重篤な運動障害はないと考えられた。

ショウジョウバエのparkin無発現（null）変異体は，寿命が短く，筋組織のアポトーシスに起因する歩行障害と精子の分離障害による雄性不妊を呈した[29]。それらはミトコンドリア障害に起因すると考えられた。しかし，明らかな神経細胞の喪失はみられなかった。

Ⅴ．おわりに

パーキンソン病患者で失われているドーパミン産生神経細胞はその代謝反応から絶えず酸化ストレスにさらされている。したがって酸化ストレスとparkinの関係について詳細な解析も待たれる。

文　献

1) Ardley, H. C., Scott, G. B., Rose, S. A. et al. : Inhibition of proteasomal activity causes inclusion formation in neuronal and non-neuronal cells overexpressing parkin. Mol. Biol. Cell, 14 : 4541-4556, 2003.

2) Chung, K. K., Zhang, Y., Lim, K.L. et al. : Parkin ubiquitinates the α-synuclein-interacting protein, synphilin-1 : implications for Lewy-body formation in Parkinson disease. Nat. Med., 7 : 1144-1150, 2001.

3) Cookson, M. R., Lockhart, P. J., McLendon, C. et al. : RING finger 1 mutations in Parkin produce altered localization of the protein. Hum. Mol. Genet., 12 : 2957-2965, 2003.

4) Fallon, L., Moreau, F., Croft, B. G. et al. : Parkin and CASK/LIN-2 associate via a PDZ-mediated interaction and are co-localized in lipid rafts and postsynaptic densities in brain. J. Biol. Chem., 277 : 486-491, 2002.

5) Finney, N., Walther, F., Mantel, P. Y. et al. : The cellular protein level of parkin is regulated by its ubiquitin-like domain. J. Biol. Chem., 278 : 16054-16058, 2003.

6) Goldberg, M. S., Fleming, S. M., Palacino, J. J. et al. : Parkin-deficient mice exhibit nigrostriatal deficits but not loss of dopaminergic neurons. J. Biol. Chem., 278 : 43628-43635, 2003.

7) Huynh, D. P., Scoles, D. R., Ho, T. H. et al. : Parkin is associated with actin filaments in neuronal and nonneural cells. Ann. Neurol., 48 : 737-744, 2000.

8) Huynh, D. P., Scoles, D. R., Nguyen, D. et al. : The autosomal recessive juvenile Parkinson disease gene product, parkin, interacts with and ubiquitinates synaptotagmin XI. Hum. Mol. Genet., 12 : 2587-2597, 2003.

9) Imai, Y., Soda, M., Takahashi, R. : Parkin suppresses unfolded protein stress-induced cell death through its E3 ubiquitin-protein ligase activity. J. Biol. Chem., 275 : 35661-35664, 2000.

10) Imai, Y., Soda, M., Inoue, H. et al. : An unfolded putative transmembrane polypeptide, which can lead to endoplasmic reticulum stress, is a substrate of Parkin. Cell, 105 : 891-902, 2001.

11) Imai, Y., Soda, M., Hatakeyama, S. et al. : CHIP is associated with Parkin, a gene responsible for familial Parkinson's disease, and enhances its ubiquitin ligase activity. Mol. Cell, 10 : 55-67, 2002.

12) Itier, J. M., Ibanez, P., Mena, M. A. et al. : Parkin gene inactivation alters behaviour and dopamine neurotransmission in the mouse. Hum. Mol. Genet., 12 : 2277-2291, 2003.

13) Kahns, S., Kalai, M., Jakobsen, L. D. et al. : Caspase-1 and caspase-8 cleave and inactivate

cellular parkin. J. Biol. Chem., 278 : 23376-23380, 2003.
14) Kim, S. J., Sung, J. Y., Um, J. W. et al. : Parkin cleaves intracellular α-synuclein inclusions via the activation of calpain. J. Biol. Chem., 278 : 41890-41899, 2003.
15) Kitada, T., Asakawa, S., Hattori, N. et al. : Mutations in the parkin gene cause autosomal recessive juvenile parkinsonism. Nature, 392 : 605-608, 1998.
16) Kubo, S. I., Kitami, T., Noda, S. et al. : Parkin is associated with cellular vesicles. J. Neurochem., 78 : 42-54, 2001.
17) Nagano, Y., Yamashita, H., Takahashi, T. et al. : Siah-1 facilitates ubiquitination and degradation of synphilin-1. J. Biol. Chem. (Epub. ahead of print), 2003.
18) Pawlyk, A. C., Giasson, B. I., Sampathu, D. M. et al. : Novel monoclonal antibodies demonstrate biochemical variation of brain parkin with age. J. Biol. Chem., 278 : 48120-48128, 2003.
19) Petrucelli, L., O'Farrell, C., Lockhart, P. J. et al. : Parkin protects against the toxicity associated with mutant α-synuclein: proteasome dysfunction selectively affects catecholaminergic neurons. Neuron, 36 : 1007-1019, 2002.
20) Ren, Y., Zhao, J., Feng, J. : Parkin binds to α/β tubulin and increases their ubiquitination and degradation. J. Neurosci., 23 : 3316-3324, 2003.
21) Sakata, E., Yamaguchi, Y., Kurimoto, E. et al. : Parkin binds the Rpn 10 subunit of 26 S proteasomes through its ubiquitin-like domain. EMBO Rep., 4 : 301-306, 2003.
22) Schlossmacher, M. G., Frosch, M. P., Gai, W. P. et al. : Parkin localizes to the Lewy bodies of Parkinson disease and dementia with Lewy bodies. Am. J. Pathol., 160 : 1655-1667, 2002.
23) Shimura, H., Hattori, N., Kubo, S. et al. : Familial Parkinson disease gene product, parkin, is a ubiquitin-protein ligase. Nat. Genet., 25 : 302-305, 2000.
24) Shimura, H., Schlossmacher, M. G., Hattori, N. et al. : Ubiquitination of a new form of α-synuclein by parkin from human brain: implications for Parkinson's disease. Science, 293 : 263-269, 2001.
25) Staropoli, J. F., McDermott, C., Martinat, C. et al. : Parkin is a component of an SCF-like ubiquitin ligase complex and protects postmitotic neurons from kainate excitotoxicity. Neuron, 37 : 735-749, 2003.
26) Tsai, Y. C., Fishman, P. S., Thakor, N. V. et al. : Parkin facilitates the elimination of expanded polyglutamine proteins and leads to preservation of proteasome function. J. Biol. Chem., 278 : 22044-22055, 2003.
27) West, A. B., Gonzalez-de-Chavez, F., Wilkes, K. et al. : Parkin is not regulated by the unfolded protein response in human neuroblastoma cells. Neurosci. Lett., 341 : 139-142, 2003.
28) Winklhofer, K. F., Henn, I. H., Kay-Jackson, P. C. et al. : Inactivation of Parkin by Oxidative Stress and C-terminal Truncations : A PROTECTIVE ROLE OF MOLECULAR CHAPERONES. J. Biol. Chem., 278 : 47199-47208, 2003.
29) Yang, Y., Nishimura, I., Imai, Y. et al. : Parkin suppresses dopaminergic neuron-selective neurotoxicity induced by Pael-R in Drosophila. Neuron, 37 : 911-924, 2003.
30) Zhang, Y., Gao, J., Chung, K. K. et al. : Parkin functions as an E2-dependent ubiquitin-protein ligase and promotes the degradation of the synaptic vesicle-associated protein, CDCrel-1. Proc. Natl. Acad. Sci. USA, 97 : 13354-13359, 2000.
31) Zhao, J., Ren, Y., Jiang, Q. et al. : Parkin is recruited to the centrosome in response to inhibition of proteasomes. J. Cell Sci., 116 : 4011-4019, 2003.

VI. 病理と病態-5

Ubiquitin-proteasome 経路と unfolded protein response

滝沢修一[*,**,***], 小坂　仁[*,**,***], 和田圭司[***]

抄録　パーキンソン病（PD）の原因遺伝子として α-synuclein, parkin, UCH L1 の3つが知られていたが，最近新たに DJ-1 と synphilin-1 が報告された。そのうち α-synuclein, parkin, ubiquitin C-terminal hydrolase 1, synphilin-1 の四者はいずれも，細胞における重要な蛋白質分解系である ubiquitin-proteasome 経路に関与している分子である。また，近年 UPP ubiquitin-proteasome 経路は小胞体ストレスの制御に重要な役割を果たしていることも明らかになってきた。本稿では ubiquitin-proteasome 経路における原因遺伝子産物の機能と，ubiquitin-proteasome 経路の異常により起こる小胞体ストレスの誘導に関して概説する。

Key words : ubiquitin, UCH L1, ER stress, neurodegeneration, Parkinson's disease

I. Ubiquitin-proteasome 経路と PD 原因遺伝子

　Ubiquitin（Ub）は76残基からなる低分子蛋白質であり[8]，ヒトの場合3種類の遺伝子にコードされており，ribosome 蛋白質 L 40 ないし S 27 a と Ub の融合蛋白質と，複数の Ub がタンデムに融合した Ub-B（3個）および Ub-C（9個）という前駆体として翻訳され，脱 Ub 化酵素（deubiquitylating enzyme : DUB）によって切り出されて単量体 Ub となる。単量体 Ub は，活性化酵素（E 1），転移酵素（E 2），連結酵素（E 3）により標的蛋白質の Lys 残基に共有結合する[1]。ほ乳類では E 1 は 1〜2種類，E 2 は数十種類，E 3 は数千種類存在すると考えられ，標的蛋白質の特異性は E 3 によって担われている。Ub の48番目の Lys 残基（L 48）を介して形成された poly Ub 鎖は 26 S proteasome による選択的な蛋白質分解の目印として機能し，標的蛋白質の Ub 化から 26 S proteasome による分解を受ける経路は ubiquitin-proteasome 経路と呼ばれている[1]。標的蛋白質の Ub 化は可逆的であり，DUB がその役目を担っている[8]。

　Lewy 小体は PD 患者脳で一般的に観察される蛋白質凝集体であり，Ub 抗体で染色され，構成成分として neurofilament, α-synuclein, Ub, UCH L 1, synphilin-1 などを含む[1]。本来 Ub 化された蛋白質は 26 S Proteasome で分解をうけるべきものであり，不溶化 Ub 化蛋白質の存在

Ubiquitin-proteasome pathway and unfolded protein response.
[*]神奈川県立こども医療センター神経内科臨床研究機構代謝研究室
〔〒232-8555　神奈川県横浜市南区六ツ川2-138-4〕
Shuichi Takizawa, Hitoshi Kosaka : Division of Neurology, Clinical Research Institute, Kanagawa Children's Medical Center. Mutsukawa, 2-138-4 Minami-ku, Yokohama, 232-8555 Japan.
[**]科学技術振興事業団戦略的創造研究推進事業・情報と細胞機能領域
Shuichi Takizawa, Hitoshi Kosaka : Information and Cellular Function, PRESTO, Japan Science and Technology Corporation (JST).
[***]国立精神・神経センター神経研究所疾病研究第四部
Keiji Wada : Department of Degenerative Neurological Diseases, National Institute of Neuroscience, NCNP.

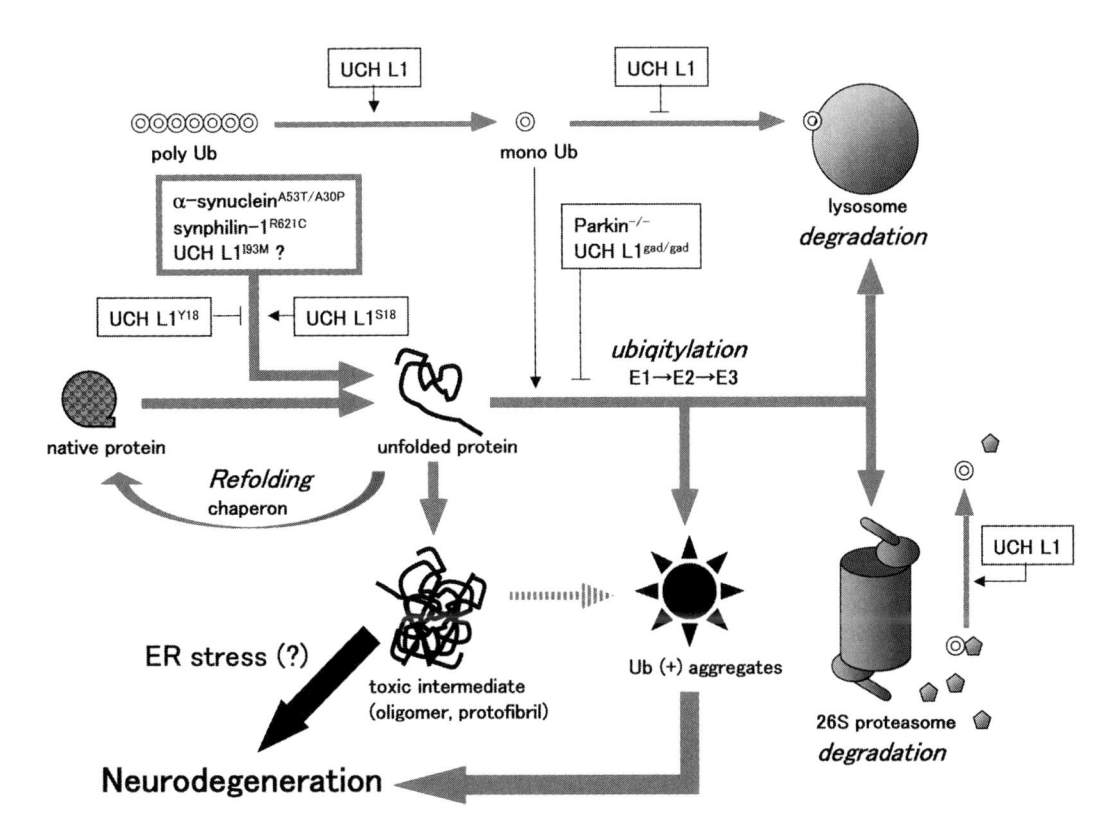

図1 Ubiquitin-proteasome 経路とパーキンソン病原因遺伝子産物
生体内に存在する正常な立体構造をとる蛋白質（native protein）は一定の割合で変性して，変性蛋白質（unfolded protein）となることが知られている。分子シャペロン（chaperon）は，変性蛋白質の表面に露出した疎水性部分に結合して unfolded protein から native protein への巻き戻し（refolding）を行う。Chaperon によっても native protein に戻らなかった unfolded protein は E1, E2, E3 によってユビキチン化（ubiquitylation, Ub 化）され，26 S-proteasome で分解される運命にある。α-synucleinA 53 T/A 30 P, synphilin-1 R 621 C などのパーキンソン病（PD）患者変異型原因蛋白質は野生型に比べ unfolded protein になりやすいことが示されている。また，ubiquitin C-terminal hydrolase L 1（UCH L 1）の 18 番目のアミノ酸には Ser 型（S 18）と Tyr 型（Y 18）の 2 種類の多型が存在し，Y 18 は unfolded protein 形成に対して抑制的に働くと考えられる。UCH L 1（I 93 M）は PD 患者型変異であり，in vitro では β シートをとりやすいことが示されている。PD 患者型変異 Parkin や UCH L 1（gad/gad）では Ub 化が障害されているため, unfolded protein は 26 S-Proteasome での分解に障害をきたし，細胞毒性が強い遷移状態（toxic intermediate）を形成し神経変性を惹起する。また，Ub 化が正常に行われても 26 S-Proteasome の機能が低下すると，Ub 化された unfolded protein が Ub（＋）の凝集体を形成し細胞毒性を持つようになる。UCH L 1 は従来，Ub 前駆体から単量体 Ub を生産したり，Ub の C 末端に結合した小分子を切り離すことによって単量体 Ub を増やすと考えられていたが，新たに単量体 Ub の半減期を延長することで単量体 Ub 量を増加させることが示された。

は，基質が先天的あるいは後天的に ubiquitin-proteasome 経路で扱える量を超えるか，ubiquitin-proteasome 経路の機能不全もしくは ubiquitin-proteasome 経路に必要な ATP の供給不全（mitochondria 機能不全）を推測させる（図1）。現在まで PD 原因遺伝子として α-synuclein, UCH L1, synphilin-1, parkin, DJ-1 の 5 つが報告されており，DJ-1 を除く 4 つは

ubiquitin-proteasome 経路に深く関連していることが明らかになっている[1,2,6]。α-synuclein は 26 S proteasome で分解される蛋白質であり，患者変異型 α-synuclein では 26 S proteasome において分解される速度の低下が示されている。また，特定の糖鎖修飾を受けた α-synuclein が後述する Parkin の基質の一つであることも明らかにされている[11]。α-synuclein の結合蛋白質 synphilin-1 は E 3 酵素 Parkin によって Ub 化され 26 S proteasome で分解される蛋白質である[6]。また，劣性若年性パーキンソニズムの原因遺伝子産物である Parkin は E 3 酵素であり患者型変異 Parkin では E 3 活性が欠如している[3,6]。Parkin は CDCrel-1, synphilin-1, Paer-R, 糖鎖修飾型 α-synuclein などの Ub 化にかかわることが明らかにされている。

DUB のサブグループ Ubiquitin C-terminal hydrolase (UCH) の一つ，Ubiquitin C-terminal hydrolase L 1 (UCH L 1) の突然変異 (I 93 M) は南ドイツの優性遺伝 PD と考えられる一家系で認められた（浸透率 80％）[7]。ヒト UCH L 1 には 18 番目のアミノ残基に Ser（野生型）ないし Tyr (S 18 Y) の多型が存在し，S 18 Y は PD 罹患率を下げる可能性が報告されている。UCH L 1 は in vitro で翻訳直後の Ub 前駆体から単量体 Ub の切り出しや Ub の C 末端に結合したアミンなどの低分子を切断することにより，単量体 Ub を生産および再生するものと考えられてきた。我々は，野生型，S 18 Y, I 93 M の三者間の in vitro における UCH 活性が I 93 M < S 18 < Y 18 の順で高く UCH 活性が PD 発症に対して保護的作用があること，および，野生型 ≒ S 18 Y < I 93 M の順で β シート構造をとりやすく凝集体を形成しやすいことを示した[7]。このことから UCH L 1 の酵素活性および立体構造の不安定さが PD の病理形成に関与している可能性が考えられた。また，培養細胞を用いた実験系で，UCH L 1 が二量体を形成すると Ub の 63 番目の Lys 残基を介して (Lys 63 型) poly Ub 鎖を形成する E 3 活性を獲得し，Lys 48 型 Ub 化に拮抗することで蛋白質を安定化させる作用を持つことが報告された[5]。この報告によると Y 18 UCH L 1 では野生型に比べ E 3 活性が著明に減少しており，そのため Lys 63 型の Ub 化が抑制され，結果として Lys 48 型の Ub 化が促進されることで α-synuclein などの蛋白質の分解が進み，PD 発症リスクを下げると考えられたが，in vivo での検証は行われていない。最近，我々は常染色体劣性の進行性逆行性末梢神経軸索変性をきたし UCH L 1 の発現が認められない glacile axonal dystrophy mouse (gad マウス) を用いた一連の実験で UCH L 1 の機能解析を行い，UCH L 1 が細胞内の単量体 Ub を増加させ ubiquitin-proteasome 依存的な蛋白質分解を促進することを明らかにした[8]。また，我々は単量体 Ub に UCH L 1 が結合して単量体 Ub の半減期を延長し（図1），ubiquitin-proteasome 経路の正の制御因子として働いていることを示した[8]。

II. Ubiquitin-proteasome 経路と unfolded protein response (UPR)

では PD に認められるような ubiquitin-proteasome 経路の破綻がいかにして細胞死を引き起こすのであろうか。最近，Paerl-R 過剰発現 SH-SY 5 Y 細胞では小胞体ストレス（後述）が誘導され，小胞体ストレス惹起物質（2-Mercaptoethanol, tunicamycin）で処理された SH-SY 5 Y 細胞では Parkin の過剰発現で細胞死が抑制されることが報告された[3]。さらに，PD 惹起化学物質 6-OHDA で処理したドパミン産生培養細胞において，小胞体ストレス時に誘導される BiP, Hsp 40, Hsp 90, ATF 4, Ub-C, proteasome subunit などをコードする遺伝子の転写促進が観察された[10]。これらのデータから，PD の病理における小胞体の機能がにわかに注目されるようになった。小胞体 (endoplasmic reticulum : ER) は，分泌蛋白質や構造蛋白質などに糖鎖修飾・脂質修飾などの翻訳後修飾を行う細胞小器官である[4]。ER には膨大な量の蛋白質が通過しており，その中には正常な立体構造をとることができない蛋白質 (unfolded protein) が一定の割合で含まれる。Unfolded protein は強い細胞毒性を持つ蛋白質凝集体を容易に形成するため，ER には

unfolded proteinを分子シャペロンによって正常な立体構造に戻したり，ubiquitin-proteasome依存的に分解するため細胞質に逆行輸送してunfolded proteinを処理する機構（Endplasmic Reticulum Associated Degradation：ERAD）が存在する[3,4]。ParkinはこのERADに関わるE3と考えられている[3]。蛋白質不溶化をきたす変異蛋白質の発現やubiquitin-proteasome経路の機能不全により（図1）ER内のunfolded protein量がERの処理能力を上回った状態はERストレスと呼ばれる[9]。ERストレスに曝された場合，細胞はunfolded protein response（UPR）と呼ばれる以下の一連の反応を示すことが知られている[4,9]（図2a，2b）。

1．ER構造蛋白質，ERシャペロン，ubiquitin-proteasome経路関連蛋白質などいわゆるUPR蛋白質の誘導によるERのunfolded protein処理能力増加[4,9]

BiPはER管腔に存在する分子シャペロンであり，unfolded proteinの表面に露出した疎水性部分に結合することによりERストレスのセンサーとして機能し，IRE1，ATF6，PERKなどのUPRシグナル伝達系分子を介してUPR蛋白質の誘導と一般的な蛋白質の生合成を抑制する。IRE1はER膜を貫通するkinase/nucleaseでありER管腔側でBiPと結合した状態で存在している。ERストレス時にはBiPはIRE1から解離しunfolded proteinに結合する。BiPから解離したIRE1はホモ二量体を形成し，相互にリン酸化することにより配列特異的RNase活性を獲得する。RNase活性を獲得したリン酸化IRE1は転写因子XBP1のmRNAに結合し，細胞質でXBP1 mRNAイントロン中の26塩基を切り出す。IRE1によってスプライシングを受けたXBP1（XBP1s）は新たに転写因子活性を獲得し，ほ乳類においてはmammalian ER stress response element（ERSE1）に結合して，その下流の遺伝子の転写を活性化する。ERSE1下流にはUPR蛋白質がコードされており，ERのunfolded protein処理能力を向上させる。ほ乳類ではIRE1の他にもERSE1に結合する転写因子としてATF6が存在する。ATF6もER膜を貫通しER管腔でBiPと結合して存在しているが，ERストレス時にはBiPから解離しゴルジ体へ移動し，S1PとS2Pによってプロセッシングを受けたのち核内に入り，CBFと共役してERSE1下流のUPR遺伝子の転写を活性化する。

2．蛋白質生合成抑制によるERへの蛋白質供給減少[4,9]

PERKはBiPと結合しているER膜貫通型のkinaseであり，ERストレス下ではBiPと解離してホモ二量体を形成しkinase活性を獲得してeukaryotic translation initiation factor 2（eIF2α）の51番目のアミノ酸残基Serをリン酸化する。リン酸化eIF2αはAUG開始コドンの認識力が低下するので翻訳効率低下により一般的な蛋白質の生合成は抑制される（ATF4のようなERストレスにかかわる一部の転写因子では逆に翻訳が活性化される）。このようにPERKはERストレス時に翻訳レベルで蛋白質生合成を調整する。

3．最終的な細胞死の誘導[4,9]

1，2によってもERストレスが解決されない場合，細胞は積極的に細胞死を起こす。リン酸化IRE1二量体はJIKを介してprocaspase-12のアダプター蛋白質TRAF2とER膜上で結合し，TRAF2から解離したprocaspase-12はクラスターを形成してcaspase-12となり，caspase-12→caspase-9→caspase-3と細胞死シグナルを伝達するほか，ERストレス下で活性化したcaspase-7はER膜上に移動しcaspase-7→caspase-9→caspase-3と細胞死シグナル伝達を活性化すると考えられている。また，JIKと結合したTRAF2はASK1を活性化し，JNKの活性化を介してミトコンドリア依存性細胞死シグナルを伝達することや，ATF4，ATF6，XBP1sによって細胞死シグナル蛋白質CHOPが誘導されることが示されているが，詳細は明らかになっていない。

現在までのところ，PDの病態では遺伝性あるいは環境因によるubiquitin-proteasome経路の

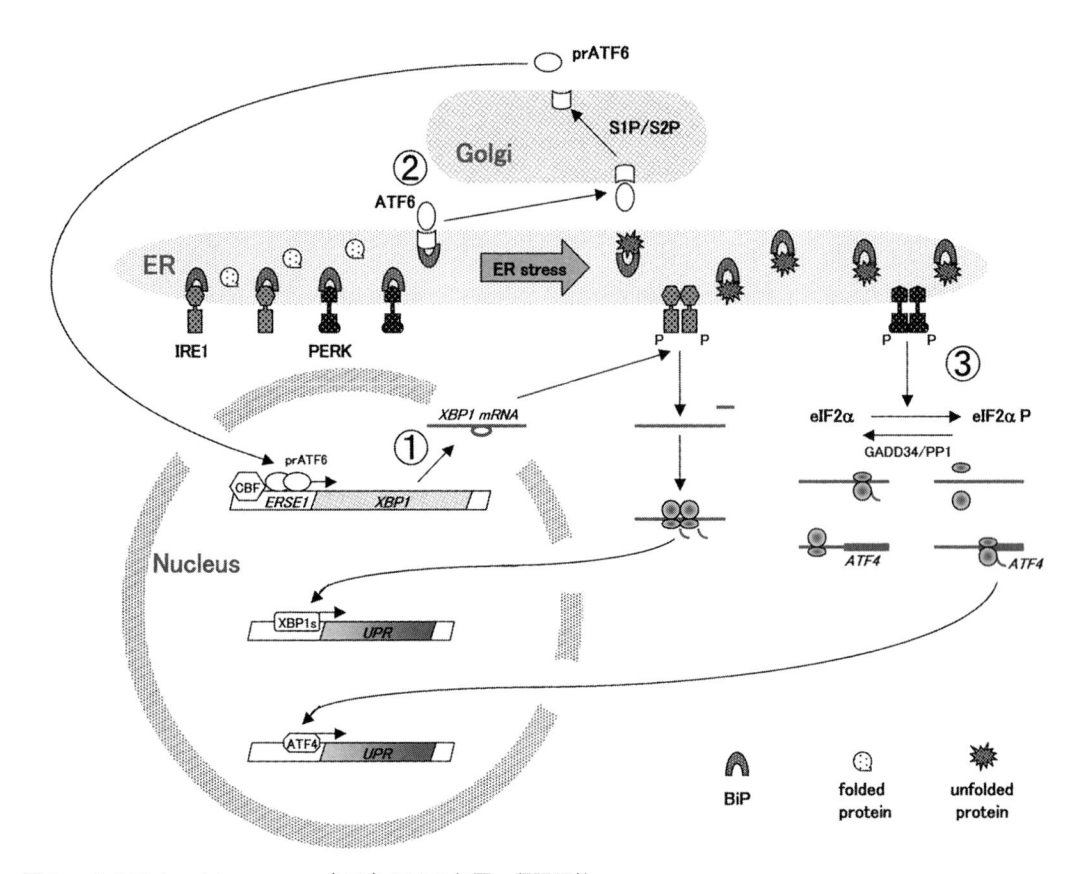

図 2 a　Unfolded protein response（UPR）による転写・翻訳調節
　　BiP は小胞体（ER）ストレス下で ER 内の unfolded protein と結合するため，IRE 1, ATF 6, PERK から解離する。
　①IRE 1 による転写調整：転写因子 XBP 1 は平時には転写因子活性が低く翻訳効率が悪い mRNA を転写している。小胞体ストレス（ER ストレス）下では IRE 1 と BiP が解離し，IRE 1 はホモ二量体を形成し相互にリン酸化する。リン酸化 IRE 1 は新たに配列特異的 RNase 活性を獲得し，XBP 1 mRNA のイントロン中 26 塩基をスプライシングする。スプライシングされフレームシフトを起こした XBP 1 mRNA は翻訳効率が上昇し，新たに作られる XBP 1（XBP 1 s）は高い転写活性を獲得する。XBP 1 s は核内に移動し，mammalian ER stress response element（ERSE 1）に結合し，下流の RPL 遺伝子群の転写を活性化する。RPL 遺伝子群には chaperon，ER 構造蛋白質，ubiquitin-proteasome 系蛋白質などがコードされており，これら UPR 遺伝子産物の誘導により ER の unfolded protein 処理能力を高めようとする。
　②ATF 6 による転写調整：ATF 6 は元来ゴルジ体移行シグナルを持つが，平時は BiP と結合し ER 膜に留まっている。ER ストレス時には ATf 6 から BiP が解離するため ATF 6 はゴルジ体に移動する。ゴルジ体で ATF 6 は S 1 P および S 2 P によるプロセッシングを受け（prATF 6），新たに転写活性を獲得する。プロセッシング後の ATF 6 は核内に入り，XBP 1 s 同様に ERSE 1 に結合し，その下流の UPR 遺伝子群の転写を活性化する。
　③PERK による転写・翻訳調整：ER ストレスによって BiP から解離した PERK はホモ二量体を形成し，相互にリン酸化することで新たにリン酸化酵素活性を獲得する。リン酸化 PERK は翻訳調節因子 eIF 2 α をリン酸化する。eIF 2 a はリン酸化されると蛋白質翻訳効率が低下する。PERK の活性化により eIF 2 a のリン酸化を介した蛋白質生合成低下が起こり，結果として ER に入る蛋白質の総量が減らし ER ストレスを軽減しようとする。しかし，ATF 4 など一部の UPR 遺伝子はリン酸化 eIF 2 a によって逆に翻訳効率が上昇し，ATF 4 を介した UPR 遺伝子群の転写を活性化により ER ストレス軽減を試みる。

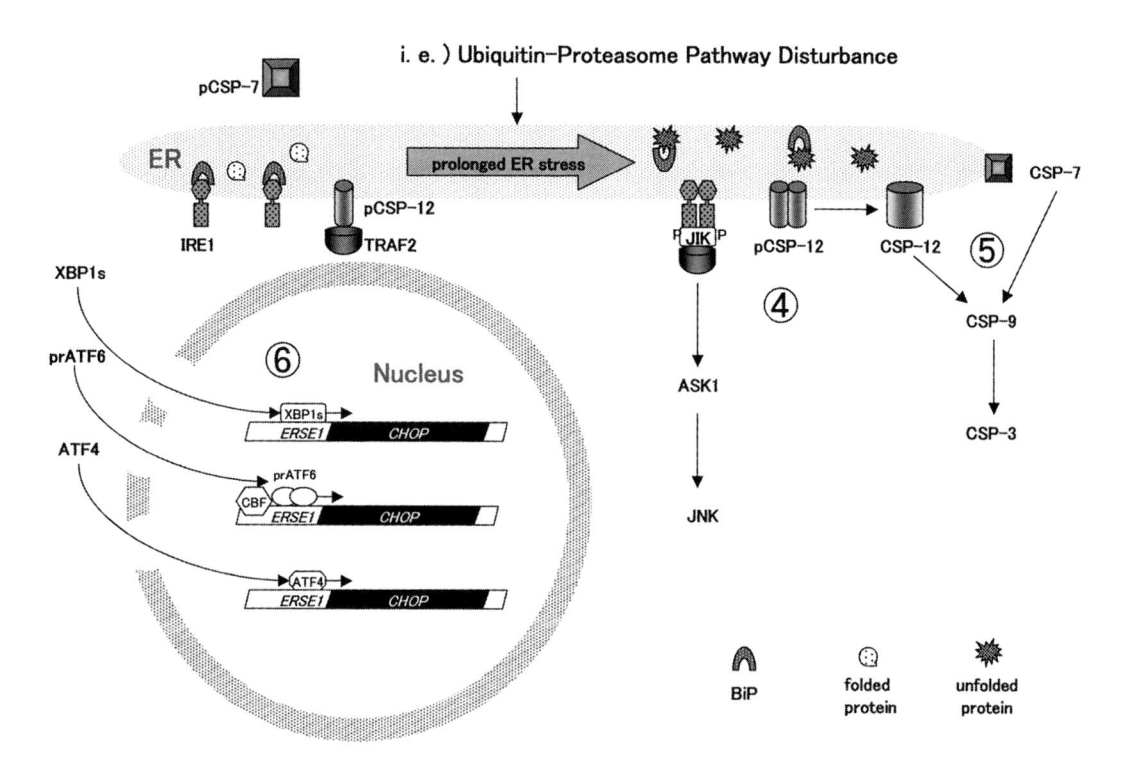

図2b Unfolded protein response (UPR) による細胞死の誘導
　遺伝性 PD における ubiquitin-proteasome 経路の恒常的な障害のように，持続的な ER ストレス下においては様々な経路により細胞死のシグナルが伝達される．なお，UPR による転写・翻訳制御と細胞死誘導は明確に区別されるものではなく同時に進行しうる．
④ TRAF2 による mitochondria 依存性細胞死の誘導：TRAF2 は ER 膜状の procaspase (pCSP)-12 に結合しているが，持続的な ER ストレス下では pCSP-12 から解離し，JIK を介してリン酸化二量体 IRE1 に結合する．JIK-TRAF1 複合体はリン酸化酵素 ASK1 を活性化し，活性化 ASK1 は JNK を活性化することで mitochondria 依存性細胞死シグナルを伝達する．
⑤ Caspase-12 および caspase-7 による細胞死シグナルの伝達：TRAF2 から解離した pCSP-12 はクラスターを形成し，m-calpain によるプロセッシングを受け caspase (CSP)-12 となる．また，pCSP-7 は持続的な ER ストレスにより ER 膜上に移動し CSP-7 になる．CSP-12 および CSP-7 は CSP-9 を活性化し，活性化 CSP-9 は CSP-3 を活性化することで細胞死シグナルを伝達する．
⑥転写因子 XBP1s，prATF6，ATF4 による CHOP の誘導：CHOP は細胞死シグナル蛋白質であり，CHOP をコードする遺伝子の上流には ERSE1 が存在する．ER ストレスで誘導された XBP1s，ATF6，ATF4 などの転写因子は CHOP の転写を促進し，CHOP による細胞死が引き起こされる．

破綻が UPR を介して細胞死をきたしていると示唆されるが，ubiquitin-proteasome 経路は UPR 以外にも転写制御，シナプス形成・維持，小胞分泌，apoptosis など種々の細胞内現象と関わりを持つため，PD の神経細胞死に対して ubiquitin-proteasome 経路の機能不全が多方面から影響を与えている可能性があり，今後の検討課題である．

文　献

1) Chung, K. K. K., Dawson, V. L., Dawson, T. M. : The role of the ubiquitin-proteasomal pathway in Parkinson's disease and other neurodegenerative disorders. TINS., 24, No.11 (suppl.) : S7-S13, 2001.

2) Cookson, M. R. : Pathways to Parkinsonism. Neuron, 37 : 7-10, 2003.
3) Imai, Y., Soda, M., Inoue, H. et al. : An unfolded putative transmembrane polypeptide, which can lead to endoplasmic reticulum stress, is a substrate of Parkin. Cell, 105 : 891-902, 2001.
4) Kaufman, R. J. : Orchestration the unfolded protein response in health and disease. J. Clin. Invest., 110 : 1389-1398, 2002.
5) Liu, Y., Fallon, L., Lashuel, H.A. et al. : The UCH-L 1 Gene Encodes Two Opposing Enzymatic Activities that Affect alpha-Synuclein Degradation and Parkinson's Disease Susceptibility. Cell, 111 : 209-218, 2002.
6) Marx, F. P., Holzmann, C., Strauss, K. M. et al. : Identification and functional characterization of a novel R 621 C mutation in the synphilin-1 gene in Parkinson's disease. Hum. Mol. Genet., 12 : 1223-1231, 2003.
7) Nishikawa, K., Li, H., Kawamura, R. et al.. : Alterations of structure and hydrolase activity of parkinsonism-associated human ubiquitin carboxyl-terminal hydrolase L 1 variants. BBRC., 304 : 176-183, 2003.
8) Osaka, H., Wang, Y. L., Takada, K. et al. : Ubiquitin carboxy-terminal hydrolase L 1 binds to and stabilize monoubiquitin in neuron. Hum. Mol. Genet., in press, 2003.
9) Ron, D. : Translational control in the endoplasmic reticulum stress response. J. Clin. Invest., 110 : 1383-1388, 2002.
10) Ryu, E. J., Harding, H. P., Angelastro, J. M. et al. : Endoplasmic reticulum stress and the unfolded protein response in cellular models of Parkinson's disease. J. Neurosci., 24 : 10690-10698, 2002.
11) Shimura, H., Hattori, N., Kubo, S. et al. : Familial Parkinson disease gene product, parkin, is a ubiquitin-protein ligase. Nat. Genet., 25 : 302-305, 2000.

第Ⅶ章
疾患モデル

Ⅶ. 疾患モデル－Ⅰ

神経毒によるパーキンソン病モデル：
細胞死機序の解明と神経保護薬の開発

直井　信*，丸山　和佳子**

抄　録　パーキンソン病は環境および遺伝要因により加齢とともに黒質のドパミン細胞の変性をもたらす疾患である。その病因に関する仮説の1つとして神経毒があり，6-hydroxydopamine（6-OHDA）と1-methyl-4-phenyl-1,2,3,6-tetrahydropyridine（MTPT）を用いた動物と細胞モデルが本疾患の病態の解明に多くの寄与をしてきた。我々はドパミンよりヒト脳内で生成される N-methyl(R)salsolinol がドパミン神経に対する選択的な神経毒であることを動物および細胞モデルの作成と，臨床サンプルの分析から証明してきた。神経毒によるモデル系はドパミン神経の選択的な細胞死の機序の研究有用な手段であった。最近内在性神経毒による細胞モデルを用いて神経細胞の変性を阻止する神経保護薬の開発とその作用機序の研究が進められている。本稿では細胞死と保護の機序に関する我々の研究成果を紹介する。

Key words：neurotoxin, apoptosis, neuroprotection, N-methyl(R)salsolinol, mitochondria

はじめに

孤発性パーキンソン病（Parkinson's disease, PD）はアルツハイマー病に次いで頻度の高い高齢者の神経変性疾患であり，黒質ドパミン神経細胞の選択的な細胞死と特異な封入体 Lewy 小体の存在が病理像の特徴である。しかしその原因は未だに解明されておらず，複数の環境および遺伝要因が関与する多因子疾患であると考えられている。PD 患者のほとんどを占める孤発性患者に関して疾病発症に関与する遺伝因子は見出されていない。従って PD の原因を解明するためには疾患の病態を理解することが必須であり，そのための疾患モデルが動物，細胞レベルで報告されている。特に1979年 1-methyl-4-phenyl-1,2,3,6-tetrahydropyridine（MPTP）がヒトに PD 様症状を発症させるとの報告以来，MPTP モデルを用いたドパミン神経の細胞死の研究が急速に発展することとなった。現在 MPTP はヒト脳内には存在しない合成化合物で孤発性 PD の原因ではないと考えられている。しかし，MPTP 類似のドパミン神経に選択性と毒性を持つ低分子化合物が存在し PD の細胞死に関与する可能性がある。

筆者らはドパミンより脳内で酵素的に生成される N-methyl(R)salsolinol $[NM(R)Sal]$ が内在性の MPTP 様の神経毒であることを動物，細胞モデルを用いて証明し，さらに臨床サンプルの

Models of Parkinson's disease induced by neurotoxins: its application for the studies on intracellular mechanism of cell death and development of neuroprotective agents.
*岐阜県国際バイオ研究所脳神経研究部門
[〒504-0838　岐阜県各務原市那加不動丘1-1]
Makoto Naoi : Department of Neurosciences, Gifu International Institute of Biotechnology. 1-1 Naka-Fudogaoka, Kakamigahara, Gifu, 504-0838 Japan.
**長寿医療研究センター老化機構研究部生化学・代謝研究室
Wakako Maruyama : Department of Basic Gerontology, National Institute of Longevity Sciences.

表1　ドパミン神経細胞死に関与するとされる神経毒

神経毒	動物、細胞モデルの特徴	細胞死とその機序
ドパミン由来の内在性化合物		
6-OHDA	行動、薬理、病理もPDに類似、封入体は認められない	選択的、necrosis/apoptosis、酸化ストレス
NM(R)Sal	行動、薬理、病理もPDに類似、封入体は認められない	選択的、apoptosis、Mitの細胞死機構の活性化
内在/環境由来の化合物		
β-Carboline	行動、薬理、病理もPDに類似、封入体は認められない	選択的、細胞死、機序は未定（Mit障害？）
TaClo	行動、薬理、病理もPDに類似、封入体は認められない	選択的、細胞死、機序は未定（Mit障害？）
環境由来の神経毒		
農薬		
Rotenone	行動、薬理、病理もPDに類似、封入体を認める	非選択的necrosis/apoptosis、Mit障害、酸化ストレス
Paraquat	PDとの類似性は低い、封入体は認められない	非選択的、necrosis/apoptosis、酸化ストレス
Dieldrin	PDとの類似性は低い、封入体は認められない	非選択的、necrosis/apoptosis、酸化ストレス
合成神経毒		
MPTP	行動、薬理、病理もPDに類似、封入体は認められない	選択的、necrosis/apoptosis、酸化ストレスとMit障害
金属イオン		
鉄	PDとの類似性は低い、封入体は認められない	非選択的、necrosis/apoptosis、酸化ストレス
マンガン		

解析によりPD病因への関与を証明してきた。現在神経毒の研究はドパミン神経細胞に選択的な細胞死の機序に関する研究と新たなPDの治療法、特に神経保護法の開発に向かっている。このため、本稿においてはNM(R)Salを用いたPDの病因に関する従来の結果とあわせ、細胞死の細胞内機序と神経保護薬剤の開発に関する最近の我々の研究を述べる。

I. 神経毒を用いた疾患モデル：PD病因との関連

6-hydroxydopamine（6-OHDA）とMPTPによる動物モデルは既に各々40、25年の歴史があり、病理、行動、薬物への反応性もPDに類似のものとして一般に用いられている[6]。しかし、Lewy body様の封入体は認められず、老化とともに進行するPDの完璧なモデルとはなりえない。このため、最近ミトコンドリア（Mit）呼吸鎖の複合体1の阻害剤rotenoneによる封入体形成を伴うモデルが報告された[3]。表1に現在報告されているドパミン神経の選択的な細胞死を起こす神経毒を示す。

MPTPはヒト脳内でB型モノアミン酸化酵素（monoamine oxidase, MAO）により酸化され、1-methyl-4-phenylpyridinium ion（MPP$^+$）に変換される。MPP$^+$はドパミン神経に存在するドパミン再取込み機構により取り込まれ、Mit内に蓄積する。最終的にMPP$^+$はMit呼吸鎖酵素complex Iとα-ketoglutarate dehydrogenaseを阻害することによりATP産生の阻害と酸化ストレスにより細胞死を惹起する。6-OHDAはドパミン細胞への選択的な取込みの後、自動酸化によるsuperoxideの産生とc-Jun N-terminal kinaseの活性化により主にアポトーシスを惹起する[5]。動物モデルの作成にはMPTPは末梢からの投与が可能であるが、6-OHDAでは脳内注入が必要となる。これら動物モデルの作成は動物種、投与法と量により結果が異なり、詳細は文献を参考にされたい[8,18]。

MPP$^+$とは異なり、paraquat等のdipyridinium殺虫剤でN－メチル化されているものは特定の輸送タンパクと結合して脳内に移行し酸化ストレスを介し神経細胞の変性を引き起こす。最近疫学的な結果からも農薬がPDの原因物質として再び注目されている。従来paraquatやrotenoneはドパミン細胞に対する選択性がないため、PDの病因物質にはなりえないと考えられていた。しかし最近rotenoneの濃度と投与法を配慮した動

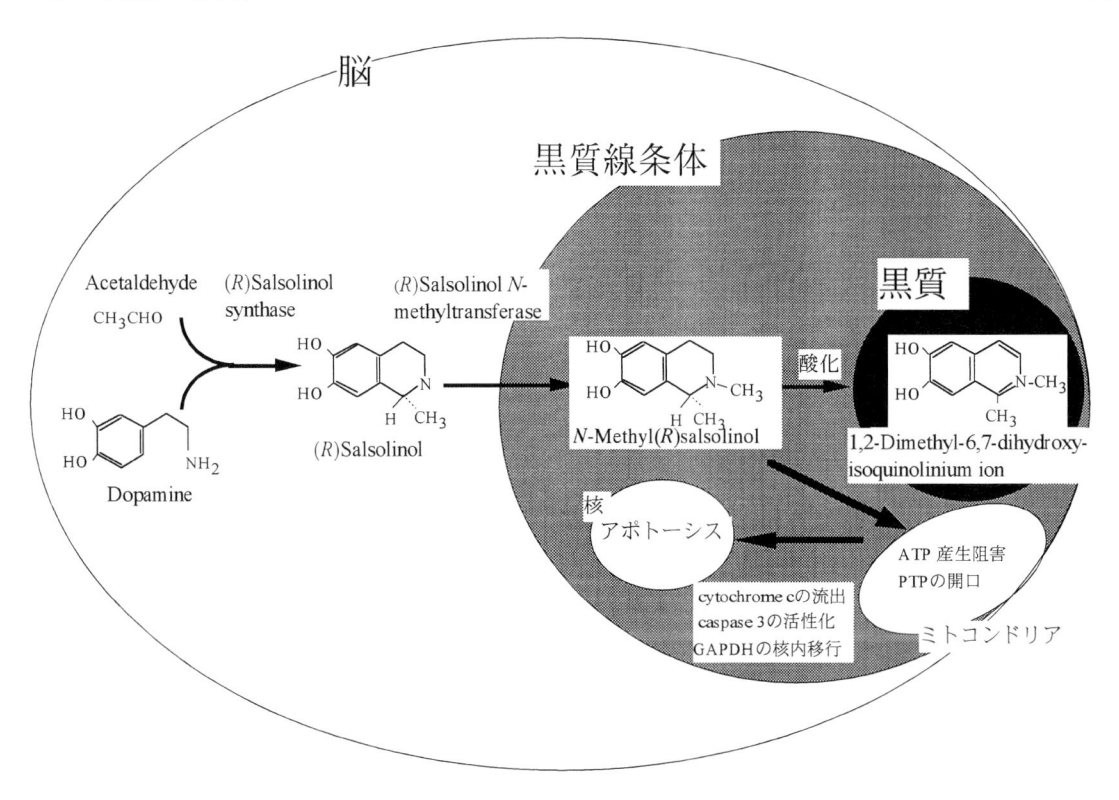

図1　ドパミン由来の神経毒 N-methyl(R)salsolinol のヒト脳内代謝と分布
　　　ドパミンとアセトアルデヒドから (R)サルソリノールシンターゼにより生成される (R)サルソリノールは脳内に広く分布する。(R)サルソリノール N-メチル転位酵素により N-メチル体となり，黒質線条体に極在して存在する。さらに酵素的または非酵素的に酸化され MPP+類似のイオン体となり黒質にのみ蓄積する。NM(R)Sal のみがミトコンドリアの膜透過性を亢進してアポトーシスを誘発する。

物モデルで黒質線条体のドパミン細胞に細胞死と Lewy body 類似の封入体が認められた[3]。この部位でのドパミン細胞が rotenone に対し脆弱であることから選択的な毒性が生ずることが示唆された。Rotenone を用いたモデルは封入体生成の研究には有用と考えられる。最近我々は rotenone による細胞死モデルで，proteasome 20 Sβ タンパクが酸化修飾され活性が低下し，構造の変化した酸化修飾タンパクが細胞内で分解されず蓄積凝集される機構を証明した[19]。他の塩素系農薬である deldrin も PD 脳内で増加し[7]，酸化ストレスを介しドパミン細胞に細胞毒性を示すことが報告されているが，今のところ上記のモデル程一般的には用いられておらず PD の病因物質としても認められてはいない。

内在性の PD と関連した神経毒としてドパミン由来のカテコールイソキノリン (salsolinol, 1-methyl-6,7-dihydroxy-1,2,3,4-tetrahydroisoquinoline)，フネチルアミン由来のイソキノリン (1,2,3,4-tetrahydroisoquinoline)，インドールアミン由来の β-carboline が報告されている。我々はドパミンから脳内で酵素的に生成される salsolinol 類の研究から NM(R)Sal [1(R)-methyl-N-methy-6,7-dihydroxy-1,2,3,4-tetrahydroisoquinoline] が PD 病因と関連する内在性神経毒であることを証明してきた。この結果を以下にまとめる。

1) ドパミンから2段階の酵素反応，即ちアルデヒドとの縮合反応により (R)-salsolinol が，次に (R)salsolinol に選択的な N-メチル転位酵素により，MPTP と化学構造の類似したイソキ

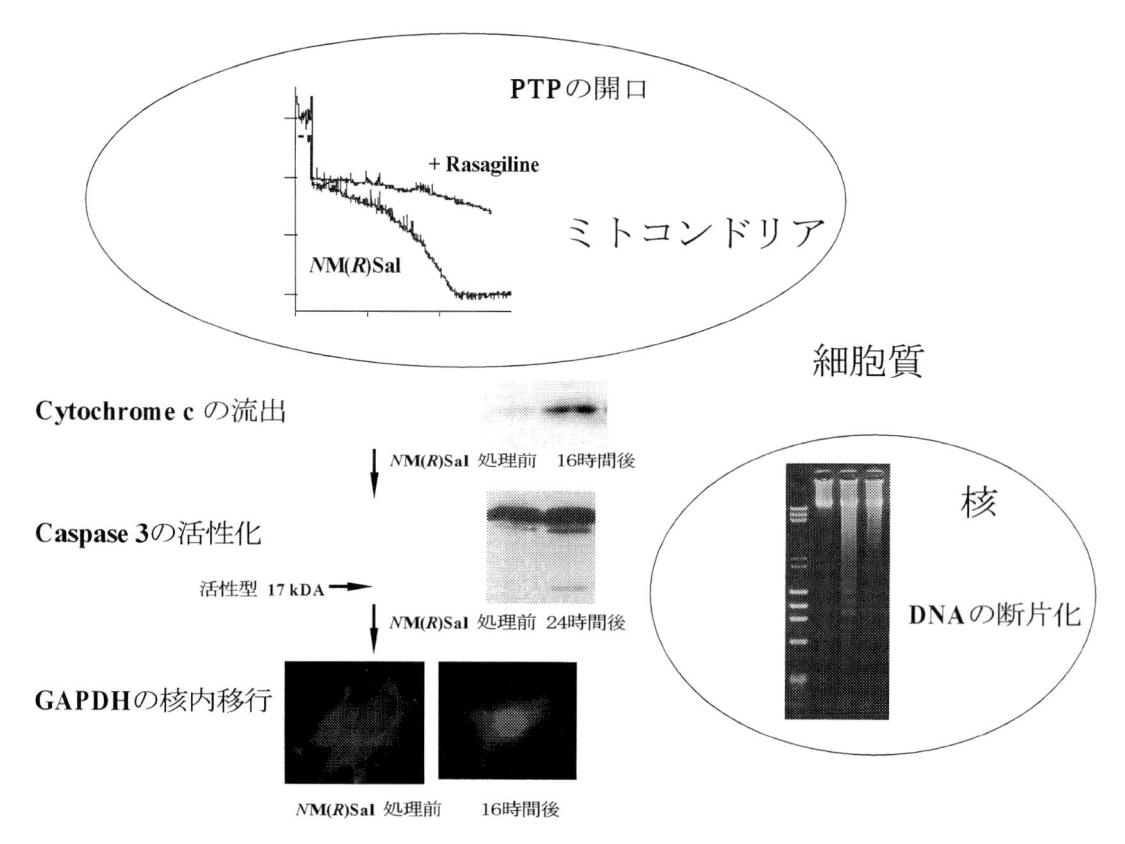

図2 NM(R)Sal による細胞死シグナル
NM(R)Sal はミトコンドリア (Mit) のメガチャンネル permeability transition pore (PTP) を開口し膨張させる (図は単離 Mit の光分散の測定値)。その結果チトクローム C が細胞質に流出し，カスパーゼ群が活性化する。Glyceraldehyde-3-phosphate dehydrogenase (GAPDH) は細胞質より核内に移行し，最終的に核 DNA の断片化が起りいわゆる ladder 形成が見られる。また rasagiine (図3, 4を参照) は，Mit の PTP の開口を阻止している。

ノリン NM(R)Sal が生成される[18]。NM(R)Sal のラットへの持続投与により黒質ドパミン神経細胞に選択的な細胞死とパーキンソン症状が惹起された。一方他の光学異性体 (S)Sal は脳内に認められず，NM(S)Sal は神経毒性を示さなかった[16]。

2) ヒト脳部位での分布を検討すると，NM(R)Sal は線条体に，その酸化生成物で MPP$^+$ と構造の類似した 1,2-dimethyl-6,7-dihydroxy-isoquinolinium ion は黒質にニューロメラニンと結合して選択的に蓄積していた[10]。図1に脳内の代謝と分布の関連を示す。

3) NM(R)Sal 濃度は未治療 PD 患者の脳脊髄液で増加しており[9]，その機序は PD 患者リンパ球で証明したように，N-メチル化反応を触媒する (R)salsolinol N-メチル転位酵素活性が著明に増加する為と考えられる[17]。

(R)体のみがヒト脳内で生成され N-メチル化によりドパミン細胞への選択的な神経毒性を持つことから，NM(R)Sal の代謝に関与する酵素系が PD の原因となっている可能性が考えられる。同様の結果は β-carboline においても認められ，2,9-N-N-dimethyl-norharman と 2,9-N, N-dimethylated harman cation が PD の CSF で増加しており，β-carboline N-メチル転位酵素の活性が PD の脳内で高いとの報告がある[15]。またドパミンから MAO による酸化により生成する

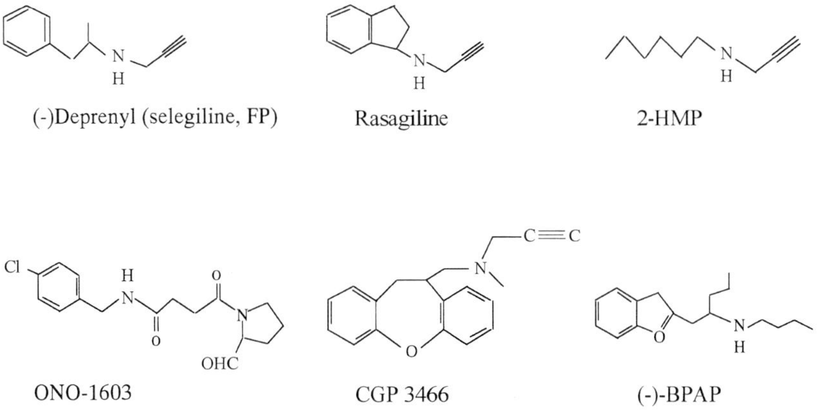

(-)Deprenyl (selegiline, FP)　　Rasagiline　　2-HMP

ONO-1603　　CGP 3466　　(-)-BPAP

図3　神経保護活性が認められている薬剤の化学構造
多くの薬剤は propargyl 基 $-CH_2C\equiv CH$ を持ち，Mit 膜の安定化に働く。

ドパアルデヒドとドパミンが縮合して tetrahydropapaveroline（THP）となる。THP は salsolinol と異なり（S）体のみがヒト脳で内在し，酸化体がアポトーシスを，還元体がネクローシスを起こす[16]。THP は L-dopa 療法を受けている PD 患者でドパミン細胞の細胞死を増加させる可能性が指摘されたが，証明はされていない。

またトリプタミンとクロラールの縮合で生成する trichloromethyl-1,2,3,4-tetrahydro-β-carboline（TaClo）がクロラールを使用した患者で存在し，ドパミン神経に対する細胞毒性が認められた。しかし PD の病因に関与する可能性は低いと考えられている。またガソリンに添加されているマンガンのカボニイル体が，可逆的なパーキンソン症候を惹起することが報告されている。しかし鉄，マンガンともに最近の疫学調査では PD の危険因子ではないとされている。

II．内在性神経毒 $NM(R)$Sal を用いた細胞死機序の解明

PD におけるドパミン神経の細胞死がアポトーシスによるのかネクローシスによるかとの議論は未だ最終的な決着を見ていない。しかし，最近の PD 患者脳の分析結果によるとアポトーシスに関与する細胞死シグナルの活性化が認められている[20]。我々は内在性神経毒 $NM(R)$Sal がアポトーシスを惹起することを見出し，その機構をヒトドパミン系神経芽細胞腫 SH-SY5Y 細胞を用い検討した。$NM(R)$Sal による細胞死の機序に関する我々の結果を図2に示し概説する。

1）N-Methylsalsolinol〔NMSal〕には R，S 体の光学異性体があるが，R 体のみが SH-SY5Y 細胞にアポトーシスを惹起する。ネクローシスは殆ど認められない。

2）細胞死は Mit 依存性の細胞死シグナルにより引き起こされる。即ち Mit 膜に存在するメガチャンネル permeability transition pore（PTP）の開口により，膜電位（$\Delta\Psi$m）の低下，cytochrome c の細胞質への流出，caspase 3 の活性化，glyceraldehyde-3-phosphate dehydrogenase（GAPDH）の細胞質から核への移行と段階的にアポトーシスシグナルが活性化し DNA の断片化に至る[1,12,13]。

3）単離 Mit を用いた研究から R 体の NMSal のみが PTP を開口する[1]。これは SH-SY5Y 細胞において R 体のみが $\Delta\Psi$m を低下させることと一致し[13]，この神経毒が Mit に直接し細胞死カスケイドを活性化することを示している。

4）Bcl-2 を過剰発現させた SH-SY5Y 細胞[13]と単離 Mit を[1]用いた実験で，Mit 膜に存在する Bcl-2 タンパクがこの PTP 開口を抑制し下流の細胞死シグナルを制御していることを証明

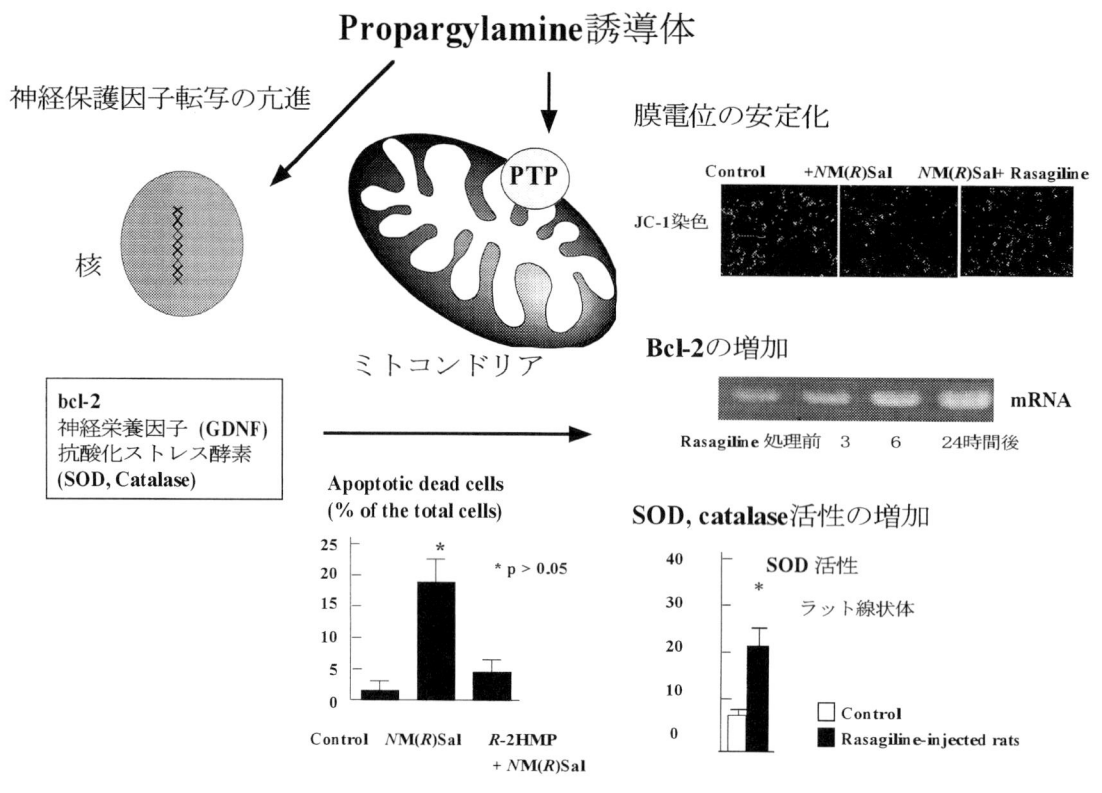

図4 Rasagiline 等のプロパルジルアミン誘導体の神経保護作用の機序
Rasagiline, N-(2-heptyl)-N-methylpropargylamine（2-HMP）などの propargylamine 誘導体は SH-SY5Y 細胞において Mit 膜の PTP を直接，または Bcl-2 を介して安定化する。Mit の膜電位を JC-1 染色により観察すると，$NM(R)$Sal による蛍光の低下を rasagiline は阻止する。細胞内の転写因子を活性化し，Bcl-2, GDNF, superoxide dismutase (SOD), caralase を誘導し細胞をアポトーシスから保護する。

した。

$NM(R)$Sal によるアポトーシスにおける細胞内シグナルに関する DNA array を用いた結果では，Tumor necrosis factor（TNF），TNF-receptor 等の cytokine と，mitogen-activated protein（MAP）kinase 等の kinase に関連する遺伝子が著明に増加している。これは従来 PD 脳の分析結果とも一致した。ドパミン神経の細胞死に関与する細胞内シグナル機構の研究に神経毒による細胞モデルが今後活用されるであろう。

III. 神経保護剤の細胞内作用機序

最近神経細胞の変性を阻止しまたは再生を促進する療法が注目されてきている。これは B 型 MAO の阻害剤（-）deprenyl（selegiline, FP）が MPTP による PD モデルにおいて発症を阻止した報告による。その後（-）deprenyl が MAO 活性の阻害を介さず神経細胞を保護する活性を持つことが明らかとなった。我々は $NM(R)$Sal, 6-OHDA または peroxynitrile による細胞死モデルで（-）deprenyl に関連した化合物の保護作用の分子機構を明らかにした。図3に現在臨床で使用されるか，近日導入される予定の薬剤の構造をしめす。

我々は抗アポトーシス活性の最も高い N-propargyl-1(R)aminindan（rasagiline）を用い図4に示すような神経保護作用の機序を明らかとした。

1) Rasagiline は Mit の PTP に作用し $\Delta\Psi$m の低下を防ぎ，それに引き続くアポトーシスシグナルの活性化を阻止する[1,12]。単離 Mit と SH-SY5Y 細胞で証明した結果を図 2，4 に示す。構造活性相関の検討から Mit 膜の安定化には Propargyl 基が必要であった[14]。

2) Rasagiline は抗アポトーシス活性を持つ Bcl-2，Bcl-xL を誘導する[1,2,12]。一方細胞死を誘導する BAX，BAD には影響しない。

3) ドパミン細胞に選択的な保護活性を持つ glia cell line-derived neurotrophic factor (GDNF) を誘導する [Maruyama, Neurochem. Int., 印刷中]。

4) 抗酸化活性を持つ superoxide dismutase, catalase の活性をドパミン細胞の存在する脳の部位で増加させる[4]。

これらの結果は rasagiline が神経細胞の保護活性を持つタンパクを広く誘導することを示している。では rasagiline は細胞内の如何なる機構を用いて保護作用を示しているのであろうか。我々は rasagiline による遺伝子の発現を SH-SY5Y 細胞と DNA array 法を用い検討した。SH-SY5Y 細胞において rasagiline の投与 12 時間から多くの転位因子の mRNA の増加が認められた。この結果は細胞の生存に必要な遺伝子の発現が薬剤により誘導される可能性を示しており，現在その機構の研究が進められている。

IV. 結　語

現在 6-OHDA，MPTP，等の神経毒による疾患モデルは PD の病態を反映するものとして一般に用いられている。今後は Parkin, α-synuclein 等の家族性 PD での病因遺伝子を導入した動物，細胞モデルと神経毒との組み合わせで研究が進むこととなろう。我々の内在性神経毒 NM(R)Sal を用いた結果は細胞死とその保護に関する細胞内シグナルが存在すること，その制御が Mit に内在する Bcl-2 を介した機構によることを示している。神経変性に関する細胞内機構の研究に神経毒を用いたモデルは今後も有効な手段であろう。ただし，モデル系を用いた結果は最終的には患者サンプルでの結果が求められる。このため新たな PD の診断および治療マーカーの確立が求められる。

文　献

1) Akao, Y., Maruyama, W., Shimizu, S. : Mitochondrial permeability transition mediates apoptosis induced by N-methyl(R)salsolinol, an endogenous neurotoxin, and is inhibited by Bcl-2 and rasagiline, N-propargyl-1(R)-aminoindan. J. Neurochem., 82 : 913-923, 2002.

2) Akao, Y., Maruyama, W., Yi, H. et al. : An anti-Parkinson's disease drug, N-propargyl-1(R)-aminoindan (rasagiline), enhances expression of anti-apoptotic Bcl-2 in human dopaminergic SH-SY5Y cells. Neurosci. Lett., 326 : 105-108, 2002.

3) Betarbet, R., Sherer, T. B., MacKenzie, G. et al. : Chronic systemic pesticide exposure reproduces features of Parkinson's disease. Nat. Neurosci., 3 : 1301-1306, 2000.

4) Carrillo, M. C., Minami, C., Kitani, K. et al. : Enhancing effect of rasagiline on superoxide dismutase and catalase activities in the dopaminergic system in the rat. Life Sci., 67 : 577-585, 2000.

5) Choi, W-S., Yoon, S-Y., Oh, T-H, et al. : Two distinct mechanisms are involved in 6-hydroxydopamine — and MPP$^+$; — induced dopaminergic neuronal cell death: Role of caspases, ROS and JNK. J. Neuro-sci. Res., 57 : 86-94, 1999.

6) Collins, M. A., Jeafsey, E. J. : Potential neurotoxic "agents provacateurs" in Parkinson's disease. Neurotoxicol. Teratol., 24 : 571-577, 2002.

7) Corringan, F. M., Murray, L., Wyatt, C. L., et al.: Diortho substituted polychlorinated biophenyls in caudate nucleus in Parkinson's disease. Exper. Neurol., 150 : 339-342, 1998.

8) Gerlach, M., Riederer, P. : Animal models of Parkinson's disease : an empirical comparison with the phenomenology of the disease in man. J. Neural Transm., 103 : 987-1041, 1996.

9) Maruyama, W., Abe, T., Tohgi, H. et al. : A dopaminergic neurotoxin, (R)-N-methyl-salsolinol, increases in parkinsonian cerebrospinal fluid. Ann. Neurol., 40 : 119-122, 1996.

10) Maruyama, W., Sobue, G., Matsubara, K. et al. : A

dopaminergic neurotoxin, 1 (R), $2(N)$-dimethyl-6, 7-dihydroxy-1, 2, 3, 4-tetrahydroisoquinoline, N-methyl(R)-salsolinol, and its oxidation product, 1, $2(N)$-dimethyl-6, 7-dihydroxyisoquinolinium ion, accumulates in the nigro-striatal system of the human brain. Neurosci. Lett., 223 : 61-64, 1997.

11) Maruyama, W., Sango, W., Iwasa, K. et al. : Dopaminergic neurotoxins, 6, 7-dihydroxy-1- (3', 4'-dihydroxybnzyl) -isoquinolines, cause different types of cell death in SH-SY 5 Y cells : apoptosis was induced by oxidized papaverolines and necrosis by reduced tetrahydropapaverolines. Neurosci. Lett., 291 : 89-92, 2000.

12) Maruyama. W., Akao, Y., Youdim, M. B. H. et al. : Transfection-enforced Bcl-2 overexpression and an anti-Parkinson drug, rasagiline, prevent nuclear accumulation of glyceraldehydes-3-phosphate dehydrogenase induced by an endogenous dopaminergic neurotoxin, N-methyl(R) salsolinol. J. Neuroschem., 78 : 727-735, 2001.

13) Maruyama, W., Boulton, A. A., Davis B. A. et al. : Enantio-specific induction of apoptosis by an endogenous neurotoxin, N-methyl(R) salsolinol, in dopaminergic SH-SY 5 Y cells : suppression of apoptosis by N-(2-heptyl)-N-methyl-propargylamine. J. Neural Transm., 108 : 11-24, 2001.

14) Maruyama, W., Weinstock, M., Youdim, M. B. H. et al. : Anti-apoptotic action of anti-Alzheimer drug, TV 3326 [(N-propargyl)-(3 R)-aminoindan-5-yl]-ethyl methyl carbamate, a novel cholinesterase-monoamine oxidase inhibitor. Neurosci. Lett., 341 : 233-236, 2003.

15) Matsubara, K., Kobayashi, S., Kobayashi, K. et al. : β-Carbolinium cations, endogenous MPP$^+$ analogs, in the lumbar cerebrospinal fluid of parkinsonian patients. Neurology, 45 : 2240-2245, 1995.

16) Naoi, M., Maruyama, W., Dostert, P. et al. : Dopamine-derived endogenous $1(R)$, $2(N)$-dimethyl-6, 7-dihydroxy-1, 2, 3, 4-tetrahydroissoquinoline, N-methyl-(R)-salsolinol, induced parkinsonism in rat: biochemical, pathological and behavioral studies. Brain Res., 709 : 285-295, 1996.

17) Naoi, M., Maruyama, W., Nakao, N. et al. : (R) Salsolinol N-methyltansferase activity increases in parkinsonian lymphocytes. Ann. Neurol., 43 : 212-216, 1998.

18) Naoi, M., Parvez, H., Maruyama, W. et al. : Milestones in Research on Neurotoxins and Neuroprotection : A Tribute to Professor Toshiharu Nagatsu, Neurotoxicol. Tetratol. (特集号) Vol. 24, Nr. 5, 2002 に本稿の課題に関する最新の総説が纏められている。

19) Shamoto-Nagai, M., Maruyama, W., Kato, Y. et al. : An inhibitor of mitochondrial complex I, rotenone, inactivates proteasome by oxidative modification and induces aggregation of oxidized proteins in SH-SY 5 Y cells. J. Neurosci. Res., in press, 2003.

20) Tatton, N.A. : Increased caspase 3 and Bax immunoreactivity accompany nuclear GAPDH translocation and neuronal apoptosis in Parkinson's disease. Exp. Neurol., 166 : 29-43, 2000.

Ⅶ. 病患モデル−2

遺伝子改変によるパーキンソン病モデル

浅沼幹人*, 宮崎育子*

抄　録　Gene targeting の技術を利用して，パーキンソン病の病態形成にかかわるある特定の遺伝子を改変あるいは欠失させた遺伝子改変モデルが作成されている。Tyrosine hydroxylase ノックアウトマウスをはじめとして多くの遺伝子改変動物が報告されているが，その多くはパーキンソン病の病態の一部を表現型として呈するものである。家族性パーキンソン病の原因遺伝子である α-synuclein の過剰発現動物では，黒質ドパミン神経の脱落，封入体形成などの形態学的変化，線条体でのドパミンの減少といった生化学的変化や運動量低下などの行動学的変化も認められ，現在のところ最も有用な遺伝子改変パーキンソン病モデルと考えられている。

Key words：gene targeting model, transgenic model, overexpression, mutant, knockout

はじめに

孤発性パーキンソン病（PD）の主病変が黒質線条体ドパミン（DA）神経の変性脱落であると考えられていることから，その動物モデル作成には黒質線条体 DA 神経を選択的に破壊・障害する神経毒が古くから用いられている（前項参照）。これらの DA 神経毒によるモデルに対して，PD の病態形成にかかわるある特定の遺伝子を改変あるいは欠失させる gene targeting の技術を利用した遺伝子改変モデルも作成されている。線条体での DA の減少に着目して，DA 合成過程の律速酵素である tyrosine hydroxylase（TH）の遺伝子を欠失させた TH ノックアウト（KO）マウス

が作成された[14,27]。その後，家族性 PD の原因遺伝子として α-synuclein の遺伝子変異[21]が発見されたのを契機に，α-synuclein の遺伝子の改変動物作成が精力的に行われてきた。特に α-synuclein の過剰発現モデルでは PD でみられる封入体形成などの形態学的変化だけでなく生化学的変化や行動学的変化も認められ，PD モデルとして有用であると考えられている。しかし，最近では相反する事象も報告され，α-synuclein という一分子の過剰発現のみをモデルとすることが難しいことも明らかになってきている。さらに，常染色体劣性若年性パーキンソニズム（AR-JP）がパーキン遺伝子の変異でもたらされ[13]，パーキン蛋白がユビキチンリガーゼとして unfolded protein の処理にかかわること[24]が発見されてから，パーキン遺伝子改変モデルの作成も精力的に行われている。本稿では，α-synuclein 遺伝子改変モデルを中心に，gene targeting あるいは自然発症遺伝子異常による PD モデルの特徴，有用性および問題点について概説し，表現型の比較を表1に示す。

Gene targeting models of Parkinson's disease.
*岡山大学大学院医歯学総合研究科脳神経制御学講座神経情報学分野
［〒700-8558　岡山市鹿田町2-5-1］
Masato Asanuma, Ikuko Miyazaki : Department of Brain Science, Okayama University Graduate School of Medicine and Dentistry. 2-5-1 Shikatacho, Okayama, 700-8558 Japan.

表 I　遺伝子改変モデル動物の表現型の比較

	運動障害（寡動 等）	黒質DA神経脱落	線条体DA神経終末脱落	細胞質内封入体	Lewy小体様fibril	線条体DA減少	加齢による表現型発現	
TH KO −/−マウス	−	− TH↓	−	−	−	＋	− 死亡	Kobayashi, 1995; Zhou, 1995;
TH KO −/−マウス(NA神経TH導入)	＋抗パ薬に過感受性	− TH↓	−	−	−	＋		Nishii, 1998; Szczypka, 1999; Kim, 2000
TH KO ＋/−マウス	−	− TH↓	−	−	−	＋	− 消失	Kobayashi, 1995
D_1レセプターノックダウンマウス	＋	−	線条体萎縮			−		Drago, 1998
D_1レセプター Tg マウス	＋(D_1 agonist)							Dracheva, 2001
D_2レセプター KO マウス	＋							Kelly, 1998; Dracheva, 2001
α-synuclein WT, A53T, A30P Tg Drosophila （WT）	＋ 抗パ薬で回復	＋	＋	＋	＋	＋		Feany, 2000 Pendleton, 2002
α-synuclein WT Tgマウス	＋	−	＋	＋核内も	−	＋		Masliah, 2000
α-synuclein A30P Tgマウス	＋	−	−	＋	＋	−		Gomez-Isla, 2003
α-synuclein WT, mut Tgマウス	＋	paraquat毒性抑制	−					Matsuoka, 2001 Manning-Bog, 2003
α-synuclein WT, A53T Tg 線虫	＋	＋	＋			−		Lakso, 2003
α-synuclein WT, A53T, A30P Tg rAAV, lentivirus ラット, サル	＋	＋	＋	＋		＋		Kirik, 2002; Lo Bianco, 2002; Kirik, 2003
α-synuclein WT Tg X mutAPP Tgマウス	＋＋	コリン神経脱落		＋＋	＋	＋	学習能↓	Masliah, 2001
Nurr1 KO −/−マウス		− TH↓	＋TH↓			＋	− 死亡	Baffi, 1999; Witta, 2000
Nurr1 KO ＋/−マウス		MPTP毒性↑	−			−		Le, 1999
TGF-α KOマウス		＋	線条体萎縮					Blum, 1998
Parkin KO Drosophila	＋ 筋組織変性	＋ 限局なし					短命	Greene, 2003
Parkin KOマウス	−	−				−		Goldberg, 2002
Weaver mutant マウス	−DA agonistで運動↑	＋TH↓	TH↓			＋ NA, 5HT〜		Schmidt, 1982

I．THノックアウトモデル

　PD患者脳では黒質線条体DA神経の変性・脱落がみられ，線条体でのDA量の低下，さらにTHの活性低下が認められることから，TH遺伝子KOマウスの作成が試みられ1995年に報告された[14,27]。TH−/−（homozygous）マウスはTHおよびmRNAの発現がみられずカテコールアミン欠乏による徐脈により胎生後期あるいは生後2～3週で死亡する。TH＋/−（heterozygous）マウスでは，TH活性は半減し，カテコールアミンも中等度減少しているが，成体になるまでに正常レベルに回復してしまう。TH欠失によるノルアドレナリン（NA）生成の抑制を防ぐために，DA β-水酸化酵素の遺伝子プロモーターによりTH−/−マウスのNA神経にTHを遺伝子導入すると，L-dopaで回復しうる自発運動量，摂食行動の低下ならびにmethamphetamineによる多動の消失がみられる[25,27]。また，TH−/−マウスはL-dopaやDAアゴニストに対してhypersensitiveとなっている[25,27]。しかし，これらのTH−/−マウスではPDでみられるDA神経の変性，封入体形成などの形態学的変化は認められず[14]，ま

た有色系マウスではTHに代わってメラニン合成酵素のtyrosinaseが代償性にカテコールアミンを合成することから[22]，PDの病態を正確に反映しているとはいえない。

II. ドパミン神経伝達系分子の遺伝子改変

治療薬L-dopaやDAアゴニストの標的であるDAレセプターの遺伝子改変も行われている。Cre-*LoxP*システムを用いたD_1レセプターのノックダウンマウスでは寡動，ジストニアといったパーキンソニズムがみられるが，Huntington病でみられるmyoclonic jerkや線条体の萎縮もみられる[4]。D_1レセプターのトランスジェニック（Tg）マウスではD_1アゴニストにより逆説的な寡動がみられ，D_2 KOマウスでは運動量が半減する[3]。また，この両者を交配したD_1 Tg/D_2 KOマウスでは自発運動量低下とともにD_1アゴニストによる寡動の増強が認められるが，相乗効果はみられず，D_1アゴニストによる寡動はD_1-D_2の不均衡によるものではなく，D_1レセプターの過剰発現によるものと考えられている[3]。

III. α-synucleinの遺伝子改変モデル

α-synucleinは家族性PD（park 1）の原因遺伝子として同定され[21]，さらに孤発性PDにおいてもみられるLewy小体の主要構成成分であることから，PDの病態形成に重要な役割をはたしていると考えられている。現在までに，α-synucleinの遺伝子の改変動物作成が精力的に行われてきた（表1）。Masliahらは神経細胞に特異的にα-synucleinを発現させるために血小板由来成長因子βのプロモーターを用いてヒトα-synuclein Tgマウスを作成した[17]。また，Feanyらはショウジョウバエ（drosophila）にDOPA脱炭酸酵素のプロモーターを用いてヒトα-synucleinのwild-type（WT），A 53 T，A 30 P変異を過剰発現させるTgハエを作成した[5]。さらにrecombinant adeno-associated virus（rAAV）またはlentivirusを用いて，ラットあるいはサルの黒質にヒトWTあるいは変異型α-synucleinを過剰発現させる遺伝子導入モデルも作成された[11,12,15]。これらのα-synuclein Tg動物では，変異の有無にかかわらず，黒質DA神経でのα-synuclein陽性封入体の形成，線条体でのDAおよびTH陽性DA神経終末の減少，運動能の低下などPDでみられる形態学的・生化学的・行動学的変化が認められ，さらにこれらの表現型が加齢により発現することから，PDモデルとして有用であると考えられている。特にα-synuclein Tgハエは，Lewy小体様のfibril形成，DA神経の脱落も呈し[5]，さらに運動障害（登坂能力の低下）がL-dopaやDAアゴニストの投与で軽快する[20]ことから，PDの病態に近いモデルといえる。これに対してTgマウスでは，細胞質のみならず核内にもα-synuclein陽性封入体がみられるが，DA神経の脱落はみられない[8,17]。また，fibril形成がみられるものと[8]，みられないものがあり[17,19]，さらに，線条体のDA減少についても認められないとする報告もある[8,19]。このようなTgマウスでの表現型の異同は，マウスでのDA神経障害発現の閾値が他種よりも低いこと，あるいはプロモーターの違いによる発現分布などの相違に基づくと考えられている。α-synucleinは凝集し，細胞毒性の強い球状のoligomerのprotofibrilを経て，線維状の安定で無毒化されたLewy小体でみられるようなfibrilとなると考えられている[6]。したがって，α-synuclein Tg動物での細胞障害性は，過剰なα-synucleinから形成される細胞障害性の強いprotofibrilの量が相対的に増加することに基づくのかもしれない。また，ConwayらはWTあるいは変異型のα-synucleinがドパミンキノンおよびドパキノンと結合し，この複合体がprotofibrilがfibrilとなる反応を阻害し細胞障害性を惹起することを明らかにした。これはα-synuclein過剰発現によるDA神経特異的な細胞障害のメカニズムの一部であると考えられる。一方，α-synucleinの生理的作用をみるためにα-synuclein KOマウスも作成され，封入体形成，黒質線条体のDA神経の形態学的変化，運動障害はみられないが，線条体DA量は減少しており，amphetamineによる運動量の増加が抑制されている[1]。また，神経毒

MPTPに対して抵抗性である。したがって，α-synucleinは生理的条件下ではDA神経のシナプス前部におけるDA放出の抑制性調節因子として機能し，外因毒によるDA神経障害過程で重要な役割を果たしていると考えられる。

これらのα-synucleinの神経障害性の報告と相反して，最近α-synucleinの神経保護作用も報告されている。過酸化水素による細胞死に対して，α-synuclein遺伝子導入はJun N-terminal kinaseの不活性化を介して保護的に作用する[10]。また，ヒトα-synucleinのWT，A53T変異型のTgマウスではparaquatによる黒質のDA神経障害が抑制されている[16]。最近ではα-synucleinの神経保護あるいは神経障害性の発現は，その発現量やprotofibrilの量，酸化ストレスなど連関した諸因子によって規定されると考えられている[6]。

さらに，Masliahらはα-synuclein Tgマウスと家族性アルツハイマー病変異アミロイド前駆体蛋白（mutAPP）Tgマウスを交配し，α-synuclein Tgマウスよりも過剰な神経細胞内のLewy小体様封入体の形成と著明な運動障害を呈するマウスを作成した[18]。このマウスは学習能の低下，コリン作動性神経の脱落も呈することから，Lewy小体型痴呆症のモデルになると考えられている。

IV. その他の遺伝子改変モデル

Orphan核レセプターのNurr1は転写因子として脳内にも広く分布し，特にカテコールアミン神経系において発現している。Nurr1はDA神経の分化の最終過程に必須であり，Nurr1 KOマウスではDA神経系においてDAとTH，トランスポーターの発現がみられず生後1日以内に死亡してしまう[2]。Nurr+/-マウスはDAとTHは正常で生育するが，中脳のDA神経がMPTPに対して脆弱になっている。Nurr1 KOマウスはむしろDA神経系形成不全のモデルと考えられる。

PD患者脳では鉄の集積，酸化ストレスの指標の増加が認められることから，鉄の輸送，代謝にかかわる分子の病態への関与も考えられている。鉄貯蔵蛋白ferritin H鎖+/-マウスでは，脳内の鉄濃度は正常なものの，ferritin H鎖が半減し，他の金属結合蛋白ならびに酸化ストレスの種々の指標が増加している[26]。このような変化は神経疾患でみられる鉄代謝異常の病態モデルとして利用できるかもしれない。

1998年にAR-JP：park 2の原因遺伝子がパーキン遺伝子であることがKitadaらによって報告され[13]，さらにパーキン蛋白がユビキチンリガーゼ活性を有し[24]，グリコシル化α-synucleinがパーキンの基質となりうることが発見されてから，パーキン遺伝子の改変によるモデル作成が試みられている。Greeneらは，パーキン遺伝子KOショウジョウバエを作成した[9]。このハエではアポトーシス様の筋組織の変性とミトコンドリアの障害がみられ，それに基づくと考えられる運動障害，オスの不妊が認められ，短命となっている。障害が脳，特にDA神経系に限局していないのは，パーキン蛋白が広く全身組織に分布していることによると考えられる。また，Goldbergらはパーキン KOマウスを作成したが，WTマウスに比して，運動機能，黒質のTH陽性神経細胞数，線条体のDA量に有意な差は認められていない[7]。加齢により何らかの表現型がみられる可能性もあるが，パーキンKO動物単独ではミトコンドリアの機能障害のモデルにはなるものの，PDモデルを作成するためにはDA神経においてパーキンと連関している分子の発現も併せて変化させるか，あるいはパーキンを欠失させる時期，部位をコントロールする必要があると考えられる。

V. 自然発症遺伝子異常動物

パーキンソニズムを呈する自然発症遺伝子異常動物としてweaver mutantマウスが知られている。このマウスはG蛋白とリンクしたカリウムチャンネルの遺伝子変異を有しており，ジストニアを呈し，小脳の顆粒細胞の変性がみられる。さらに，黒質のDA神経の脱落，線条体のTH活性，線条体，前頭皮質，嗅球のDA量の減少が

みられ，NA，セロトニン（5HT）量は変化していない．また，正常動物に比べDAアゴニストによる運動量増加が大きく，amphetamineの効果が少ないことから，シナプス後のDAレセプターが過感受性になっている障害モデルとして有用である[23]．

おわりに

以上のように，多くの遺伝子改変動物が作成されPDモデルとしての是非が検討されている．なかでもα-synucleinの過剰発現動物は，PDでみられる黒質DA神経の脱落，封入体形成，線条体でのDAの減少，運動量低下などの形態学的・生化学的・行動学的変化をそろって呈することから，現在のところ最も有用な遺伝子改変PDモデルと考えられる．しかし，遺伝子改変モデルはある特定の分子の発現をヒトの病態ではみられない程度に過剰に，あるいは欠失させていることから，その分子の機能を解明する上では有用だが，必ずしもその病態を再現しているとはいえない．PDのように諸因子の相互作用の結果として病態が形成されている疾患のモデルとするには，2種の遺伝子改変動物を交配させる，あるいは他の因子の修飾を加えるなどの必要があると考えられる．

文献

1) Abeliovich, A., Schmitz, Y., Farinas, I. et al. : Mice lacking α-synuclein display functional deficits in the nigrostriatal dopamine system. Neuron, 25 : 239-252, 2000.
2) Baffi, J. S., Palkovits, M., Castillo, S. O. et al. : Differential expression of tyrosine hydroxylase in catecholaminergic neurons of neonatal wild-type and Nurr 1-deficient mice. Neuroscience, 93 : 631-642, 1999.
3) Dracheva, S., Haroutunian, V. : Locomotor behavior of dopamine D 1 receptor transgenic/D 2 receptor deficient hybrid mice. Brain Res., 905 : 142-151, 2001.
4) Drago, J., Padungchaichot, P., Wong, J. Y. et al. : Targeted expression of a toxin gene to D 1 dopamine receptor neurons by cre-mediated site-specific recombination. J. Neurosci., 18 : 9845-9857, 1998.
5) Feany, M. B., Bender, W. W. : A Drosophila model of Parkinson's disease. Nature, 404 : 394-398, 2000.
6) Goldberg, M. S., Lansbury, P. T., Jr., Helfand, S. L. : Is there a cause-and-effect relationship between α-synuclein fibrillization and Parkinson's disease? Nat. Cell Biol., 2 : E 115-119, 2000.
7) Goldberg, M. S., Palacino, J. J., Meloni, E. G. et al. : Generation and characterization of parkin knockout mice. 32 nd Annual Meeting of Society for Neuroscience, Orlando, 2002.
8) Gomez-Isla, T., Irizarry, M. C., Mariash, A. et al. : Motor dysfunction and gliosis with preserved dopaminergic markers in human α-synuclein A 30 P transgenic mice. Neurobiol. Aging, 24 : 245-258, 2003.
9) Greene, J. C., Whitworth, A. J., Kuo, I. et al. : Mitochondrial pathology and apoptotic muscle degeneration in Drosophila parkin mutants. Proc. Natl. Acad. Sci. USA, 100 : 4078-4083, 2003.
10) Hashimoto, M., Hsu, L. J., Rockenstein, E. et al. : α-Synuclein protects against oxidative stress via inactivation of the c-Jun N-terminal kinase stress-signaling pathway in neuronal cells. J. Biol. Chem., 277 : 11465-11472, 2002.
11) Kirik, D., Annett, L. E., Burger, C. et al. : Nigro-striatal α-synucleinopathy induced by viral vector-mediated overexpression of human α-synuclein : a new primate model of Parkinson's disease. Proc. Natl. Acad. Sci. USA, 100 : 2884-2889, 2003.
12) Kirik, D., Rosenblad, C., Burger, C. et al. : Parkinson-like neurodegeneration induced by targeted overexpression of α-synuclein in the nigro-striatal system. J. Neurosci., 22 : 2780-2791, 2002.
13) Kitada, T., Asakawa, S., Hattori, N. et al. : Mutations in the parkin gene cause autosomal recessive juvenile parkinsonism. Nature, 392 : 605-608, 1998.
14) Kobayashi, K., Morita, S., Sawada, H. et al. : Targeted disruption of the tyrosine hydroxylase locus results in severe catecholamine depletion and perinatal lethality in mice. J. Biol. Chem., 270 : 27235-27243, 1995.
15) Lo Bianco, C., Ridet, J. L., Schneider, B. L. et al. : α-Synucleinopathy and selective dopaminergic neuron loss in a rat lentiviral-based model of Parkinson's disease. Proc. Natl. Acad. Sci. USA, 99 : 10813-10818, 2002.

16) Manning-Bog, A. B., McCormack, A. L., Purisai, M. G. et al. : α-synuclein overexpression protects against paraquat-induced neurodegeneration. J. Neurosci., 23 : 3095-3099, 2003.
17) Masliah, E., Rockenstein, E., Veinbergs, I. et al. : Dopaminergic loss and inclusion body formation in α-synuclein mice : implications for neurodegenerative disorders. Science, 287 : 1265-1269, 2000.
18) Masliah, E., Rockenstein, E., Veinbergs, I. et al. : β-amyloid peptides enhance α-synuclein accumulation and neuronal deficits in a transgenic mouse model linking Alzheimer's disease and Parkinson's disease. Proc. Natl. Acad. Sci. USA, 98 : 12245-12250, 2001.
19) Matsuoka, Y., Vila, M., Lincoln, S. et al. : Lack of nigral pathology in transgenic mice expressing human α-synuclein driven by the tyrosine hydroxylase promoter. Neurobiol. Dis., 8 : 535-539, 2001.
20) Pendleton, R. G., Parvez, F., Sayed, M. et al. : Effects of pharmacological agents upon a transgenic model of Parkinson's disease in Drosophila melanogaster. J. Pharmacol. Exp. Ther., 300 : 91-96, 2002.
21) Polymeropoulos, M. H., Lavedan, C., Leroy, E. et al. : Mutation in the α-synuclein gene identified in families with Parkinson's disease. Science, 276 : 2045-2047, 1997.
22) Rios, M., Habecker, B., Sasaoka, T. et al. : Catecholamine synthesis is mediated by tyrosinase in the absence of tyrosine hydroxylase. J. Neurosci., 19 : 3519-3526, 1999.
23) Schmidt, M. J., Sawyer, B. D., Perry, K. W. et al. : Dopamine deficiency in the weaver mutant mouse. J. Neurosci., 2 : 376-380, 1982.
24) Shimura, H., Hattori, N., Kubo, S. et al. : Familial Parkinson disease gene product, parkin, is a ubiquitin-protein ligase. Nat. Genet., 25 : 302-305, 2000.
25) Szczypka, M. S., Rainey, M. A., Kim, D. S. et al. : Feeding behavior in dopamine-deficient mice. Proc. Natl. Acad. Sci. USA, 96 : 12138-12143, 1999.
26) Thompson, K., Menzies, S., Muckenthaler, M. et al. : Mouse brains deficient in H-ferritin have normal iron concentration but a protein profile of iron deficiency and increased evidence of oxidative stress. J. Neurosci. Res., 71 : 46-63, 2003.
27) Zhou, Q. Y., Palmiter, R. D. : Dopamine-deficient mice are severely hypoactive, adipsic, and aphagic. Cell, 83 : 1197-1209, 1995.

第Ⅷ章
遺伝性パーキンソン病

Ⅷ. 遺伝性パーキンソン病-1

Parkinson's disease 1 (SNCP): α-synuclein

服 部 信 孝*

抄　録　Park 1は家族性パーキンソン病の原因遺伝子として最初に報告されたものである。頻度は，きわめて低く世界中でも13家系のみに変異を認める。最初に報告されたAla 53 Thr 変異を持つ家系はハプロタイプが同一であり，創始者効果が推定されている。Ala 30 Pro 変異については一家系のみの報告であるが，この家系の報告がα-synuclein遺伝子が病的変異であることを確実なものにした。変異頻度そのものは低いが，Lewy小体の主要構成成分であることが証明され，この異常凝集が変性過程の上でキーイベントとなっていることは間違いないと推定される。現在，この凝集メカニズムがホットな研究テーマとなっているが，プロテアソームの活性低下の関与が推定されている。

脳の科学（2004年増刊号）173-177, 2004

Key words: α-synuclein, familial Parkinson disease, Lewy body, inclusion-body, haploinsufficiency

はじめに

パーキンソン病（PD）はアルツハイマー病（AD）についで頻度の高い神経変性疾患である。その頻度は100～120人/10万人とされている。今後，本格的に高齢化社会に突入する我が国にとってさらに頻度が増すことが予想される。PDはADに比べ治療体系が確立されており，予後についても一般人口と大差ない状態まで改善されている。予後の改善にL-dopaの発見が貢献したことはいうまでもなく，この発見により生活レベル自体も向上した。しかしながら，長期治療において運動合併症状など生活の質を直接的に侵す問題が発生し，これらの問題を解決するには本質

Park 1 (SNCP): α-synuclein.
*順天堂大学医学部脳神経内科
〒113-8421　東京都文京区本郷2-1-1
Nobutaka Hattori: Department of Neurology, Juntendo University School of Medicine. 2-1-1 Hongo, Bunkyo-ku, Tokyo, 113-8421 Japan.

的な原因究明が必要である。孤発型PDの原因としてミトコンドリア機能低下，酸化的ストレスの関与が指摘されてきたが依然一次的要因については不明であり，またMPTPや農薬に含まれているロテノンによるパーキンソニズムモデルの作製など神経毒の存在なども検討されてきたが，自然界においてPD誘発作用を持つ神経毒存在の証明はされていない。PDのほとんどは遺伝性のない孤発型であり，遺伝的素因の関与については，明らかにされていなかった。1997年に単一遺伝子異常で生じる家族性PDの遺伝子座が明らかにされ，その後原因遺伝子が単離され，頻度こそ高くないがメンデル法則により遺伝するPDの存在が明らかにされた。最初に報告されたのが，本稿で解説するPark 1（SNCP）である。本稿では変異タイプについて解説し，さらに我々が明らかにしたハプロ不全についても言及したい。

表1　Park 1の臨床病理学的特徴

遺伝形式	優性遺伝
発症年齢	イタリア-ギリシャ人家系，45.6歳
	ドイツ人家系，54.3歳
L-dopa	反応良好
遺伝子座	4q21-23
Gene	α-synuclein（Ala 53 Thr, Ala 30 Pro）
頻度	稀，世界で13家系程
Pathology	黒質，LB（＋），大脳皮質，LB（＋）
First reported	by Golbe et al. in 1990

I．α-synuclein の変異型

　発端家系は，Golbeらにより報告されたイタリア・ギリシャ由来の大家系で[6,7]，神経病理学的にもPDとして何ら矛盾しない。痴呆を伴う患者もおり，発症年齢は40～50歳と若年傾向にある。この家系の遺伝子座が1996年，4番染色体長腕にマップされ[14]，翌年には原因遺伝子が，α-synucleinであることが同定された[15]（表1）。この遺伝子はADのnon-amyloid componentとして既に単離されていた。発端家系ではAla 53 Thrに変異を持っており，発症者と完全にco-segregationしていた。ただし，変異を持つものの発症していないcarrierの存在が証明されており，浸透率は100％ではない。1999年にはドイツ家系でAla 30 Proの変異の存在が報告され[11]，ここでα-synucleinは家族性PDの原因遺伝子として確立された。現在までこの変異を持つ家系は，イタリア・ギリシャ由来の家系に限局しており，13家系に限られている。このうち1家系はItalian-American Familyで，残りの11家系はGreek Familyであり，1家系はオーストラリア家系である[16]。発端者は18世紀初頭に南イタリア，サレノ地方のContursi村に在住していたと考えられている。遺伝子多型のハプロタイプ解析から，報告されているAla 53 Thr変異の家系は全て同一祖先である可能性が指摘されている。

　このContursi家系はGolbeらにより詳細な臨床病理学的検討がなされている。報告によれば60名中39名が男性，21名が女性で，平均発症年齢は45.6歳と若年発症である。平均経過年数は9.2年とCommon formのPDと比較して経過が早い。臨床的には典型的パーキンソニズムであり，PDとして何ら矛盾点はない。Park 1の特徴として痴呆の頻度が高い。また同じ祖先由来が推定されながら，オーストラリアに移住した家系では，Contursi家系の臨床症状を骨格としているが，中枢性低換気，起立性低血圧，尿失禁などの自律神経症状とミオクローヌスが存在していることが特徴である。神経病理学的所見としては，Golbeらの2例とオーストラリア家系の2例の4例の報告があり[7,16]，いずれの症例も典型的PDの病理学所見を認めている。オーストラリアの症例では，側頭葉皮質に空胞変性を認め，基底核にgliosisを認めるのを特徴としている。また，この部位にはLewy小体が多数観察される。この家系は50歳台の発症で，経過が4～5年と他の家系と比して短い。L-dopaに対する反応も不良であり，自律神経症状やミオクローヌスはα-synuclein変異によるものとは考えにくい。事実，病理学的特徴として先に触れた線条体と淡蒼球のgliosisを認める。起立性低血圧の責任病巣として脳幹部のLewy neuritic変化が著明であることが推定されている。ミオクローヌスについてはL-dopaの治療の副作用として稀に出現することがあるが，減量してもミオクローヌスが軽減あるいは消失しないことより薬物療法の副作用とは考えにくい。ミオクローヌスは家族性Lewy小体病で出現すると報告がある[3,8]。Creutzfeldt-Jacob病で出現するミオクローヌスの出現メカニズムは空胞変性との関連が推定されている。空胞変性は急激な細胞脱落を反映しているといわれており，この家系での空胞変性も，またミオクローヌスの出現の原因と考えられる。このように自律神経症状から痴呆まで，このオーストラリア家系の特徴は，多系統委縮症，びまん性Lewy小体病，そしてPDとオーバーラップしている。このような臨床書状の多彩さや進行の早さは，Ala 53 Thr変異が正常型と比較するとα-synuclein蛋白が凝集しやすいことと関係があると推定される。つまりよりα-synucleinが凝集しやすい特徴を備えていると病変部位の広がりに影響を与え

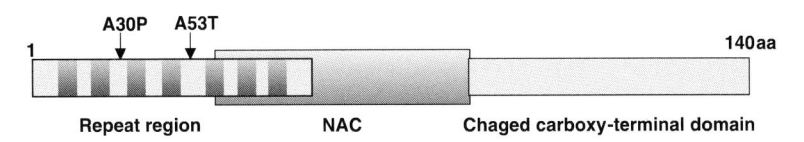

図1 α-synuclein の構造
A 30 P と A 53 T 変異部位を示す。いずれもリピート配列内に存在する。

ると考えられる。

α-synuclein 変異は，きわめて頻度の少ない家族性 PD の原因遺伝子であり，現在報告されている変異型としては，上記 Ala 53 Thr 変異とドイツ家系で認められた Ala 30 Pro 変異の 2 型のみである。この家系では，病理学的所見は得られていないので，Lewy 小体の有無は不明であるが，おそらく Lewy 小体陽性と考えてよいだろう。発端者は発症が 54 歳で，左優位のパーキンソニズムで L-dopa によく反応している。経過 10 年で幻覚や wearing off 現象が著明となっている。患者の母親も軽度であるが，パーキンソニズムを認めている。60 歳時に死亡しているが，剖検による病理学的検討はなされていない。この家系は，Cuntursi 家系と異なり，経過や臨床症状にバリエーションを認めている。PET による検討がなされているが[10]，PD 同様，線条体ドパミン神経前末端の障害を認める。この変異は現在のところ，このドイツ家系のみに認められている。

先の Ala 53 Thr 変異も，そして Ala 30 Pro 変異も α-synuclein に存在する N 末の KTKEGV のリピート内に存在する（図 1）。変異の存在しない PD の Lewy 小体においても α-synuclein は主要構成成分であることがわかっており，この蛋白の持つアミノ酸配列の特徴が，その自己凝集に影響を与えていると推定される。生化学的検討では，変異型は正常型と比して凝集しやすい傾向にあり，その変異蛋白の構造変化が臨床症状に影響を与えていると考えていいであろう。事実，ショウジョウバエモデル[4]や α-synuclein 高発現マウス[5,13]では，変異型を持つモデルの方がより重症化している。モデルによる表現型の違いはコンストラクトに用いているプロモーターによっても異なるが，同じコンストラクトでも変異型の方が，表現型が重いことは確かのようである。特に Ala 53 Thr 変異の高発現マウスは，脊髄にも Lewy 小体様凝集を認めており，運動ニューロン病のような表現型を示している[5]。

II．ハプロ不全と臨床症状

ハプロ不全とは正常蛋白の発現量が半分以下になると疾患表現型が出現する現象をいう。α-synuclein 遺伝子についてハプロ不全の関与を最初に報告したのは，Markopoulou らである[12]。彼女らは，Ala 53 Thr 変異を持つ家系で末梢血由来のリンパ芽球より mRNA を抽出し，α-synuclein 遺伝子の変異型と正常型の量を半定量し，carrier では，平均発症年齢に達し得ても変異型 mRNA の量が半分以下にならないと報告した。ハプロ不全とは 2 つのアリルのうち一方の mRNA の発現が消失し，その結果トータルの遺伝子産物も半分以下となる。遺伝子産物の量が，半分以下になったときに疾患が発症するというのがハプロ不全である。我々は，Riess 先生との共同研究で，ドイツ家系についてハプロ不全の関与を末梢血由来リンパ芽球より mRNA を抽出し，Markopoulou 等の制限酵素を使った半定量方法ではなく，変異型，正常型特異的に増幅可能な 3' - 特異的プライマーをデザインして TaqMan probe で定量した。Ala 30 Pro 変異家系でも，やはりハプロ不全が認められた[9]。この家系では，罹患期間との関係を見出さしており，罹患期間が長い症例では，リンパ芽球における変異型 mRNA 量が減ずることが観察された。発現されている mRNA が代償的に変化している可能性を考え，リンパ芽球より α-synuclein 蛋白を抽出し，マススペクトロスコピーにて定量を行ったと

(A) G99C（Ala30Pro）変異を持つドイツ家系とG209A（Ala53Thr）変異を持つギリシャ・アメリカ家系の臨床症状

	pIII-9	pIV-3	pIV-5	pIV-6	pV-1	tIV-2	tII-1
	76	65	58	52	33	55	46
発症年齢	76	54	55	-	-	42	39
罹患期間	<1	11	2	-	-	13	7
初発症状	振戦	固縮	固縮	-	-	固縮	固縮
無動	-	+++	+	(+)	(+)	+++	+
筋固縮	+	+++	++	-	-		
振戦	+	-	-	-	-	-	-
痴呆	-	-	-	-	-	+	-
L-dopa反応	未治療	++	++	未治療	未治療	+	+

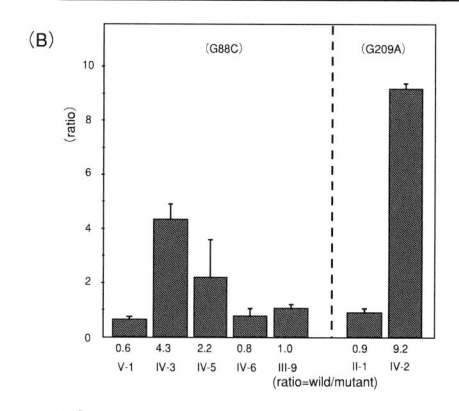

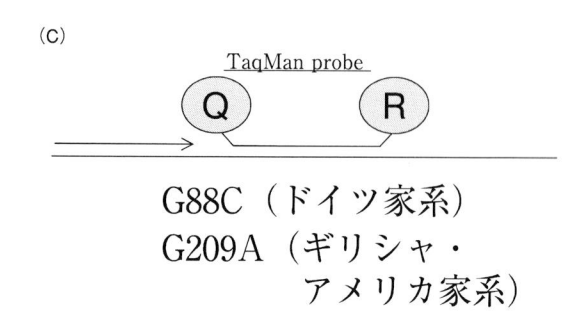

図2 ハプロ不全
（A）臨床症状を示す。pIII-9, pIV-3, pIV-5, pIV-6, pV-1はドイツ家系を示す。tII-1, tIV-2はギリシャ・イタリア家系を示す。（B）α-synuclein mRNAの正常型と変異型の比率を示す。比率が>2異常を示しているpIV-3とpIV-5, そしてtIV-2はハプロ不全を認める。（C）定量方法を示している。我々の方法では，アリル特異的にプライマーを設定してTaqMan porbeで定量している。

ころmRNA量と相関して変異α-synuclein蛋白の量が減少していた。

　我々の方法で，Ala 53 Thr変異家系の2家系についてもMarkopoulou先生の協力を得て解析したところ，検討したのは2例だけであるが痴呆が認められる症例では変異アリルの発現がほとんど認めなかった。つまりAla 53 Thr変異では痴呆の有無と，そしてAla 30 Pro変異では罹患期間とハプロ不全の関係が認められた（図2）。我々が観察した変異アリルがほとんど発現していない症例はいずれもパーキンソニズムの重症例であり，ハプロ不全と臨床徴候に何らかの関係があることが推定される（図2）。なぜ，中枢神経系で起こっていることが末梢のリンパ芽球に反映されるのかは解決しなければいけない疑問点である

が，この家族性PDで観察された知見は孤発型PDに応用可能かもしれない。従来PDの臨床重症度や痴呆を伴うLewy小体型痴呆（Dementia with Lewy bodies, DLB）を鑑別するのは神経学的症候により決められてきたが，生化学的マーカーにより神経学的臨床徴候と併せて重症度を評価できることが望まれるし，PDに痴呆を伴う場合，DLBなのかあるいはPDと別の原因による痴呆の合併なのか，臨床神経学的所見のみでなされてきた。正常型とAla 53 Thr変異型の構造の類似性を考えると末梢血リンパ球のα-synucleinのmRNA発現量は正常型であっても痴呆を含めた臨床症状と発現量が逆相関にあるかもしれない。もし正常型α-synucleinのmRNAが，痴呆と逆相関があれば臨床マーカーとして応用が可能

III. まとめ

α-synuclein 遺伝子変異による Park 1 は，世界的にみてもたった 14 家系のみである。α-synuclein 遺伝子が高発現することが重要であることは間違いないであろうが，α-synuclein ノックアウトマウスはドパミンの遊離に関与していることが報告されており[1]，また α-synuclein とドパミンキノン体複合体が Lewy 小体形成に対し，抑制的に作用することが in vitro 系の実験から推定されている[2]。α-synuclein 蛋白自体は，高発現すると凝集傾向を示し，微量だと細胞にとって非保護的に作用することが推定される。おそらく α-synuclein 蛋白は，dual function を持っていて適正な細胞内濃度のレンジがきわめて狭いことが予想される。この蛋白の特性に選択的細胞死や Lewy 小体形成メカニズムのヒントが隠されている。Lewy 小体自体が，残存細胞内で細胞保護的に作用しているのか死にゆく細胞なのか今のところ結論は達し得ていない。しかしながら，この分子の凝集機構が分かれば PD の本質的な原因に迫れると考えており，今後もこの分子を中心に病態解明が進むであろう。

文 献

1) Cabin, D. E., Shimazu, K., Murphy, D. et al. : Synaptic vesicle depletion correlates with attenuated synaptic responses to prolonged repetitive stimulation in mice lacking alpha-synuclein. J. Neurosci., 22 : 8797-8807, 2002.
2) Conway, K. A., Rochet, J. C., Bieganski, R. M. et al. : Kinetic stabilization of the alpha-synuclein protofibril by a dopamine-alpha-synuclein adduct. Science, 294 : 1346-1349, 2001.
3) Denson, M. A., Wsolek, Z. K., Pfeiffer, R. F. et al. : Familial parkinsonnism, dementia, and Lewy body disease : study of family G. Ann. Neurol., 42 : 638-643, 1997.
4) Feany, M. B., Bender, W. : A Drosophila model of Parkinson's disease. Nature, 404 : 394-398, 2000.
5) Giassoon, B. I., Duda, J. E., Quinn, S. M. et al. : Neuronal a-synucleinopathy with sever movement disorder in mice expressiong A 53 T human a-synuclein. Neuron, 34 : 521-533, 2002.
6) Golbe, L. I., Di Iorio, G., Bonavita, V. et al. : A large kindred with autosomal dominant Parkinson's disease. Ann. Neurol., 27 : 276-282, 1990.
7) Golbe, L. I., Di Iorio, G., Sanges, G. et al. : Clinical genetic analysis of Parkinson's disease in the Contursi kindred. Ann. Neurol., 40 : 767-775, 1996.
8) Ishikawa, A., Takahashi, H., Tanaka, H. et al. : Clinical features of familial diffuse Lewy body disease. Eur. Neurol., 38 (suppl.) : 34-38, 1997.
9) Kobayashi, H., Krüger, R., Maropoulou, K. et al. : Haploinsufficiency at the α-synuclein gene underlies phenotype severity in familial Parkinson's disease. Brain, 126 : 32-42, 2003.
10) Krüger, R., Kuhn, W., Leenders, K. L. et al. : Familial parkinsonism with synuclein pathology : clinical and PET studies of A 30 P mutation carriers. Neurology, 56 : 1355-1362, 2001.
11) Krüger, R., Kuhn, W., Muller, T. et al. : Ala 30 Pro mutation in the gene encoding alpha-synuclein in Parkinson's disease. Nat. Genet., 18 : 106-108, 1998.
12) Markopoulou, K., Wszolek, Z. K., Pfeiffer, R. F. et al. : Reduced expression of the G 209 A alpha-synuclein allele in familial Parkinsonism. Ann. Neurol., 46 : 374-381, 1999.
13) Masliah, E., Rockenstein, E., Vainbergs, I. et al. : Dopaminergic loss and inclusion body formation in a-synuclein mice : implications for neurodegenerative disorders. Science, 287 : 1265-1269, 2000.
14) Polymeropoulos, M. H., Higgins, J. J., Golbe, L. I. et al. : Mapping of a gene for Parkinson's disease to chromosome 4 q 21-q 23. Science, 274 : 1197-1199, 1996.
15) Polymeropoulos, M. H,, Lavedan, C., Leroy, E. et al. : Mutation in the alpha-synuclein gene identified in families with Parkinson's disease. Science, 276 : 2045-2047, 1997.
16) Spira, P. J., Sharpe, D. M., Halliday, G. et al. : Clinical and pathological features of a parkinsonisn syndrome in a family with an Ala 53 Thr a-synuclein mutation. Ann. Neurol., 49 : 313-319, 2001.

VIII. 遺伝性パーキンソン病−2

Parkinson's disease 2 (Park 2): パーキン

服 部 信 孝*

抄　録　若年性劣性遺伝性パーキンソン病（AR-JP）は，最も頻度の高い遺伝性パーキンソン病（FPD）として認識されている。その原因遺伝子パーキンは，巨大遺伝子であり，その機能はユビキチンリガーゼであることがわかっている。劣性遺伝性形式を考慮すれば，loss-of-function 型変異効果で発症することが予想される。つまり本来分解される基質が分解されずに蓄積することで細胞死が惹起されることが予想される。現在のところ複数の基質候補が報告されているが，決定的な確証は今のところ存在しない。AR-JP は，若年発症であるが，通常型 PD と何ら区別のできない患者も存在することより PD 発症メカニズムを考える上で重要なヒントを与えてくれるものと考えている。わが国で遺伝子同定，機能解明がなされてきた AR-JP の研究は，大きく発展している。

Key words: parkin, ubiquitin ligase, Lack of Lewy body, AR-JP, substrates for parkin

はじめに

パーキンソン病（PD）のほとんどは遺伝性のない孤発型である。しかしながら，1997 年に家族性 PD（FPD）の大家系である Contursi 家系が α-synuclein 遺伝子変異によることがわかり，単一遺伝子異常に伴う FPD の研究が盛んに行われるようになった。我が国では 1973 年に山村らにより若年で発症し，両親は血縁関係であることが高く，しかも L-dopa に反応が良好である独立性の高い疾患の存在が報告された。さらに横地らにより臨床的に若年性 PD が，40 歳を境にして分類できることが示された。後にこの疾患は石川らにより常染色体劣性遺伝性パーキンソニズム（AR-JP）として命名された。その後，臨床病理学的検討がなされ，この疾患では，一般に Lewy 小体の形成を認めないのを特徴とすることがわかった。山村によれば，①睡眠効果を認める，② L-dopa 開始早々よりジスキネジアを認める，③日内変動を認める，④自律神経症状を認めない，⑤腱反射は亢進することが多い，⑥ジストニアを下肢優位に認めるなどを基本的症状としている。その後，連鎖解析により常染色体 6 番長腕にマップされた。1998 年に原因遺伝子が単離され，遺伝子はパーキンと命名された[12]。遺伝子単離当初，世界各国の神経学者は，我が国特有の風土病的な印象を持っていた感があるが，現在では最も頻度の高いポピュラーな FPD として位置付けされている。一般に Lewy 小体が存在しないことより，パーキンソニズムとされていたが，L-dopa に反応が良好であること，臨床的に common PD と何ら区別できない症例も存在することがわかり，現在では遺伝子座としてマップされた

Parkinson's disease 2 (Park 2): Parkin.
*順天堂大学医学部脳神経内科
〔〒 113-8421　東京都文京区本郷 2-1-1〕
Nobutaka Hattori : Department of Neurology, Juntendo University School of Medicine. 2-2-1 Hongo, Bunkyo-ku, Tokyo, 113-8421 Japan.

表1　家族性パーキンソン病の分類

Name	Locus	Gene	Inh	LB
PARK1	4q21-23	*α-synuclein*	AD	+
PARK2	6q25.2-27	*parkin*	AR	−
PARK3	2p13	*unknown*	AD	+
PARK4	4q21-23	*triplication(αS)*	AD	+
PARK5	4p14	*UCHL1*	AR	
PARK6	1p35-36	*unknown*	AR	
PARK7	1p36	*DJ-1*	AR	+
PARK8	12p11.2-q13.1	*unknown*	AD	−
PARK9	1p36	*unknown*	AR	
PARK10	1p32	*unknown*	susceptible gene	
NR4A2	2q22-23	*Nurr1*	AD	

Park4は，4pでなく4qに連鎖することがわかり，しかもα-synuclein遺伝子のtriplicationであることがわかった。

Park 2 として呼称されることもあるが，我が国で最初に疾患独立性が確立されたこともあり，一般的にはAR-JPとして認識されている（表1）。本稿ではパーキン遺伝子変異の特徴を中心に解説したい。なお，パーキン蛋白の詳細な機能については他稿を参照されたい。

I．パーキン遺伝子構造

パーキン遺伝子は全長1.4 Mbの巨大遺伝子である[12]。現在報告されている遺伝子ではジストロフィン遺伝子に次いで大きい遺伝子である。アミノ酸としては465アミノ酸で構成されている。Exonは12個からなっており，N末にはubiquitinと約30％のhomologyを持ち，C末にはRING finger motifを2個持ち，そのRING fingerに挟まれる形でin between RING（IBR）が存在する。最初の報告ではexonが欠失するタイプが頻度的に高かったが，現在は点変異やexon rearrangementも多いことがわかっている。変異の特徴は，おそらく遺伝子構造の特徴に基づいている可能性があり，反復配列などが巨大遺伝子内に存在している可能性も検討すべきである。しかしながら，欠失のパターンは必ずしも同一でないことがわかっており，今後の詳細な検討が必要である。

II．パーキン遺伝子変異

パーキン遺伝子変異解析では，我が国のPark 2である若年性パーキンソン病のほとんどがexonを欠失するタイプであることが判明している（図1）[7,12]。一方，外国症例ではmicrodeletionやRING finger motifに点変異が高頻度に存在している[1,15]。現在，アジア人や白人患者の遺伝子変異型と臨床型について詳細な検討を行っているが，おそらくこの変異型の違いが臨床型の違いに繋がっているものと考えている。AR-JPは劣性遺伝性であることより両親が血縁であることが多いが，血縁結婚でなくともパーキン遺伝子変異を認める。孤発型であっても20歳台で発症しているような症例ではパーキン遺伝子変異が陽性である可能性が高い。

連鎖解析でのハプロ解析では，ハプロタイプの一致性をみない家系が多く，α-synuclein遺伝子変異家系のような創始者効果はないと考えられている。欠失の発生メカニズムは不明であるが，蛋白翻訳領域が，遺伝子サイズの全長に比して小さいことと関係があるかもしれない。

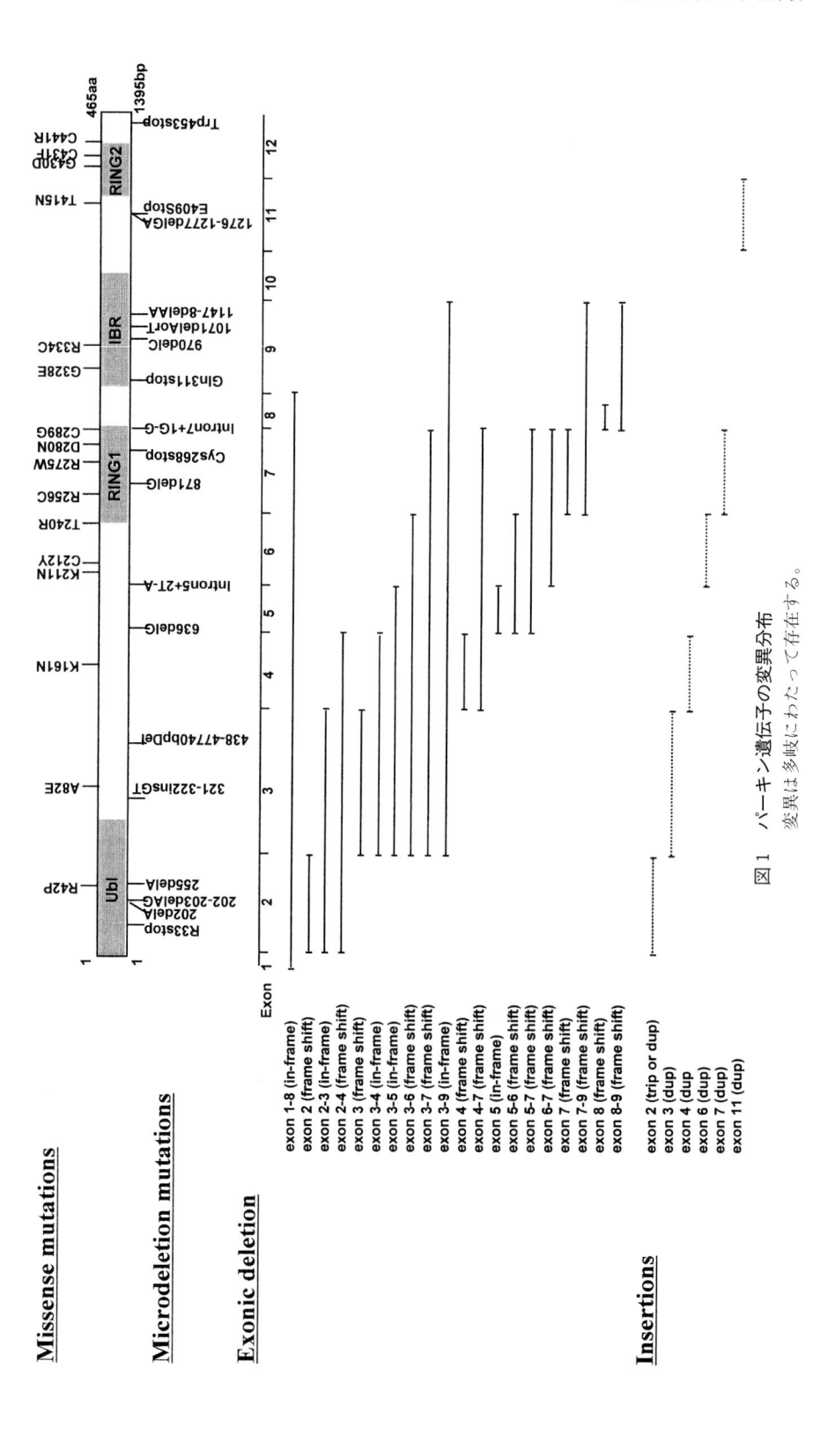

図1 パーキン遺伝子の変異分布
変異は多岐にわたって存在する。

III. パーキン遺伝子の変異型と臨床型

わが国で報告されている AR-JP は，先に触れたような下肢優位のジストニア，睡眠効果，日内変動を認めることが多い。一方で，common form としての PD の表現型に類似している症例も存在する。さらに脊髄小脳変性症と診断されている症例も存在するようである[18]。我々も脊髄小脳変性症と診断された症例を経験しているが，熟練した神経内科であれば鑑別は決して難しくない。ただ小脳性失調症のような歩行の仕方をする症例がいることは念頭すべきである。このように最初に報告された臨床像と比較するとパーキン遺伝子変異陽性例は我々が思ったより多様な臨床型を持つことがわかってきている。例えば，cervical dystonia や自律神経症状，そして腱反射については低下例も存在する。さらに特記すべき所見として，行動異常があり，拒食症や自殺企図を認める[11,18]。この特異な症状はパーキン遺伝子変異陽性例の実に 1/4 に相当する。さらに抗パーキンソン病薬に対し弊害である精神症状を認める。この異常行動の記載からするとわが国においても精神科に入院加療している患者も存在するかもしれない。

パーキン遺伝子変異を持つ症例は，世界各国に分布していることは間違いないし，最も頻度の高い FPD である。アメリカでは，比較的この変異を持つ患者が少ないといわれているが[2]，おそらく血縁結婚の頻度に依存しているものと推定される。国にとしての歴史が浅く，多民族国家であることより AR-JP の頻度が低いのではないかと推測する。発症年齢についても，最も若い症例では 6 歳，外国例であるが 64 歳の発症年齢の報告がある。また別々のアリルに異なる変異を持つ複合ヘテロ接合体の症例やヘテロ接合体のみの症例も存在する。ヘテロ接合体のみの症例の存在は，carrier でもパーキンソニズムが存在することが報告されている。正確な carrier の発症率は不明であるが，[18]F-dopa の uptake では，carrier であっても subclinical の状態であることが示されている。加齢因子などによりパーキンソニズムが発症するものと推定される。この carrier でも発症しうることより，変異アリルの数に依存するハプロ不全かドミナントネガティブ効果による発症機序の可能性もある。しかしながら，ドミナントネガティブ効果については，同じ変異の carrier であっても発症しない症例もいることより，むしろハプロ不全による発症を考えている。もちろん，ドミナントネガティブ効果も可能性も完全に否定しきれていない。おそらく変異の部位によって発症年齢や臨床型が異なる可能性がある。特に ubiquitin like domain (Ubl) は，NMR 解析によれば，プロテアソームとの結合部位に相当することより[20]，他の変異部位とは異なる動向をとることが予想される。

Early onset PD と late onset PD についての比較検討が報告されたが，early onset とも late onset も遺伝的関与が強く示されているが，early onset は常染色体劣性遺伝形式を，late onset は常染色体優性遺伝形式であることが示された[16]。これは，実際に Loci が決定されている FPD においても若年性 PD は劣性遺伝形式を示している。一方，40 歳以降の発症の場合は優性遺伝型式を示している。このことは発症年齢で優性遺伝か劣性遺伝かをある程度推測できることを示しており，連鎖解析を進める上でも重要である。

さらに注目すべきこととして優性遺伝形式であってもパーキン遺伝子変異を持つ家系が存在することである。我々も実際に二世代にわたってパーキン遺伝子変異を持つ家系を報告している[13]。我々が報告した家系は，きわめて狭い地域で結婚が繰り返されたケースで，ハプロタイプからも同じ先祖由来であることが推定されている。おそらくこの家系が住む地域では carrier の頻度が高く，患者と carrier が婚姻を結ぶことが他の地域より高いことが推定される。

IV. Park 2 の神経病理学的特徴

なんと言っても一般に Lewy 小体形成を認めないのを特徴とする。唯一，microdeletion と点変異の複合ヘテロ接合体の症例で Lewy 小体が観察されている[5]。何故，この症例で Lewy 小体

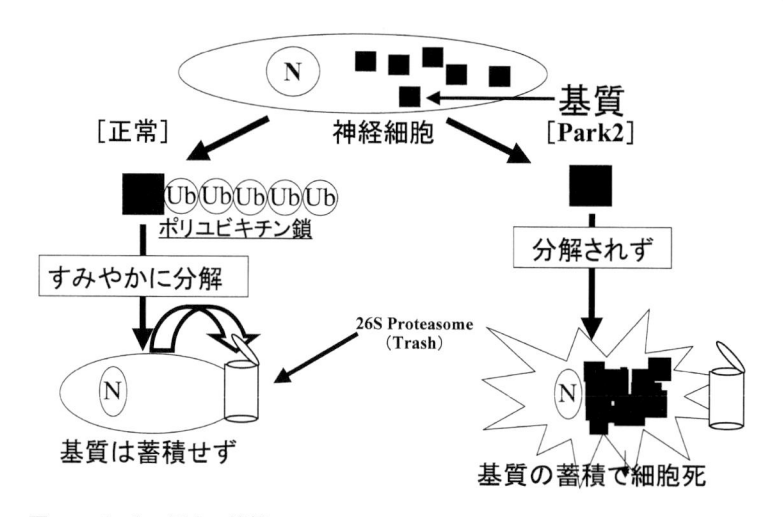

図2 パーキン蛋白の機能
パーキン蛋白はユビキチンリガーゼであることがわかっている。患者脳では，ポリユビキチン鎖が付加されず，プロテアソームにより分解されない。一方，正常脳では，ポリユビキチン鎖が付加され速やかに分解される。

が観察されたかは，パーキン蛋白のリガーゼ活性が一律消失していない可能性を示している。つまり loss-of-function 型効果で活性が低下することが予想されるが，全ての変異が活性低下を惹起させない可能性がある。またメラニン低形成であるとする報告もある。黒質と青斑核の変性を認めるが，青斑核の変性は黒質の変性と比べると軽微である特徴を持つ。この点が common form の PD と異なる点である。また森らは，リン酸化タウ蛋白の蓄積を報告しているが[17]，二次的タウオパチーの可能性が推定される。タウ蛋白の蓄積を認めるが，痴呆症状は存在しない。現在のところ AR-JP の病理学的特徴をまとめると，①Lewy 小体の低形成，②黒質・青斑核の変性，③リン酸化タウ蛋白の蓄積が主な特徴といえる。

V. パーキン蛋白の機能―その局在および発生過程における発現パターン―

詳細な機能については他稿でも解説しているので参照されたい。パーキン蛋白の機能についてはユビキチンリガーゼであることがわかっている（図2）[21]。ユビキチンリガーゼは，ユビキチン・プロテアソーム系の重要な役割をなしている。この系は，ユビキチン活性化酵素（E1），ユビキチン結合酵素（E2），ユビキチン連結酵素（E3）とプロテアソームにより構成されており，ポリユビキチン鎖依存性の蛋白分解システムである。

劣性遺伝形式をとることよりユビキチンリガーゼ活性低下により標的蛋白質が蓄積することで細胞死が惹起されることが予想される。当初は全か無の法則で変異パーキン蛋白は活性が消失することが推定されていたが，その後の研究では，変異パーキン蛋白でも活性を持っていることが予想されている。Carrier の発症年齢が，2つのアリルに変異のある症例と比して高い傾向にあることからも発症年齢と活性低下は負の相関にあるのかもしれない。このことは Lewy 小体が病理上観察されている症例では，点変異と microdeletion の複合ヘテロ接合体であるが，この症例の変異パーキン蛋白はリガーゼ活性の完全消失はなく，活性の残存が予想されている。わが国での神経病理学的検討で Lewy 小体が存在しないのは，exon が欠失する症例が多く，そのような変異パーキン蛋白はリガーゼ活性が完全に消失してしまう可能性が高いのかもしれない。今後の課題であるが，如

表2　パーキン蛋白の基質候補

基質候補	機能
CDCrel-1	Exocytosis (Dopamine storage?)
Pael-receptor	ER stress (Unfolded protein response)
O-glycosylated α-synuclein	Lewy body formation
Synphilin-1	Lewy body formation
Cyclin E	Apoptosis (Kainate excitoxication)
α/βTubulin	Microtubules (assembly dysfunction)
p38 subunit	aminoacyl-tRNA syn. (protein biosynthesis)
Parkin interacting proteins	
UbcH7, UbcH8, Ubc6/7, Ubc4	E2
Actin filament	morphology
CASK/Lin2	PDZ containing scaffolding protein
Cullin-1	Multiprotein ligase

何に変異パーキン蛋白の活性レベルを客観的に評価するかが問題である。

上記にふれたようにパーキン蛋白の標的蛋白質を同定することが一番重要な課題である。同定するのにパーキン蛋白の詳細な細胞内分布を検討することがヒントを与えてくれる。我々は可視化するために Green fluorescence protein とパーキン蛋白の融合蛋白を作製して強制発現させ細胞内分布を検討した。パーキン蛋白はゴルジ体に局在していることがわかった[14]。ゴルジ体は蛋白の修飾や axonal transport などに関与している。神経変性疾患の病態を考える上で membrane traffic system や axonal transport は病態において鍵となる役割をなしている可能性がある。変異パーキン蛋白についても局在を検討したが，ubiquitin like domain を持つ変異パーキンのみが細胞質全体に局在していたが，他の変異パーキン蛋白はゴルジに局在していた。このことは発症メカニズムを考える上で酵素活性低下が発症に結びついていることを示している。勿論，ゴルジの局在のみで全てが証明できるわけではないが，発症機序に活性の程度が関わっていることが重要なのであろう。

機能解析の戦略として脳の発生段階における発現レベルを検討することで機能を推定した。我々はラット脳の切片を使い in situ hybridization にて発現時期を検討した。発現時期は胎生後期に発現量が増加しており，シナプス形成時期と一致していた[24]。パーキン蛋白がシナプス形成において重要な役割をなしていることが予想された。mRNA の発現パターンでは海馬に多く，大脳皮質や小脳プルキンエ細胞に発現量が多かった。黒質にも発現量が多く認められた。さらに E2 である UbcH7 についても検討したところ発現パターンは，発現時期・分布ともに同じであった。このことは E2 である UbcH7 は，パーキン蛋白のE2 としてのみ作用しているわけでないので，ユビキチン・プロテアソーム系が脳組織の成熟過程でも重要な機能をなしていることが予想された。

VI．パーキン蛋白の機能
　　―ユビキチンリガーゼとして―

パーキン蛋白が，ユビキチンリガーゼであることを考えると標的蛋白質が何かが重要な鍵となることは間違いない。今まで複数の基質候補が報告されている。CDCrel-1[25]，Pael 受容体[9]，o-糖鎖 α-シヌクレイン[22]，シンフィリン-1[3]，cyclin E[23]，α/β チュブリン[19]，aminoacyl-tRNA synthase complex の p38 サブユニット[4]，synaptotagmin XI[8]が候補基質として報告されて

いる。どの基質が細胞死に直結するのかは今のところはっきりしないが，Pael受容体がERストレスに関与することが分かっており，細胞死と言う点からは，有力な分子といえる。またα/βチュブリンとp38サブユニットも機序は不明であるが細胞死を誘導する。しかしながら，どの基質候補もドパミン神経細胞の選択的細胞死とLewy小体形成メカニズムについては何ら情報を与えていない。

各基質について解説したい（表2）。CDCrel-1はセプチンファミリーに属するものであり，過剰発現するとexocytosisが抑制されることが報告されている。この抑制から予想されることはドパミンの遊離の抑制が起こることが予想される。つまりドパミンが過剰状態になって酸化ストレスが誘発され細胞死が惹起されることが予想される。ドパミンの細胞毒性については，おそらく細胞内局在が重要であり，所謂，ドパミン局在の不均衡状態という考え方が適している。しかしながら，CDCrel-1の過剰状態がexocytosisを抑制するという実験データの再現性を我々の研究室では確認できていない。実験自体がナイーブであるため再現が難しいかもしれない。一方で，CDCrel-1を過剰発現させるとドパミン神経細胞死が惹起されたとの報告が最近になりあった。この細胞死のメカニズムとしてはドパミン毒性により生じているとしている。ドパミン過剰状態による細胞死もPark 2ではあり得ると考えている。

パエル受容体については，もともとこの蛋白がunfoldingになりやすくパーキン蛋白によって絶えず分解されて，その毒性を軽減しているものと推定されている。パエル受容体を過剰発現させたショウジョウバエでは，ドパミン神経細胞死が誘導される。またこのショウジョウバエとパーキン蛋白を過剰発現させたショウジョウバエを交配するとパエル受容体の毒性が軽減され，細胞死から回避された。パエル受容体の選択性とパーキン蛋白のリガーゼ機能を*in vivo*で証明したものである。

o-糖鎖α-シヌクレインについてはLewy小体形成という点では興味ある基質である。o-糖鎖α-シヌクレインと細胞死の関係が不明である。

Synphilin-1もLewy小体形成ということでは重要な分子であるが，細胞死との関連が不明である。またこの分子には多くのリガーゼが存在している。最近になりSiah-1がsynphilin-1を基質としてとの報告があった。またdorfinもまた，この分子を基質としており，1つの分子に複数のリガーゼが存在することになる。我々の知る限りこのようなユニークな分子は存在しない。

α/βチュブリンについては，このhetero-dimerがmicrotubleを形成すし，細胞機能の上で重要な役割をなしている。一方，このmisfoldingされたチュブリンは細胞毒性を示すことが分かっている。このmisfoldingされたチュブリンの分解にパーキン蛋白がリガーゼとして作用している。Misfoldingされたチュブリンを分解することで細胞死に対し保護的に作用している。

p38サブユニットについては，アポトーシスに関与していることが指摘されている。p38は孤発型PDのLewy小体にも存在しており，重要な基質候補として注目されている。Synaptotagmin XIについては，パーキン蛋白がシナプス小胞に存在していることから，注目すべき基質候補である。この分子は，シナプスのプーリングを調整している可能性が指摘されており，更にはdocking, releaseに関与の可能性がある。AR-JPのドパミン毒性説から考えると，興味ある分子と言える。

VII. パーキンモデル

AR-JPは劣性遺伝性であるため，loss-of-function変異効果にて発症することが容易に予想できる。したがって，knock out miceの作製は，AR-JPの病態解明には重要なヒントを与えてくれる。現在のところ2論文のKnock out miceの報告があるが[6,10]，いずれもドパミン神経細胞死は観察されていない。また基質候補について検討されているが，CDCrel-1, synphilin-1, arpha-synucleinの蛋白レベルは恒常的に変化ないとしている。但し，ItierらのknockoutmiceではLim-bic systemでのドパミンの増加を観察してい

る[10]。Goldbergらのknock out miceでは，線条体でのドパミン含有量の増加を認めている[6]。本来，ドパミン欠乏がPD発症の上で重要であるが，いずれのモデルもドパミン量の増加を局所的に認めている。さらにショウジョウバエでのパーキンnull stateにした場合，筋組織でミトコンドリアの機能異常が存在していることが報告されている。AR-JPでもミトコンドリア機能異常が存在するのかもしれない。

おわりに

AR-JPは，最も頻度の高いFPDとして認識されている。遺伝子自体も大きく多くの患者では欠失型変異を認めている。欠失は，同じ変異型であってもハプロタイプが異なることより，創始者効果に伴う変異型ではないようである。何故，欠失が多いのかは人種の差もあるが，おそらく6番染色体には欠失が生じ安い構造が存在しているものと予想している。機能については，リガーゼであることが判明している。多くの変性疾患に共通して観察される封入体形成を考える上で直接的確証としてインパクトのある発見であった。AR-JPはわが国で臨床病理学的検討がなされ，遺伝子単離から機能解明までわが国で行われたものであり，その発見がもたらした業績は計り知れぬものがある。

文　献

1) Abbas, N., Lucking, C. B., Ricard, S. et al. : A wide variety of mutations in the parkin gene are responsible for autosomal recessive parkinsonism in Europe. French Parkinson's Disease Genetics Study Group and the European Consortium on Genetic Susceptibility in Parkinson's Disease. Hum. Mol. Genet., 8 : 567-574, 1999.

2) Chen, R., Gosavi, N. S., Langston, J. W. et al. : Parkin mutations are rare in patients with young-onset parkinsonism in a US population. Parkinsonism Relat. Disord., 9 : 309-312, 2003.

3) Chung, K. K., Zhang, Y., Lim, K. L. et al. : Parkin ubiquitinates the alpha-synuclein-interacting protein, synphilin-1 : implications for Lewy-body formation in Parkinson disease. Nat. Med., 7 : 1144-11450, 2001.

4) Corti, O., Hampe, C., Kounikova, H. et al. : The p 38 subunit of the aminoacyl-tRNA synthase complex is a parkin substrate : linking protein biosynthesis and neurodegenaration. Hum. Mol. Genet., 12 : 1427-1437, 2003.

5) Farrer, M., Chan, P., Chen, R. et al. : Lewy bodies and parkinsonism in families with parkin mutations. Ann. Neurol., 50 : 293-300, 2001.

6) Goldberg, M. S., Fleming, S. M., Palacino, J. J. et al. : Parkin-deficient mice exhibit nigrostriatal defoicits but not loss of dopaminergic neurons. J. Biol. Chem., 278 : 43628-43635, 2003.

7) Hattori, N., Kitada, T., Matsumine, H. et al. : Molecular genetic analysis of a novel parkin gene in Japanese families with AR-JP : evidence for variable homozygous deletions in the parkin gene in affected individuals. Ann. Neurol., 44 : 935-941, 1998.

8) Huynh, D. P., Scoles, D. R., Nguyen, D. et al. : The autosomal recessive juvenile Parkinson disease gene product, parkin, interacts with and ubiquitinates synaptotagmin XI. Hum. Mol. Genet., 20 : 2587-2597, 2003.

9) Imai, Y., Soda, M., Inoue, H. et al. : An unfolded putative transmembrane polypeptide, which can lead to endoplasmic reticulum stress, is a substrate of parkin. Cell, 105 : 891-902, 2001.

10) Itier, J-M., Ibanez, P., Mena, M. A. et al. : Parkin gene inactivation alters behaviour and dopamine neurotransmission in the mouse. Hum. Mol. Genet., 12 : 2277-2291, 2003.

11) Khan, N. L., Graham, E., Critchley, P. et al. : Parkin disease: a phenotypic study of a large case series. Brain, 126 : 1279-1292, 2003.

12) Kitada, T., Asakawa, S., Hattori, N. et al. : Mutations in the parkin gene cause autosomal recessive juvenile parkinsonism. Nature, 392 : 605-608, 1998.

13) Kobayashi, T., Matsumine, H., Zhang, J. et al. : Pseudo-autosomal dominant inheritence of Park 2 : two families with parkin gene mutations. J. Neurol. Sci., 207 : 11-17, 2003.

14) Kubo, S., Kitami, T., Noda, S. et al. : Parkin is associated with cellular vesicles. J. Neurochem., 78 : 42-54, 2001.

15) Lucking, C. B., Durr, A., Bonifati, V. et al. : Association between early-onset Parkinson's disease and mutations in the parkin gene. French Parkinson's Disease Genetics Study Group. N.

16) Marder, K., Lewy, G., Louis, E. D. et al. : Familial aggregation of early—and late—onset parkinson's disease. Ann. Neurol., 54 : 507-513, 2003.
17) Mori, H., Kondo, T., Yokochi, M. et al. : Pathologic and biochemical studies of juvenile parkinsonism linked to chromosome 6 q. Neurology., 51 : 890-892, 1998.
18) Periquet, M., Latouche, M., Lohmann, E. et al. : Parkin mutations are frequent in patients with isolated early-onset parkinsonism. Brain, 126 : 1271-1278, 2003.
19) Ren, Y., Zhao, J., Feng, J. : Parkin binds to α/β tubulin and increases their ubiquitination and degradation. J. Neurosci., 23 : 3316-3324, 2003.
20) Sakata, E., Yamaguchi, Y., Kurimoto, E. et al. : Parkin binds the S 5 a subunit of 26 S proteasome with the ubiquitin-like domain. EMBO rep., 4 : 301-306, 2003.
21) Shimura, H., Hattori, N., Kubo, S. et al. : Familial parkinson's disease gene product, Parkin, is a ubiquitin-protein ligase. Nature Genet., 25 : 302-305, 2000.
22) Shimura, H., Schlossmacher, M. G., Hattori, N. F. et al. : Ubiquitination of a novel form of ?—synuclein by parkin from human brain : implications for Parkinson disease. Science, 293 : 263-269, 2001.
23) Staropoli, J. F., McDermott, C., Martinat, C. et al. : Parkin is a component of an SCF-like ubiquitin ligase complex and protects postmitotic neurons from kainate excitotoxicity. Neuron., 37 : 735-749, 2003.
24) Wang, M., Suzuki, T., Kitada, T. et al. : Expression of parkin and a parkin-interacting protein, ubiquitin-conjugating enzyme, UbcH 7 in the developing rat brain. J. Neurochem., 77 : 1561-1568, 2001.
25) Zhang, Y., Gao, J., Chung, K. K. et al. : Parkin functions as an E 2-dependent ubiquitin- protein ligase and promotes the degradation of the synaptic vesicle-associated protein, CDCrel-1. Proc. Natl. Acad. Sci. USA, 97 : 13354-13359, 2000.

Ⅷ. 遺伝性パーキンソン病 − 3

UCH-L1　PARK 7

波田野　琢*，服部信孝*

抄　録　パーキンソン病（PD）は神経変性疾患としてはアルツハイマー病に次いで多い疾患であり，高齢化社会に向けてさらに増加することが予想され，早急な病態解明が求められている。PD は多因子疾患が想定されておりその因子の1つに遺伝的要因，環境要因などが検討されているが，依然病因は不明である。しかし，近年単一遺伝子異常で発症する家族性 PD（FPD）の遺伝子座が明らかにされ，その中でも，α-synuclein, parkin, UCH-L1, が原因遺伝子として単離され，ごく最近に DJ-1 と Nurr1 が単離された。本稿では脱ユビキチン化酵素の異常とされている UCH-L1 と最近原因遺伝子が同定された PARK 7 について解説する。

脳の科学（2004 年増刊号）187-193, 2004

Key words：*PARK7, UCH-L7, DJ-1, ubiquitin system, familial parkinson's disease*

Ⅰ. UCH-1

1. 原因遺伝子と臨床症状

Leroy ら[11]によるドイツの一家系のみの報告であり，依然として稀な遺伝子多型である可能性も除外できていない。UCH-L1 は脱ユビキチン化酵素（deubiquitinylating enzyme；DUB）であり，Lowe ら[15]の報告によると脳に豊富に存在し，皮質型 Lewy 小体に存在することがわかっている。そのため Leroy らは UCH-L1 を家族性パーキンソン病の候補遺伝子である可能性を考えて解析を行った。この家系は 7 人のうち 4 人が発症しており常染色体優性遺伝とされているが，父親は発病を免れ姉と弟の同胞 2 人が発病している。この同胞 2 人の臨床症状は姉が 51 歳で，弟は 49 歳で両者とも安静時振戦が初発症状である。その後進行性に固縮，動作緩慢，姿勢反射障害を示している。両者とも L-dopa に対しての反応はよく孤発型 PD と何ら変わりはない。Lewy 小体の有無については剖検例がなく不明である。UCH-L1 遺伝子をコードする 72 家系についてゲノム DNA をシークエンスしたところこの家系の 2 症例共に exon 4 の 227 番目のシトシンがグアニンに（C 227 G）置換しておりアミノ酸レベルでは 93 番目のイソロイシンがメチオニンに置換されるミスセンス変異（I 93 M）であった。コントロールの 250 人について変異解析を行っているが，同様の変異は認められなかった。さらに I 93 M 変異 UCH-L1 の酵素活性は wild type と比較して約半分に低下することが予想され PD の発症する原因と考えられた。しかし，それ以後 FPD について UCH-L1 の I 93 M の変異について遺伝子検索は行われたが[5,13,27,28]，同様な変異は見出されていない。現時点では，稀な遺伝子変異として結論づけられている。

UCH-L1 PARK 7.
*順天堂大学医学部脳神経内科
〒 113-8421　東京都文京区本郷 2-1-1
Taku Hatano, Nobutaka Hattori : Department of Neurology, Juntendo University School of Medicine. 2-1-1 Hongo, Bunkyo-ku, Tokyo, 113-8421 Japan.

2. ユビキチンシステムとUCH-L1

ユビキチンは76個のアミノ酸からなる小さな蛋白質であり，その役割は標的蛋白質に可逆的に共有結合し選択的蛋白質除去を行うための細胞内シグナリングと想定されており，活性化酵素（E1；Uba1），結合酵素もしくは転移酵素（E2；Ubc），連結酵素（E3；リガーゼ）によって標的蛋白に共有結合する。ユビキチンはC末端のカルボキシル基と標的蛋白質内のリジン残基のεアミノ基とが縮合によってイソペプチド結合し，このシステムを繰り返すことでポリユビキチン鎖が形成され標的蛋白はユビキチン化される。また，ポリユビキチン鎖を伸張する蛋白としてE4と呼ばれる蛋白質も同定されている。ユビキチン化された標的蛋白質は26Sプロテアソームにより ATP依存性に分解される。このようなユビキチン-プロテアソームシステムは細胞周期，シグナル伝達，DNAの修復，転写制御，細胞のストレス反応，アポトーシス，エンドサイトーシス，アミノ酸輸送など多彩な役割に関与していることが明らかとなっている[24]。神経変性疾患でこのシステムが注目されているのは，神経細胞内やグリア内にユビキチン陽性封入体が観察されるためである[1]。やはりPDにも病理学的診断のマーカーであるユビキチン陽性Lewy小体が存在し，PARK2の原因遺伝子産物Parkinが，この系の直接分子であるE3であることが明らかとなっており，この系の黒質神経細胞死への関与が注目されている[9,21]。そのような点でこの系の直接分子であるUCH-L1が原因遺伝子として単離されたことは重要な意義がある。

E3が分解シグナル付加を主な役割だとするとユビキチン供給に関わっているのがこの分子である。ユビキチン分子と他の蛋白質とのペプチド結合を加水分解する酵素が存在し脱ユビキチン化酵素（DUB）と呼ばれ，構造からUCH（ubiquitin C-terminal hydrolase）とUBP（ubiquitin specific protease）の2つに分類される。UCHの機能はユビキチン前駆体をプロセシングして成熟型に変換する酵素でありUBPの機能はユビキチン化された蛋白質からユビキチンを解離させる酵素と考えられているが，いずれの機能もoverlapするところがあり明確な区別はできないとされている。このなかでUCH-L1はUCHの1つでありユビキチンの品質管理を行っていると推定されている。すなわち，ユビキチンはC末のカルボキシル基によって様々な分子と結合し活性を失うことがあり，これらの不活化されたユビキチンを回収し，活性型ユビキチンを維持する機能を担っていると考えられている[22,24]。そのため，Ile 93がMetに変異することでUCH-L1の活性が低下しパーキンソニズムが生じることは変性疾患とユビキチン-プロテアソームシステムとの関連を裏付ける興味深い遺伝子変異である。一方で，同じUCH-L1遺伝子変異による逆行性神経軸索変性マウス（Gracile axonal dystrophy；Gad mice）は常染色体劣性遺伝形式をとり一次感覚ニューロンがその末端から軸索変性をきたし運動障害を認めるマウスである。このGad miceの変異はUCH-L1のホモ接合体のexon 7, 8の欠失であることがわかっている[19]。このGadマウスは変性軸索内にユビキチン陽性の点状封入体が出現しており，Lewy小体形成にも何らかの役割を担っていることが予想される。しかしながら，Gadマウスの中枢神経系には異常はない。

さらに興味深いことにUCH-L1の新たな機能として二量体ではユビキチン分子のK 63（ユビキチン分子の63番目のリジン残基）をユビキチン付加サイトとして，α-synucleinを基質としたリガーゼ活性を持つことである。単量体ではDUBとして作用するが，二量体ではむしろ封入体形成に促進作用を示す。ユビキチン付加サイトには26Sプロテアソームの分解シグナルとなるK 48があるが，このK 63は分解シグナルとはならない。遺伝子関連分析の研究からアミノ酸レベルで18番目のセリンがチロシンに変換され（S 18 Y）それがホモ接合体であるとPDになるriskが減少する説明として[12,16,20]，Liuらは二量体UCH-L1のリガーゼ活性がwild typeと比してS 18 Yの活性は低く封入体形成に抑制的に作用し，DUBとして主に作用すると報告している。また，Leroyらの報告した家系でI 93 Mの変異を持つはずである父親は発症を免れているがもし彼がS 18 Y/I 93 Mの複合ヘテロ接合体であ

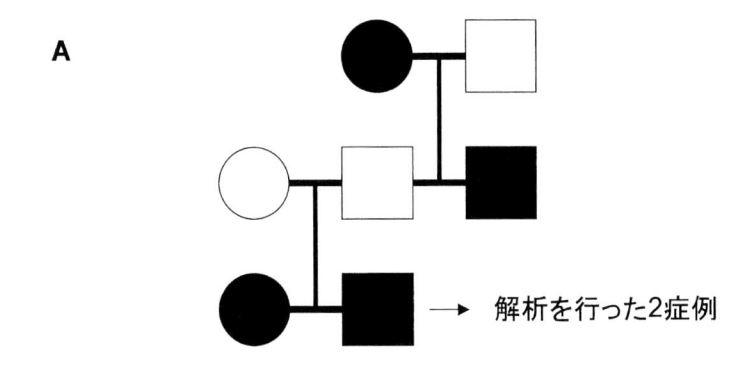

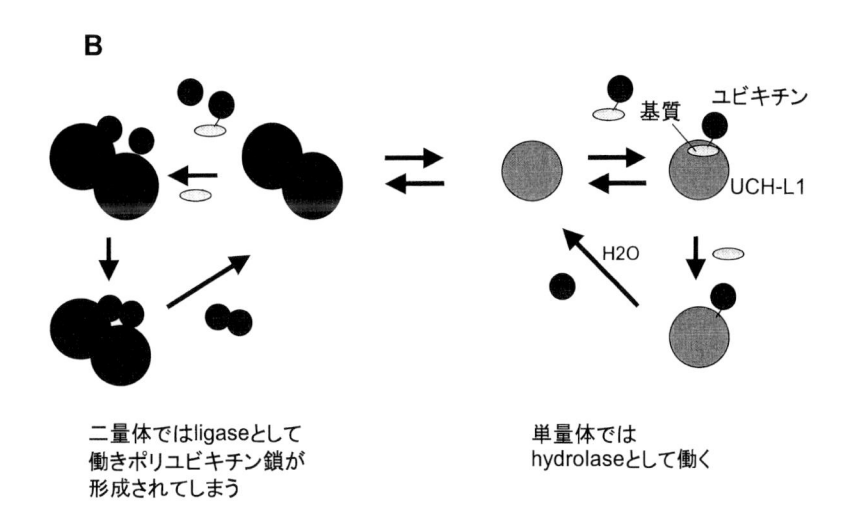

図1A　UCH-L1の変異が見出されたドイツの1家系
　　　叔父は発症しているが父親は発症していない。この家系図では浸透率が低い優性遺伝形式といえる[11]。
図1B　UCH-L1は単量体と二量体で機能が異なる
　　　単量体だと封入体形成に抑制的に，二量体だと促進的に作用することが in vitro 系の実験系で示された。二量体ではリガーゼとして作用するが，ユビキチンの付加サイトはK48でなくK63である[14]。

ればUCH-L1の機能はDUBが優位に作用すると予想している（図1B）[14]。このUCH-L1の持つとされるリガーゼ活性は，先のGad miceとPDの表現型の違いを説明できるかもしれない。また，この重要なUCH-L1の新規機能について，ユビキチンK63付加サイトの持つ意義については不明な点が多いが，プロテアソーム系の分解シグナルとは成り得ないことより封入体形成のメカニズムを考えると興味ある実験結果といえる。Parkin，UCH-L1がユビキチン-プロテアソームシステムの分子であり，それら分子の変異がPD発症となることは，この系の詳細な解明がPD発症機序の解明の鍵を握っているとは間違いないであろう。

II．PARK 7

1．原因遺伝子と臨床症状

オランダとイタリアの互いに血族結婚を認める二家系について7世代目の7人のうち4人が発症

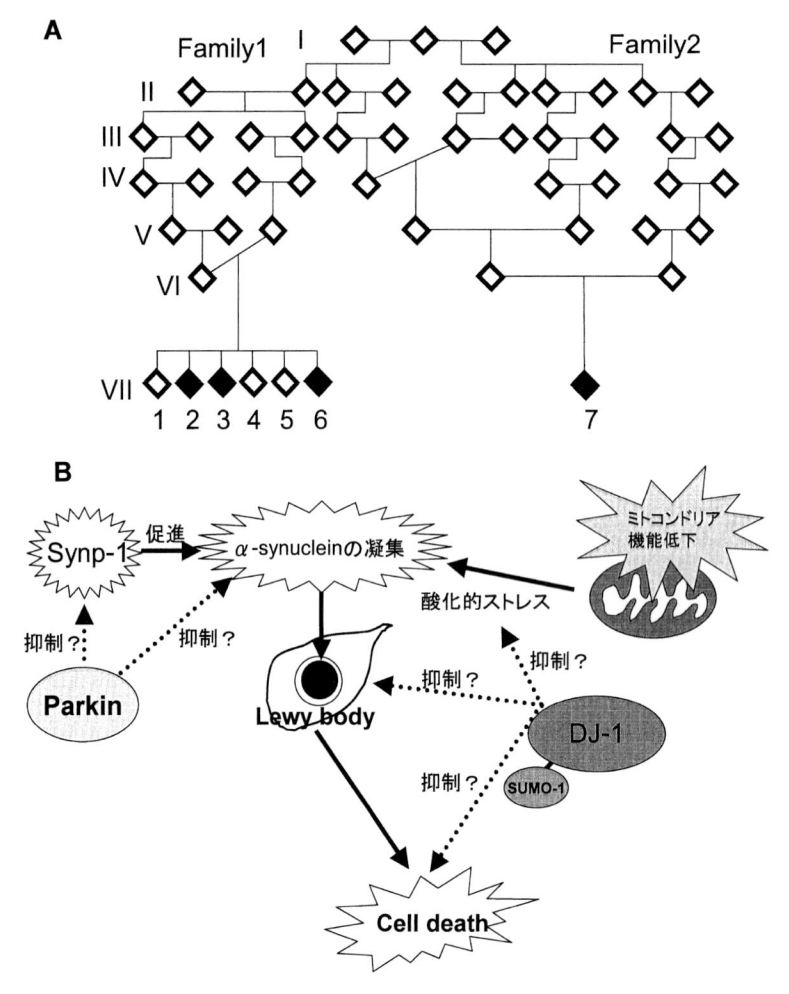

図2 A　DJ-1単離の発端家系の家系図[4]
　　　臨床型については本文を参照されたい。
図2 B　Parkin, α-synuclein, synphilin-1 (synp-1), DJ-1 と Lewy 小体形成のメカニズムの仮説

Synphilin-1 にも点変異の報告が PD である[7]。Parkin は Lewy 小体形成には必須因子といえる。さらに，synp-1 は α-synuclein の結合分子として同定されたものであり Lewy 小体形成には促進的に作用することが予想される。一方，DJ-1 は酸化ストレスへの関与が指摘されており，しかも変異効果は Loss-of-function 的であることから推定すると Lewy 小体形成には抑制的に作用すると考えていいであろう。つまり DJ-1 変異の PARK 7 では Lewy 小体が存在することが推測される。

しており，常染色体劣性遺伝形式の FPD と診断された。この家系について連鎖解析を行ったところ常染色体一番短腕 1 p 36 の 20 c - M の間に LOD-score が最大 4.3 と高くこの領域に遺伝子座がマップされた[2,26]。さらに同部位にマップされたオランダの家系においてこの候補領域に存在する DJ-1 遺伝子に exon 1-5 欠失が認められ，さらに別のイタリアの家系で Leu 166 Pro（ロイシンがプロリンに変化）の点変異を認め，変異と同一家系内における発症者と未発症者が完全に一

致したことよりDJ-1がPARK 7の原因遺伝子と決定された。また，コントロールとして220人の遺伝子を検索したところ4人にヘテロ接合体でmutantの症例を認めた。46症例の孤発型パーキンソン病でも検索が行われたが，この変異は認められていない[3]。さらにこの点変異は種間で保存されているアミノ酸部位に存在していることより。機能的に重要な部位であることが推定されている。またこの家系のヘテロ接合体であるキャリアには臨床症状は何も認められていない。したがってDJ-1の変異効果はLoss-of-function型といえる。臨床症状であるがパーキンソニスムを発症した4症例については発症年齢が20代から40代と幅があり固縮，無動，姿勢反射障害は全例に認められる。安静時振戦は1症例（VII-3）のみに認められている。Focal dystoniaを認める症例も存在しVII-3はblepharospasmをVII-7はLaterocollis, foot dystoniaを認めている。VII-7はmotor fructuationを認めL-dopa治療開始から1ヵ月以内でon phase dyskinesiaとoff phase dystoniaを認めた。精神症状も認めておりFamily 1の3症例全員に不安神経症を認め，VII-2の症例は誇大妄想を認めている。画像所見としては症例VII-3にはCTを，VII-7にはMRIを施行されているが明らかな変化は認められていない。SPECTでは被殻と尾状核の血流低下を認め，症例VII-7に18F-dopa positron emission tomography（PET）が施行されているが両側の被殻，尾状核の取り込み低下がある。これはpresynapticの障害を反映していると考えられる。また，18F-deoxyglucose（FDG）PETでは全般的に小脳の代謝が低下しており小脳も病変として含む可能性が指摘されている[4]。これら臨床症状はPARK 2，PARK 6と類似しており，parkin陰性例では積極的にDJ-1変異のスクリーニングを行う必要がある。我々研究室でもDJ-1変異解析を行っているが，現時点では変異を見出せていない。

2．DJ-1の機能

DJ-1はNagakuboらによりRasと協調して細胞をtransformする癌遺伝子として同定された[17]。また，ラットのDJ-1ホモログであるCAP 1/SP 22は精巣特異的に発現し内分泌攪乱物質投与により発現が減少することが報告されており精子形成に関与することが考えられている[25]。またDJ-1はPIASxαに結合しPIASxαによるアンドロゲンレセプターの転写抑制を解除しpositive regulationとして働くとされている[23]。興味深いことにPIASxαを初めとするPIAS familyはユビキチン様の蛋白であるSUMO-1のligaseとして知られ，DJ-1はSUMO化されることが明らかとなっている。SUMO-1は101個のアミノ酸からなりユビキチンとは18％しか同一性はないが立体構造は非常によく似ている。SUMO化によりユビキチン化との競合，基質の局在化，転写の調節などが明らかとなっているが詳細は不明である。SUMO化のリガーゼとして働くPIASファミリーは一部のユビキチンE3リガーゼと似ておりRING fingerを持っている。DJ-1もまたユビキチンシステムに何らかの影響を及ぼしている可能性がある。また，DJ-1はH_2O_2やパラコートのような酸化ストレスがかかるとacidic isoformにshiftする。この変化が何を意味しているのかは明らかではないが酸化的ストレスに何らかの関与が推定される。

DJ-1をover expressionさせ細胞内局在を観察するとwild typeではび漫性にに細胞質と核内に認められる。一方，L 166 PのmutantDJ-1では核内には認められるが細胞質ではミトコンドリアに局在している以外には認められなかった。そのためL 166 P DJ-1は細胞質での機能低下もしくは核内には存在しているがやはり機能低下による影響があると予想されている[3]。

以上のようにDJ-1はユビキチン-プロテアソームシステムへ影響や酸化ストレスへの関与などが報告されており，機能障害が黒質神経細胞の障害に何らかの影響を及ぼすと考えられる。DJ-1の黒質神経細胞死に関するメカニズムは未だ不明点が多く，PDの病態解明の手がかりとして今後の研究が期待される。

まとめ

UCHI-L1, PARK7について解説を行ったが, これら原因遺伝子産物はPDに共通したカスケードを形成している可能性を示した。DJ-1については酸化ストレスの関与やユビキチン様分子であるSUMO化を通じて蛋白安定性の制御に関わっていることが推定されている。UCH-L1については全く正反対な機能を持つ二面性のある分子であることが報告されており, 蛋白分解系の均衡状態が神経細胞の維持に重要であることが推定される。今まさに神経細胞死における蛋白分解系の関与が明らかにされようとしている。

文献

1) Alves-Rodrigues, A., Gregori, L., Figueiredo-Pereira, M. : Ubiquitin, cellular inclusions and their role in neurodegeneration. Trends Neurosci., 21 : 516-520, 1998.
2) Bonifati, V., Breedveld, G. J., Squitieri, F. et al. : Localization of autosomal recessive early-onset parkinsonism to chromosome 1 p 36 (PARK 7) in an independent dataset. Ann. Neurol., 51 : 253-256, 2002.
3) Bonifati, V., Rizzu, P., Baren, M. J. V. et al. : Mutations in the DJ-1 gene associated with autosomal recessive early onset Parkinsonism. Science, 299 : 256-259, 2003.
4) Dekker, M., Bonifati, V., Swieten, J. V. et al. : Clinical Features and Neuroimaging of PARK 7-linked Parkinsonism. Mov. Disord., 18 : 751-757, 2003.
5) Harahangi, B. S., Farrer, M. J., Lincoln, S. et al. : The Ile 93 Met mutation in the ubiquitin carboxy-terminal-hydrolase-L 1 gene is not observed in European cases with familial Parkinson's disease. Neurosci. Lett., 270 : 1-4, 1999.
6) Hocstrasser, M. SP-RING for SUMO : New functions bloom for a Ubiquitin-like Protein. Cell, 107 : 5-8, 2001.
7) Holzmann, C., Li, L., Kluger, R. et al. : Identification of an Arg 621 Cys exchange in the synphilin-1 gene in German patients with sporadic parkinson's disease. Med. Genet., 3 : 318, 2001.
8) 角舎学行, 菊池章：翻訳後修飾によるWntシグナル伝達経路の制御. 細胞工学, 21 : 608-612, 2002.
9) Kitada, T., Asakawa, S., Hattori, N. et al. : Mutations in the parkin gene cause autosomal recessive juvenile parkinsonism. Nature, 392 : 605-608, 1998.
10) Le, W. D., Xu, P., Jankovic, J. et al. : Mutations in NR 4 A 2 associated with familial Parkinson disease. Nature Genet., 33 : 85-89, 2003.
11) Leroy, E., Boyer, R., Auburger, G. et al. : The ubiquitin pathway in Parkinson's disease. Nature, 395 : 451-452, 1998.
12) Levecque, C., Destee, A., Mouroux, V. et al. : No genetic association of the ubiquitin carbaxy-terminal hydrolase-L 1 gene S 18 Y polymorphism with familial Parkinson's disease. J. Neural. Trans., 108 : 979-984, 2001.
13) Lincoln, S., Vaughan, J., Wood, N. et al. : Low frequency of pathogenic mutations in the ubiquitin carboxy-terminal hydrolase gene in familial Parkinson's disease. NeuroReport, 10 : 427-429, 1999.
14) Liu, Y., Fallon, L., Lashuel, H. A. et al. : TheUCH-L 1 gene encodes two opposing enzymatic activities that affect α-synuclein degradation and Parkinson's disease susceptibility. Cell, 111 : 209-218, 2002.
15) Lowe, J., McDermotto, H., Landon, M. et al. : Ubiquitin carboxyl-terminal hydrolase (PGP 9. 5) is selectively present in ubiquitinated inclusion bodies characteristic of human neurodegenerative disease. J. Pathol., 161 : 153-160, 1990.
16) Maraganore, D. M., Farrer, M. J., Hardy, J. A. et al. : Case-control study of the ubiquitin carboxy-terminal hydrolase-L 1 gene in Parkinson's disease. Neurology, 53 : 1858-1860, 1999.
17) Nagakubo, D., Taira, T., Kitaura, H. et al. : DJ-1, a novel oncogene which transform mouse NIH 3 T 3 cells in cooperation with ras. Biochem. Biophys. Res. Commun., 231 : 509-513, 1997.
18) Polymelopoulos, M. H., Lavedan, C., Leroy, E. et al. : Mutation in the α-Synuclein gene identified in families with Parkinson's disease. Science, 276 : 2045-2047, 1997.
19) Saigo, K., Wang, Y. L., Suh, J. G. et al. : Intragenic deletion in the gene encoding ubiquitin carboxy-terminal hydrolase in gad mice. Nature Genet., 23 : 47-51, 1999.
20) Satoh, J., Kuroda, Y. : A polymorphic variation of serine to tyrosine at codon 18 in the ubiquitin C-terminal hydrolase-L 1 gene is associated with a reduced risk of sporadic Parkinson's disease in a

Japanese population. J. Neurol. Sci., 189 : 113-117, 2001.
21) Shimura, H., Hattori, N., Kubo, S. et al. : Familial Parkinson's disease gene product, Parkin, is a ubiquitin-protein ligase. Nature Genet., 25 : 302-305, 2000.
22) 鈴木俊顕：脱ユビキチン化酵素の多彩な作用．実験医学，19, No 2（増刊）: 193-197, 2001.
23) Takahashi, K., Taira, T., Niki, T. et al. : DJ-1 positively regulates the androgen receptor by impairing the binding of PIASxα to the receptor. J. Bio. Chem., 40 : 37556-37563, 2001.
24) 田中啓二：ユビキチンシグナリング．細胞工学，21 : 587-591, 2002.
25) Wagenfeld, A., Gromoll, J., Cooper, T. G. : Molecular cloning and expression of rat contraception associated protein 1 (CAP 1), a protein putatively involved in fertilization. Biochem. Biophys. Res. Commun., 251 : 545-549, 1998.
26) van Duijin, C. M., Dekker, M. C., Bonifati, V. et al. : PARK 7, a novel locus for autosomal recessive early-onset parkinsonism, on chromosome 1 p 36. Am. J. Hum. Genet., 69 : 629-634, 2001.
27) Winetermeyer, P., Kruger, R., Kuhn, W. et al. : Mutation analysis and association studies of the UCH-L 1 gene in German Parkinson's disease patients. NeuroReport., 11 : 2079-2082, 2000.
28) Zhang, J., Hattori, N., Giladi, N. et al. : Failure to find mutations in ubiquitin carbaxy-terminal hydrolase L 1 gene in familial Parkinson's disease. Parkinsonism Relate Disord., 6 : 199-200, 2000.

Ⅷ. 遺伝性パーキンソン病－4

その他の遺伝性パーキンソン病家系と遺伝子

長谷川　一子*

抄　録　遺伝性パーキンソン病には遺伝子が明らかとされた *PARK 1,2,5,7* の他にもパーキンソニズムを主徴とする群がある。これらには "*PARK α*" として登録された群の他にも様々な家系が含まれる。また，他の神経変性疾患であっても他の徴候は目立たずに家族性パーキンソン病の病像を示すこともある。ここでは *PARK 1,2,5,7* 以外の遺伝性パーキンソン病について概説する。

Key words：*familial parkinsonism, familial DLBD, mitochondria, dystonia parkinsonism, FTDP-17*

はじめに

　最近の家族性パーキンソニズム（familial parkinsonism：F-PD）の原因遺伝子に関する最近の研究の進歩には，めざましいものがある。F-PD は全パーキンソン病（PD）の約 10％とされる。特殊型と思われた F-PD であるが，F-PD の原因遺伝子の解明が PD 研究に予期せぬ進展をもたらした。例えば α-synuclein は，稀な常染色体優性遺伝様式（autosomal dominant：AD）の F-PD で，一塩基置換による病因遺伝子が code するタンパク質として注目されたが，その後 α-synuclein は PD の病理学的マーカーである Lewy 小体の構成タンパク質として，また，多系統萎縮症のグリア封入体の構成タンパク質であることが明らかとされ，病態の解明に著しい進歩をもたらした。さらに，ごく最近，α-synuclein 遺伝子を含む遺伝子座の異常が家族性 Lewy 小体病で報告されるに至っている。また，F-PD の原因遺伝子がユビキチン系や SUMO などのタンパク質の管理システムと関連していることも明らかとなり，PD の発症機構，ひいては神経変性疾患の病態解明においても大きな示唆を与えている。ここでは前項で取り上げられている *PARK1, PARK2, PARK5, PARK7* 以外の F-PD について概説する。なお，家系として報告されている F-PD の遺伝様式としては，AD と常染色体劣性（autosomal recessive：AR），伴性劣性遺伝（X-linked recessive：XR）があるが，家系が小さく遺伝様式が不明なもの，神経病理学的所見の記載がない家系なども含まれている。ここでは，遺伝子異常が報告されている家系，神経病理学的所見の記載がある家系を主として取り上げる。

Ⅰ．AD-PD（表1）

　表1に代表的な AD-PD 家系を示した。AD-PD の分類には様々あるが，遺伝子もしくは遺伝子座が検討されている家系，次いで臨床像，神経病理学的検索がなされている家系，さらに検索

Other familial parkinsonism and their causing gene location.
*国立相模原病院神経内科
〔〒228-8522　神奈川県相模原市桜台 18-1〕
Kazuko Hasegawa : Division of Neurology, Sagamihara National Hospital. 18-1 Sakuradai, Sagamihara, Kanagawa, 228-8522 Japan.

表1 常染色体優性遺伝様式の家族性パーキンソニズム

A) 病因遺伝子が解明，もしくは遺伝子座の連鎖解析がなされている群

	遺伝子	染色体	発症年齢	表現型	L-dopaへの反応	Lewy小体
PARK 1	α-synuclein	4q21	20～85	PD+D	良好	+
PARK 3	?	2p13	36～89	PD	良好	+
PARK 4	α-synuclein +?	4q13-22	24～48	PD+D	良好	+ (DLB like)
PARK 5	UCH-L1	4p14-15	49～51	PD	良好	?
PARK 8	?	12p11.2-q13.1	38～68	PD	良好	−
PARK11		2q36-q37	?	PD	?	?
NR4A2		2q22-23		PD		
FTDP-17	Tau	17q21-22	25～76	FTD, PD, CBD, PSP, PNLA, ALS like	不良	−
SCA2	ataxin-2	12q23-24.1	variable	PD	軽度, 時に良好	−
SCA3	ataxin-3	14q32.1	variable	PD	良好	−
dystonis parkinson	DYT12	19q13	12～45	Dystonia, PD	不良	−
HSS (PKAN)	Panthotenate kinase 2	20p13-p12.3	variable	Dystonia, spaticity, psychiatric symptoms, PD like	不良	−

D : dementia, FTD : frontotemporal dementia, PNLA : pallido-ponto-Luysial atrophy

B) 病因遺伝子が未報告の群

		報告者	臨床像	L-dopaへの反応	神経病理所見
Anticipation (+)	variable	Payami Lazzarini Mazzetti	PD	良好～やや	剖検なし
Anticipation (−) 30歳未満発症		Dwork Mayer 新田 Martin Mata (F-PD-D)	PD	?	Lewy(−)
Anticipation (−) 30歳以上発症	Parkinson-dementia syndrome	Mizutani	PD, D	不良	Lewy (rare) Ballooned cell(+)
	DLB	Marks 高橋 高田	PD	不良	DLB
	Depression-hypoventilation-Parkinsonn	Perry	PD, 抑うつ, 肺胞低換気	不良	Lewy (rare)

D : dementia, F-PD-D : familial Parkinson-dementia syndrome, DLB : dementia with Lewy body

得た範囲で臨床像のみ述べられている家系についても一部ふれた。なお，遺伝子などが明らかとされている群については便宜的に PARK として表示した。

1. PARK 3（MIM 602404）

Gasser ら[9]により 2 p 13 に連鎖することが示された群で，臨床像は Wszolek ら[57]により Family C, Denson ら[4]により Family G として報告されている。2 p 13 に連鎖する 6 家系については Denson ら[5]の総説に記載されているが，その由来は南部デンマークから北部ドイツにある。発症年齢は 36 歳から 89 歳で平均年齢は 59 歳（54〜63 歳発症が多い）で，やや男性発症者が多い。臨床的には PD の 4 主要症候を示し，L-dopa への反応は良好である。高齢発症の症例では痴呆，姿勢振戦，失禁や起立性低血圧症などの自律神経症状を認めることが多い。PET 所見も孤発性 PD と差異はない。浸透率が 40％と比較的低いため，孤発性 PD と診断される症例の存在が推定できる。

神経病理学的には，肉眼的に大脳萎縮と脳室の拡大，尾状核の軽度の萎縮，黒質の脱色素をみる。顕微鏡上は黒質，青斑核，マイネルト核の神経細胞脱落とグリオーシスを認める。Lewy 小体はこれらの部位と，扁桃核，新皮質，視床下部，迷走神経背側核にも認め，黒質では一部 spheroid の形成もある。痴呆を示した症例では大脳皮質，海馬，内嗅野に広範な神経原線維変化を認めるが，老人斑は稀とされる。

原因遺伝子については，2.5 Mb の距離まで狭められ，15 の候補遺伝子について検討されているが，未だ同定されていない。

2. PARK 4（MIM 605543）

Spellman ら[45]，Muenter ら[31]，Waters ら[54]により報告された家系で，痴呆を伴う。これらは出自が同じとされ，Iowa family とも呼ばれる。臨床像は典型的な PD で，L-dopa への反応性も良好であるが，発症年齢は若年で平均 33.6 歳と若年である。性差は明らかではない。家系内に姿勢振戦や，本態性振戦のみを示す症例も報告されている。孤発性 PD と異なる事象として進行が早いこと，発症早期からの体重減少，自律神経障害（dysautonomia），痴呆が挙げられる。

神経病理学的には，黒質の神経細胞脱落とグリオーシスを認め，Lewy 小体は黒質や青斑核のみでなく，大脳皮質に広汎にみられる。他に海馬やその他の大脳皮質に空胞形成をみ，CA 2/3 領域やマイネルト核では神経細胞の脱落とグリオーシスを認める。しかし，老人斑や神経原線維変化はない。このため，臨床・神経病理学的に家族性 Lewy 小体病（dementia with Lewy body : DLB）とされる。

原因遺伝子の解析は Farrer ら[7]により 4 p 15 に連鎖するとされ，PARK 4 として登録された。最近，疾患遺伝子変異は，synuclein 遺伝子を含む領域の三重複であることが報告された[43]。なお，他の DLB 家系で二重複であったとの報告もあり[41]，今後の家系集積が必要である。なお，わが国の Inose の家系[17]もこの類似家系と考えられ，この家系は 20 歳台で発症し，数年で痴呆を生じ，神経病理学的には Lewy 小体を大脳，脳幹に広範に認める。若年発症で痴呆の合併をみる AD-PD では，PARK 4 を考慮する必要がある。

3. PARK 8（相模原家系）（MIM 607060）

自験家系である相模原家系は AD-PD としては大家系で，1977 年の調査時[34]に，5 世代 10 人の PD 患者と，26 人の推定発症者が報告されている。臨床像の特徴は，発症年齢，初発症状，L-dopa やドパミンアゴニストへの反応性，臨床経過などは孤発性 PD と差異を認め難い点にある。強いて孤発性 PD との臨床像における差異を挙げると，自律神経症状が軽度であることである。初発症状は振戦，歩行障害が多い。

神経病理学的検索は 5 症例について行っているが，肉眼的所見では中脳黒質の軽度の脱色を示すものの，組織学的には孤発性 PD と比較して黒質緻密層のメラニン含有細胞の変性，脱落は軽度で，黒質網様層でより高度の神経細胞の脱落，グリオーシスを認める。青斑核の色素細胞は 5 症例共に正常からごく軽度の変性脱落を示すのみである。Lewy 小体は黒質，青斑核，迷走神経背側核

表2 常染色体劣性遺伝様式をとる家族性パーキンソニズム

疾患	遺伝子	染色体	発症年齢	表現型	L-dopaへの反応	Lewy小体
PARK 2	parkin	6q25.2-27	6～58	JP	良好	−
PARK 6	?	1p35-36	32～48	PD	良好	?
PARK 7	DJ-1	1p36	20～65	JP（局所性ジストニア，精神症状）	良好	?
PARK 9	?	1p36	12～16	PD（痙直，痴呆，核上性眼筋麻痺）	良好	?
PARK10		1p32	中年	PD	?	?

JP : juvenile parkinsonism

など，通常Lewy小体がみられる部位で認めない。黒質以外の基底核系，および大脳皮質，小脳系には神経病理学的に著変はない。PARK 8は神経病理学的には pure nigral atrophy と考えられる。

相模原家系の病因遺伝子は現在，12p11.2-1q13.1に連鎖することまで解明でき，さらに探索を続けている[8,14]。

4．PARK 11[35]（MIM 607688）

Pankratzらにより報告された2qに連鎖するAD-PDである。臨床像などについての詳細は不明である。

II．AR-PD（表2）

AR-PDの代表はわが国で報告されたPARK 2である。次いで2003年になりBonifatiら[2]により，PARK 7の原因遺伝子の報告がなされた。PARK 2, PARK 7については別項で述べられているので省く。AR-PDで他に報告されているのはいずれも1番染色体に病因遺伝子がある群でそれぞれPARK 6, 9, 10, 11と名づけられている。

1．PARK 6[1,52,53]（MIM 605909）

シシリアの3家系でMarsala家系として報告された家系を含む。血族結婚があり，発症者の性差はない。若年発症（32～48歳）で，臨床像は典型的PDを示し，緩徐進行性である。L-dopaへの反応は良好である。PARK 2との差異は振戦が目立つこと，足ジストニアを認めないこと，睡眠による改善効果はない点にある。すなわち，PARK 2よりもより孤発性PDに近い臨床像である。最近，F-dopaの取り込み像が，きわめてPARK 2に類似していることが報告されている。神経病理所見については記載がない。

遺伝子座についてはPark 2でない若年発症PDに対して行われた一連の検討の過程で得られた。Lod scoreは最大でD1S99で4.01とされる。

2．PARK 9[13,32]（MIM 606693）

若年発症PDで，アラブの家系（ヨルダン）でKufor-Rakeb症候群と呼ばれていた。臨床像は孤発性PDに類似し，L-dopaの反応もよいが，痙直や痴呆，核上性眼球運動障害，痴呆をみる。時に，pallidopyramidal syndromeを呈する。12～16歳で発症し，比較的進行が早い。画像上は淡蒼球の萎縮を認め，進行すると脳のび漫性萎縮をきたす。神経病理所見については報告がない。病因遺伝子は多点解析で1p36とされる。

3．PARK 10 Iceland家系[16]（MIM 606852）

前2者と異なり，中年発症AR-PDである。アイスランドにおける174家系のF-PDの調査で見出された。10世代にわたる家系で血族結婚は6世代目に1回のみとされる。発症年齢は平均65.8歳で，臨床像は孤発性PDと同様である。画像所見や病理像については記載がない。遺伝子

座は1p32で，ハプロタイプ解析により7.6cMの範囲にあるとされる．

III．遺伝様式が明らかでないF-PD

1．Anticipationを示す家系

Anticipationを認めるAD-PDとしては，Morrisonらの家系[30]，Payamiらの集計した家系[36]などが挙げられる．Morrisonの家系は3世代の家系で，臨床像は典型的なPDであるが，一世代で25歳程度の若年化を示した．Anticipationを認めるとしたPayamiらの集計は遺伝様式については明らかとしていないが，互いに血縁関係のない21家系で親の世代より子の世代での発症年齢が早期化していたとしている．

これらの報告におけるanticipationに関する反論もあり[24]，再検討すると明らかなものは比較的少なくanticipationと断定するには慎重を要するとしている．また，anticipationがあると思われる家系では，後述するSCA2やMJDではないことを示す必要もある．

2．若年性AD-PD

30歳までに発症する若年AD-PD群にはDwork家系[6]，Mayer家系[28]，Mata家系（familial Parkinson-dementia syndrome）[27]，Martin家系[26]がある．Martin家系では剖検所見の記載はない．Dwork家系，Mayer家系，Mata家系は黒質の萎縮が著明であるが，Lewy小体を認めず，Pallido-nigro-luysial atorphy（PNLA）類似の病変を呈し，後述するFTDP-17におけるPPNDとの異同について検討する必要がある．

Mata家系は20歳台に無動で発症し，垂直性眼球運動障害，痴呆を臨床像とする3症例で，進行性核上性麻痺とPNLAの移行型病理像を呈した家系である．この群に属する家系の臨床像は比較的進行が早く，若年発症であるほどジストニアの発現が多く，また，長期L-dopa症候群も出現しやすい．すなわち，若年発症AD-PDは典型的な孤発性PDの臨床像や病理像を示す家系が少ない．

3．痴呆を伴うAD-PD

痴呆を伴う群には病理学的にKosakaらのdementia with Lewy body（DLB）に類似した群[19]と，Mizutaniら[29]のBallooned Neuronを伴う群とがある．このDLB類似群に属する報告はMarkら[25]，高橋ら[48]を含む新田家系[33]がある．比較的高齢発症で，PD発症後まもなく痴呆が明らかとなる．この群はDLBと同様に，L-dopaへの反応性が乏しく，予後は若干不良である．これらの群はPARK 4と同様にα-synuclein遺伝子と関連する遺伝子変異であるかを検討する必要がある．また，Mizutaniら[29]，高田ら[47]の2症例は中高年齢でPDと痴呆で発症し，わずかのLewy小体とアルツハイマー原線維変化とともに，著明な黒質と青斑核の淡明化と神経細胞脱落，グリオーシス，顆粒空胞変性，腫大した神経細胞を認める．同様の病理像を示す家系の報告がなく，症例の蓄積が望まれる．

4．抑うつ状態，肺胞低換気を伴う群

Perryら[37,38]，Purdyら[39]，Royら[40]により報告されたAD-PD家系で，黒質に少数のLewy小体を認める．平均発症年齢は40歳台で，軽微なPD症状と抑うつ状態，睡眠障害，易疲労性，体重減少を示し，急激な中枢性低換気により急死する．Royらは人工呼吸器装着により救命し得るとして報告している．Purdyらの剖検症例では延髄外側部にグリオーシスを認め，これが中枢性呼吸障害の責任病巣部位であるとしているが，Perryら，Royらの症例ではこのような記載はない．この疾患群の原因として，Perryらはタウリン欠乏症を挙げているが，後2者は否定している．本症は特異なAD-PDである．

5．Nuclrear receptor subfamily 4, Group A, member 2 変異を示す群：NR4A2（Nurr1 : nuclear receptor-related 1, NOT : nuclear receptor of T cells, TINUR : transcriptionally inducible nuclear receptor）（MIM 601828）

Nuclear resecptor-related 1（Nurr 1）はcorticotrophin-releasing hormone（CRH）の調

表3 その他の遺伝様式をとる家族性パーキンソニズム

	遺伝子	病型	発症年齢	表現型	L-dopaへの反応
Xq13		DYT3 dystonia-parkinson	12～50	generalized dystonia-parkinsonism	不良
Mitochondria	Complex I	ND4	31?	PD with MSA, dysarthria, dementia, dystonia, psycosis, ataxia, and ophthalmoplegia	良好
	Complex I	?	35～79	PD	良好

MSA : multiple system atrolphy

節や，慢性関節リウマチとの関連で知られている。また，interleukin-1Bやtumor necrosis factor（TNF）はNurr 1のプロモータやCREBなどの結合能を活性化するともいわれている。PDとの関係はドパミン細胞の発達や生存にNurr 1が必須であること，黒質ドパミン神経細胞の分化にNR4A2が必須であることにより，検討されるに至った[21,59]。二卵性双生児による検討からは，若年発症PDでNurr 1の7048 insG多型がみられることが示された。また，家族性PDでも数種の変異が報告されている。なお，これらの症例の臨床像や神経病理所見については記載がない。

Ⅳ．XR-PD（表3）[10,22]（MIM 314250）

1．Lubag

フィリピンのPanay島に散発するlubagとして知られる成人発症の浸透率100％の伴性劣性遺伝様式をとるdystonia-parkinsonismである。ジストニアは全身性にみられることが多く，発症年齢は35±8歳で，平均罹病期間は11.1±7.9年で，1991年の調査時には21家系が調査されている。ジストニアの初発部位は下肢，体幹，上肢，頭部の順に多い。初発症状の約20％は振戦，四肢の異感覚である。ジストニアは発症時には限局性であるが，平均5年で全身性となる。PDはその後明らかとなることが多く，90％の症例で歩行障害をみる。4徴すべて認めるdefinite PDは14％で，PDの発症年齢は40.5±5.5歳とジストニアよりも高齢である。ジストニアによる障害は強く，ほとんどの症例で，生活をするうえで何らかの介助が必要である。MRIには特記すべきことはない。FDG-PETでは線条体の糖代謝の低下が示唆された。L-dopaや，ベンゾジアゼピン，ジフェンフェニラミンは無効である。神経病理学的検索は2症例でなされ，尾状核と被殻の神経細胞脱落とグリオーシスが示され，caudate and putaminal atrophyと表現された。

病因遺伝子は当初Xq 12-21.1とされたが，絞込みの結果Xq 13.1近傍に連鎖していることが示され，DYT3と呼ばれる。同部位には8遺伝子が知られているが，有意な変異は見出されていない。

Ⅴ．ミトコンドリアDNAに連鎖するF-PD（表3）

孤発性PDで黒質のミトコンドリアComplex Iの障害が認められることにより，母系遺伝をとるF-PDで検討された結果，見出された。Swerdlowら[46]の家系では中年発症の3世代にわたる母系遺伝様式で，Complex Iの障害を認めているが，この家系内には若年で未発症例があり，関心がもたれている。

1．ND 4[44]

成人発症の，臨床的にPDを前景に示す多系統

表4　FTDP-17 に含まれる疾患群

病型	Tau 遺伝子異常	臨床症状	病理 (前頭葉,側頭葉の layer I~II の海綿状態を伴った神経細胞脱落とグリオーシスは共通した病理像)	主な報告者
disinhibition-dementia-parkinsonism-amyotrophy complex (DDPAC)	+14 intron after exon10 G272V	人格変化→PD	Moderate to severe atrophy of frontal and temporal cortex with neuronal loss, gliosis, spongiosis. Argyrophilic neuronal inclusion (+)	Lynch et al. 1994 Sima et al. 1996 Wilhelmsen et al. 1994
familial progressive subcortical gliosis (FPSG)	+16 Intron after exon10	人格変化,痴呆	Subcortical fibrillary astrogliosis. No tau abnormalities had been demonstrated	Neumann et al. 1967 Lanska et al. 1994 Petersen et al. 1995 Gordert et al. 1999
Pallido-ponto-nigral degeneration (PPND)	N279K	PD→痴呆	Neuronal loss, gliosis, accumulation of phosphorylated tau protein in the pallido-ponto-nigral system 1	Wszolek et al. 1992 Wijker et al. 1996 Reed et al. 1998 Clark et al. 1998 Poorkaj et al. 1998
Hereditary Pick's disease (HPD)	P301L G389R	人格変化	Pick body (-, rare)	Gaughran et al. 1994 Kahn et al. 1934 Clark et al. 1998
Hereditary fronto-temporal dementia (HFTD)	+3, +11, +12, 13, +14, +16, +33 Intron after exon 10, G272V L284L V337M P301L/S S305N	人格変化,痴呆	Moderate to severe atrophy of frontal and temporal cortex with neuronal loss, gliosis, spongiosis	Lund and Manchester groups 1994 Passant et al. 1993 Yamaoka 1996 Heutink et al. 1997 Poorkaj et al. 1998 Hutton et al. 1998 Splillantini et al. 1998 Goedert et al. 1999 Yasuda et al. 2000 Miyamoto et al. 2001
Hereditary dysphasic disinhibition dementia (HDDD)	?	記憶障害,人格変化,痴呆→進行性失語 Pick 病様	Moderate to severe atrophy of cerebral cortices. neurofibrillary tangle (+)	Morris et al. 1984 Lendon et al. 1998
Hereditary PSP	R406W S305S	人格変化,眼球運動障害, PD	Tau positive inclusions same as PSP neuropathologic findings	Reed et al. 1997 Hutton et al. 1998 Stanford et al. 2000

神経原線維変化の程度やグリア封入体やグリアの形態異常は遺伝子変異により異なる。詳細は各文献に譲る。

変性症患者に於けるミトコンドリア DNA の検討により，Complex Ⅰ のサブユニットである ND 4 の遺伝子における 11778 G → A 点変異が見出された。PD 症状は L-dopa への反応があるが，錐体路障害を伴う。家系内に PD 発症以前に外眼筋麻痺を認めた症例もある。剖検では黒質の著明な神経細胞脱落と同時に，尾状核および被殻でも細胞脱落をみるが，Lewy 小体は認めない。ND 4，11778 A 変異は過去に Leber 病との関連で報告されており，同一遺伝子の異常による表現型の多様性の 1 つと考えられている。

2．その他

ND 4 の他に A 1555 G 変異，12 SrRNA（点変異は T 1095 C）変異による家系の報告もあり[50]，いずれも感覚性聾と L-dopa 反応性のパーキンソニズムを示す。12 SrRNA 変異家系では neuropathy を伴う症例も報告されている。その他，AD-PD もしくは AR-PD 様式をとると考えられる少数例の家系に於いて，ミトコンドリア DNA の欠失が示されている。

Ⅵ．他の神経変性疾患であるが，時に PD と鑑別しがたい病態を示す疾患群

1．SCA 2[11,42]（MIM 183090）

遺伝性脊髄小脳変性症 hereditaly spinocerebellar degeneration（h-SCD）のうち SCA 2 でも L-dopa が有効で臨床上，PD と鑑別しがたい群が存在する。台湾では SCA 2 が AD-h-SCD の 10.8％を占めるが，L-dopa が有効な典型的 PD と，非典型 PD，PSP 様症候を示す症例とが報告されている。PD を呈した症例は CAG repeat 数が少ない。特に Shan らの家系では slow saccade と hypometria 以外の小脳症状を示さないため，衝動性眼球運動系に注意することが重要と思われる。

2．マチャド・ジョセフ病（MJD），SCA 3[12,51]（MIM 109150）

MJD は比較的頻度の高い脊髄小脳変性症であるが，PD 類似の症候を示すのは type Ⅳ である。Type Ⅳ は CAG repeat 数が少なく，高齢発症である。L-dopa への反応性は良好であるが，線維束攣縮，失調症状，四肢遠位筋萎縮を認めることが多い。なお，無動は認めない。

3．Rapid-onset dystonia-parkinsonism（RDP）（MIM 128235）

10〜20 歳台に急速に発症する持続性ジストニアと PD を呈する AD 様式をとるとされる疾患で，病因遺伝子は 19 q 13 に連鎖している。中西部アメリカ合衆国の RDP 大家系が報告されている[20]。症状は数時間から数日で現れ，数週で安定化し，緩徐進行もしくは停止する。ジストニアは顔面，上下肢に同時に生じることが多い。PD 症状を伴うことが多く，無動と姿勢制御障害が主体である。多くの場合，うつや，気分障害，統合失調症様の精神症状を伴う。L-dopa への反応性に乏しい。髄液中の HVA レベルは低下しているが，画像診断ではドパミン神経終末の変性は証明できず，機能的な疾患と考えられている。神経病理所見については記載がない。

4．Hallervorden–Spatz syndrome（HSS）＝Panthotene kinase associated neurodegenration（PKAN）（Neuroaxonal dystrophy）（MIM 234200）

HSS は小児期に発症するジストニアと精神発達遅滞を示す症候群として知られているが，時に青年期以降に発症する群で，PD 様，もしくはアルツハイマー病様症候，統合失調症様の精神症状のみを示すことがある[18]。HSS は同様の症候を示す疾患の総称とされるが，多くの HSS の原因遺伝子は patothenate kinase 2 の欠失，ミスセンス変異，null 変異とされる[15]。本酵素の異常が確認されなかった HSS では，MRI での特徴的な淡蒼球の eye of tiger 像が認められない。なお，pantothenate kinase 2 の酵素量が疾患の重症度と関連する。

HSS とは異なるが淡蒼球を中心に鉄の沈着する疾患の 1 つである aceruloplasminemia でも PD 様症候を糖尿病と共に示すこともあり，留意する必要がある。

5. 17番染色体に連鎖する前頭側頭型痴呆
(frontotemporal dementia with parkinsonism linked to chromosome 17：FTDP-17)（MIM 600274）

病理学的に前頭葉と側頭葉の変性を主とし，AD様式をとり，病因遺伝子が微小管タンパク質の1つであるタウmicrotuble-associated protein tau（17q21.1）の変異である疾患群をFTDP-17と総称する（表3）。FTDP-17の多くはパーキンソニズムを伴う。詳細は別項を参照されたい。

FTDP-17はより大きな疾患概念であるfrontotemporal lober degeneration（FTLD）に含まれる。FTLDは臨床的に行動異常，人格障害が前景にたつ前頭側頭型痴呆タイプ（frontotemporal dementia：FTD type），進行性非流暢性失語タイプ（progressive nonfluent aphasia：PA type，構語障害を伴う），意味性痴呆タイプ（semantic dementia：SD type）とに分けられる。FTDP-17はFTLDを呈する症候群の中から，AD様式を示し，パーキンソニズムを高率に伴う家系がdisinhibition-dementia-parkinsonism-amyotrophy complex（DDPAC：脱抑制・痴呆・パーキンソニズム・筋萎縮複合。臨床像はKluver-Bucy症候群様)[23,56]，Pallido-ponto-nigral degeneration[58]：PPND（淡蒼球・橋・黒質変性症）として報告され，これらの病因遺伝子が17q21-22に連鎖することが明らかにされたことから，一疾患概念として分離された。FTDP-17の多くの家系では17q21-22に存在するタウ遺伝子の様々な変異（ミスセンス変異，サイレント変異，欠失変異，スプライスドナー変異など）を認める。FTDP-17は変異タウが異常蓄積する疾患群であるタウオパチーtauopathyの1つである。以下にはPDを呈する群について述べる。

FTDP-17の臨床症状は遺伝子変異により臨床像や経過，神経病理所見が異なり，また，臨床像は家系内でも均一ではない。人格障害，痴呆で発症することが多く，次いでパーキンソニズムの頻度が高い。まれに巧緻運動障害とジストニアで発症する家系，精神発達遅滞で発症する家系もある。中核症状は言語症状，行動異常，人格変化，痴呆などの精神症状，パーキンソニズムである。まれに，運動ニューロン症状を示す群もある。言語症状には自発語の減少，反響言語，常同言語，無言がある。一般に前頭葉主体に障害される病型では自発語の減少，換語困難が主体で，側頭葉主体型では非流暢性失語，保続，同語反復，反響言語，語の意味記憶障害，ウエルニッケ失語などの流暢性失語を示す傾向がある。パーキンソニズム合併頻度は変異により異なるが，パーキンソン病の4主徴とジストニア，眼球運動障害が頻度の高い症候である。進行性核上性麻痺とほぼ同一の臨床像を示す遺伝子変異も含まれる。なお，FTDP-17に対するL-dopaの効果は乏しい。

FTDP-17の神経病理所見は脳重の低下と，前頭側頭葉を主体とする葉性萎縮と黒質の変性である。顕微鏡的には病理変化は前頭側頭葉の神経細胞脱落とグリオーシスで，病変が高度の部位ではいわゆる海面状態となる。症例によってはprogressive subcortical gliosisとされることもある。老人斑やLewy小体は認めない。病理所見と生化学的所見とを対応させると，FTDP-17ではタウの遺伝子変異部位により3-リピートタウもしくは4-リピートタウが蓄積することが知られている。蓄積しているタウはリン酸化により不溶化している。病理学的には3,4-リピートタウが蓄積する群では神経原線維変化とpaired helical filament（PHF）を，4-リピートタウ優位の場合は神経細胞とグリア内にタウ陽性封入体を認める。3-リピートタウ優位の場合は明らかな蓄積を示さないこともある。可溶性変異タウ（3-リピートタウが多い）による検討から，可溶性変異タウがcaspase 3を活性化させ，細胞死と関係しているとの説もある。詳細な遺伝子変異による臨床像の差異，生化学所見，神経病理所見については他を参照されたい[3,23,49,55,56,58]。

おわりに

F-PDについて概説を試みた。家系ごとに異なった原因遺伝子が解明されていく可能性があるが，多遺伝子異常により発症すると現在考えられ

ている孤発性PDの原因解明に，それぞれの遺伝子が寄与するものと推察される．病因遺伝子の解明とともに，タンパク化学の様々な手法によりPDの原因療法が開発されていくことを期待する．

なお，文献検索については，できるだけ網羅したつもりであるが，脱落した文献などについてはご容赦願いたい．

文　献

1) Bentivoglio, A. R., Cortelli, P., Valente, E. M. et al. : Phenotypic characterization of autosomal recessive PARK 6-linked parkinsonism in three unrelated Italian families. Mov. Disord., 16 : 999-1006, 2001.
2) Bonifati, V., Rizzu, P., van Baren, M. J. et al. : Mutations in the DJ-1 gene associated with autosomal redcessive early-onset parkinsonism. Science, 299 : 256-259, 2003.
3) Clark, C. M., Trojanowski, J. Q. : Neurodegenerative—dementias—. McGrow Hill, New York, 2000.
4) Denson, M. A., Wszolek, Z. K., Pfeiffer, R. F. et al. : Familial Parkinsonism, dementia, and Lewy body disease : study of family. G. Ann. Neurol., 42 : 638-643, 1997.
5) Denson, M. A., Wszolek, Z. K. : Familial parkinsonism : our experience and review. Parkinsonism and related disord., 1 : 35-46, 1995.
6) Dwork, A. J., Balmaceda, C., Fazzini, E. A. et al. : Dominantly inferited, early-onset parkinsonism: neuropathology of a ney form. Neurology, 43 : 69-74, 1993.
7) Farrer, M., Gwinn-Hardy, K., Muenter, M. et al. : A chromosome 4 p haplotype segregating with Parkinson's disease and postural tremor. Hum. Genet., 8 : 81-85, 1999.
8) Funayama, M., Hasegawa, K., Kowa, H. et al. : A new locus for Parkinson's disease (park 8) maps to chromosome 12 p 11.2-1 q 13.1. Ann. Neurol., 51 : 296-301, 2002.
9) Gasser, T., Muller-Myhsok, B., Wszolek, Z. K. et al. : A susceptibility locus for Parkinson's disease maps to chromosome 2 p 13. Nature. Genet., 18 : 262-265, 1998.
10) Graebber, M. B., Kupke, K. G., Muller, U. : Delineation of the dystonia-parkinsonism syndrome locus in Xq 13. Proc. Natl. Acad. Sci. USA, 89 : 8245-8248, 1992.
11) Gwinn-Hardy, K., Chen, J. Y., Liu, H. C. et al. : Spinocerebellar ataxia type 2 with parkinsonism in ethnic Chinese. Neurology, 55 : 800-805, 2000.
12) Gwinn-Hardy, K., Singleton, A., O'Suilleabhain, P. et al. : Spinocerebellar ataxia type 3 phenotypically resembling Parkinson disease in a black family. Arch. Neurol., 58 : 296-299, 2001.
13) Hampshire, D. J., Roberts, E., Crow, Y. et al. : Kufor-Rakeb syndrome, pallido-pyramidal degeneration with supranucuclear upgaze paresis and dementia, maps to 1 p 36. J. Med. Genet., 38 : 680-682, 2001.
14) Hasegawa, K., Funayama, M., Matsuura, K. et al. : Analysis of a-synuclein, parkin, tau, and UCH-L 1 in a Japanese Family with Autosomal Dominant Parkinsonism. Eur. Neurol., 46 : 20-24, 2001.
15) Hayflick, S. J., Westaway, S. K., Levinson, B. et al. : Genetic, clinical, and radiographic delineation of Hallervorden-Spatz syndrome. N. Engl. J. Med., 348 : 33-40, 2003.
16) Hicks, A. A., Petursson, H., Jonsson, T. et al. : A susceptibility gene for late-onset idiopathic Parkinson's disease. Ann. Neurol., 52 : 549-555, 2002.
17) Inose, T., Miyakawa, M., Miyakawa, K. et al. : Clinical and neuropathological study of a familial case of juvenil Parkinsonism. Jpn. J. Psychiat. Neurol., 42 : 265-276, 1988.
18) Jankovic, J., Kirkpatrick, J. B., Blomquist, K. A. et al. : Late-onset Hallervorden-Spatz disease presenting as familial parkinsonism. Neurology, 35 : 227-234, 1985.
19) Kosaka, K., Mehraein, P. : Dementia-Parkinsonism syndrome with numerous Lewy bodies and senile plaques in cerebral cortex. Arch. Psychiat. Nervenkr., 226 : 241, 1979.
20) Kramer, P. L., Mineta, M., Klein, C. et al. : Rapid-onset dystonia-parkinsonism: Linkage to chromosome 19 q 13. Ann. Neurol., 46 : 176-182, 1999.
21) Le, W., Zu, P., Jankovic, J. et al. : Mutations in NR4A2 associated with familial Parkinson disease. Nature Genet., 33 : 85-89, 2003.
22) Lee, L. V., Kenneth, G., Caballar-Gonzaga, F. et al. : The phenotype of the x-linked dystonia-parkinsonism syndrome. Medicine, 70 : 179-187, 1991.
23) Lynchi, T., Sano, M., Marder, K. S. et al. : Clinical characteristics of a family with chromosome 17-

linked disinhibition-dementia-parkinsonism-amyotrophy complex. Neurology, 44 : 1878-1884, 1994.
24) Maraganore, D. M. K., Schaid, D. J., Ricca, W. A. et al. : Anticipation in familial Parkinson's disease : A reanalysis of 13 United Kingdom kindreds. Neurology, 47 : 1512-1517, 1996.
25) Mark, M. H., Dickson, D. W., Schwarz, K. O. et al. : Familial diffuse Lewy body disease. (abstr.). 10 thinternational symposium on Parkinson's disease 1991.
26) Martin, W. E., Resch, J. A., Baker, A. B. et al. : Juvenile Parkinsonism. Arch. Neurol., 25 : 494-500, 1971.
27) Mata, M., Dorovini-Zis, K., Wilson, M. et al. : New form of familial Parkinson-dementia syndrome : clinical and pathologic findings. Neurology, 33 : 1439-1443, 1983.
28) Mayer, J. M., Mikol, J., Haguenau, M. et al. : Familial juvenile Parkinsonism with Multiple system degenerations. A cliniclpathological study. J. Neurol. Sci., 72 : 91-101, 1986.
29) Mizutani, T., Inose, T., Nakajima, S. et al. : Familial parkinsonism and dementia with ballooned neurons, atypical neurofibrillary tangles, tau-negative astrocytic fibrillary tangles, and Lewy bodies. Acta Neuropathol., 95 : 15-27, 1998.
30) Morrison, P. J., Godwin-Austen, R. B., Raeburn, J. A. : Familial autosomal dominant dopa responsive Prkinson's disease in three living generations showing extreme anticipation and childhood onset. J. Med. Genet., 33 : 504-506, 1996.
31) Muenter, M. D., Forno, L. S., Hornikiewicz, O. et al. : Hereditary form of Parkinson-dementia. Ann. Neurol., 43 : 768-781, 1998.
32) Najim Al-Din, A. S., Wriekat, A., Mubaidin, A. et al. : Pallido-pyramidal degeneration, supranuclear upgaze paresos and dementia : Kufor-Rakeb syndrome. Acta Neurol. Scand., 89 : 347-352, 1994.
33) 新田永俊, 石川厚 他：痴呆と自律神経障害を呈した家族性若年性 Parkinsonism の一例．臨床神経, 33：75，1993．
34) 額田均, 古和久幸 他：神奈川県相模原市大沼地区にみられた家族性パーキンソン病の一家系についての臨床的検討．臨床神経学，18：627，1978．
35) Pankratz, N., Nichols, W. C., Uniacke, S. K. et al. : Genome screen to identify susceptibility genens for Parkinson disease in a sample without parkin mutations. Am. J. Hum. Genet., 71 : 124-135, 2002.
36) Payami, H., Bernard, M. S., Larsen, K. et al. : Genetic antocipation in Parkinson's disease. Neurology, 45 : 135-138, 1995.
37) Perry, T. L. Bratty, P. J. A., Hansen, S. et al. : Hereditary mental depression and parkinsonism with taurine deficiency. Arch. Neurol., 32 : 108-113, 1975.
38) Perry, T. L., Wright, J. M., Berry, K. et al. : Dominantrly inherited apahty, centra ; hypoventilation and Parkinson's syndrome : clinical biochemical, and neuropathologic studoes pf 2 new cases. Neurology, 40 : 1882-1887, 1990.
39) Purdy, A., Hahn, A., Barnett, H. J. et al. : Familial fatal Parkinsonism with alveolar hypoventilation and mental depression. Ann. Neurol., 6 : 523-531, 1979.
40) Roy, E. P., Riggs, J. E., Martin, J. D. et al. : Familial parkinsonism, apathy, weight loss, and central hypoventilation:Successful long-term management. Neurology, 38 : 637-639, 1988.
41) Ryou, M. : personal communication.
42) Shan, D. E., Soong, B. W., Sun, C. M. et al. : Spinocerebellar ataxia type 2 presenting as familial levodopa-responsive parkinsonism. Ann. Neurol., 50 : 812-815, 2001.
43) Singlton, A., Farrer, M., Johnson, J. et al. : α-synuclein locus triplication causes Parkinson disease. Science, 302 : 841, 2003.
44) Simon, D. K., Pulst, S. M., Sutton, J. P. et al. : Familial multisystem degeneration with parkinsonism associated with the 11778 mitochondrial DNA mutation. Neurology, 53 : 1787-1793, 1999.
45) Spellman, G. G. : Report of familial cases of parkinsonism. JAMA, 179 : 160-162, 1962.
46) Swerdlow, R. H., Parks, J. N., Davis, J. N. 2 nd, et al. : Matrilineal inheritance of comples I dysfunction in a multigenerational Parkinson's disease family. Ann. Neurol., 44 : 873-881, 1998.
47) 高田邦安, 中村靖臣 他：痴呆を伴う家族性パーキンソン病として発症したび漫性 Lewy 小体病の一剖検例．第 30 回日本神経病理学会抄録集，196：1989．
48) 高橋均, 生田房弘 他：常染色体性優性遺伝形式を呈し痴呆を伴うパーキンソニズムの 1 家系 1 剖検例．厚生省特定疾患神経変性疾患 1994 年度報告書：64-66，1994．
49) 田辺敬貴：痴呆の症候学—Semantic dementia（意味性痴呆）について—．神経進歩，46：907，2002．
50) Thyagarajan, D. M., Bressman, S. M., Bruno, C. et al. : A nobel mitochondrial 12 SrRNA point muta-

tion. In Parkinsonism, deafness, and neuropathy. Ann. Neurol., 48 : 730-736, 2000.

51) Tuite, P. J., Rogaeva, E. A., St George-Hyslop, P. H. et al. : Dopa-responsive parkinsonism phenotype of Machado-Joseph disease: confirmation of 14 q CAG expansion. Ann. Neurol., 38 : 684-687, 1995.

52) Valente, E. M., Bentivoglio, A. R., Cixon, P. H., et al. : Localization of a novel locus for autosomal recessive early-onset parkinsonism, PARK 6, on human chromosome 1 p 35-p 36. Am. J. Hum. Genet., 68 : 895-900, 2001.

53) Valente, E. M., Vrancati, F., Ferraris, A. et al. : PARK 6-linked parkinsonism occurs in several European families. Ann. Neurol., 51 : 14-18, 2002.

54) Waters, C. H., Miller, C. A. : Autosomal dominant Lewy body Parkinsonism in a four-generation family. Ann. Neurol., 35 : 59-64, 1994.

55) 和田千鶴, 豊島至 : タウ変異を伴う Frontotemporal dementia and parkinsonism linked to chromosome 17 の言語症状を主体とした臨床症状の検討. 脳と神経, 54 : 221-233, 2002.

56) Wilhelmsen, K. C., Lynch, T., Pavlou, E. et al. : Localization of disinhibition -dementia-Parkinsonism-amyotrophy complex to 17 q 21-22. Am. J. Hum. Genet., 55 : 1159-1165, 1994.

57) Wszolek, Z. K., Gwinn-Hardy, K., Wzolek, E. K. et al. : Neuropathology of two members of a German-American kindred (family C) with late onset parkinsonism. Acta Neuropathol. (Berl), 103 : 344-50, 2002.

58) Wszolek, Z. K., Pfeiffer, R. F., Bhatt, M. H. et al. : Rapidly pregressive autosomal dominant Parkinsonism and dementia with pallido-ponto-nigral degeneration. Ann. Neurol., 32 : 312-320, 1992.

59) Xu, P. Y., Liang, R. M., Jankovic, J. et al. : Association of homozygous 7048 G 7049 variant in the intron six of Nurr 1 gene with Parkinson's disease. Neurology, 58 : 881-884, 2002.

早期治療で新たな希望を！！

初回エピソード精神病
First Episode Psychosis

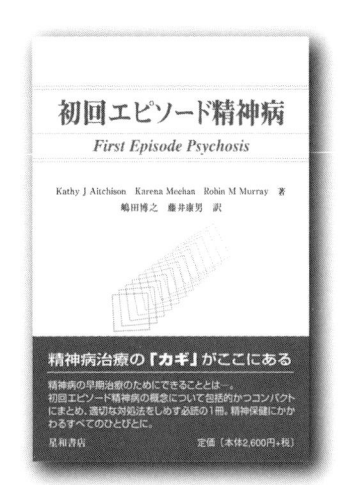

Kathy J Aitchison, Karena Meehan, Robin M Murray　著
嶋田博之, 藤井康男　訳
四六判　200頁　2,600円（税別）

初回エピソード治療は、精神病治療史に新たなページを加えようとしている。本書は、その治療について包括的かつコンパクトにまとめ、適切な対処法をさししめす。精神保健にかかわる専門家に、必読の1冊。

星和書店　〒168-0074　東京都杉並区上高井戸1-2-5　TEL 03―3329―0031
　　　　　　URL http://www.seiwa-pb.co.jp/　　FAX 03―5374―7186

セロトニンを理解し、新薬の可能性を探る

セロトニンと神経細胞・脳・薬物

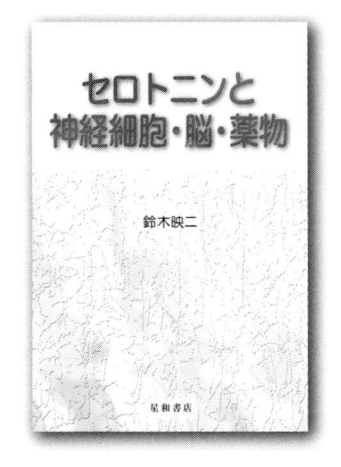

鈴木映二　著
A5判　264頁　2,200円（税別）

現代の向精神薬を語る上で、セロトニンについての理解を欠かすことはできない。本書は、セロトニンを神経細胞、脳、薬物との関係から説き明かすことで、読者にセロトニンに対する深い知識をもたらし、ひいては臨床場面で用いられるSSRI、SDA、セロトニン1Aアゴニストなどの新薬についても、その可能性と限界、長所と短所を明らかにしてくれる。

星和書店　〒168-0074　東京都杉並区上高井戸1-2-5　TEL 03―3329―0031
　　　　　　URL http://www.seiwa-pb.co.jp/　　FAX 03―5374―7186

第IX章
症候性パーキンソニズム

IX. 症候性パーキンソニズム—1

脳炎後パーキンソニズム

森　秀　生*

抄　録　脳炎後パーキンソニズムは一般的には嗜眠性脳炎（エコノモ脳炎）後のパーキンソニズムを指す。嗜眠性脳炎は第一次世界大戦の頃，初めにウィーンでの流行がvon Economoによって報告され，その後欧米で流行し，日本でも1919年から1922年まで流行があったと考えられている。病原体は不明である。パーキンソニズムは嗜眠性脳炎罹患後，筋強剛，動作緩慢，などの錐体外路症状を残したものが，その後徐々に数年の経過で症状が増強し完全なパーキンソニズムを呈するもの以外に，脳炎治癒後，数ヵ月から数年ときには数十年の潜伏期をおいてパーキンソニズムが出現してくる例が多くみられるのが特徴的である。病変は黒質に神経細胞脱落とグリオーシスがみられる。またアルツハイマー病と類似の神経原線維変化が脳幹，大脳基底核にみられる。嗜眠性脳炎以外では日本脳炎などで脳炎後パーキンソニズムの報告がある。

Key words : *postencephalitic parkinsonism, encephalitis lethargica, oculogyric crisis, neurofibrillary tangles, Japanese encephalitis*

　脳炎後パーキンソニズムとは文字どおりには広く脳炎後に生じるパーキンソニズムを意味するが，嗜眠性脳炎（エコノモ脳炎）後のパーキンソニズムが代表的存在であり，嗜眠性脳炎後のパーキンソニズムを指すことが多い。したがって，ここでは嗜眠性脳炎後パーキンソニズムについて主に述べ，他のウィルス性脳炎後にみられるパーキンソニズムについても触れたい。

I．嗜眠性脳炎（エコノモ脳炎）

　嗜眠性脳炎はエコノモ脳炎といわれるように，初めてまとまった形で報告されたのがvon Economoによって1917年に発表されたウィーンでの流行である[20,21]。なお，von Economoの業績と人となりについては豊倉による簡明な紹介がある[18]。von Economoは1917年の5月に7例を報告し[20]，11月に4例を追加して計11例を発表している[21]。11例の脳炎の発症時期は1916年12月末から1917年の5月であり，2月から3月にかけて多くみられている。症状は発熱，頭痛で発症することが多いが，特徴的なのは彼が嗜眠性脳炎と名づけたごとく，嗜眠がみられることである。嗜眠は軽度の場合には生理的睡眠に類似して容易に呼び覚ますことができ，そのときは秩序だって話をすることもできる。症状が強いときは，高度の意識障害を呈する。またしばしばせん妄を伴う。その他に外眼筋麻痺，眼瞼下垂がみられ，動眼神経麻痺を示すことがある。また顔面神経麻痺，三叉神経麻痺や，下位脳神経を侵して球麻痺をきたすこともある。また，舞踏病運動，チ

Postencephalitic parkinsonism.
*順天堂大学医学部脳神経内科
［〒113-8421　東京都文京区本郷2-1-1］
Hideo Mori : Department of Neurology, Juntendo University School of Medicine. 2-1-1 Hongo, Bunkyo-ku, Tokyo, 113-8421 Japan.

ック，ミオクローヌス，ジストニア運動などの様々な不随意運動や片麻痺などの錐体路障害がみられる。この様な精神・神経症状は脳炎の治癒とともに治まる場合と，その後も残る場合がある。髄液検査では圧が高くなることはあるが，細胞数は例外的に軽度上昇する程度である。髄液の蛋白の上昇はまれである。嗜眠性脳炎は1917年後半にはイギリスや他のヨーロッパ諸国に広がり，1919年までには北米，南米，インドに広がっている。わが国では1919年から1922年まで流行があったと考えられている[10]。世界的には流行のピークは1920年と1924年で，1926年になると減少しはじめ，散発例がみられるのみになり1940年以降は消滅したとされている[6]。病原体はvon Economoの頃から髄液所見などよりウィルスが想定され，多くの試みがなされてきたが，ウィルスの分離が確定したものはない。

II．嗜眠性脳炎後の脳炎後パーキンソニズム

1．臨床

嗜眠性脳炎後の脳炎後パーキンソニズム（Post-encephalitic parkinsonism, PEP）は嗜眠性脳炎罹患後，筋強剛，動作緩慢，などの錐体外路症状を残したものが，その後徐々に数年の経過で症状が増強し完全なパーキンソニズムを呈するものと，特徴的なのは脳炎治癒後，数ヵ月から数年の潜伏期をおいてパーキンソニズムが出現してくる例が多くみられることである。長期経過観察では生存者の大多数にパーキンソニズムがみられ，10年以内には80％以上がパーキンソニズムを発症している[6]。パーキンソニズムが20数年から40数年後に出現した例もある[24]。発症年齢はパーキンソン病よりも若年で発症することが多い。HoehnとYahr[7]によるとパーキンソン病では平均発症年齢が55.3歳（範囲：17～89歳）であるのに対し，PEPでは28.3歳（範囲：12～53歳）であった。

パーキンソニズムの症状はほぼ全てがみられるが，個々の患者ではこれらの症状の一部がみられる場合から全てが揃っている場合まで様々である。パーキンソニズムは，仮面様顔貌，流涎，自発運動の減少がみられ，歩行時には突進現象がみられる。筋強剛は歯車様であったり，鉛管様であったりする。振戦もみられる。筋強剛は歯車様であったり，鉛管様であったりする。振戦もみられる。パーキンソニズム以外の症状としては，舞踏運動やミオクローヌスやその他の急性期の精神・神経症状が後遺症としてしばしばみられる。特徴的なのは多くの例でoculogyric crisis（眼球回転発作）がみられることである。これは不随意的に眼球が上方に偏位する症状で，数秒から数分，ときには数時間持続することもある。またときには眼球が側方や下方に偏位することもある。

治療としてはパーキンソニズムに対しL-dopaが有効である[5]。しかしL-dopaに対する反応が悪い例や精神症状や不随意運動などの副作用のため投与が中止される例もあり，パーキンソン病に比べて増量が困難であるとの報告もある[9]。L-dopaはoculogyric crisisに対しても軽減させる効果が認められている[5]。経過は急速にパーキンソニズムが出現してからは非進行性ないし緩徐進行性で，発症から死亡までの罹病期間はパーキンソン病が平均9.4年であるのに対し25.5年と長期である[7]。晩年になると運動障害が進行するとする報告もある[2]。

2．病理，病態

パーキンソニズムで長期経過した例では，中脳黒質の神経細胞の著明な脱落とグリオーシスがみられるが，炎症の所見はみられない。また中脳の背側縫線核でもグリオーシスがみられる（図1）。その他，青斑核，橋被蓋でも神経細胞脱落とグリオーシスがみられ，ときには視床下核に変性がみられる例もある[24]。

また特徴的なのは神経原線維変化（NFT）の出現で黒質や青斑核，縫線核，視床下部や，尾状核，淡蒼球，被殻などの大脳基底核，さらに海馬，海馬傍回など大脳皮質にも分布してみられる[12,19]。進行性核上性麻痺でよくNFTがみられる部位のうち，橋核，小脳歯状核はPEPではNFTがみられることが少ない部位であり，また進行性核上性麻痺などでみられるタウ陽性のアストロサイトもみられない[24]。

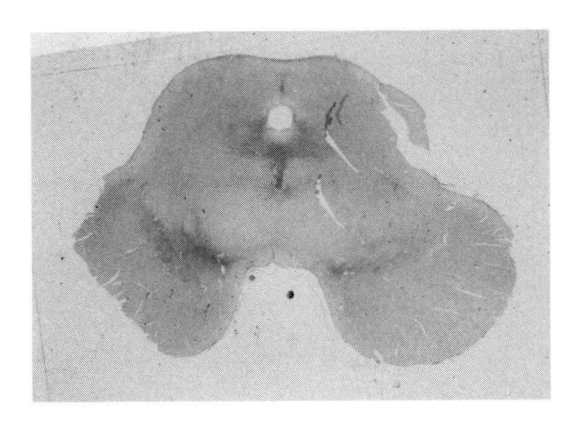

図1 脳炎後パーキンソニズムの中脳（Holzer染色），黒質，背側縫線核にグリオーシスがみられる（文献13）。

NFTは電顕所見ではアルツハイマー病のNFTと同様に paired helical filament（PHF）よりなり[12,26]，免疫組織化学では抗タウ抗体や抗ユビキチン抗体で陽性に染色される[13]。NFTを構成する異常タウ蛋白はアルツハイマー病以外にも進行性核上性麻痺，大脳皮質基底核変性症やピック病などの様々な疾患でみられるが，イムノブロットによるバンドのパターンからは，①アルツハイマー病などでみられるもの，②ピック病でみられるもの，③進行性核上性麻痺，大脳皮質基底核変性症や17番染色体に連鎖する前頭側頭型痴呆とパーキンソニズム（FTDP-17）の一部でみられるものの3群に分けられる。PEPでの神経原線維変化はアルツハイマー病と同じパターンをイムノブロットでは示す[1]。

III. 流行期以降の嗜眠性脳炎（エコノモ脳炎），嗜眠性脳炎（エコノモ脳炎）後パーキンソニズム

先に述べたように嗜眠性脳炎の発生は1940年には消滅したと考えられたが，それ以降も嗜眠性脳炎（エコノモ脳炎）の発生やそれによるパーキンソニズムの報告が少数なされている。もちろん，流行期をすぎてからの症例がエコノモ脳炎かどうか確認するのは困難な面がある。Cloughら[4]は1972年に高熱に罹患し脳炎と診断され回復したが3週間後より進行性のパーキンソニズムと痴呆と oculogyric crisis がみられた例を報告している。

1979年のWilliamsら[25]の報告例は，1例は39歳女性で19歳の時にせん妄，嗜眠状態があり10年後よりパーキンソニズムが進行性にみられている。2例目は52歳男性で，49歳のときにインフルエンザ様の症状から昏睡になり，回復後より徐々にパーキンソニズムがみられている。Railら[16]は嗜眠性脳炎後パーキンソニズムと考えられる8例を報告しているが，脳炎に罹患したと考えられる時期は1945年から1976年である。2例で剖検検索がなされているが，いずれも黒質の神経細胞脱落とNFTがみられている。HowardとLees[8]は1980～1985年に診察した嗜眠性脳炎と考えられる4例を報告している。うち2例は運動過多型で残りの2例は傾眠，眼球麻痺型であった。

IV. 嗜眠性脳炎（エコノモ脳炎）以外の脳炎後パーキンソニズム

既知のウィルスによる脳炎でパーキンソニズムをきたすことはまれである。日本脳炎では視床とともに黒質が障害されパーキンソニズムを示した例が報告されている。Ishiiら[11]は日本脳炎の後遺症で痴呆，人格障害に加えて片麻痺，筋強剛，振戦などがみられた4例の長期経過例の神経病理所見を報告しているが，視床，黒質，海馬に壊死性の病変が特徴であった。日本脳炎後にMRIのT2強調画像で黒質に高信号がみられ，無動，筋強剛，振戦がみられた臨床例の報告があるが[11,17]大部分の例では1年以内に症状は消失している。

St. Louis脳炎はほとんどがアメリカ合衆国での発症であるが，急性期に振戦がみられることがあり，MRIのT2強調画像で黒質に高信号がみられた例が報告されている[3,23]。コクサッキーウィルスによる脳炎で急性期からの回復後にパーキンソニズム（振戦，強剛，小刻み歩行，姿勢反射障害）を呈した例が報告されているが，治療により回復している[22]。アメリカ合衆国西部に流行するWestern equine encephalitis では静止時振戦，筋強剛，無動のパーキンソニズムが報告されている[14]。

おわりに

嗜眠性脳炎（エコノモ脳炎）後のパーキンソニズムは他の既知のウィルスによる脳炎後パーキンソニズムに比してかなり特異である。一つはパーキンソニズムを高頻度で生じる点である。もう一つはパーキンソニズムが脳炎の回復後かなり年数をおいて発症する点である。嗜眠性脳炎は第一次世界大戦の頃の数年間に世界中を席巻し，病原体が謎のまま終息した。そして多数の脳炎後パーキンソニズムの患者を生じさせた。その様子はオリバー・サックスの『Awakenings（邦題名「レナードの朝」）』に描かれている。嗜眠性脳炎，嗜眠性脳炎後パーキンソニズムは過去のものとなり私どもが目にすることはまずなくなったが，嗜眠性脳炎後パーキンソニズムがパーキンソン病研究の歴史の中で果たした役割は大きい。

文　献

1) Buee Scherrer, V. et al. : Pathological tau proteins in postencephalitic parkinsonism : comparison with Alzheimer's disease and other neurodegenerative disorders. Ann. Neurol., 42 : 356-359, 1997.
2) Calne, B. D., Lees, A. J. : Late progression of post-encephalitic parkinson's syndrome. Can. J. Neurol. Sci., 15 : 135-138, 1988.
3) Cerna, F., Mehrad, B., Luby, J. P. et al. : St. Louis encephalitis and the substantia nigra : MR imaging evaluation. AJNR Am. J. Neuroradiol., 20 : 1281-1283, 1999.
4) Clough, C. G., Plaitakis, A., Yahr, M. D. : Oculogyric crises and parkinsonism. A case of recent onset. Arch. Neurol., 40 : 36-37, 1983.
5) Duvoisin, R. C. et al. : Response of patients with postencephalitic parkinsonism to levodopa. J. Neurol. Neurosurg. Psychiatry, 35 : 487-495, 1972.
6) Duvoisin, R. C., Yahr, M. D. : Encephalitis and parkinsonism. Arch. Neurol., 12 : 227-239, 1965.
7) Hoehn, M. M., Yahr, M. D. : Parkinsonism : onset, progression and mortality. Neurology, 17 : 427-442, 1967.
8) Howard, R. S., Lees, A. J. : Encephalitis lethargica. A report of four recent cases. Brain, 110 (Pt 1) : 19-33, 1987.
9) Hunter, K. R. et al. : Levodopa in postencephalitic parkinsonism. Lancet, 2 : 1366-1367, 1970.
10) 稲田龍吉：我邦の流行性脳炎の単一性に関する問題及欧米の流行性脳炎と我邦の流行性脳炎との比較．東京医事新誌，60：2853-2858，1936．
11) Ishii, T., Matsushita, M., Hamada, S. : Characteristic residual neuropathological features of Japanese B encephalitis. Acta Neuropathol. (Berl), 38 : 181-186, 1977.
12) Ishii, T., Nakamura, Y. : Distribution and ultrastructure of Alzheimer's neurofibrillary tangles in postencephalitic parkinsonism of Economo type. Acta Neuropathol. (Berl), 55 : 59-62, 1981.
13) 森秀生 他：脳炎後パーキンソニズムの一剖検例およびその神経原線維変化の進行性核上性麻痺との比較．脳と神経，42：553-559，1990．
14) Mulder, D. W., Parrot, M., Thaler, M. : Sequele of western equine encephalitis. Neurology, 1 : 318-327, 1951.
15) Pradhan, S., Pandey, N., Shashank, S. et al. : Parkinsonism due to predominant involvement of substantia nigra in Japanese encephalitis. Neurology, 53 : 1781-1786, 1999.
16) Rail, D., Scholtz, C., Swash, M. : Post-encephalitic parkinsonism : current experience. J. Neurol. Neurosurg. Psychiatry, 44 : 670-676, 1981.
17) Shoji, H., Watanabe, M., Itoh, S. et al. : Japanese encephalitis and parkinsonism. J. Neurol., 240 : 59-60, 1993.
18) 豊倉康夫：フォン・エコノモと嗜眠性脳炎．神経進歩，11：425，1967．
19) Von Braunmuhl, A. : Encephalitis epidemica und Synaresisiehre. Grundsatzliches zur Anatomie und Pathogenese des postencephalitischen Parkinsonismus. Arch. Psychiat. Nervenkr., 181 : 543-576, 1949.
20) Von Economo, C. : Encephalitis lethargica, Wien Klin. Wschr., 30 : 581-585. (萬年甫，萬年徹，豊倉康夫訳：コンスタンチン・フォン・エコノモ，嗜眠性脳炎．神経進歩，11：426-431，1967.)
21) Von Economo, C. : Neue Beitrage zur Encephalitis lethargica. Neurol Centralbl, 36 : 866-878, 1917. (萬年甫，萬年徹，豊倉康夫訳：コンスタンチン・フォン・エコノモ，嗜眠性脳炎についての新知見．神経進歩，11：432-438，1967.)
22) Walters, J. H. : Postencephalitic Parkinson syndrome after meningoencepalitis due to coxackie virus group B, type 2. N. Engl. J. Med., 263 : 744-747, 1960.
23) Wasay, M., Diaz-Arrastia, R., Suss, R. A. et al. : St

Louis encephalitis: a review of 11 cases in a 1995 Dallas, Tex, epidemic. Arch. Neurol., 57 : 114-118, 2000.
24) Wenning, G. K., Jellinger, K., Litvan, I. : Supranuclear gaze palsy and eyelid apraxia in postencephalitic parkinsonism. J. Neural. Transm., 104 : 845-865, 1997.
25) Williams, A., Houff, S., Lees, A. et al. : Oligoclonal banding in the cerebrospinal fluid of patients with postencephalitic parkinsonism. J. Neurol. Neurosurg. Psychiatry, 42 : 790-792, 1979.
26) Wisniewski, H. et al. : Neurofibrillary pathology. J. Neuropathol. Exp. Neurol., 29 : 163-176, 1970.

IX. 症候性パーキンソニズム-2

薬剤性パーキンソニズム

葛 原 茂 樹*

抄　録　薬剤性パーキンソニズムは頻度が非常に高く，臨床症状がよく似ているために真のパーキンソン病と誤診されやすい。かつては脳循環改善薬として繁用されたカルシウム拮抗薬のflunarizineとcinnarizineで大発生した。目下の主要な原因薬は，大脳基底核のドーパミン受容体阻害作用を有する抗精神病薬とその誘導体であるが，ベンズアミド誘導体のsulprideとtiaprideは精神・神経疾患分野だけでなく抑うつ症状や老年期の精神症状に，metoclopramideやcisaprideは鎮吐薬・腸管運動調整薬として広く使用されている。非定型抗精神病薬は錐体外路系副作用は少ないとされるが，高齢者やパーキンソン病患者の精神症状への使用時には少量投与を心がける。Reserpineの副作用はドーパミン枯渇作用による。これらによるパーキンソニズムは，原因薬の中止により症状は改善・消失する。大脳の広範な障害によって出現するパーキンソニズムには，非可逆的なものもある。

Key words: drug-induced parkinsonism, anti-psychotics, calcium antagonist, anti-emetics, reserpine

はじめに

薬剤性パーキンソニズムは，頻度が非常に高いだけでなく，臨床症状が真のパーキンソン病に非常によく似ているために，しばしばパーキンソン病と誤診されることがある。しかも，原因となる薬物は，精神・神経用薬に限らず，消化器科や内科・老年科で広範に使用される薬剤が多いという点でも，臨床場面において重要である[6]。

さらに，原因となる薬剤が時代によって変遷することにも，注意を払っておく必要がある。ある薬剤によるパーキンソニズムが多発した場合に，原因が特定されて副作用が周知されるにしたがい，発生は減少し消えて行く。その一方で，副作用が未周知の新たな薬剤が原因のパーキンソニズムが出現してくる。これは医原性疾患の宿命でもある。そこで，過去に大発生した薬剤を含めて代表的な薬剤性パーキンソニズムを紹介すると共に，将来に発生する可能性のある薬剤にも触れておく（表1）。

I. 抗精神病薬（anti-psychotics）

様々な薬剤があるが，共通の主要薬理作用は中枢性のドーパミンD_2受容体遮断作用であるので，当然ながら一定量以上を投与すればパーキンソニズムや不随意運動=遅発性ジスキネジー（tardive dyskinesia）のような運動障害が必発する[2]。この中でフェノチアジン誘導体とブチロフェノン誘導体はもっぱら統合失調症や大うつ病，躁病などの精神疾患に使用される。パーキンソニ

Drug-induced parkinsonism.
*三重大学医学部神経内科学講座
〒514-8507　三重県津市江戸橋2-174
Shigeki Kuzuhara : Department of Neurology, Mie University School of Medicine. 2-174 Edobashi, Tsu, Mie, 514-8507 Japan.

表1　薬剤性パーキンソニズムの原因となる薬剤

1．抗精神病薬
　　1）フェノチアジン誘導体：chlorpromazine, perphenazine, その他多数
　　2）ブチロフェノン誘導体：haloperidol, その他
　　3）ベンズアミド誘導体：sulpiride, tiapride
　　4）非定型抗精神病薬：quetiapine, olanzapine, risperidone, perospirone
2．鎮吐薬，胃腸機能調整薬
　　ベンズアミド系薬物：domperidone, metoclopramide, sulpiride, cisapride
3．抗うつ薬
　　1）三環系抗うつ薬
　　2）四環系抗うつ薬
　　3）その他
4．脳循環改善作用を持つカルシウム拮抗薬
　　flunarizine, cinnarizine
5．降圧薬，循環器用薬
　　1）Rauwolfia alkaloid: reserpine
　　2）カルシウム拮抗薬：manidipine, amlodipine, verapamil
　　3）抗不整脈薬：amiodarone, aprindine
6．その他（広範な脳症を生じるもの）
　　1）抗癌薬：fluorouracil誘導体（carmofur, tegafur），methotrexate
　　2）抗真菌薬：amphotericin B
　　3）栄養添加剤：マンガン中毒

ズム誘発性は薬剤ごとに差があるが，繁用薬の中で誘発作用が最も強いのはhaloperidolである。一方，フェノチアジンは鎮吐剤，あるいは抗めまい薬としても使用されるので，副作用の出現に注意しておく必要がある。

　ベンズアミド誘導体は，フェノチアジン誘導体やブチロフェノン誘導体に比較して，一般に作用が緩徐で錐体外路系副作用も軽いので，sulpiride（ドグマチール）やtiapride（グラマリール）は高齢者の精神症状やせん妄状態，軽い抑うつ症状，あるいは口舌の不随意運動（ジスキネジー）の治療に好んで使用される。しかし，高齢者では比較的少量投与であってもパーキンソニズムを起こすことがあり，長期投与であればなおさら起こしやすい。したがって，高齢者ではたとえ少量投与であっても，できるだけ間欠的投与法として，必要な時だけに短期に使用する方が安全である。

　抗精神病薬によるパーキンソニズムは，原因薬の服用開始後，数日で出現することもあれば，数年後に出現することもある。症状は，振戦，動作緩慢・無動，筋強剛が揃い，典型的パーキンソン病に極めてよく似ている。異なる点をあげれば，振戦は安静時にもあるが姿勢時の方が目立つこと，症状の左右差がパーキンソン病ほど顕著でないこと，症状の進行が速く，数ヵ月の間に歩行障害を生じるようになること，L-dopaおよび他の抗パーキンソン病薬が無効であることである。治療は，原因薬を中止することである。数週間で改善が始まり，数ヵ月で症状はほとんど消失する。

　近年，非定型抗精神病薬と呼ばれる新しいタイプの薬剤が登場し，広く使用されるようになっている。これらの共通した特徴は，薬理学的にはドーパミンD_2遮断作用だけでなく，セロトニンS_2遮断作用など，ドーパミン系とセロトニン系の両方の遮断作用があること，急性錐体外路症状が他の抗精神病薬と比較して出現しにくく，統合失調症の陽性症状と陰性症状の両方に有効であるという，非常に優れた特徴がある。そのために，ベンズアミド誘導体に代わって高齢者の精神症状，幻覚・妄想，せん妄・興奮，あるいはパーキンソン病治療薬の副作用としての幻覚・妄想，せん妄の治療に使用されるようになった。しかし，

ドーパミンD_2遮断作用を有することは確実であるので[15]，一定頻度で錐体外路系副作用が出現するし，パーキンソン病患者に使用した場合には，症状が悪化することが少なくない。したがって，少量投与であっても，パーキンソニズムや他の錐体外路系副作用については，常に気をつけておく必要がある。

II．鎮吐薬，胃腸機能調整薬

Metoclopramide（プリンペラン）とdomperidon（ナウゼリン）は主として鎮吐薬として，cisapride（アセナリン，リサモール），itopride（ガナトン），mosapride（ガスモチン）は胃腸機能調整薬として使用される。しかし，これらの薬剤は，分類上はベンズアミド誘導体の抗精神病薬と近縁であり，化学構造式もよく似ている。パーキンソニズムを起こしやすいのは，metoclopramide[3]とcisapride[10]であるが，cisaprideは循環器系副作用（QT延長，心室性不整脈）出現のためにほとんど使用されなくなった。それ以外の薬剤については，現在のところパーキンソニズムの副作用報告はないが，近縁の薬物ということで注意しておく必要はあろう。

III．抗うつ薬

抗うつ薬は，薬理学的にはモノアミン再取り込み阻害薬であり，中枢神経系のモノアミンニューロンのシナプス間隙のモノアミン，特にノルアドレナリン系とセロトニン系の機能を高めることを介して抗うつ作用を発揮する。しかし，一定程度はドーパミン系にも作用を及ぼすために，パーキンソニズムが出現することがある[13]。また，抗うつ薬として使用されていても，sulprideのように薬理学的には抗精神病薬のカテゴリーに属すものもある。

矢吹ら[17]は，抑うつ症状が先行したパーキンソニズムの22例において，パーキンソニズム出現時には全例が抗うつ薬を投与中であり，抗うつ薬中止で10例は6ヵ月以内に運動障害が消失し，最終的には4例を残してパーキンソニズムが消失したことを報告した。つまり，大部分は抗うつ薬の副作用によるパーキンソニズムであったと推定された。したがって，抗うつ薬投与中に出現したパーキンソニズムは，薬剤性であることを考えて，可能な限り薬を減らすか中止してみるべきである。

IV．脳循環改善作用を持つカルシウム拮抗薬

1980年代に，flunarizine（FZ）とcinnarizine（CZ）が脳循環改善薬として認可されていた中南米諸国[1,9]，スペイン，イタリア，日本[5]などにおいて，両薬物が原因の薬剤誘発性パーキンソニズムが大流行した。発症機序は，これらがtrifluoperazineなどの抗精神病薬に似たpiperazine構造を含む化学構造式を持つために，類似の薬理作用を有するのであろうと考えられている。わが国の調査によれば[6]，FZは投与者の20〜30％にパーキンソニズム，抑うつ，静坐不能症（akathisia）などの副作用が出現し，この時期には外来でパーキンソン病と診断された初診患者のほぼ30％がFZかCZの副作用によるものであった。

自験例[5]では，症状はほとんどパーキンソン病と同じといってよいくらいよく似ていたが，薬剤性パーキンソニズムの一般的特徴，すなわち発症した後は進行が速いこと，症状は両側性で左右差は顕著ではないこと，振戦は安静時だけでなく姿勢時にも目立つことのほかに，暗い抑うつの表情があったことも特徴であった。抗パーキンソン病薬は無効で，原因薬を中止しない限り進行して寝たきりになる例も多かった。中止後の回復は良好で，数週間後には改善始まり，約2ヵ月でパーキンソニズムが消失した。一部に軽い振戦や筋強剛が残るものがあったが，副作用の持続かパーキンソン病の顕在化かは判定できなかった。1998年以降の脳循環代謝改善薬の効能見直しにより，その大部分は有効性が確認されないとして，承認が取り消された結果，現在はこれらの副作用を見ることはないが，Lancet誌[8]は「無効な薬は偽薬ではない—FZとCZからの教訓（Useless drugs are not placebos. Lessons from flunarizine and cinnarizine)」として，批判と皮肉を込めてこれら諸国の無定見な薬事行政を批判した．

V．高血圧，循環器疾患治療薬

かつて降圧薬として多用された reserpine は，強力なドーパミン枯渇作用があるために高頻度にパーキンソニズムを起こす[2]．カルシウム拮抗薬についても稀ながら報告がある[7]．Nakashima ら[11]は，塩酸 manidipine によって症状が悪化したパーキンソン病の2例を報告した．少数ながらamlodipineによるパーキンソニズムも報告されている[14]．Padrell ら[12]は，verapamil によるパーキンソニズムの2例を報告している．いずれも70歳台の女性で，投与後，それぞれ4ヵ月，2年で振戦や筋強剛，動作緩慢などのパーキンソニズムが出現し，中止後に消失あるいは顕著に改善した．Verapamil によるパーキンソニズム発現の機序として，動物実験で線条体のドーパミン放出を促進し，刺激誘発性のドーパミン放出抑制能に拮抗作用を有することから，結果として線条体のドーパミン感受性を低下させるのではないかと推定している．

抗不整脈薬によって誘発されたパーキンソニズムとしては，Werner ら[16]は amiodarone によって出現したパーキンソン病様の安静時振戦を報告した．伊藤ら[4]は，aprindine 服用後に安静時振戦，筋強剛，無動，パーキンソン歩行が出現し，中止後1ヵ月で消失した1例を報告し，その機序として，前述のアミノベンザミド系薬物との化学構造の類似をあげている．

VI．そ の 他

上述した薬剤は，線条体ドーパミン系の拮抗薬であり，薬剤中止によって症状は改善〜消失する．一方，薬剤による広範な脳障害の部分症状としてパーキンソニズムが出現する場合には，薬剤中止後にも回復が不良であることが多く[6]，fluorouracil 誘導体（carmofur, tegafur），methotrexate，抗真菌薬の amphotericin B による白質脳症，あるいは中毒性パーキンソニズムの項で扱う栄養添加剤に含まれるマンガンによる中毒性脳症などがある．

おわりに

パーキンソニズム誘発作用のある薬物について，現在使用されている薬物だけでなく，過去に問題になった薬物，および将来発生する可能性のある薬物を呈示した．過去の経験が教えるように，予想もしない薬物が原因で副作用が発生することがある．したがって，パーキンソン病およびパーキンソニズムの診療においては，必ず服用薬を確認し，たとえ過去に報告がなくても薬剤の副作用である可能性を常に念頭において患者を診ることが大切である．

文　献

1) Chouza, C., Scaramelli, A., Caamaðo, J. L. et al.: Parkinsonism, tardive dyskinesia, akathisia, and depression induced by flunarizine. Lancet (i): 1303-1304, 1986.
2) Friedman, J. H.: Drug-induced parkinsonism. In: Drug-induced movement disorders (ed. by Lang, A. E., Weiner, W. J.), pp.41-83, Futura Publishing Co., New York, 1992.
3) Indo, T., Ando, K.: Metoclopramide-induced parkinsonism: clinical characteristics of ten cases. Arch. Neurol., 39: 494-496, 1982.
4) 伊藤陽一，佐藤伸彦，稲富雄一郎　他：塩酸アプリンジンによる薬剤性パーキンソニズムの1例．神経内科，44：72-76，1996．
5) 葛原茂樹，幸原伸夫，大川義弘　他：Ca拮抗剤フルナリジンにより誘発されたパーキンソニズム，抑うつ状態，akathisia：31症例の検討．臨床神経学，29：681-686，1989．
6) 葛原茂樹：薬剤性 Parkinsonism．日本臨牀，55：112-117，1997．
7) Lang, A. E.: Miscellaneous drug-induced movement disorders. In: Drug-induced movement disorders (ed. by Lang, A. E., Weiner, W. J.), pp.339-381, Futura Publishing Co., New York, 1992.
8) Laporte, J-R., Capella, D.: Useless drugs are not placebos: lessons from flunarizine and cinnarizine. Lancet, 2: 853-854, 1986.
9) Micheli, F., Pardal, M. F., Gatto, M. et al.: Flunarizine—and cinnarizine—induced extrapyramidal reactions. Neurology, 37: 881-884, 1987.

10) 内藤寛, 葛原茂樹：Cisapride による parkinsonism ―誘発例と悪化例の報告―. 日老医誌, 31：899-902, 1994.

11) Nakashima, K., Shimoda, M., Kuno, N. et al.：Temporary symptom worsening caused by manidipine hydrochloride in two patients with Parkinson's disease. Mov. Disord., 9：106-107, 1994.

12) Padrell, M. D., Navarro, M., Faura, C. C. et al.：Verapamil-induced parkinsonism. Am. J. Med., 99：436, 1995.

13) Riley, D. E.: Antidepressant therapy and movement disorders. In：Drug-induced movement disorders (ed. by Lang, A. E., Weiner, W. J.), pp.231-255, Futura Publishing Co., New York, 1992.

14) Teive, H. A., Germiniani, F. M., Werneck, L. C.：Parkinsonian syndrome induced by amlodipine：case report. Mov. Disord., 17：833-835, 2002.

15) 氏家寛：非定型抗精神病薬の臨床プロフィール―主に錐体外路系および他の副作用の発現性について―. パーキンソン病. 認知と精神医学的側面（山本光利編), pp.136-145, 中外医学社, 東京, 2003.

16) Werner, E. G., Olanow, C. W.：Parkinsonism and amiodarone therapy. Ann. Neurol., 25：630-632, 1989.

17) 矢吹聖三, 遠藤詩郎, 神崎昭浩：抑うつ症状が先行したパーキンソニスムの追跡調査. 神経内科, 45：44-48, 1996.

IX. 症候性パーキンソニズム-3

中毒性パーキンソニズム

葛 原 茂 樹*

抄　録　中毒性物質によって出現するパーキンソニズムには，慢性的暴露によって徐々に出現するものと，急性中毒症状から回復後に後遺症として認められるものとがある。前者に属するのはMTPTとマンガンで，MPTP中毒動物はヒトパーキンソン病モデルとして研究に使用されている。一酸化炭素，硫化炭素，シアン，メタノールなどは，急性中毒症状から回復後に後遺症としてパーキンソニズムが痴呆と共に出現する。MTPTによるパーキンソニズムはパーキンソン病に酷似し，dopaが有効であるが，それ以外の中毒性パーキンソニズムはdopaには反応しない。中毒性パーキンソニズムを起こす背景因子は，職業病，事故，自殺目的，殺人目的などであるが，中心静脈栄養添加剤によるマンガン中毒のように医原性のものもある。

脳の科学（2004年増刊号）219-222, 2004

Key words : toxin-induced parkinsonism, manganese, carbon monoxide, methanol, MTPT

はじめに

外因性中毒物質が原因で生じるパーキンソニズムは，決して多いものではないが，鑑別診断において忘れてはならないものである。中毒性パーキンソニズムには，原因物質の特定によって，暴露状態を中断あるいは除去することで，進行を停止させたり症状の改善を図ることができる病態が含まれている。また，職業病に典型的に見られるように，一人の患者の背後には集団発生があり，労働環境改善等によって発生予防が可能なものもある。一方，MPTP（1-methyl-4-phenyl-1,2,3,6-tetrahydropyridine）のように，パーキンソン病の発症機構の研究やモデル動物作製に大きく貢献している物質もある。

I. MPTP

1980年代に，ヘロイン常習の麻薬中毒患者に発生した急性パーキンソニズムの原因物質として発見された。このパーキンソニズムは，青年期に急性発症することを除けば，真のパーキンソン病に極めてよく似た臨床症状を呈し，dopaにもよく反応した。Langstonら[4]による精力的な研究により，発症患者が使用した合成麻薬の不純物の中からMPTPが特定された。MPTPへの接触を中止した後にも，臨床症状は進行する。

この物質は，皮膚や粘膜からも容易に吸収され，脳内でグリア細胞のモノアミンオキシダーゼB（monoamine oxidase B : MAO-B）によってMPP$^+$（1-methyl-4-pyridinium）に変換され，ドパミントランスポーターの基質になって黒質神経細胞に取り込まれ，ミトコンドリア複合体Iを

Toxin-induced parkinsonism.
*三重大学医学部神経内科学講座
〔〒514-8507　三重県津市江戸橋2-174〕
Shigeki Kuzuhara : Department of Neurology, Mie University School of Medicine. 2-174 Edobashi, Tsu, Mie, 514-8507 Japan.

抑制することにより，選択的に黒質神経細胞を変性させる[3]。MPTP投与動物はヒトのパーキンソン病に最もよく似たパーキンソン病モデルとして，発症機構や治療法の研究に利用されている。

II．マンガン（manganese）

1．職業性マンガン中毒

古くからパーキンソニズムを発生させることが知られている重金属である。鉄，アルミニウム，銅に次いで広く使用されている金属である。マンガン中毒はmanganismと呼ばれ，マンガン鉱山，精錬所，およびマンガンが多く使用される電池工場で発生する。

臨床症状は緩徐進行性で，パーキンソニズムに先行して精神症状が出現することが多い。症状はパーキンソン病に似て，小声でぎこちなく，巧緻運動が障害されるが，通常は最初から筋緊張異常（ジストニー）を伴う点が異なる。歩行はパーキンソン歩行とは異なり，雄鶏歩行（cock walk）と呼ばれ，肘を曲げ背筋を伸ばし，爪先立ちで威張ったような歩き方をする[2]。後方に転倒しやすい。マンガン暴露を止めた後も，臨床症状は進行する。dopaや抗パーキンソン病薬は無効である[5]。

2．医原性マンガン中毒

近年，高カロリー輸液用のマンガン添加微量元素剤使用によるマンガン中毒脳症が報告されている。興奮，錯乱，せん妄，幻覚のような精神症状と並んで，パーキンソニズムが出現する。血清中のマンガンは高値となり，MRI T1強調画像では，淡蒼球が高信号になる。中止後の回復は，速やかなものから遷延するものまで様々である[7]。

3．溶接関連パーキンソニズム

Racetteら[8]の研究によれば，溶接作業従事者のパーキンソン病罹患者は対照例の罹患者に比較して，発症年齢が若いことだけに有意さが認められた（46歳：67歳）。溶接バーナーの焰にはパーキンソン病発症リスクが存在する可能性が示唆され，可能性の1つとしてマンガンが推定されている。

III．一酸化炭素中毒（carbon monoxide intoxication）

一酸化炭素（CO）は，不完全燃焼時に発生する。都市ガス，プロパンガス，自動車排気ガス，炭火などの家庭内環境に加えて，火災や工事現場など，様々な環境で発生し，ガス中毒の中で最も多い。事故や災害だけでなく，自殺目的による中毒も少なくない。

COのヘモグロビン結合能力は酸素の200～300倍も強いために，一酸化ヘモグロビンが産生されると血液の酸素運搬能は低下し，組織は酸素欠乏を起こす。そのために酸素欠乏に弱い部位，特に脳が早期に障害され，激しい頭痛，嘔吐，失神，意識障害，痙攣，呼吸障害，昏睡などを起こし，重症例は死亡する。回復後にパーキンソニズムを呈することがある[9]。

非間欠型は一相性の経過を取るもので，回復後に再燃・悪化を起こさない病型である。意識障害の回復後に，失外套症候群，痴呆，健忘症候群などの精神症状と共に，無動，筋強剛などのパーキンソニズムを呈するが，ある程度は回復する。遅発障害（間欠型）は，意識障害が一旦は回復した後に，数日から数週を経て再び精神神経症状が出現する病型である。重症度は様々で，やがて回復するものから死亡するものまである。後遺症は，パーキンソニズム，性格変化，痴呆，無動無言症などで，重症例が多い。MRI T2強調画像では，大脳白質に広範な高信号域が出現する。

中毒患者を発見したら直ちに新鮮な空気に触れさせ，できるだけ早く酸素吸入を行い，重症例では高圧酸素療法（2気圧，1時間）を行う。これができない時には，レスピレーターによる純酸素強制換気を2時間行う。

IV．その他の中毒物質

1．二硫化炭素（CS 2：carbon disulfide）

CS 2は無臭の可燃性液体で沸点が46℃である。脂肪に溶けやすい。現在の使用は，人絹製造工程や，農薬用などに限定されている。吸入や皮

膚接触によって吸収されたCS2は，赤血球のヘモグロビンと結合し，脂肪組織に移行する．急性中毒症状は，頭痛，めまい，せん妄，痙攣，昏睡，死亡等である．CS2への長期暴露によって，末梢神経や中枢神経系に障害が出現する．大脳萎縮，パーキンソニズム，振戦，動作と思考の緩慢などが報告されている[12]．

2．シアン化合物（cyanide）

シアン中毒は事故，自殺目的，あるいは殺人目的で発生し，非常に死亡率が高く30分以内に死亡する．摂取されたシアンは，急速に吸収され，チトクローム酸化酵素と他の酸化酵素を不活化して細胞呼吸を止めてしまう．脳はシアン毒性に対して非常に脆弱である．

生存者は非常に稀であるために，神経後遺症の記載は少ないが，後遺症としてパーキンソニズムが報告されている[10,11]．症状は，全身の筋強剛，動作緩慢，静止時あるいは姿勢時振戦，姿勢反射障害と突進現象などである．脳病変は無酸素性脳症のそれと似ており，淡蒼球と被殻に壊死性病変が認められ，脳皮質の神経細胞は脱落する．黒質の神経細胞には著変は認められない．淡蒼球と被殻の病変は，MRIでも明瞭に描出される．

3．メチルアルコール（methanol）

メチルアルコールを混入した工業用エチルアルコールを，誤って飲用することによって発生することが最も多い．飲用後12〜24時間後に，視神経症状，脳症状，消化器症状，呼吸器症状の四徴が起こる．頭痛，めまい，昏迷，錯乱，痙攣，昏睡などの急性症状から回復後に，慢性期の後遺症としては，失明，パーキンソニズム，痴呆が出現する[1,6]．パーキンソニズムの症状は，小声，仮面様顔貌，振戦，筋強剛，動作緩慢などで，痴呆と錐体路症状を伴うことが多い．dopaや抗パーキンソン病薬は無効である．CTやMRIでは，両側の被殻に壊死性病変が認められる．剖検では被殻病変の他に，大脳白質の壊死，皮質神経細胞脱落が認められ，急性無酸素性脳症に似た所見である．

おわりに

中毒によって出現するパーキンソニズムについて，主要なものを紹介した．これらは，慢性暴露による症状，あるいは急性期症状から回復した後の慢性期後遺症として出現するものであるが，原因の早期発見によって，できる限り早く原因物質から隔離することが，予防や症状進行防止に大切である．

文　献

1) Bruyn, G. W., Al-Deeb, S. M., Yaqub, B. A. et al. : Methanol intoxication. In : Intoxications of the nervous system. Part I. Handbook of clinical neurology, vol. 64 (ed. by Vinken, P. J., Bruyn, G. W.), pp.95-106, Elsevier Science, Amsterdam, 1994.

2) Calne, D. B., Chu, N.-S., Huang, C.-C. et al. : Manganism and idiopathic parkinsonism: similarities and differences. Neurology, 44 : 1583-1586, 1994.

3) Jenner, P., Marsden, C. D. : MPTP-induced parkinsonism: a model of Parkinson's disease and its relevance to the disease process. In : Parkinson's disease and movement disorders (ed. by Jankovic, J., Tolosa, E.), pp.55-75, Williams & Wilkins, Maryland, 1993.

4) Langston, J. W., Ballard, P. : Chronic parkinsonism in humans due to a product of meperidine-analog synthesis. Science, 219 : 979-980, 1983.

5) Lu, C.-S., Huang, C.-C., Chu, N.-S. et al. : Levodopa failure in chronic manganism. Neurology, 44 : 1600-1602, 1994.

6) McLean, D. R., Jacobs, H., Mielke, B. W. : Methanol poisoning: a clinical and pathological study. Ann. Neurol., 8 : 161-167, 1980.

7) Nagatomo, S., Umehara, F., Hanada, K. et al. : Manganese intoxication during total parental nutrition : report of two cases and review of the literature. J. Neurol. Sci., 162 : 102-105, 1999.

8) Racette, B. A., McGee-Minnich, L., Moerlein, S. M. et al. : Welding-related parkinsonism: clinical features, treatment, and pathophysiology. Neurology, 56 : 8-13, 2001.

9) Roos, R.A.C. : Neurological complications of carbon monoxide intoxication. In : Intoxications of the nervous system. Part I. Handbook of clinical neurology, vol. 64 (ed. by Vinken, P. J., Bruyn, G.

W.), pp.31-38, Elsevier Science, Amsterdam, 1994.
10) Rosenberg, N. L., Myers, J. A., Martin, W. R. W. : Cyanide-induced parkinsonism: clinical, MRI, and 6-fluorodopa PET studies. Neurology, 38 : 142-144, 1989.
11) Uitti, R. J., Rajput, A. H., Ashenhurst, E. M. et al. : Cyanide-induced parkinsonism : a clinicopathologic report. Neurology, 35 : 921-925, 1985.
12) Verberk, M. M. : Carbon disulfide. In: Intoxications of the nervous system. Part I. Handbook of clinical neurology, vol. 64 (ed. by Vinken, P. J., Bruyn, G. W.), pp.23-29, Elsevier Science, Amsterdam, 1994.

IX. 症候性パーキンソニズム ― 4

血管性パーキンソニズム

磯 部 千 明*, 阿 部 隆 志*

抄　録　脳の血管性病変に続発してみられ，パーキンソン病類似の症状を呈する疾患を血管性パーキンソニズム（vascular parkinsonism）と呼ぶ．本症は，二次性（症候性）パーキンソニズムの代表的な疾患の1つであり，老年者では穿通枝動脈の病変による大脳基底核領域の多発小梗塞が多く，血管性パーキンソニズムの症例は少なくない．その症状は，歩行障害，特に左右に足スタンスを広げたすり足，時にすくみ足もみられることが特徴であり，表情の乏しさや上肢の運動障害が軽度であることから，lower body parkinsonism（下半身のパーキンソニズム）とも呼ばれる．脳脊髄液の神経伝達物質の変化では，パーキンソン病ほどではないが L-dopa 濃度が低下していた．本症は L-dopa 投薬により軽度ではあるが筋固縮，無動症が改善することがある．しかし，パーキンソン病に比べると反応は悪い．血管性パーキンソニズムの診断は，MRI所見のみでなく，その背景因子，臨床像，L-dopaの反応性などから総合的に判定することが重要である．

脳の科学（2004年増刊号）223-228, 2004

Key words：*vascular parkinsonism, clinical symptoms, neurotransmitter, L-dopa*

I. 概念と病態

脳血管障害によってもパーキンソニズム様の症状が出現しうることが，19世紀の終わり頃から主としてフランス，ドイツ学派によって指摘されていた．血管性パーキンソニズムという概念を初めてまとめたのはイギリスの Critchley (1929)[1] であり，当時は動脈硬化性パーキンソニズムという名称を用いていた．そして，動脈性パーキンソニズムの特徴として，パーキンソン病に比し，高齢で発症し，進行が徐々であることも突然であることもあり，症状に左右差がなく，安静時振戦を欠く例が多いこと，病理学的に血管障害の直接的結果である淡蒼球の病変とそれより軽度の黒質の変化を報告している．また，Denny-Brown (1954)[2] は病理学的に血管性パーキンソニズムをパーキンソン病と厳密に区別し，パーキンソン病では淡蒼球にわずかに血管周囲性の変性（perivascular degeneration）を認めるのに対して，血管性パーキンソニズムでは被殻に多発性小梗塞が認められるとした．前者では安静時振戦を伴い中等度の固縮を示すのに対し，本症では固縮が強く仮性球麻痺型の固定した片麻痺性の姿位を示すことを特徴として指摘した．

しかし，一方で動脈硬化性パーキンソニズムに関して否定的な報告も出されるようになった．Eadie (1964)[3] らは，95例のパーキンソニズムと同年齢層の96例の対照例について臨床的指標か

Vascular parkinsonism.
*岩手医科大学神経内科
〒020-8505　岩手県盛岡市内丸19-1
Chiaki Isobe, Takashi Abe：Department of Neurology, Iwate Medical University. 19-1 Uchimaru, Morioka, 020-8505 Japan.

ら動脈硬化度を比較し，両群の間に差がなくパーキンソニズムと動脈硬化とは関係がないとした。Critchleyがあまりにも幅広い症例を動脈硬化性パーキンソニズムに含めたため，その存在意義が問われる原因となった。第二に「動脈硬化性」あるいは「脳動脈硬化性」という言葉が不正確な用語として最近用いられない傾向にある。脳の動脈硬化のみによってパーキンソニズムや痴呆などの症状が生じるかには問題があり，多くは器質性の脳実質病変に起因すると考えられるからである。この点からは，「動脈硬化性」と呼ぶよりは「血管性」という用語を用いれば問題ないと考える。束儀[6]は，生前パーキンソニズムと診断された104例の剖検脳につき検討し，104例中56例（53.8％）に血管性パーキンソニズム（黒質の脱色素を呈さず脳血管性病変を有する44例，および黒質の軽度の脱色素に脳血管性病変を伴う12例）を認め，わが国では老年者（特に70歳以上）において血管性パーキンソニズムの発症頻度が高いことを指摘し，"血管性"パーキンソニズムの存在を再確認している。

II．診断と頻度

Yamanouchi[10]は，①生前にパーキンソニズム（振戦，固縮，無動，歩行障害の4項目のうち2項目以上を満足）を呈し，②中脳黒質に脱色素がなく，かつLewy小体が認められない，③脳血管障害が病理学的に存在する，④パーキンソニズムを呈する変性疾患と薬剤性パーキンソニズムが否定できる，の4条件満たすものを血管性パーキンソニズムとして臨床および病理学的な診断基準を発表している。

一方，欧米で汎用されているいくつかのパーキンソン病の診断基準にはMRI画像所見が診断項目に含まれていない。これらの診断基準を適応してパーキンソン病と臨床診断した症例の中で，剖検で血管性パーキンソニズムと判明したのはわずか1％であった[4]という。一方，Jellingerの剖検報告[5]によれば，パーキンソン病の19％にも脳血管障害の合併を認め，そのほとんどが皮質下の白質病変または基底核病変であったという。パーキンソン病自体が中高齢者に多い疾患であることを考慮すると，パーキンソン病と同時に無症候性の脳血管障害も合併している症例もあることに留意しなければならない。

わが国における血管性パーキンソニズムの発症頻度に関する報告はこれまでない。当教室における検討[7]（岩手県内の10関連病院における調査）では，全症例611例のうち，パーキンソン病と診断された420例（69％），血管性パーキンソニズム65例（11％），いずれとも決められなかった31例（5％）であった。いずれとも決められなかった例は，CT，MRI画像上は血管性病変があるが，L-dopaがかなり有効であった例である。これらの結果からは，一般病院における血管性パーキンソニズムの頻度は約11～16％と推定される。欧米からの報告では，パーキンソニズムの症例の中に占める血管性パーキンソニズムの頻度は10％以下（1.8～7.8％）とされている。

III．臨床的特徴

血管性パーキンソニズムとパーキンソン病の臨床的特徴を表1にまとめる。

1．発症年齢

パーキンソン病では50～60歳台頃より発症するのに対して，血管性パーキンソニズムでは60～70歳台の高齢者で発症することが多い。

2．初発症状・経過

パーキンソン病は初期には，振戦，筋固縮といった症状に明らかな左右差を認めることが多いが，血管性パーキンソニズムではほぼ左右対称性である。また，血管性パーキンソニズムでは，ほとんどの例で歩行・姿勢反射障害を初発症状とし，不全片麻痺，腱反射亢進，病的反射や仮性球麻痺などを認めることが多い。

3．振　戦

パーキンソン病では振戦で発症することが多く，4～6Hzの粗大で律動的な安静時振戦を特徴とし，振戦を有する頻度も高い。一方，血管性パ

表1 血管性パーキンソニズムとパーキンソン病の臨床的特徴

	血管性パーキンソニズム	パーキンソン病
発症年齢	60～70歳台	50～60歳台
発症・進行	歩行障害で発症が多い 左右差は不明瞭 緩徐または急性,階段状に進行	振戦で発症することが多い 初期には左右差が明瞭 緩徐進行性
血圧・動脈硬化	高血圧の既往 全身の動脈硬化症の併発 糖尿病,高脂血症が多い	正常血圧または低血圧
振戦	8～12Hzの微細で不規則の姿勢時振戦 振戦を欠く例も多い	4～6Hzの粗大で律動的な安静時振戦を有する頻度が高い
筋固縮	鉛管様(plastic type)	歯車様(cogwheel type)
無動症	仮面様顔貌は目立たない 病初期より寝たきりになることがある	仮面様顔貌が特徴 病期の進行とともに無動症が強まり,末期には寝たきり
歩行障害	小歩症,すり足歩行 スタンスが広く,転倒防止姿勢	前傾前屈姿勢で小刻み歩行 突進現象,すくみ足
痴呆	約60～70%(一般に合併が多い)	約30%
経過・予後	予後は様々(症状が固定するもの,階段状に進行するもの,自然にやや改善するものなど)	緩徐進行性
治療	L-dopaの反応性不良	L-dopaに著明反応

ーキンソニズムでは振戦を欠く例が多く,振戦も8～12Hzの微細で不規則な姿勢時振戦である。

4. 筋固縮

パーキンソン病では歯車様(cogwheel type)の筋固縮を認めるのに対し,血管性パーキンソニズムでは鉛管様(plastic type)の筋固縮に加え,錐体徴候としての痙縮(spasticity)やGegenhaltenを認めることもある。

5. 無動症

パーキンソン病では顔の表情のない仮面様顔貌を呈し,身ぶり,手の振りも少なく感情が欠如したようにみえる。一方,血管性パーキンソニズムでは仮面様顔貌は目立たず,感情の欠如とは逆に感情失禁を認めることがある。また,本症では片麻痺に無動症が加わり,比較的病初期から寝たきり状態となることもある。

6. 歩行障害

歩行障害は両者でかなり特徴がある。パーキンソン病ではスタンスは広くなく,前傾前屈姿勢で小刻み歩行となり,ときに突進現象やすくみ足がみられる。しかし,血管性パーキンソニズムでは小刻み歩行はみられるが,スタンスを広くとり,両手を左右に広げ何かにつかまろうとする姿勢(転倒防止のため)をとることが特徴とされている。また,突進現象を呈する例は少ない。すり足歩行を認めることがあり,すくみ足もときに認められる。表情の乏しさや上肢の運動障害が軽度であることから,lower body parkinsonism[9]とも呼ばれる。

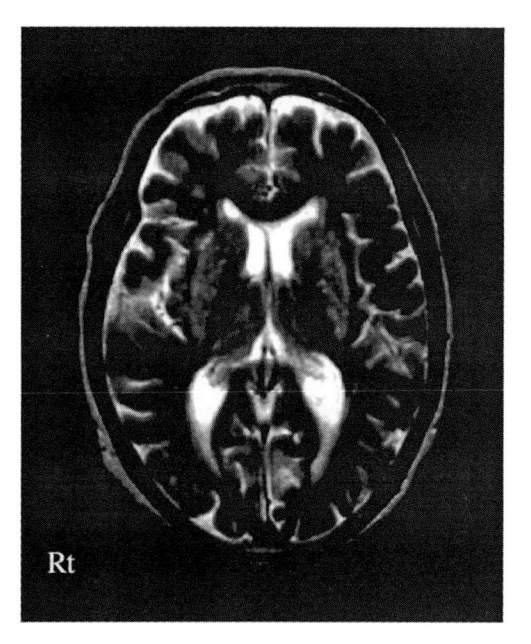

図1　両側基底核に多発小梗塞を認める。

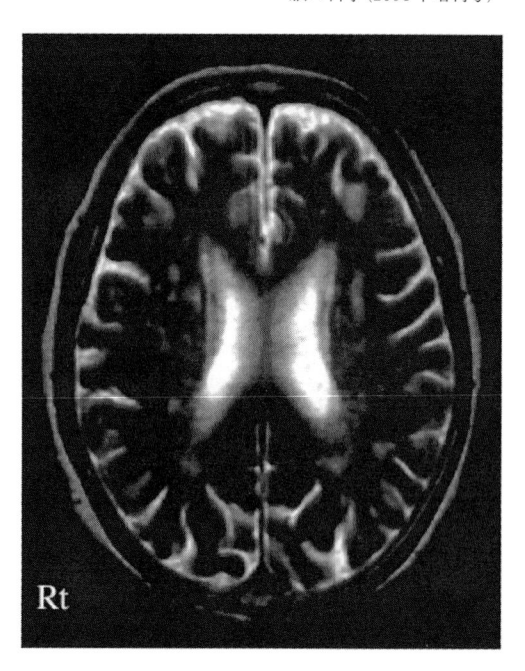

図2　両側側脳室周囲白質に散在する虚血巣を認める。

7．痴呆

PDでの痴呆の合併頻度は約30%とされるが，血管性パーキンソニズムでは約60～70%と報告[5]されている。

IV．MRI所見

病理学的に血管性パーキンソニズムでは大脳基底核（被殻，淡蒼球外節，尾状核），視床などに両側性の多発小梗塞（lacunes）を有する例が多く，特に被殻における両側性の梗塞巣（76%）の頻度が高い[7]。MRI（T2強調画像）上も，病理学的所見に一致して両側の被殻に多数の高信号域を認める（図1）。また，白質のconfluentなhyperintensityを示す例もある（図2）。東儀ら[8]は，血管性パーキンソニズムのMRI T2強調画像において，両側被殻のstatus lacunarisを認める例と白質病変を認める例の割合が2対1であったことを報告している。

V．脳脊髄液中神経伝達物質の変化

血管性パーキンソニズムでは，一般にL-dopaの反応性が悪いとされる。たとえ有効でも，短期間で無効になることが多い。これは，線条体の神経細胞が障害されているためと考えられている。しかし，血管性パーキンソニズムの脳内あるいは髄液中カテコールアミンの変化についてはいまだ明らかにされていない。われわれは，未治療パーキンソン病および血管性パーキンソニズムの髄液中カテコールアミン，セロトニン，および関連物質を測定した（表2）。パーキンソン病，血管性パーキンソニズムの両群において，tyrosineが上昇しL-dopa（パーキンソン病群：81%減，血管性パーキンソニズム群：50%減），3-O-methyl-dopaが著しく低下していた。しかし，パーキンソン病ではドパミン（DA）が減少しノルエピネフリン（NE）は不変であるのに対して，血管性パーキンソニズムではドパミン，ノルエピネフリンいずれも有意に上昇していた。セロトニン（5-HT）は，パーキンソン病で減少していたが血管性パーキンソニズムではさらに減少していた。動物実験では，虚血により脳組織中のカテコールアミンの低下，およびカテコールアミン放出の著しい増加が報告されており，血管性パーキンソニズムにおいても虚血により組織外液へのカテコール

表2 脳脊髄液中カテコールアミン，セロトニンおよび関連物質濃度（nM）

	正常対照群 （n=16）	血管性パーキンソニズム （n=15）	パーキンソン病 （n=16）
Tyrosine	3,800±657	4,685±846**†	7,765±2,346**
L-dopa	6.23±4.80	3.14±0.80*†	1.30±0.36**
3-OMD	12.3±3.44	6.20±1.24**†	0.90±0.36**
Total DA	4.24±0.86	6.51±0.90**†	2.33±0.85**
HVA	147±44	126±31†	91±30**
Total NE	1.44±0.36	2.14±0.39**†	1.32±0.39
MHPG	51.5±8.87	48.1±11.9	46.1±12.0
Tryptophan	2,158±454	2,383±487	2,010±489
5-HTP	6.38±2.35	5.26±0.90†	4.45±0.88**
Total 5-HT	2.02±0.18	1.14±0.29**†	1.69±0.43*
5-HIAA	56.4±13.1	43.5±12.7*	47.9±15.3

*p<0.05, **p<0.005 vs. コントロール群；† p<0.005 vs. パーキンソン病

アミンの放出が亢進している可能性がある。本症においてもL-dopaが減少していることより，神経終末におけるドパミンの合成が低下しているものと推定される。この点からみると，L-dopa投薬によりドパミン合成が増加する可能性がある。しかし，ドパミン合成は虚血の影響を強く受けることが知られており，さらにシナプス後部のドパミンレセプターにも障害がある可能性があり，これらの要因がL-dopaの効果を減弱させていると考えられる。

VI. 治　療

L-dopaが血管性パーキンソニズムに奏効したとする報告もあり，筋固縮，無動症の症状に対して特に投薬を試みるべきである。歩行障害に対しては，L-dopaはほとんど無効であり，塩酸amantadineやL-threo-DOPSが有効であるとする報告がある。抗コリン薬は痴呆や精神症状を誘発する可能性があり，使用を控える。

また，脳梗塞の再発予防として，抗血少板薬の投薬やrisk factorである高血圧，糖尿病，高脂血症などの徹底したコントロールはもちろん重要なことである。

おわりに

血管性パーキンソニズムの臨床的特徴や治療について概説した。無症候性脳梗塞は，高齢になるほど頻度が高くなることが知られている。MRIの普及により血管性パーキンソニズムと診断されるケースが増えることが予想される。しかし，基底核や白質に虚血性病変を認めたというだけで安易に血管性パーキンソニズムと診断するのは避けなければならない。本邦では，基底核部位の穿通枝梗塞の頻度は高く，パーキンソニズムを呈する患者に脳梗塞を認めたということからだけで血管性パーキンソニズムと診断することは正しいとはいえない。本症の診断は，その背景因子，臨床像，画像所見，L-dopaの反応性などから総合的に判定することが重要である。

文　献

1) Critchley, M. : Arteriosclerotic parkinsonism. Brain, 52 : 23-83, 1929.
2) Denny-Brown, D. : Parkinsonism and its Treatment（ed. by Doshay, L. J.), pp.17, Lippincott,

Philadelphia, 1954.
3) Eadie, M. J., Sutherland, J. M. : Arteriosclerosis in parkinsonism. J. Neurol. Neurosurg. Psychiatry, 27 : 237-240, 1964.
4) Hughes, A. J. et al. : Improved accuracy of clinical diagnosis of Lewy body Parkinson's disease. Neurology, 57 : 1497-1499, 2001.
5) Jellinger, K. A. : Vascular parkinsonism-neuropathological findings. Acta Neurol. Scand., 105 : 414-415, 2002.
6) 東儀英夫：脳血管性 Parkinsonism. 内科 MOOK No.23. パーキンソン病とパーキンソン症候群（平山恵造編），pp.229-235, 金原出版, 東京, 1984.
7) 東儀英夫, 高橋智, 槍沢公明 他：無症候性脳血管障害：診断と対策. 血管性パーキンソニズム-病態と問題点. 日本内科学会誌, 86：792-796, 1997.
8) Tohgi, H. et al, : Symptomatic characteristics of parkinsonism and width of substantia nigra pars compacta on MRI according to ischemic changes in the putamen and cerebral white matter : implications for the diagnosis of vascular parkinsonism. Eur. Neurol., 46 : 1-10, 2001.
9) 山本光利：パーキンソン病診断ハンドブック. 24. 鑑別診断のポイント：血管性パーキンソニズム, pp. 32, 2001.
10) Yamanouchi, H., Nagura, H. : Neurological singns and frontal white matter lesions in vascular parkinsonism. A clinicopathologic study. Stroke, 28 : 965-969, 1997.

IX. 症候性パーキンソニズム − 5

脳腫瘍とパーキンソニズム

森若文雄*, 田代邦雄*

抄　録　脳腫瘍による症候性パーキンソニズムは，腫瘍性パーキンソニズムと称され，現在まで約90例が報告されている。脳腫瘍が前頭葉腹側面に局在することが約半数を占め，病理組織学的には髄膜腫が多い。大脳基底核や脳幹に浸潤する腫瘍や転移性脳腫瘍によるものは稀である。振戦，筋固縮などのパーキンソン症状のみで発症する例，パーキンソン症状に頭痛，意識障害，けいれんなどの非パーキンソン症状を随伴する例と，頭痛，けいれん，意識消失発作，精神症状，運動麻痺，視野障害などの他の症状で発症する例があり，非パーキンソン症状で発症することが少なくない。神経画像診断が普及した今日，脳腫瘍は比較的早期に診断されうる疾患となった。しかし，非典型的な症候を呈するパーキンソニズムはもとより，典型的な症候を呈するが少しでも疑わしい所見がある患者では，腫瘍性パーキンソニズムを念頭に置き，鑑別診断を進めることが大切といえる。

脳の科学（2004年増刊号）229-232, 2004

Key words: *parkinsonism, brain tumor, meningioma, neuroimaging*

はじめに

パーキンソン症状を呈する症候性パーキンソニズム（symptomatic parkinsonism）の原因疾患は多岐にわたる。正常圧水頭症，外傷，中毒などのほか，脳腫瘍も一つの原因疾患としてあげられる。脳腫瘍に関連した症候性パーキンソニズムは，黒質を侵した結核腫による報告が最初とされ，腫瘍性パーキンソニズム（tumor-induced parkinsonism）と称される[5]。腫瘍性パーキンソニズムは現在まで約90例が報告されているが，その概要について自験例を含めて述べる。

Brain tumor and parkinsonism.
*北海道医療大学心理科学部
［〒002-8072　札幌市北区あいの里2条5丁目］
Fumio Moriwaka, Kunio Tashiro : Psychological Science, Health Sciences University of Hokkaido. Ainosato 2-5, Kita-ku, Sapporo, 002-8072 Japan.

I. 頻　度

腫瘍性パーキンソニズムの頻度については，基底核と視床部の脳腫瘍225例では1例のみがパーキンソニズムを呈したという報告[4]，基底核外のテント上脳腫瘍907例では0.3％がパーキンソニズムを呈したという報告[5]がある。Strabueらはパーキンソン病と星状細胞腫の発症頻度から，両者の併発は0.005〜1％以下と推定した[8]。また，脳CT，MRIなどの画像診断が広く臨床に応用されている現在，長期間にわたりパーキンソン症状を呈し，腫瘍性パーキンソニズムと診断される症例は稀といえる。

II. 腫瘍の局在と病理組織像（表1）

原因となる脳腫瘍は頭蓋内のあらゆる部位から発生し，種々の病理組織像を持つが，テント上の

表1 パーキンソニズムを呈する脳腫瘍の主な病理組織像と局在

1) 病理組織像：髄膜腫
　　　　　　　　神経鞘腫
　　　　　　　　多形膠芽腫
　　　　　　　　星状細胞腫
　　　　　　　　乏突起膠腫
　　　　　　　　類上皮腫
　　　　　　　　頭蓋咽頭腫
　　　　　　　　リンパ腫
　　　　　　　　転移性腫瘍
2) 脳腫瘍の局在：前頭葉（捕足運動野を含む）
　　　　　　　　側頭葉
　　　　　　　　頭頂葉
　　　　　　　　大脳基底核
　　　　　　　　間脳
　　　　　　　　中脳

表2 脳腫瘍とパーキンソン症候群の発症機序（文献1,3,8より引用）

①腫瘍による大脳基底核への機械的圧迫ないしは浸潤
　　血流低下，酸素消費低下，シナプス機能障害，ドパミン受容細胞の減少
②中脳の圧迫，浸潤ないしは中脳のねじれ
　　線条体ドパミン低下，代謝産物の含有量低下，黒質色素含有細胞の減少
③大脳基底核と捕足運動野の線維結合の障害
④パーキンソニズムを出しやすい年齢的素因

脳腫瘍，特に下垂体部，蝶形骨稜などの前頭葉腹側面に局在を有する腫瘍が約半数を占め，病理組織像では髄膜腫が多い[2,3,7]。大脳基底核や脳幹に浸潤するような星状神経腫，リンパ腫の頻度は少なく，転移性脳腫瘍によるものは稀である[4,6,9]。

III．発症機序（表2）

パーキンソニズムの原因となる脳腫瘍により基底核，中脳などの脳自質が機械的に圧迫されたり，または腫瘍が浸潤し，血流低下，線条体ドパミン低下，大脳基底核と捕足運動野の線維結合の障害などの発症機序が考えられる[1,3,8]。

IV．神 経 症 状

初発症状を含めて，振戦，筋固縮などのパーキンソン症状のみで発症する例，パーキンソン症状に頭痛，意識障害，けいれんなどの非パーキンソン症状を随伴する例と，頭痛，けいれん，意識消失発作，精神症状，運動麻痺，視野障害などの他の症状で発症する例がある[2,3]。パーキンソン症状に対する抗パーキンソン病薬の効果は，発症機序とも関連し，線条体でのドパミン低下ないしは欠乏がみられる症例では有効であるが，無効例も少なくない。腫瘍性パーキンソニズムの診断は，腫瘍の摘出により神経症状の改善がみられた際にはその関連性が強く示唆されるが，長期間の経過観察を要することも少なくない。

著者らは，1980年から現在までに3例の腫瘍性パーキンソニズム，1980年CTで同定された62歳女性とMRI検査を施行している71歳女性，74歳男性を経験している。全例とも歩行障害を初発症状とし，病理学的には髄膜腫2例，頭蓋咽

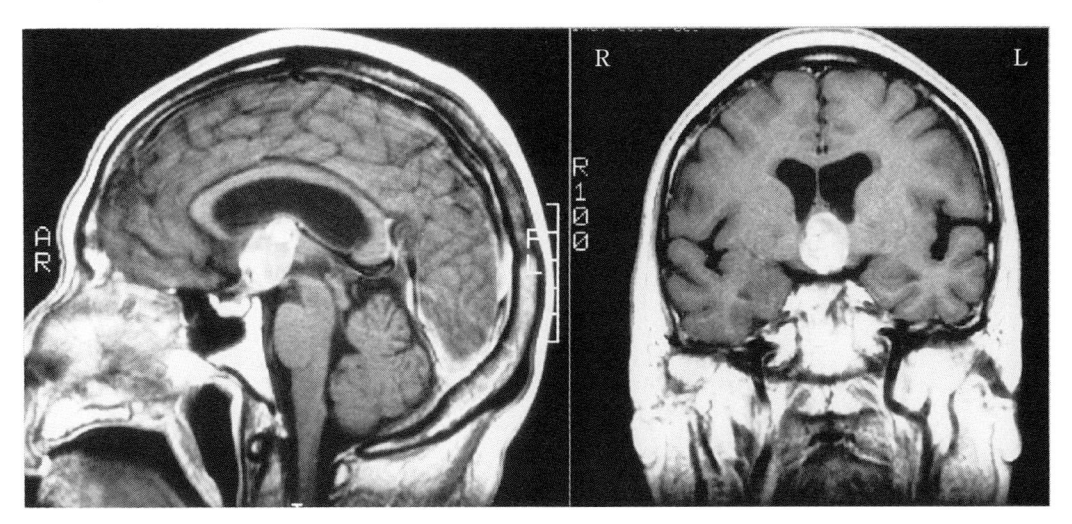

図1　自験例1の脳MRI像（Gd造影画像）

頭腫1例であった．本稿ではMRI検査を施行した2症例を提示する．

V．自　験　例

1．71歳，女性

主　訴：動作が遅い，歩行障害．

既往歴：特記すべきことなし．

現病歴：1989年春頃より動作が遅くなり，同年12月，感冒後，一人で立ち上がれなくなり，他院に入院．理学療法にてベッドからの起立も可能になっていた．

1990年5月転倒後，自力で起立できなくなり，歩行時に足を引きずるようになったため，同年7月23日，北大病院神経内科を受診．神経学的には軽度痴呆を認め，長谷川式簡易知能検査では暗算，数字の逆唱，5つの物品テストなどが不良で16点．顔貌は表情に乏しく，軽度の構音障害を認めた．Myerson徴候・手掌把握反射が陽性であった．脳神経系は正常で，運動系では両上肢に右優位の歯車様の筋固縮がみられた．振戦は認めず，腱反射，感覚系，小脳機能に異常はなく，Babinski反射は陰性であった．ベッド上臥位からの起立に介助を要し，歩行は小刻み歩行で，姿勢反射障害が前後方向にみられた．脳MRI所見（図1）：側脳室が拡大し，鞍上部から第三脳室部に占拠病変を認めた．占拠病変の信号域は不規則で，石灰化と思われる部位が存在し，辺縁部がGadolinium（Gd）造影剤で増強され，頭蓋咽頭腫が疑われた．

その後の経過：高年齢であるため，外科的手術を見合わせ，パーキンソン症状に対して，ドパミン合剤（benserazide/L-dopa）を100 mg/日より300 mg/日まで漸増投与した．歩行障害は軽度改善し，以後，理学療法を併用し経過観察した．1992年，1993年および1997年に脳MRIまたは脳CT検査を行い，腫瘍の増大は認めなかったが，歩行障害は緩徐に悪化した．1998年3月に肺炎を併発し，死亡．

2．74歳，男性

主　訴：歩行時によく転倒する．

既往歴：20年前より高血圧症，糖尿病，慢性腎障害にて加療．

現病歴：1994年頃より歩行時に前のめりとなり，よく転倒するようになった．

1995年春に旅行先で歩行が小走りとなることがしばしば出現．

1996年6月に入り，頻回に転倒するようになったため，同月5日，北大病院神経内科を受診．神経学的には意識・言語，脳神経系は正常，運動系で筋トーヌス，腱反射は正常であるが，両側Babinski反射，Chaddock反射を認め，下肢Barré徴候では両側陽性であった．後方への姿勢

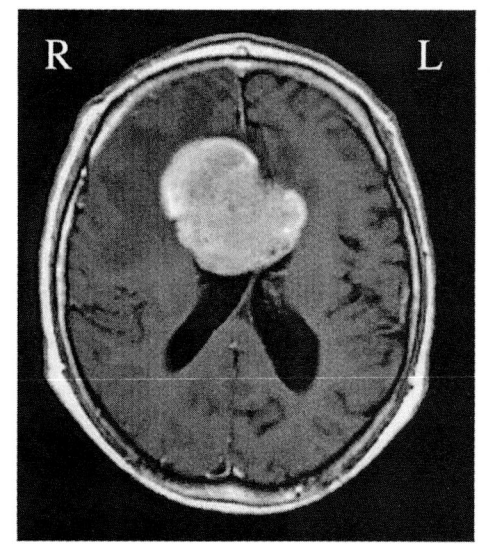

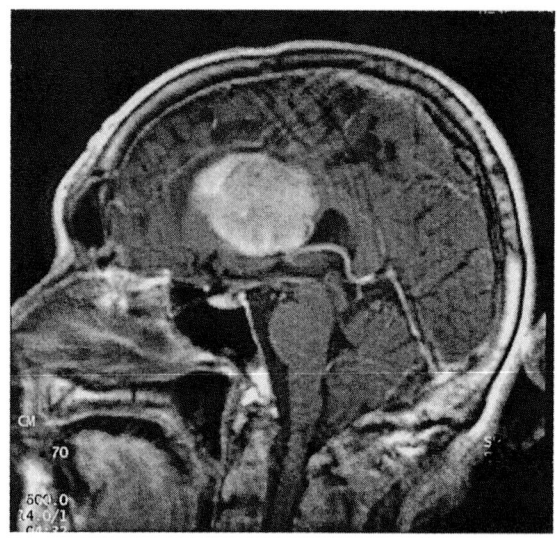

図2　自験例2の脳MRI像（Gd造影画像）

反射障害がみられ，歩行はパーキンソン様歩行がみられた。脳MRI（図2）は右前頭葉から脳梁にGd造影剤で造影される，境界明瞭な腫瘍を認めたため，同院脳神経外科にコンサルトし，髄膜腫が疑われた。慢性腎不全があるため，外科的治療を行わず，外来通院を行ったが，その後2年間，症状の悪化はみられなかった。

2例とも動作緩慢，姿勢反射障害，歩行障害のパーキンソン症候のほかにBabinski反射陽性などの非パーキンソン症候を認めていた。

おわりに

神経画像診断が普及した今日，脳腫瘍は比較的早期に診断されうる疾患となった。しかし，非典型的症候を呈するパーキンソニズムはもとより，典型的なパーキンソン症候を呈するが少しでも疑わしい所見を認める患者では，腫瘍性パーキンソニズムを念頭に置き，鑑別診断を進めることが大切といえる。

文献

1) Cicarelli, G., Pellecchia, M.T., Maiuri, F. et al.: Brain stem cystic astrocytoma presenting with "pure" akinesia. Mov. Disord., 14 : 364-366. 1999.
2) 近藤智善，平山恵造：脳腫瘍とParkinsonism. 内科MOOK パーキンソン病とパーキンソン症候群（阿部正和，尾前照雄，河合忠一編），pp.243-251, 金原出版，東京，1984.
3) 近藤智善：脳腫瘍とParkinsonism. 日本臨牀，55 : 118-122, 1997.
4) Krauss, J.K., Nobbe, F., Wakhloo, A.K. et al.: Movement disorders in astrocytomas of the basal ganglia and the thalamus. J. Neurol. Neurosurg. Psychiatry, 55 : 1162-1167, 1992.
5) Krauss, J.K., Paduch, Th. Mundinger, F. et al. : Parkinsonism and rest tremor secondary to supratentoorial tumours sparing the basal ganglia, Acta Neurochir. (Wien), 133 : 22-29, 1995.
6) Pohle, T., Krauss, J.K. : Parkinsonism in children resulting from mesencephalic turmors., Mov. Disord., 14 : 842-846, 1999.
7) Polyzoidis, K. S., McQueen, J.D., Rajput, A.H. et al.: Parkinsonism as a manifestation of brain tumor. Surg. Neurol., 23 : 59-63, 1985.
8) Straube, A., Sigel, K. : Parkinsonian syndrome caused by a tumour of the left supplementary motor area. J. Neurol. Neurosurg Psychiatry, 51 : 730-731, 1988.
9) Yoshimura, M., Yamamoto, T., Iso-o, N. et al.: Hemiparkinsonism associated with a mesencephalic tumor. J. Neurol. Sci., 197 : 89-92, 2002.

第 X 章
パーキンソニズムを呈する系統変性疾患，類縁疾患

Ⅹ．パーキンソニズムを呈する系統変性疾患，類縁疾患－1

多系統萎縮症（線条体黒質変性症，オリーブ橋小脳萎縮症，Shy-Drager 症候群）

國 本 雅 也*

　抄　録　多系統萎縮症（multiple system atrophy）は，線条体黒質変性症，オリーブ橋小脳萎縮症，Shy-Drager 症候群を包括する神経病理学的概念である。これら3疾患の臨床症状は発症初期には異なっているが，最終的には同一の病理像をとることがその根拠となっている。また白質のオリゴデンドログリア内にグリア細胞質内封入体が認められることも3疾患に共通する特異的所見である。パーキンソン病との鑑別診断は，初期に錐体外路症状を主症状とする線条体黒質変性症のタイプが最も困難で，小脳症状や多彩な自律神経症状に注目することが鑑別の手助けとなる。MRI の T2 強調画像における被殻と橋の変化も参考となる。治療的には supportive なものが中心となる。

脳の科学（2004 年増刊号）235-238, 2004

Key words: *multiple system atrophy（MSA），striatonigral degeneration（SND），olivopontocerebellar atrophy（OPCA），Shy-Drager syndrome（SDS），glial cytoplasmic inclusion（GCI）*

Ⅰ．疾 患 概 念

　ここに属する疾患は，神経病理学的見地から線条体黒質変性症（SND），オリーブ橋小脳萎縮症（OPCA）と診断され，一方臨床的見地から Shy-Drager 症候群（SDS）とされていたものが，神経病理学的に再検討されて，最終的には同一の病理学的変化を呈することから多系統萎縮症（multiple system atrophy：MSA）と呼ばれるようになったものである。その指摘は 1969 年の Graham と Oppenheimer[2]による，SDS の症例が OPCA や SND と臨床・病理学的に区別できな

いというものであった。1972 年の Bannister と Oppennheimer[1]の再検討を経て，3者各々の疾患をあえて独立の疾患単位と考える必要がないとされるに至った。日本でも種々の論議があった後，現在では多系統萎縮症の名前で3者が総括されることが多い。この中で，SDS は自律神経症状が際立つということで，Shy と Drager の臨床病理学的報告以来，特別な呼び名が課されていたが[18]，アメリカからの idiopathic orthostatic hypotension という概念との異同をめぐって議論があり[12]，最近は多系統萎縮症に統一されてきている。

Ⅱ．病　　　態

　神経病理学的には，被殻（後外側優位），黒質，小脳皮質，橋核，迷走神経背側核，胸髄中間外側核，Onuf 核の神経細胞脱落とグリオーシス，橋

Multiple system atrophy (striatonigral degeneration, olivopontocerebellar atrophy, Shy-Drager syndrome).
*国立国際医療センター神経内科
〒162-8655　東京都新宿区戸山 1-21-1
Kunimoto Masanari: International Medical Center of Japan. Toyama, 1-21-1 Shinjuku-ku, Tokyo, 162-8655 Japan.

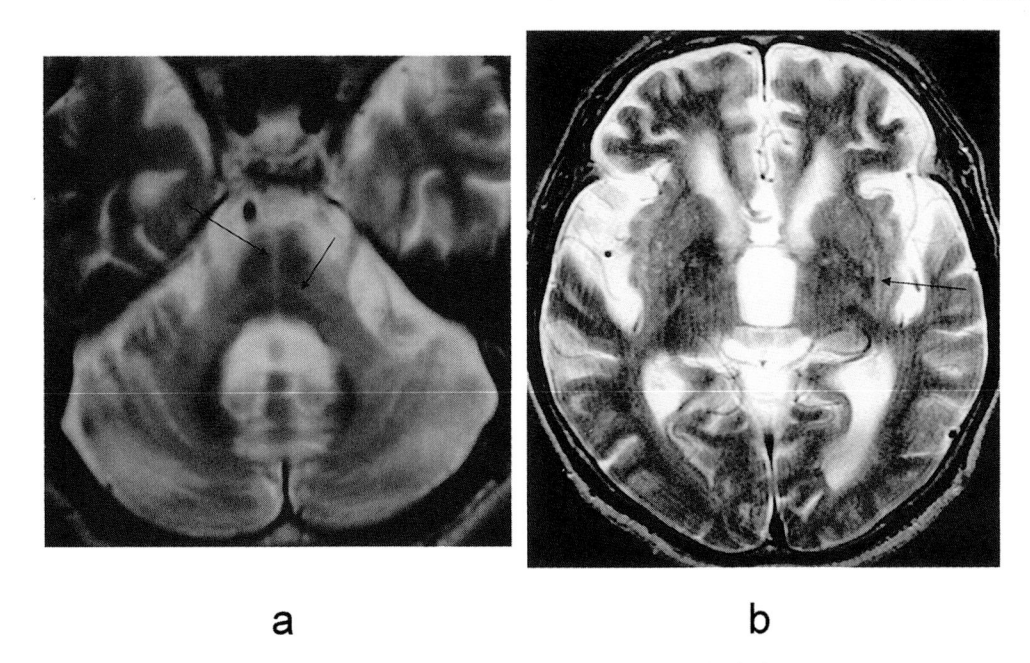

図 I a　橋底部の強い萎縮。橋横走線維に強い変性がありT2高信号を示す（→）。
図 I b　左被殻の外側に線状のT2高信号域（←）があり，その内側は低信号域である。

底部横走線維と小脳白質の変性が認められる。MSAが単一の疾患であることを示す特異的な病理所見として，白質のオリゴデンドログリア内にグリア細胞質内封入体（glial cytoplasmic inclusion：GCI）が発見された[16,17]。

臨床的経過は小脳症状やパーキンソン症状が初発症状となることが多い。このうちかつてOPCAと呼ばれていたものは小脳性運動失調で初発し遅れてパーキンソン症状が発現し，まれに取って代わることもある。またSNDとされていたものは，パーキンソン症状で発病しこれが主体の経過を示す。SDSといわれていたものでは，起立性低血圧，排尿障害やインポテンツ，発汗低下といった症状から出現し，後に小脳症状またはパーキンソン症状が加わってくることが多い[6,9]。

自律神経の症状は排尿障害やインポテンツという副交感神経中心の症状と起立性低血圧，食事性低血圧[3,8]，運動時低血圧[7]や発汗低下という交感神経障害と考えられる症状がある。発汗障害ではその無汗領域が下肢から次第に上行することが知られている[10]。これは脊髄前根内に含まれる交感神経節前線維を調べた研究で下位ほど変性が強いことからも[19]，変性が下位から上行するためと考えられる。また上肢と下肢における交感神経活動の比較においても下肢における記録の方が得にくい[15]。

III. 診　　断

発病年齢は，37歳から69歳（平均53歳），家族性遺伝性はなく，潜伏性に発病し，進行性の経過をとる[6]。男女比では男性がやや多い。小脳症状としての初発症状は，歩行時のふらつきやよろけ，階段が降りにくい，転びやすいといったもので，錐体外路性の初発症状は足を引きずる，足の上がりが悪い，歩行が遅い，歩幅が小刻みなどである[6]。自律神経症状の初発症状は排尿障害，インポテンツ，起立性低血圧が多い[6]。

その他の系統の障害としては，錐体路症状として腱反射亢進やBabinski徴候が見られることがある。また第二次運動ニューロンの障害として，針筋電図で神経原性の変化が見られることもある。感覚系については表在覚，深部覚ともに障害

はない。

パーキンソン病との鑑別点として，まず第1にMSAには安静時振戦がない。MSAに見られる振戦は小脳症状としての動作時振戦であり，dysmetry, decomposition, terminal oscillationなどの小脳症状に由来するものである。第2にMSAには小脳症状を伴う例が多いことである。特にそれが初発や中心症状の場合，パーキンソン症状との鑑別に窮することはない。臨床的に現れている症状がパーキンソン症状であっても，臥位で四肢筋の緊張度を観察すると，立位や歩行時の様子からパーキンソン病で予想される筋強剛が存在せず，むしろ四肢被動性の亢進やStewart-Holmes（スチュアート・ホームズ）徴候を認めることがある。また小脳性の構音障害も鑑別のひとつになる。第3にMSAの自律神経症状の方が高度で多彩である。パーキンソン病では便秘は高率に生じてくるが，失神するほどの起立性低血圧は稀で，排尿障害も初期には目立たない。またMSAでの発汗テストは下半身での発汗低下がほぼ必発である。第4に，MSAでは睡眠時の無呼吸や強いいびき[13]，声帯の運動低下[5]をきたしやすいが，パーキンソン病では少ない。第5にMRIのT2強調画像で，被殻の後外側に線状の高信号とその内側に低信号を認める。さらにT2強調画像で橋横走線維の変性も特徴的である[20]（図1 a, b）。

IV. 治療・予後

MSAの初期にパーキンソン症状のみが主体のときには，一時的であれ，L-dopaの効果が認められる時期がある。しかしその程度はパーキンソン病に比べやや弱い。そしてL-dopaを増量してもさほどの効果の上乗せが認められない。ドーパミンアゴニストやselegilineの効果についてはさらに不定である。小脳症状に対して，protirelineやtaltirelinは効果のある症例もある。これらパーキンソン症状も小脳症状もリハビリテーションの効果はほとんど認められない。

自律神経症状については起立性低血圧の初期にdroxydopaが効果のある時期もある[11]。ヘッドアップティルト試験のときの血中ノルアドレナリン値の測定を行い，これが低値のものには適応があると考えられる。発汗障害は気温の変化に応じて室温や衣服を調節し，うつ熱を予防する。また感染時の発熱では熱が高度に上がりやすく，それがさらに神経機能の低下を招き，声帯麻痺を増悪させたりするので注意が必要である。なるべく余計な掛け物はさけ，クーリングや冷却マットなどを用いる。排尿障害は，初期無抑制収縮による失禁があり，次第に膀胱収縮力の低下で残尿が増え，最終的には無緊張性膀胱で尿閉となる[4]。したがって残尿の多さにより間歇的導尿が必要となる。小脳症状のために自分では困難なことが多く，介助者による援助が必要となる。インポテンツについては，神経原性のためにsildenafilは適応にならない。便秘についてはsennosidesやmagnesium oxideを用いる。

MSAは突然死が多い[14]。中でも多いのが窒息である。また睡眠時無呼吸による場合もある[13]。上述したが，声帯の運動障害は発熱時に急に悪化することがあり，39℃を越える発熱の場合，気道の確保を確認する必要がある。夜間の睡眠時SpO2の測定に加え，覚醒時とdiazepam導入による睡眠時に声帯の動きを観察し，気切の時期を決定することが推奨されている[5]。

文　献

1) Bannister, R., Oppenheimer, D. R. : Degenerative diseases of the nervous system associated with autonomic failure. Brain, 95 : 457-474, 1972.
2) Graham, J. G., Oppenheimer, D. R. : Orthostatic hypotension and nicotine sensitivity in a case of multiple system atrophy. J. Neurol. Neurosurg. Psychiatry, 32 : 28-34, 1969.
3) 長谷川康博, 高橋昭：食事性低血圧. 自律神経, 31：1-4, 1994.
4) 服部孝道, 平山惠造, 安田耕作 他：Shy-Drager症候群における排尿障害の研究. 臨床神経, 23：38-43, 1983.
5) 林理之, 磯崎英治：多系統萎縮症に伴う声帯外転麻痺. 神経内科, 50：34-39, 1999.
6) 平山惠造, 北耕平：多系統萎縮症の臨床－Shy-Drager症候群を中心に－. 脳神経, 37：637-645, 1985.

7) 平山正昭, 家田俊明, 新美由紀 他：進行性自律神経機能不全症における運動時低血圧. 自律神経, 32：430-434, 1995.
8) 平山正昭：食事性低血圧. 神経内科, 40：516-526, 1994.
9) 飯嶋睦, 岩田誠：多系統萎縮症の概念と臨床. 神経内科, 50：1-7, 1999.
10) 稲葉彰, 横田隆徳, 林理之：多系統萎縮症（MSA）の発汗障害, 体温調節障害. 神経治療学, 13：237-241, 1996.
11) Kachi, T., Iwase, S., Mano, T. et al.：Effect of L-threo-3,4-dihydroxyphenylserine on muscle sympathetic activities in Shy-Drager syndrome. Neurology, 38：1091-1094, 1988.
12) 木下真男, 村松芳幸：Shy-Drager症候群の歴史的展望. 脳神経, 37：631-635, 1985.
13) 古池保雄：Shy-Drager症候群の睡眠時呼吸障害. 神経内科, 50：40-49, 1999.
14) 古池保雄, 高橋昭, 陸重雄 他：Shy-Drager症候群の最近の経過と予後. 神経治療, 8：509-514, 1991.
15) 國本雅也：多系統萎縮症の交感神経活動. 自律神経, 38：221-225, 2001.
16) Nakazato, Y., Yamazaki, H., Hirota, J. et al.：Oligodendroglial microtubular tangles in olivopontocerebellar atrophy. J. Neuropathol. Exp. Neurol., 49：521-530, 1990.
17) Papp, M. I., Kahn, J. E. K., Lantos, P. L.：Glial cytoplasmic inclusions in the CNS of patients with multiple system atrophy（striatonigral degeneration, olivopontocerebellar atrophy and Shy-Drager syndrome）. J. Neurol. Sci., 94：79-100, 1989.
18) Shy, G. M., Drager, G. A.：A neurological syndrome associated with orthostatic hypotension－A clinical-pathologic study. AMA Arch. Neurol., 2：511-527, 1960.
19) Sobue, G., Hashizume, Y., Ohya, M. et al.：Shy-Drager syndrome：Neuronal loss depends on size, function, and topography in ventral spina outflow. Neurology, 36：404-407, 1986.
20) 柳下章：多系統萎縮症のMRI. 神経内科, 50：16-23, 1999.

X. パーキンソニズムを呈する系統変性疾患，類縁疾患−2

進行性核上性麻痺，大脳皮質基底核変性症，純粋無動症

齋藤友紀*，水澤英洋*

抄　録　進行性核上性麻痺（progressive supranuclear palsy：PSP），大脳皮質基底核変性症（corticobasal degeneration：CBD），純粋無動症（pure akinesia：PA）はL-dopa抵抗性のパーキンソニズムを呈する疾患であり，PSPは姿勢の不安定性と垂直性注視障害を，CBDは片側性のパーキンソニズムと大脳皮質症状を特徴とする。PAはアキネジアを主徴とし，筋固縮や振戦を欠くものと定義されるが，神経病理学的に，あるいは長い経過の後には臨床症候学的にもPSPと共通性がみられるものが大部分である。

神経病理学的にPSPとCBDではtau陽性封入体がみられ，神経細胞の神経原線維変化とオリゴデンドログリアのcoiled bodyは共通しているが，tuft-shaped astrocyteはPSPに，astrocytic plaqueはCBDに特徴的である。異常蓄積したtau蛋白はいずれも4リピート型のみから構成されることが判明し，いわゆる一次性のtauopathyに分類される。

Key words：progressive supranuclear palsy, corticobasal degeneration, pure akinesia, tau

はじめに

進行性核上性麻痺（progressive supranuclear palsy：PSP）は，1964年にSteele, Richardson, Olszewskiにより臨床病理学的に確立された疾患であり[23]，特徴的な臨床症状として，歩行障害，核上性眼球運動障害，筋固縮（体軸性すなわち体幹や四肢の近位部に強く左右差はほとんどな

Progressive supranuclear palsy, corticobasal degeneration and pure akinesia.
*東京医科歯科大学大学院脳神経機能病態学
［〒113-8519　東京都文京区湯島1-5-45］
Yuki Saito, Hidehiro Mizusawa : Department of Neurology and Neuroscience, Tokyo Medical and Dental University Graduate School of Medicine. 1-5-45　Yushima, Bunkyo-ku, Tokyo, 113-8519 Japan.

い），頸部のジストニア様の後屈，仮性球麻痺，痴呆などがあげられる[14]。

大脳皮質基底核変性症（corticobasal degeneration：CBD）は，1967年のRebeizらの病理学的報告に始まり[19]，1989年にGibbsらがCBDと呼ぶことを提唱した疾患である[5]。非常に左右差の強いパーキンソニズムおよび失行などの大脳皮質症状が特徴的である。

純粋無動症（pure akinesia：PA）は，1974年の今井，楢林の報告に始まる[9]。「パーキンソニズムの3主徴中，筋固縮・振戦を欠如しながら本症に特徴的な運動障害を呈する病像」[8]として純粋無動症という概念を提唱したが，その後本症の病理所見が報告されるに伴い，多くはPSPの初期症状もしくは一型であると思われている[6]。し

かし，一部は淡蒼球黒質ルイ体萎縮症（pallido-nigro-luysian atrophy：PNLA）などの変性疾患である可能性がある。

PSPやCBDでは神経細胞とグリア細胞に異常にリン酸化されたtau蛋白が蓄積しており，いわゆるtauopathyに属する。髄液中のtau蛋白は疾患の生化学的マーカーとしても研究されている。

I．神経病理所見

1．組織学的所見

PSPでは，基底核，脳幹，小脳に神経細胞脱落，グリオーシス，神経原線維変化（neurofibrillary tangle：NFT）の出現がみられる。強く障害される部分は，淡蒼球，視床下核，黒質，中脳被蓋，橋，延髄，小脳歯状核である。小脳歯状核にはグルモース変性がみられる。

一方，CBDの病変の主座は，大脳皮質と黒質や淡蒼球をはじめとする皮質下諸核である。大脳皮質では，神経細胞の脱落やグリオーシスに加え，多数のballooned neuronの出現をみる。Ballooned neuronは，Pick病やCreutzfeldt-Jakob病など種々の疾患でもみられ，CBDに特異的ではないが，CBDの大脳皮質では必ず認められる所見である[25]。皮質下諸核では，特に黒質と淡蒼球の変性が目立ち，神経細胞脱落，グリオーシス，NFTの出現がみられる。しかし，Bodian染色などで染まる典型的なNFTの出現はCBDでは黒質以外ではまれであり，NFTが多数出現するPSPと異なる。その他の諸核も障害されるが，PSPと比べると視床下核，上丘，小脳歯状核の変性は軽度である。

PAの病理像は，多くはPSPと同様，あるいはPSPと比べ脳幹病変が軽度である[15]。PNLAの報告もある[14]。

2．細胞骨格異常（図1）

PSPとCBDでは神経細胞とグリア細胞の両方にtau陽性の細胞骨格系の異常構造物を認める[7]。PSPではtuft-shaped astrocyteが特徴的であり，前頭葉や線条体によく出現する。一方，CBDではastrocytic plaqueが特徴的であり，PSPとの鑑別上重要である。オリゴデンドロサイト由来のものとして，coiled bodyとargyrophilic threadがあるが，これらはCBDでより大量に認められる。PSPとCBDの両者の臨床的特徴を併せ持つ症例の存在はすでに指摘されていたが，最近神経病理学・生化学的にもそのことが確認されている[10]。

PSPとCBDに異常蓄積するtau蛋白は，超微形態的に主にstraight tubuleを形成している。tau蛋白は6つのアイソフォームを有するが，PSPやCBDで蓄積するtau蛋白は4リピート型のみで構成される[21]。同じくtau蛋白が異常蓄積する代表的疾患にアルツハイマー病とPick病があるが，アルツハイマー病のtau蛋白は6種類すべてのアイソフォームからなり，Pick病では3リピート型のみから構成され，PSPやCBDとは異なる[3]。このように，PSPとCBDには異常蓄積するtau蛋白に形態学的，生化学的に共通性がある。

II．臨床症候

1．進行性核上性麻痺

多数の剖検例をまとめると，発症年齢は40〜80歳で，60歳台が最も多く，全経過は1〜17年で，6年くらいが最も多い[1,2,13]。

臨床症候としては前述したような症候があげられるが，1996年に提示されたNINDS-SPSPの臨床診断基準でも，姿勢の不安定性と垂直性注視障害が重要な症候としてとりあげられている[12]。

2．大脳皮質基底核変性症

Rinneらの36例についてみると，発症年齢は40〜76歳，平均60.9歳であり，全経過は平均5.9年である[20]。

本症は，一側上肢の運動拙劣（clumsiness）と称されるぎこちなさで発症することが多く，左右差の強いことが特徴である。大脳皮質症状としてよくみられるのは失行で，肢節運動失行が多い。また，alien hand（他人の手）徴候や皮質性感覚障害，ジストニアやミオクローヌスなどの不随意

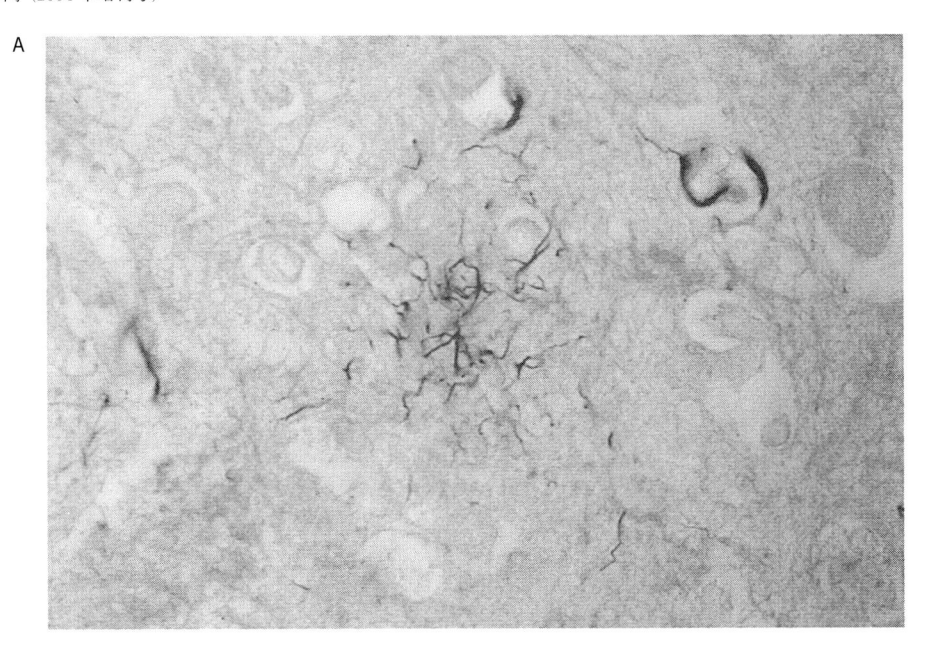

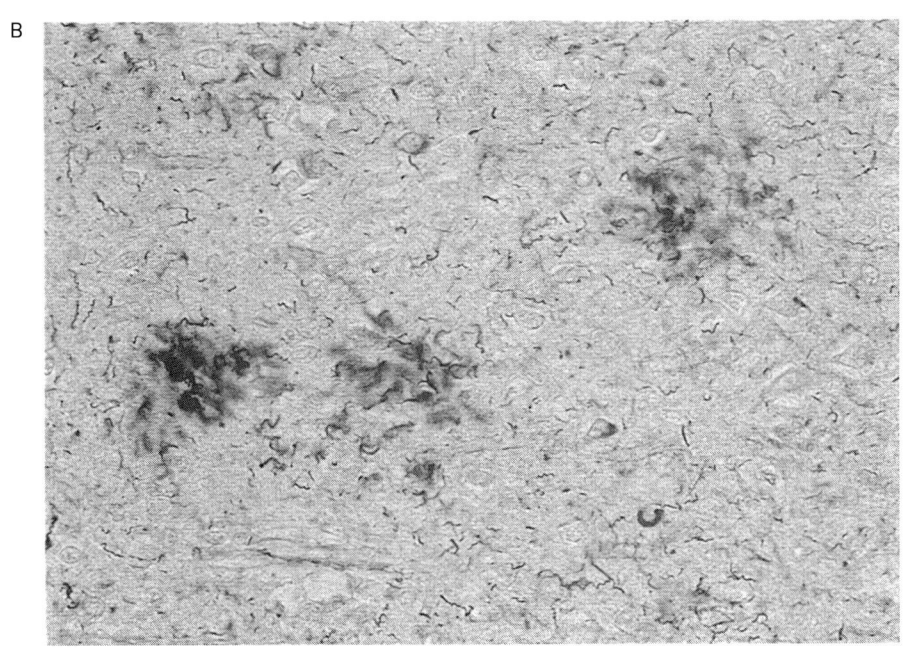

図1 A, B　PSP に特徴的な tuft-shaped astrocyte (A) と CBD に特徴的な astrocytic plaque (B)

運動などもみられる。失語や痴呆で発症する例も少ないながらみられる。

3. 純粋無動症

1980年に今井がまとめた11例をみると，発症年齢は32〜74歳，平均58歳である[8]。緩徐進行性で，経過は PSP より長い印象を受ける。

主要症状はすくみ現象であり，反復動作障害と姿勢反射障害がよくみられる。本来はこれらアキネジアのみが出現するが，経過を追うにしたがっ

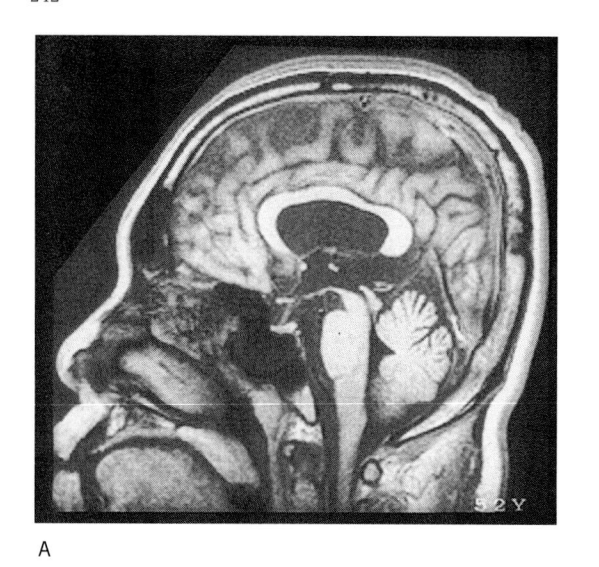

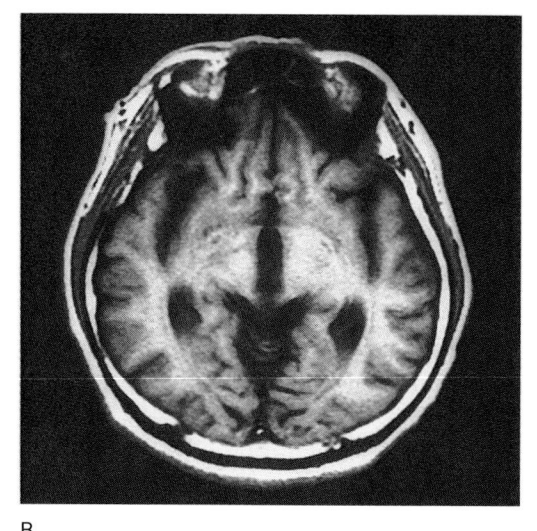

図2A，B　PSPのT1強調像矢状断(A)と水平断(B)
中脳被蓋の萎縮と第三脳室の拡大がみられる。

て頸部ジストニアや痴呆などが顕在化する症例がみられ，眼球運動障害の出現が遅い，あるいはそれがみられないPSPの一型であることが多いと思われる。しかしPAは臨床的概念であり，PNLAなど同様な部位が侵される疾患ではPAの症候がみられうることに留意する必要がある。

III．画像所見（図2，3）

1．頭部MRI，CT

PSPでは，中脳萎縮とそれに伴う第三脳室の拡大，橋被蓋の萎縮，中脳の信号変化がみられ，その後，前頭葉萎縮や側頭葉萎縮が明らかとなる。時に，下オリーブ核にT2強調像で高信号域がみられることもある[26]。

CBDでは，左右差のある前頭・頭頂葉優位の大脳皮質の萎縮が特徴的で，中心溝周囲に変化が強い。Soliveriらが報告した，PSPとCBDの頭部MRI所見の比較検討によれば，PSPでは中脳萎縮と中脳水道周囲の信号変化が，CBDでは非対称性の前頭・頭頂葉萎縮が特異的であるとしている[22]。

PAでは，中脳や橋背側部の萎縮などPSPと同じようなMRI変化がみられたとの報告もあるが[24]，特に変化を認めない例もあり，今のところ確定的なものはない。

2．SPECT，PET

PSPのSPECTを用いた検討では，Johnsonらが前頭葉・頭頂葉・大脳基底核での血流低下を報告している[11]。PSPのPETによる検討には複数の報告があるが，共通しているのは，前頭葉，特に前頭葉外側上部に著明な代謝の低下があることである。その他，大脳基底核でも正常に比し，代謝の低下がみられる[16]。

CBDでは，SPECT，PETいずれにおいても大脳皮質・大脳基底核・視床での左右差のある血流および代謝の低下が報告されている[4]。Nagahamaらは，CBDでの下頭頂葉・運動感覚野・側頭葉外側および線条体のグルコース代謝の左右差を示し，PSPとの鑑別に有用であるとしている[17]。

PAのSPECTおよびPET所見は報告例も少なく，一定した見解は得られていないが，PETによる検討では，PAはPSPと同じ代謝パターンを示したとの報告がある[24]。

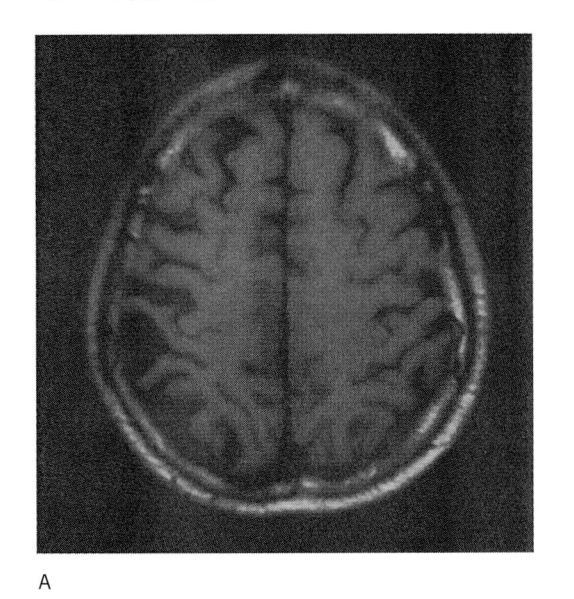

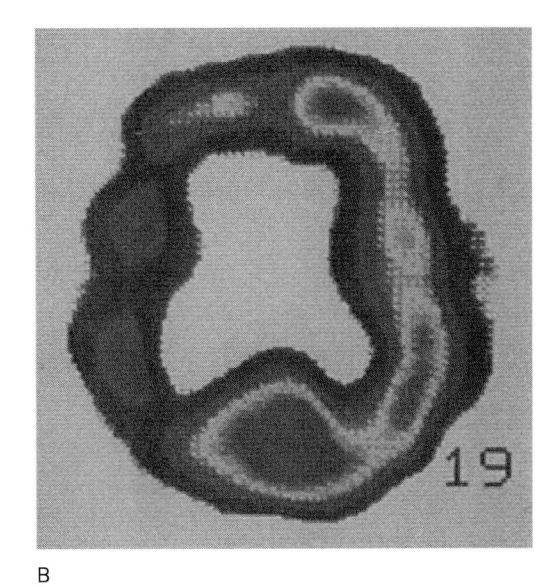

図3 A, B　CBDのMRI T1強調像(A)とSPECT(B)
左右差の著明な大脳皮質の萎縮(A)と脳血流(B)。

Ⅳ. 治　療

現時点では根本治療として有効な治療法はない。パーキンソン病に準じた薬物療法を試みるが，いずれの疾患もL-dopa抵抗性であり，あまり期待はできない。ただし，PSPではamitriptyline[18]が，CBDではtrihexyphenidylが，またPAではL-threo-3,4-dihydroxyphenylserine[27]が有効なことがある。

文　献

1) Collins, S. J., Ahlskog, J. E., Parisi, J. E. et al. : Progressive supranuclear palsy: neuropathologically based diagnostic clinical criteria. J. Neurol. Neurosurg. Psychiatr., 58 : 167-173, 1995.
2) De Bruin, V. M. S., Lees, A. J. : Subcortical neurofibrillary degeneration presenting as Steele-Richardson-Olszewski and other related syndromes: a revew of 90 pathologically verified cases. Mov. Disord., 9 : 381-389, 1994.
3) Delacourte, A., Sergeant, N., Wattez, A. et al. : Vulnerable neuronal subsets in Alzheimer's and Pick's disease are distinguished by their τ isoform distribution and phosphorylation. Ann. Neurol., 43 : 193-204, 1998,
4) Eidelberg, D., Dhawan, V., Moeller, J. R. et al. : The metabolic landscape of corticobasal ganglionic degeneration: Regional asymmetries studied with positron emission tomography. J. Neurol. Neurosurg. Psychiatr., 54 : 856-862, 1991.
5) Gibb, W. R. G., Luthert, P. J., Marsden, C. D. : Corticobasal degeneration. Brain, 112 : 1171-1192, 1989.
6) 本間義明，高橋均，武田茂樹　他："L-DOPA無効の純粋アキネジア"を呈した進行性核上性麻痺の1剖検例．脳神経，39 : 183-187, 1987.
7) 池田研二：進行性核上性麻痺とcorticobasal degeneration　病理学的側面．神経内科，43 : 1-7, 1995.
8) 今井壽正：L-DOPA無効の純粋アキネジア―すくみ現象のみを呈した症例―．神経進歩，24 : 838-848, 1980.
9) 今井壽正，楢林博太郎：アキネジア―純粋アキネジアの2症例を中心として―．神経進歩，18 : 787-794, 1974.
10) 井関栄三，勝瀬大海，新井哲明　他：皮質基底核変性症と進行性核上性麻痺の病理学的・生化学的特徴を併せ持つ4リピートタウオパシーの1例．Neuropathology, suppl. 23 : 164, 2003.
11) Johnson, K. A., Sperling, R. A., Holman, B. L. et al. : Cerebral perfusion in progressive supranuclear

palsy. J. Nucl. Med., 33 : 704-709, 1992.
12) Litvan, I., Agid, Y., Calne, D. et al. : Clinical research criteria for the diagnosis of progressive supranuclear palsy (Steele-Richardson-Olszewski syndrome) : Report of the NINDS=SPSP International Workshop. Neurology, 47 : 1-9, 1996.
13) Litvan, I., Mangone, C. A., McKee, A. et al. : Natural history of progressive supranuclear palsy (Steele - Richardson - Olszewski syndrome) and clinical predictors of survival : a clinico pathological study. J. Neurol. Neurosurg. Psychiatr., 61 : 615-620, 1996.
14) 水澤英洋：進行性核上性麻痺の臨床病理学的概念の広がり．Progress in Medicine, 18 : 302-328, 1998.
15) Mizusawa, H., Mochizuki, A., Ohkoshi, N. et al. : Progressive supranuclear palsy presenting with pure akinesia. Adv. Neurol., 60 : 618-621, 1993.
16) 長濱康弘，福山秀直：進行性核上性麻痺と corticobasal degeneration 脳血流代謝の面から．神経内科，43：22-29, 1995.
17) Nagahama, Y., Fukuyama, H., Turjanski, N. et al. : Cerbral glucose metabolism in corticobasal degeneration : Comparison with progressive supranuclear palsy and normal controls. Mov. Disord., 12 : 691-696, 1997.
18) Newman, G. C. : Treatment of progeressive supranuclear palsy with tricyclic antidepressants. Neurology, 35 : 1189-1193, 1985.
19) Rebeiz, J. J., Kolodny, E. H., Richardson, E. P. : Corticodentatonigral degeneration with neuronal achromasia : A progressive disorder of late adult life. Trans. Am. Neurol. Assoc., 92 : 23-26, 1967.
20) Rinne, J. O., Lee, M. S., Thompson, P. D. et al. : Corticobasal degeneration: A clinical study of 36 cases. Brain, 117 : 1183-1196, 1994.
21) Sergeant, N., Wattez, A., Delacourte, A. : Neurofibrillary degeneration in progressive supranuclear palsy and corticobasal degeneration : tau pathologies with exclusively "exon 10" isoforms. J. Neurochem., 72 : 1243-1249. 1999.
22) Soliveri, P., Monza, D., Paridi, D. et al. : Cognitive and magnetic resonance imaging aspects of corticobasal degeneration and progressive supranuclear palsy. Neurology, 53 : 502-507, 1999.
23) Steele, J. C., Richardson, J. C., Olszewski, J. : A heterogeneous degeneration involving the brain stem, basal ganglia and cerebellum with vertical gaze palsy and pseudobulbar palsy, nuchal dystonia and dementia. Arch. Neurol., 10 : 333-359, 1964.
24) Taniwaki, T., Hosokawa, S., Goto, I. et al. : Positron emission tomography (PET) in "pure akinesia". J. Neurol. Sci., 107 : 34-39, 1992.
25) 若林孝一，高橋均：Corticobasal degeneration の病理．脳神経，48：521-532, 1996.
26) Yagishita, A., Oda, M. : Progressive supranuclear palsy: MRI and pathological findings. Neuroradiology, 38 (suppl. 1) : S 60-S 66, 1996.
27) Yamamoto, M., Ujike, H., Ogawa, N. : Effective treatment of pure akinesia with L-threo-3,4-dihydroxyphenylserine (DOPS) : Report of a case, with pharmacological considerations. Clin. Neuropharmacol., 8 : 334-342, 1985.

X. パーキンソニズムを呈する系統変性疾患，類縁疾患 − 3

17番染色体に連鎖するパーキンソニズムを伴う前頭側頭葉型痴呆（FTDP-17）

岡本幸市*

抄録　家族性の前頭側頭葉型痴呆の中で17番染色体に連鎖する13家系の検討からfrontotemporal dementia with parkinsonism linked to chromosome 17（FTDP-17）という名称が提唱された。その後，FTDP-17家系でタウ遺伝子の変異が明らかにされ，家族性タウオパチーとも呼ばれる疾患である。坪井らによる最近の集計では，79家系で29種類のタウ遺伝子変異が報告されており，本邦では15家系の報告がある。その臨床像や神経病理所見は多彩であるが，前頭・側頭葉の萎縮と脳内にタウの沈着が共通してみられている。本稿では，FTDP-17命名に至る経過，タウ遺伝子変異とタウの蓄積との関連性，主な臨床症状や病理所見，本邦最初の報告例の病理所見などについて概説した。

Key words：FTDP-17, tau, frontotemporal dementia, dementia, pathology

I. FTDP-17命名に至る経過

主として前頭葉と側頭葉に萎縮がみられる非アルツハイマー型の痴呆性変性疾患は従来から知られていたが，その概念は曖昧であった。1994年に英国のManchester大学とスウェーデンLund大学の研究グループは，臨床的・神経病理学的診断基準を示し，前頭側頭型痴呆 frontotemporal dementia : FTDという疾患概念を提唱した[9]。FTDの多くは孤発例であるが，欧米では家族性FTDが比較的多く，オランダではFTDの38％が家族性であったと報告されている。家族性FTDは，孤発性に比べて臨床的にも病理学的に非典型的な所見を呈するものが多く，それらの特徴から disinhibition-dementia-parkinsonism-amyotrophy complex（DDPAC）など，種々の名称で報告されていた。1994年，Wilhelmsenらは連鎖解析によりDDPACが17番染色体17q21-22に連鎖することを報告した[11]。その後，いくつかの家系が17番染色体の同じ部位に連鎖することが報告された。1996年，米国Michiganにおいて意見の一致を計るための会議が開催され，17番染色体への連鎖が明らかな13家系の臨床的，神経病理学的共通点などが検討された結果，frontotemporal dementia with parkinsonism linked to chromosome 17（FTDP-17）という疾患名が提唱された[2]。これらの多くでは，脳内にリン酸化されたタウからなる線維状の沈着物がみられ，さらにタウ遺伝子が17q21-22に存在することが判明したことから，FTDP-17の原因遺伝子としてタウ遺伝子の異常が想定されるように

Frontotemporal dementia with parkinsonism linked to chromosome 17（FTDP-17）.
*群馬大学大学院医学系研究科脳神経内科学
〔〒371-8511　群馬県前橋市昭和町3-39-22〕
Koichi Okamoto : Department of Neurology, Gunma University Graduate School of Medicine. 3-39-22 Showa-machi, Maebashi, Gunma, 371-8511 Japan.

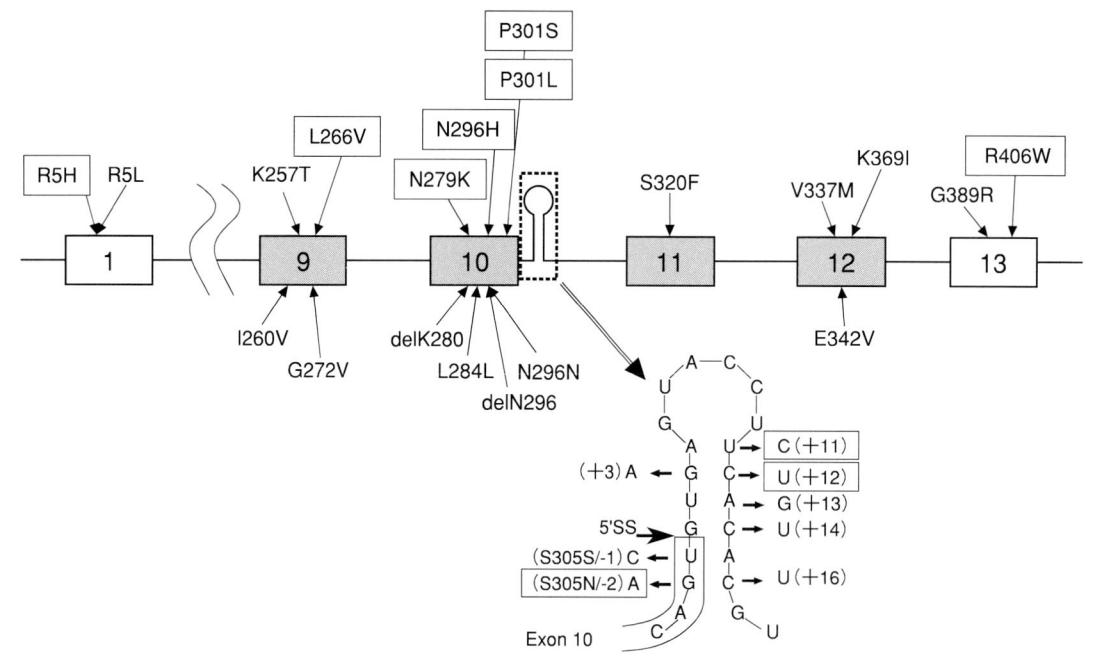

図1 タウ遺伝子の変異部位
四角で囲んだ変異は本邦で報告されている変異（坪井らの図[10]を一部改変）.

なった．1998年にタウ遺伝子変異がFTDP-17とされた家系で明らかにされ[5,8]，その後，多くのFTDP-17家系でタウ遺伝子の種々の部位に変異が報告されている．

II．タウ遺伝子変異とタウの集積

タウは微小管結合蛋白の一種である．主な機能はチュブリンに結合し，その重合を促進して微小管を形成し，形成された微小管を安定化することである．タウ遺伝子は17番染色体長腕q21領域にあり，16個のexonからなる．mRNAの選択的スプライシングにより6種類のタウのアイソフォームが形成される．exon 9, 10, 11, 12には繰り返し配列が存在し，exon 10の挿入のないものはこの繰り返し配列が3つであり，3リピートタウ，挿入があるものは繰り返し配列が4つになり4リピートタウと呼ばれる．

現在までにタウ遺伝子に変異の見いだされている部位を図1に示す[10]．坪井らの最近の集計では79家系で29種類の変異が認められている[10]．これらの中ではP301Lの報告が最も多い．国別では米国19家系，英国15家系であり，本邦でも15家系が報告されている．四角で囲んだ変異部位は，日本人家系で報告されているものである．アミノ酸置換を伴う変異，アミノ酸置換がみられない変異，アミノ酸の脱落が生じる変異など様々である．タウ遺伝子の変異はexon 9からexon 12の間と，exon 10の5'側のintronに集中している．タウはこの繰り返し配列領域とその近傍を介して微小管と結合することから，この領域での遺伝子変異はタウの機能障害に密接に関連していることが想定されている．変異部位と，タウの機能変化や病理像には関連性が認められている[3,4]．すなわち変異部位と，①微小管重合促進能，②4リピートタウと3リピートタウの発現比，③蓄積タウ（4リピートタウか3リピートタウか），④出現部位（神経細胞，グリア），⑤微細線維構造，などに関連性がみられている．タウ遺伝子変異とタウの異常蓄積との関連性については不明な点が多いが，タウ蛋白の微小管結合能などの機能低下や，過剰な4リピートタウが過剰なリン酸化を受け，神経細胞内やグリア内に沈着し，細胞死へ至る過程が想定されている．

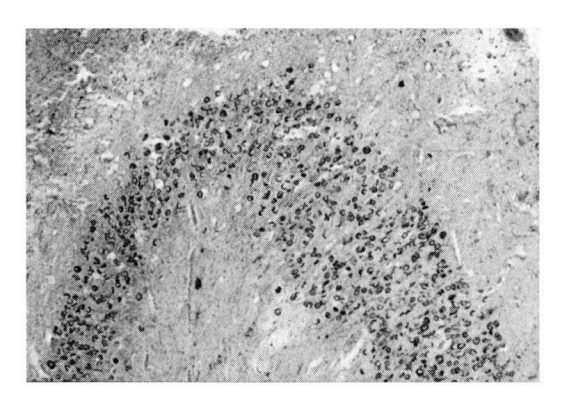

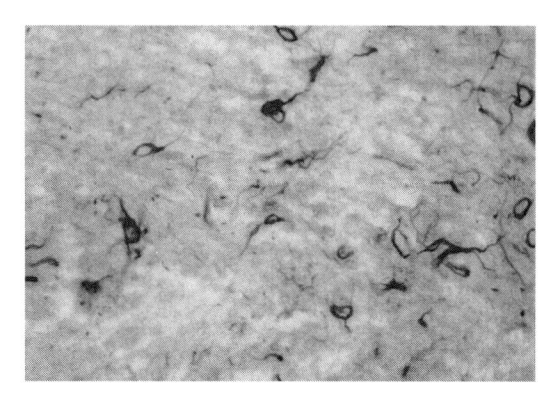

図2 本邦最初のFTDP-17剖検例（島根医科大学病理学第二講座飯島正明氏提供）。
左：海馬歯状回の顆粒細胞には多数の嗜銀性リング状構造物がみられる。Gallyas染色，33倍。
右：多数のcoiled bodiesもみられる。被殻。Gallyas染色，160倍。

III．臨床症状と病理所見

タウオパチーとは，脳内にタウが異常に集積する疾患と定義され，種々のものがあるが，FTDP-17は代表的な家族性タウオパチーである。FTDP-17は，常染色体性優性遺伝を示し，その臨床症状は多様であるが，それはタウ遺伝子の変異部位の差によると考えられている。若年から初老期に発症し，経過は10年程度である。基本的な神経症状は，脱抑制的な性格変化，行動変化，認知障害，パーキンソニズムを主体とする運動障害である[2,10]。神経病理学的には，肉眼的に前頭葉と側頭葉の萎縮があり，大脳皮質や基底核での神経細胞の脱落，大脳白質のグリオーシスがみられ，神経細胞やグリア内のタウ陽性構造物の出現が特徴的であるが，タウ遺伝子変異により病理所見にも多様性がみられる。

IV．本邦での最初の報告例

1993年の日本神経病理学会で島根医大の飯島らは，「主として小型神経細胞（顆粒神経細胞）に原線維変化をみ，老人斑のない若年性痴呆の一剖検例」の報告を行い，その後詳細な神経病理学的所見の報告を行っている[6]。この家系では母と息子二人が発病し，兄が剖検され，その後，弟のタウ遺伝子の検査でS305Nの変異が確認されている[7]。母は精神分裂病症状で39歳で死亡。兄は38歳頃から隣人に暴力行為をするなどの性格変化が目立ち，徐々に自発性が低下し，寝たきりとなり41歳で死亡。弟は37歳頃から性格変化と行動異常があり，Pick病と診断されていた。兄の剖検脳[6]では，大脳皮質第2層の小型神経細胞や海馬歯状回の顆粒細胞にGallyas染色でよく染まるリング状の嗜銀性封入体が多数みられ（図2左），これらは抗タウ（AT8）抗体を用いた免疫染色で陽性であり，電顕的には直細管からなっていた。その他，乏突起膠細胞内に多数のcoiled bodies（図2右）が存在するが，老人斑はみられていない。

V．主なタウ遺伝子変異と臨床症状

1．P301L変異

現在までに最も多く報告されている変異である。発症年齢は40～50歳台で，性格変化，行動異常（脱抑制，反社会的行動，発語の減少，反響言語など）と痴呆が主で，パーキンソニズムは進行期に認められることが多い[1,10]。

2．本邦での家系

坪井ら[10]が，本邦15家系の臨床病理学的集計を行っているので，それを参照していただきた

い。

Ⅵ. FTDP-17でタウ遺伝子に変異を認めない例

臨床的にFTDP-17とされながら，タウ遺伝子に変異がみられず，病理学的にもタウの異常沈着を認められない症例もある。一部の症例では最近，タウのmRNA発現レベルでは異常ないが，タウの蛋白量の発現が特異的に低下していることが見いだされており，タウの異常に基づく新たなタウオパチーの可能性が示唆されている[12]。

Ⅶ. FTDP-17の診断

常染色体優性遺伝であるので，家族性の前頭側頭葉型痴呆例では本疾患を疑う。臨床症状は性格変化，行動異常，痴呆，パーキンソニズムなどであるが，家系間や症例毎に異なるため臨床所見や画像所見のみからでは診断困難であり，確定診断には遺伝子診断が必要である。

文 献

1) Bird, T. D., Nochlin, D., Poorkaj, P. et al. : A clinical pathological comparison of three families with frontotemporal dementia and identical mutations in the tau gene (P 301 L). Brain, 122 : 741-756, 1999.
2) Foster, N. L., Wilhelmsen, K., Sima, A. A. F. et al. : Frontotemporal dementia and parkinsonism linked to chromosome 17 : a consensus conference. Ann. Neurol., 41 : 706-715, 1997.
3) Hasegawa, M., Smith, M. J., Goedert, M. : Tau proteins with FTDP-17 mutations have a reduced ability to promote microtubule assembly. FEBS Lett., 437 : 207-210, 1998.
4) Hasegawa, M., Smith, M. J., Iijima, N. et al. : FTDP-17 mutations N 279 K and S 305 N in tau produce increased splicing of exon 10. FEBS Lett., 443 : 93-96, 1999.
5) Hutton, M., Lendon, C. L., Rizzu, P. et al. : Association of missense and 5'-splice-site mutations in tau with the inherited dementia FTDP-17. Nature, 393 : 702-705, 1998.
6) Iijima, M., Ishino, H., Seno, H. et al. : A case of presenile dementia with neurofibrillary tangles but without senile plaques in small neurons of the external granular layer of the cerebral cortex. Neuropathology, 14 : 57-65, 1994.
7) Iijima, M., Tabira, T., Poorkaj, P. et al. : A distinct familial presenile dementia with a novel missense mutation in the tau gene. NeuroReport, 10 : 497-501, 1999.
8) Spillantini, M. G., Murrell, J. R., Goedert, M. et al. : Mutation in the tau gene in familial multiple system tauopathy with presenile dementia. Proc. Natl. Acad. Sci. USA, 95 : 7737-7741, 1998.
9) The Lund and Manchester Groups : Clinical and neuropathological criteria for frontotemporal dementia. J. Neurol. Neurosurg. Psychiatry, 57 : 416-418, 1994.
10) 坪井義夫，Wszolek, Z. K., 水野義邦 他：本邦におけるFTDP-17の臨床病理研究は何を教えたか？ 脳神経，55：107-119, 2003.
11) Wilhelmsen, K. C., Lynch, T., Pavlou, E. et al. : Localization of disinhibition-dementia-parkinsonism-amyotrophy complex to 17 q 21-22. Am. J. Hum. Genet., 55 : 1159-1165, 1994.
12) Zhukareva, V., Vogelsberg-Ragaglia, V., Van Deerlin, V.M. et al. : Loss of brain tau defines novel sporadic and familial tauopathies with frontotemporal dementia. Ann. Neurol., 49 : 165-175, 2001.

X. パーキンソニズムを呈する系統変性疾患, 類縁疾患 - 4

びまん性 Lewy 小体病

小 阪 憲 司*

抄 録　びまん性 Lewy 小体病 diffuse Lewy body disease を含む疾患概念として 1996 年に提唱された Lewy 小体型痴呆 dementia with Lewy bodies（DLB）は，頻度が高く，アルツハイマー型痴呆，血管性痴呆とともに，三大痴呆疾患として注目されている。ここでは，DLB の歴史的事項，頻度，臨床診断，薬物治療，病態について簡単に紹介した。
　CDLB ガイドラインの DLB の臨床診断基準により DLB の臨床診断は可能になったが，それに基づいた DLB の頻度は剖検例での頻度に比較するとかなり低い。したがって，DLB の病型分類による，より詳細な臨床診断基準が必要である。そのためには，画像所見を取り入れたり，新たな診断マーカーの開発が必要である。また，詳細な臨床病理学的研究の積み重ねが重要である。治療としては，現時点では donepezil が有効という報告が増えているが，アルツハイマー型痴呆とともに，もっと根本的な薬剤の開発が期待される。

脳の科学（2004 年増刊号）249-253, 2004

Key words：diffuse Lewy body disease, dementia with Lewy bodies, Parkinson's desease with dementia, Lewy body, dementia

はじめに

　びまん性 Lewy 小体病 diffuse Lewy body disease（DLBD）は，1976 年以降の一連の筆者らの報告によりまずわが国で，さらに 1985 年以降は欧米でもよく知られるようになり，1995 年以降は Lewy 小体型痴呆 dementia with Lewy bodies（DLB）という総称が使用されるれるようになった。筆者らが提唱した DLBD は，1980 年に筆者らが提唱した「Lewy 小体病 Lewy body disease」のスペクトルでとらえられ，,パーキンソン病の延長線上にあると考えられた。一方，DLB は，1996 年の CDLB ガイドラインの臨床・病理診断基準以来，臨床診断がより可能になり，欧米ではアルツハイマー型痴呆（ATD）に次いで二番目に多いという報告が増え，現在では ATD，血管性痴呆とともに三大痴呆性疾患と言われている。

I. 歴史的事項

　DLBD の脳病理の基礎は 1912 年のドイツの Lewy による Lewy 小体の発見に始まった。1950 年代に Greenfield らによってパーキンソン病では黒質や青斑核などの脳幹の諸核に Lewy 小体が必発することが指摘され，パーキンソン病の病理像が確立された。その後，ドパミン異常が明らかになり，L-dopa 療法が始まった。パーキンソン病の痴呆が注目されるようになったのは 1970 年代からである。当時，Lewy 小体は大脳皮質にはほとんど出現しないというのが通説であった。1970 年代の後半にはパーキンソン病の痴呆の大

Diffuse Lewy body disease.
*福祉村病院
〔〒441-8124　愛知県豊橋市野依町字山中 19-14〕
Kenji Kosaka : Fukushimura Hospital. 19-14 Yamanaka, Aza, Noyori-chou, Toyohashi, Aichi, 441-8124 Japan.

表 1 Lewy 小体病 Lewy body disease の分類

1）脳幹型 brain stem type＝パーキンソン病
2）移行型 transitional type
3）びまん型 diffuse type＝びまん性 Lewy 小体病 diffuse Lewy body disease（DLBD）
4）大脳型 cerebral type

表 2 Lewy 小体型痴呆 dementia with Lewy bodies（DLB）の分類

1）新皮質型 neocortical type
2）辺縁型 limbic type（移行型 transitional type）
3）脳幹型 brain stem type
4）（大脳型 cerebral type）——第二回国際ワークショップで追加された

部分は ATD の合併によるという報告が注目された．しかし，筆者らが1976年以降，痴呆とパーキンソニズムを主症状とし，Lewy 小体が脳幹のほかに大脳皮質や扁桃核にも多数出現する症例を相次いで報告して以来，同様の症例がわが国で次々と見つかり，筆者らは1980年に Lewy 小体病 Lewy body disease（表 1）を，1984年にはびまん性 Lewy 小体病（DLBD）を提唱した．その後から欧米でも相次いで DLBD の報告がなされ，わが国よりも欧米で DLBD が注目されるようになり，1990年に senile dementia of Lewy body type や Lewy body variant of Alzheimer's disease といった名称もみられるようになった．

筆者は1990年に DLBD を，種々の程度のアルツハイマー病変を合併する通常型 common form とそれを伴わない純粋型 pure form に分類した．その後，1995年にイギリスで国際ワークショップが開催され，DLBD などをまとめて Lewy 小体型痴呆（DLB）と総称することやその臨床・病理診断基準が提唱された（表 2，3）．それ以来，ますます DLB が国際的に注目され，1998年に第二回 DLB 国際ワークショップがアムステルダムで開催された．2003年9月には第三回国際ワークショップがイギリスで開催される．

このように，DLBD，さらに DLB が国際的に注目されるようになったのは，大脳皮質の Lewy 小体が ubiquitin や α-synuclein の免疫染色により容易に染色され，発見されやすくなったこと，その頻度が高く，臨床診断も可能になったからであろう．

II．DLBD と DLB について

筆者らは，Lewy 小体病を脳幹型，移行型，びまん型，大脳型の4型に分類した（表 1）．脳幹型がパーキンソン病であり，びまん型が DLBD である．さらに，DLBD を通常型と純粋型に分類した．CDLB ガイドラインでは，DLB は新皮質型，辺縁型（移行型），脳幹型の3型に分類されている（表 2）が，これは筆者らの Lewy 小体病の分類に基づいている．したがって，DLBD は DLB の新皮質型にほぼ相当する．このように，DLB は，DLBD より広い意味を有し，Lewy 小体病のうち痴呆を主症状とするものといってよい．ここでは DLBD を主とする DLB について述べる．

III．DLB の頻度

臨床診断に基づいた DLB の頻度に関する報告が少数みられ，その頻度は痴呆例の数パーセント程度という報告が多い．一方，剖検例に基づいた報告は多く，その頻度は十数パーセントから二十数パーセントと報告されている．ちなみに，福祉村病院での最近10年間の痴呆剖検例の筆者らの報告では，ATD 43％，血管性痴呆 22％，DLB 18％であり，前半5年間と後半5年間で

表3　Lewy 小体型痴呆の臨床診断基準

1. 正常な社会的または職業的機能に障害をきたす程度の進行性認知機能障害の存在。初期には記憶障害が目立たないこともある。また，注意や前頭皮質機能や視空間機能の障害がとくに目立つこともある。
2. 次の特徴がある（probable DLB には 2 つが，possible DLB には 1 つが必要）
    (a) 注意や明晰さの著明な変化を伴う認知機能の変動
    (b) 構築され，具体的な内容の繰り返される幻視体験
    (c) 特発性のパーキンソニズム
3. DLB を支持する特徴
    (a) 繰り返す転倒
    (b) 失神
    (c) 一過性の意識障害
    (d) 抗精神病薬への過敏性
    (e) 系統的な妄想
    (f) 他の幻覚
4. 可能性の少ないもの
    (a) 局所性神経徴候や画像で裏付けられる卒中の存在
    (b) 臨床像を説明しうる身体疾患や他の脳病変の証拠の存在

は，ATD や DLB の頻度に差はないが，血管性痴呆の頻度は後半 5 年間で明らかに減少していた。このように，ATD，血管性痴呆，DLB は三大痴呆性疾患といえる。最近の脇坂らによる久山町での剖検例の検討では，DLB が 41％という高い値が出ており，これは疫学的研究として注目すべき報告である。

Ⅳ．DLB の臨床診断

通常型 DLB は，初老期・老年期に発病し，進行性皮質性痴呆を示す。初期にはしばしば具体性を帯びた幻視がみられ，これは意識清明状態で出現し，せん妄とは区別される。二次的な被害妄想やうつ状態を示すこともあり，経過中にせん妄を示すこともある。しばしば意識が清明であるにもかかわらず認知機能に変動が認められる。そのうち筋固縮や寡動を主とするパーキンソン症状が加わるが，それが目立たない症例もある。他方，パーキンソ症状が先行し，パーキンソン病の経過中に皮質性痴呆が加わる例もある。

純粋型 DLB では，40 歳以下の若年に起こることも，初老期以降に発病することもある。若年発病例はパーキンソン症状で初発するのが普通で，若年性パーキンソン病と診断され，後に皮質性痴呆を伴う。初老期以降の発病例では，通常型同様，進行性痴呆が主体で，後にパーキンソン症状が加わるがことが多いが，それが先行することもある。

表 3 に CDLB ガイドラインの DLB の臨床診断基準を示す。この基準では，パーキンソン症状が先行し，1 年以内に痴呆が出現した場合には DLB と診断してもよいが，パーキンソン症状が出現してから 1 年以上経て痴呆が出現した場合には DLB ではなく痴呆を伴うパーキンソン病 parkinson's disease with dementia（PDD）としたほうがよいとされている。筆者の経験ではこの見解は間違っている。特に純粋型ではパーキンソン病と診断されて何年も経てから痴呆が出現することが多く，1 年という期間にこだわる必要はない。

さて，DLB の典型例では上の診断基準が適応できるが，実際には DLB の臨床診断は容易ではない。より精密な診断基準の作成が必要である。

画像は診断上参考になる。DLB に特異的な画像所見はないが，CT や MRI ではびまん性の脳

萎縮がみられ，痴呆の割にはATDほど萎縮が強くないことが多く，またATDほど海馬領域の萎縮も強くなく，側脳室下角の拡大も軽いことが多い。SPECTやPETでは，脳血流量の低下が全般にみられ，頭頂・後頭領域に特に目立ち，ATDの場合よりも，より後方にまでそれが及ぶことが最近注目されている。

V．DLBの薬物治療

DLBでは，acetylcholine (ACh) の起始核であるマイネルト基底核にLewy小体が出現し，神経細胞の変性・脱落がATDよりも強く，また大脳皮質のACh濃度もATDより低いことから，ATDの治療薬であるcholinesterase阻害薬がATDよりも効果的であることが想定され，さらに，最初にアメリカで認定されたtacrineが著効したATD例がその後，剖検によりDLBであることが明らかにされたことから，cholinesterase阻害薬のDLBへの効果が報告にされている。DLBにcholinesterase阻害薬を最初に試みたのは，LebertらやQuerfurthらであった。わが国では発売されていないrivastigmineについての報告もみられる。McKeithらは，多施設でのdouble-blind, placebo-controlled trialを行い，rivastigmineが認知機能障害に効果的で，精神症状にも改善がみられたと報告した。

わが国唯一のATD治療薬であるdonepezilについても，最近DLBで効果があったという報告が増えている。

DLBではパーキンソン症状で始まる例も少なくなく，この場合にはL-dopaなどの抗パーキンソン剤が少なくとも早い時期には効果的である。パーキンソン症状が後発する例ではより複雑で，L-dopaによる精神症状の悪化が危惧される。DLBのL-dopa治療についてのまとまった報告はないが，GyrneらはL-dopaが効果的であったと報告し，WilliamsやGeroldiらも同様の報告をしている。

痴呆に随伴する行動異常や精神症状はBPSD (behavioral and psychological symptoms of dementia) と総称される。Cholinesterase阻害薬は，認知機能障害に効果があるばかりでなく，BPSDにも効果があることが知られている。McKeithらは，多施設でのdouble bind studyでrivastigmineの精神症状への効果を示し，cholinesterase阻害薬が抗精神病薬より合理的な選択薬であろうと述べている。Donepezilについても，LanvtotとHerrmannやSheaらの報告がある。

DLBではしばしば抗精神病薬に過敏に反応し，症状が悪化することが知られている。したがって，BPSDに対して従来のD_2受容体遮断作用の強い定型抗精神病薬の使用は慎重でなければならない。最近では錐体外路症状が出にくい非定型抗精神病薬が好んで使用され，clozapine, risperidone, oranzapine, quetiapineにより精神病症状が改善したという報告も少なくない。

VI．DLBの病態

DLBの病理像としては，中枢神経系（特に，大脳皮質，扁桃体，マイネルト基底核，黒質，青斑核，迷走神経背側核など）における多数のLewy小体の出現とそれに基づく神経細胞脱落が基本である。したがって，この病気の解明にはLewy小体の解明が重要であるが，Lewy小体の本態はまだ不明である。最近はLewy小体の構成成分としてα-synucleinが注目され，その免疫組織化学的・分子生物学的研究により多くのことがわかってきている。一方，Lewy小体と神経細胞死との関係は意外に研究されていない。1978の筆者の論文で，H.E.染色標本により，皮質型Lewy小体の発達・消失過程を6段階に分類し，Lewy小体と神経細胞死との密接な関係を示したが，ごく最近の筆者らの研究では，この点を最新の免疫組織化学的方法を用いて再確認した。

おわりに

現時点ではDLBの診断基準も治療法もまだ確立されていない。治療面では，現時点ではcholinesterase阻害薬がその認知障害や精神症状の改善に最も推奨されようが，系統的な検討が必要である。DLBは頻度の高い痴呆性疾患であり，

今後のさらなる研究の発展が期待される。

文　献

1) Akatsu, H., Takahashi, M., Matsukawa, N. et al. : Subtype analysis of neuropathologically diagnosed patients in a Japanese geriatric hospital. J. Neurol. Sci., 196 : 63-69, 2002.
2) Katsuse, O., Iseki, E., Marui, W. et al. : Developmental stages of cortical Lewy bodies and their relation to axonal transport blockage in brains of patients with dementia with Lewy bodies. J. Neurol. Sci., 211 : 29-35, 2003.
3) Kosaka, K. : Lewy bodies in cerebral cortex. Report of three cases. Acta Neuropathol., 42 : 127-134, 1978.
4) Kosaka, K., Yoshimura, M., Ikeda, K. et al. : Diffuse type of Lewy body disease: a progressive dementia with numerous cortical Lewy bodies and senile changes of various degree. A new disease? Clin. Neuropathol., 3 : 185-192, 1984.
5) Kosaka, K. : Diffuse Lewy body disease in Japan. J. Neurol., 237 : 197-204, 1990.
6) Kosaka, K. : Diffuse Lewy body disease. Neuropathology, 20（suppl.）: 73-78, 2000.
7) 小阪憲司，勝瀬大海：レビー小体型痴呆の治療．痴呆疾患の治療ガイドライン（中村重信編），pp.95-99，ワールドミーティング，東京，2003．
8) McKeith, I., Garasko, D., Kosaka, K. et al. : Consensus guidelines for the clinical and pathological diagnosis of dementia with Lewy bodies（DLB）. Neurology, 47 : 1113-1124, 1996.

X. パーキンソニズムを呈する系統変性疾患, 類縁疾患 − 5

純粋自律神経機能不全症

田 村 直 俊*

抄　録　純粋自律神経機能不全症 pure autonomic failure（PAF）は, 起立性低血圧・無汗症など高度な自律神経症状を示すが, 体性神経症状は全く認めない慢性の病態をいう。PAF の自律神経障害の特徴は, ①臥位時の血漿 noradrenaline 低値など節後性の交感神経障害を主体とすること, ②陰萎・便秘など副交感神経機能低下症状がないか軽微なこと, ③中枢自律神経線維網にも異常がないか軽微な点である。PAF の疾病分類学的位置づけについては, ①多系統萎縮症またはパーキンソン病（Lewy 小体病）の臨床表現型（Bannister）, ②多系統萎縮症とは別の疾患（Phoenix 合意）などの異なる見解がみられる。剖検例の多くで Lewy 小体病であることが証明されているが, 近年, 運動ニューロン疾患も本症を生じ得ることが報告されるなど, PAF は複数の疾患単位から構成される臨床症候群に過ぎないことが明らかになっている。

脳の科学（2004 年増刊号）255-259, 2004

Key words: *pure autonomic failure, Lewy body disease, autonomic neuropathy, autonomic nervous system, noradrenaline*

はじめに

純粋自律神経機能不全症 pure autonomic failure（PAF）は, 旧称の特発性起立性低血圧 idiopathic orthostatic hypotension（IOH）に代えて英国の Bannister が提唱した用語で, 高度かつ全身性の自律神経症状を示すが, 体性神経症状は全く認めない慢性の病態をいう[1,11]。PAF の病理学的実体をめぐっては多くの議論がなされてきた[6,9]が, 現在でも一致した結論には至っていない。

Bannister は編著書 "Autonomic Failure"（第 2 版, 1988）[1]の中で, 一次性自律神経不全症（変性疾患に伴う全身性の自律神経機能低下）の概念を整理し, 一次性自律神経不全症は臨床的に多系統萎縮症（MSA）, パーキンソン病（PD）および PAF の 3 病態, 病理学的に MSA と PD の 2 疾患に分類できると主張した。この見解に従えば, PAF は MSA または PD（Lewy 小体病；LBD）の臨床表現型ということになる。しかし, Phoenix の国際自律神経学会（1995）で成立した PAF の定義に関する合意（表 1）[2]では, PAF が血漿 noradrenaline（NA）低値を示すことが強調され, PAF と MSA は別の疾患であると明記された。Phoenix 合意は PAF の病理学的実体には言及していない。Bannister の後継者である Mathias は（Bannister との連名で）, "Autonomic Failure" 第 4 版（1999）[3]において PAF の定義に関する第 3 版までの記述を削除すると共に, PAF と MSA の鑑別には血漿 NA 測定が必要という一文を新たに加えた。一方, Cheshire

---

Pure automic failure.
*埼玉医科大学短期大学神経内科
〔〒 350-0495　埼玉県入間郡毛呂山町大字毛呂本郷 38〕
Naotoshi Tamura : Saitama Medical School Junior College, and Department of Neurology, Saitama Medical School. 38 Morohongo, Moroyama-cho, Iruma-gun, Saitama, 350-0495 Japan.

表1　Phoenix合意（1995）によるPAFの定義

純粋自律神経不全症（PAF）は，起立性低血圧に特徴づけられる特発性，孤発性の病態で，通常，より広汎な自律神経不全症を伴う。その他の神経学的症候は存在しない。PAFの臨床的特徴を有する患者の一部は，後に他の疾患，例えば多系統萎縮症であることが証明される場合がある。臥位時における血漿nor-adrenaline低値がPAFの特徴である。

（文献2より）

(2000)[4]や長谷川（2002）[5]は，PAFをLBDの1種とみなす見解を示したが，Bannisterの当初の見解を尊重し，かつPhoenix合意を遵守すれば，この結論に帰結するのは当然であろう。

本稿では，PAFの臨床的特徴を概説した上で，PAFの疾病分類学的位置づけ，特に本書のテーマであるPDとの位置関係について一元的な説明を試みる。

I. 臨床症状[3~8,10]

1. 自律神経症状

PAFの3大症候は，起立性低血圧，無汗症，男性における陰萎である。PAFの起立性低血圧は，一般にMSAやPDでみられる起立性低血圧より高度で，収縮期血圧下降幅が100 mmHg前後に達する症例も稀でない。無汗症もMSA・PDより高度である。一方，排尿障害と便秘は認めないか軽微な傾向があり，MSA・PDでそれぞれ排尿障害・便秘が前景に立つ症例が多いことと対照的である。

2. その他の神経症状

体性神経症状，痴呆・精神症状は一切みられない。唯一の体性神経症状として嗄声や夜間の喘鳴を認める症例が散見されるが，嗄声や喘鳴は迷走神経運動核（疑核）の病変を示唆する症状で，このような症例は後に他の体性神経症状も出現して，MSAやPDであることが判明することが多い。痴呆・精神症状を伴うときは，Lewy小体型痴呆（DLB）の可能性が大きい。

II. 検査所見[3~8,11]

1. 心・血管系自律神経機能

起立試験（ヘッドアップ・ティルト試験）を始めとする血行力学的検査，MIBG心筋シンチグラフィ，心電図R-R間隔変動のスペクトル分析などの心・血管系自律神経機能検査で，高度な交感神経機能低下の所見を認める。Phoenix合意にも明記されたように，PAFの最も重要な臨床的特徴は臥位時における血漿NAの極端な低値で，これは交感神経節後線維の障害を示唆する所見である（節後線維に障害があると，それより上位の障害は検出しにくくなるため，節前線維に障害がないという証拠にはならない）。一方，起立によるNA増加反応は意外に保たれており，交感神経終末におけるNA再吸収能低下で説明されている。

2. 発汗系自律神経機能

温熱発汗の低下，交感神経性皮膚反応（SSR）の消失を認める。一部の症例では温熱発汗の低下にもかかわらずpilocarpine発汗が保たれたり，無汗部位が分節型の分布を示す症例が報告されており，発汗系（コリン作動性）の責任病巣は心・血管系（アドレナリン作動性）と異なって節前線維である場合が少なくない。

3. その他の検査

起立に対する血漿vasopressinの増加反応，clonidine（α_2刺激薬）静注に対する血漿中の成長ホルモン増加反応は保たれる（共にMSAでは

表2　PAFの臨床像を生じ得る基礎疾患（文献8, 9に基づいて作成）

変性疾患
　　多系統萎縮症
　　Lewy小体病
　　運動ニューロン疾患
代謝異常
　　交感神経終末におけるnoradrenaline放出障害
　　dopamine-β-hydroxylase（DBH）欠損症
　　aromatic L-amino acid decarboxylase（AADC）欠損症
症候性
　　特発性自律神経ニューロパチー（免疫介在性）
　　腫瘍随伴症候群
　　Sjögren症候群（文献12参照）
　　胃切除後（栄養障害？）

欠如する）。これらの成績は，延髄より上位の中枢自律神経線維網には異常がほとんど生じないことを示唆している。

自律神経機能検査以外の検査では，原則として異常を認めない。

III. 疾病分類学的位置づけに関する考察

1．原因疾患

筆者ら（1995）[13]は，本邦におけるPAFの報告例32例を5年以上の経過観察で体性神経症状が出現しないことが確認されている典型群（12例）と，報告の時点ですでに軽微な体性神経症状を有するか，または観察期間が5年未満の非典型群（20例）に分け，両群間で自律神経症状の内容を比較した。その結果，心・血管症状は両群間に差を認めなかったが，発汗低下を初発症状とした症例の頻度は典型群＞非典型群，経過中に排尿障害や涙液減少を認めた症例の頻度は逆に非典型群＞典型群で，典型群（副交感神経機能低下が軽微）と非典型群（交感・副交感神経機能低下とも高度）の間に明瞭な相違がみられた。MSAとPD（LBD）における自律神経症状の特徴はPAF典型群と正反対，非典型群と類似しており，少なくとも典型的なPAFの中には，MSA・PD（LBD）とは全く異なる疾患単位が含まれている可能性があると筆者らは考えている。

表2に，PAFの臨床像を生じ得る疾患のリストを示す。Bannister, Phoenix合意ともにPAFを特発性（の変性疾患）と定義しているので，表中の「代謝異常」「症候性」の項に挙げた諸疾患は本来PAFとして扱うべきでないが，その多くはルーチンの検査では診断困難で，過去にPAFとして報告された症例の中にはこのような疾患が少なからず含まれていると思われる。変性疾患に焦点を絞っても，運動ニューロン疾患（MND）がPAFの原因疾患になり得ることがNodaら（1996）[14]により報告されたため，PAFをMSAまたはPD（LBD）の臨床表現型としたBannisterの見解，PAFと鑑別すべき疾患としてMSAのみを強調したPhoenix合意は，共に修正が必要となっている。

2．パーキンソン病（PD）との位置関係

冒頭で述べたように，BannisterはPAFとPDの関連を強調し，Cheshireや長谷川もPAFをLBDの1種とみなす立場をとった。このような見解の根拠は，数少ないPAFの剖検報告（非典型的な症例まで含めても10例前後に過ぎない）[15,16]の大多数で，交感神経節（および神経系内の他の部位）にLewy小体が認められている点にある。広汎なLewy小体の出現という共通項から，このようなPAF症例をPDと同一スペクトル上の病態（LBD）とみなす主張には筆者も賛成であるが，今後の混乱を避ける意味で，以下の2点を指摘しておきたい。

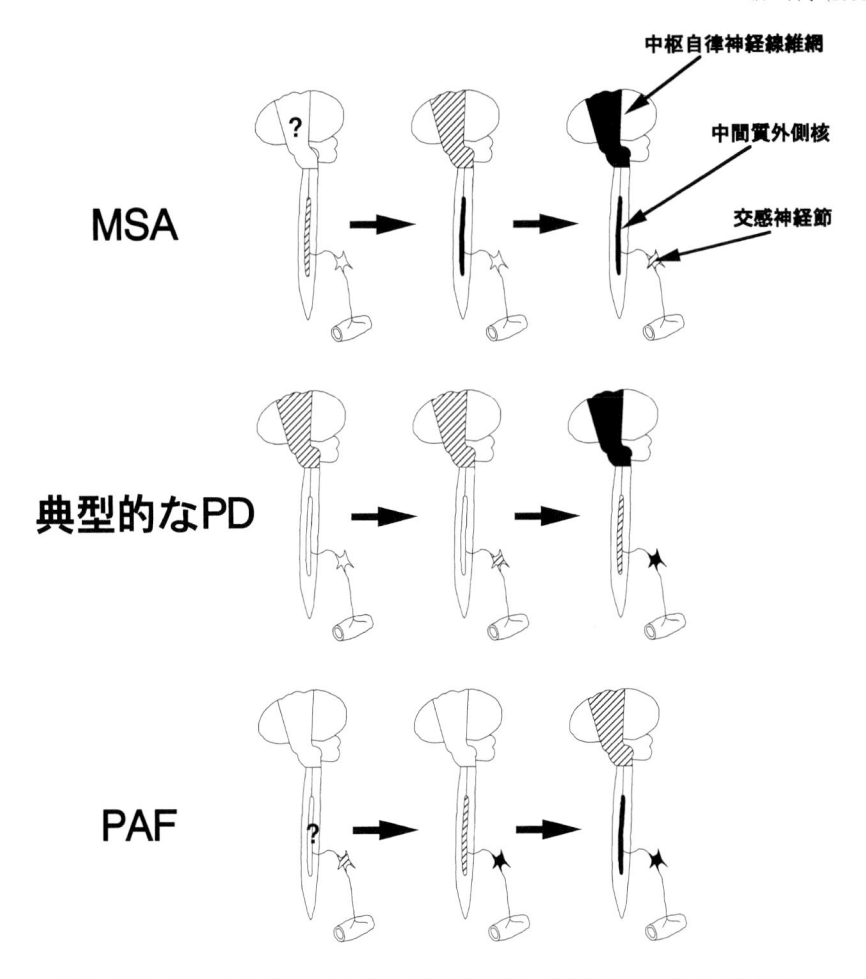

図1　MSA，PD，およびPAFにおける自律神経病変の時間的な進展様式（模式図）

①典型的なPAFはMSA・PD・MNDに比べて格段に予後良好で，剖検例は例外的に予後不良の特殊な症例といえる。極めて少数の剖検所見に基づいてPAF全体の病理を論じることは危険と思われる。

②Lewy小体を伴うPAFは黒質・青斑核の変性が全くないか，または極めて軽微な点で，病変分布がPDとは本質的に相違する。臨床的特徴も加味して考えれば，病変の進展様式が典型的なPAFとPD（およびMSA）とで全く異なることは明白である（図1）。近年，MNDでもLewy小体様の封入体を認めること[14,17]，glial cytoplasmic inclusion（MSAの病理学的マーカー）とLewy小体に蓄積している蛋白が共にα-synucleinであること[15,16,18]が指摘され，Lewy小体の病理学的意義が根本的に見直されつつある。Lewy小体の本態が解明されるまでは，PAFとPDの位置関係についても結論を保留しておくのが賢明かもしれない。

文　献

1) Bannister, R. : Introduction and classification. In : Autonomic Failure. A Textbook of Clinical Disorders of the Autonomic Nervous System., 2 nd ed (ed. by Bannister, R.), pp.1-20, Oxford Univ. Press, New York, 1988.
2) Kaufmann, H. : Consensus statement on the definition of ortho-static hypotension, pure autonomic failure, and multiple system atrophy. Clin. Auton. Res., 6 : 125-126, 1996. ; J. Neurol. Sci., 144 : 218-219, 1996. ; Neurology, 46 : 1470, 1996.

3) Bannister, R., Mathias, C. J. : Clinical features and evaluation of the primary chronic autonomic failure syndrome. In : Autonomic Failure. A Textbook of Clinical Disorders of the Autonomic Nervous System., 4 th ed (ed. by Mathias, C. J., Bannister, R.), pp.307-316, Oxford Univ. Press, New York, 1999.
4) Cheshire, W. P. Jr. : Peripheral autonomic function and dysfunction. In : The Autonomic Nervous System. Part II. Handbook of Clinical Neurology. vol. 75 (Revised Series 31) (ed. by Vinken, P. J., Bruyn, G. W., Appenzeller, O.), pp.105-142, Elsevier, Amsterdam, 2000.
5) 長谷川康博：Pure autonomic failure（PAF）の疾患概念と臨床診断基準．神経内科，57：1-6, 2002.
6) 田村直俊，島津邦男，濱口勝彦：特発性起立性低血圧．1. 疾患概念と病態生理．神経内科，30：623-630, 1989.
7) 田村直俊，島津邦男，濱口勝彦：特発性起立性低血圧．2. 臨床的側面．神経内科，31：93-100, 1989.
8) 田村直俊，島津邦男：純粋型自律神経不全症．神経内科，52：441-453, 2000.
9) 田村直俊，島津邦男：Pure autonomic failure（PAF）の疾病分類学的位置．神経内科，57：7-11, 2002.
10) Mathias, C. J., Mallipeddi, R., Bleasdale-Barr, K. : Symptoms associated with orthostatic hypotension in pure autonomic failure and multiple system atrophy. J. Neurol., 246 : 893-898, 1999.
11) Mathias, C. J., Polinsky, R. J. : Separating the primary autonomic failure syndromes, multiple system atrophy, and pure autonomic failure from Parkinson's disease. Adv. Neurol., 80 : 353-361, 1999.
12) 中里良彦，田村直俊，山元敏正 他：Pure autonomic failure の臨床像を呈した Sjögren 症候群の1例．自律神経，39：415-419, 2002.
13) 田村直俊，島津邦男，山元敏正 他：Pure autonomic failure の臨床的特徴と疾病分類学的位置づけについて．自律神経，32：435-442, 1995.
14) Noda, K., Katayama, S., Watanabe, C. et al. : Pure autonomic failure with motor neuron disease : report of a clinical study and postmortem examination of a patient. J. Neurol. Neurosurg. Psychiatry, 60 : 351-352, 1996.
15) 菱川望，橋詰良夫，吉田眞理 他：Pure autonomic failure（PAF）の神経病理学的特徴．神経内科，57：35-43, 2002.
16) 三浦裕之，土谷邦秋，松岡健：Pure autonomic failure（PAF）の剖検文献報告．神経内科，57：44-51, 2002.
17) 水澤英洋：Lewy 小体様ヒアリン封入体．脳神経，44：515-523, 1992.
18) 若林孝一，丹治邦和，森文秋 他：αシヌクレイノパチー脳におけるグリア細胞の病態．神経進歩，46：584-591, 2002.

X. パーキンソニズムを呈する系統変性疾患, 類縁疾患-6

若年性パーキンソニズム

横 地 正 之*

抄 録 parkin遺伝子が同定され,その変異に基づく新しい疾患単位としての常染色体劣性遺伝性若年性パーキンソニズム(AR-JP)が確立されたが,L-dopa反応性錐体外路系疾患の概念の中でより包括的疾病群を意味する若年性パーキンソニズムについて,その臨床的特徴と病理知見を踏まえて本症が提起した錐体外路系障害の症候に関する議論並びにAR-JPの確立に至る経緯に関して述べた。parkin遺伝子異常症例と非異常症例間の臨床知見に関する最近の報告についての検討を行い,若年性パーキンソニズムの臨床的特徴は遺伝子異常の有無で規定されるより発症年齢によって規定されることが明らかになりつつあり,若年性パーキンソニズムの表記の妥当性を述べた。また最近欧米から議論が提起されている用語の問題を含めて,本症の疾病論に関して現在の立場を明らかにした。

Key words: juvenile parkinsonism, autosomal recessive juvenile parkinsonism, Parkinson's disease, Lewy body, dystonia

はじめに

1817年のJames Parkinsonの記載から約150年を経て,パーキンソン病に対して病態の本質である脳内ドパミン欠乏に対する補充療法として1969年頃からL-dopa治療が開始された。このことは患者のQOLにとって大きな福音となったのみならず,Parkinsonの記載以来の典型的症状といくつかの付加的症状および黒質病理とLewy小体の出現で定義されていた本症の疾病論上の単一性に斧を加えることになった。同時に本症の病態解明と大脳基底核機能の理解に長足の進歩を及ぼした。そのうち臨床面で得られた知見として,

著者らはL-dopaに対する臨床的効果の特異性と服薬後のDOPA血中濃度動態の特異性から若年発症例を初老期以降に発症する症例から分離して検討すべき事実を見出し,40歳未満発症のパーキンソニズムを主徴としL-dopa製剤が確実な有効性を呈する症例を若年性パーキンソニズム(juvenile parkinsonism:JP)として1975年頃から発表を行い,1979年[35]に40症例を集積して発表した。1984年[36]と1986年[24]には剖検例の所見を含めて記載をした。それらの主要な特徴は表1に要約される。

I. Juvenile parkinsonism(JP)の臨床的特徴

表1の順序に沿って述べると,①JPは家族歴陽性率が高い。しかも発端者の発症年齢が若年になるほど家族歴陽性率がより高くなる。横地の集

Juvenile parkinsonism.
*東京都立荏原病院神経内科
[〒145-0065 東京都大田区東雪谷4-5-10]
Masayuki Yokochi : Department of Neurology, Tokyo Metropolitan Ebara Hospital. 4-5-10 Higashiyukigaya, Ota, Tokyo, 145-0065 Japan.

表1 Characteristics of juvenile parkinsonism

① There is much higher familial incidence;
② Progression is much slower and the prognosis seems benign;
③ Difficulty of gait or drawing is often the first sign, rather than tremor;
④ Half of the cases are of a rigid and bradykinetic type without tremor;
If tremor exists, it is observed in posture or in action, but not at rest;
⑤ In the cases of a much younger onset, inverted, Spitzfuss and dystonic features are often exhibited;
⑥ Autonomic symptoms are seldom displayed;
⑦ Dramatic or marked responses to L-dopa are obtained; and
⑧ Cumulative L-dopa therapy often has the following adverse effects; the wearing-off phenomenon occurs soon after treatment and severe induced dyskinesia appears in the extremities.

(横地らの当初のまとめより)

積症例では40例中22例が孤発例で,37家系中15家系(40.5％)が家系内発症を示した[35]。このうち常染色体劣性遺伝を推定させる家系は15家系中7家系(46.7％)であった。親子例が15家系中4家系(26.7％)であった。常染色体優性遺伝が推定された家系の発端者の平均発症年齢は27.2歳で,常染色体劣性遺伝が推定された家系の発端者の発病年齢は20.2歳とより若年の傾向を示した。②病気の経過は長く,横地の集積症例の10年間の追跡観察中,死亡した10例の平均経過年数は約22年,その時点の生存例の平均経過年数は約28年に達していた。parkin変異症例では被殻の18F dopa uptakeの消失が有意に遅く,パーキンソン病(PD)に比べて病態の進行がゆっくりであることを示している[12]。③④⑤初発症状は振戦よりも歩行障害や書字障害の訴えが多い。振戦があっても典型的静止時振戦より姿勢時ないし活動時に出現する細かい不規則な振戦の例が多い。固縮は必発で動作緩慢を呈する。とりわけ若い発症例には内反足やジストニーを合併する。錐体路徴候の合併頻度も高い。その後の詳しい症候解析の結果,無動の要素のうちhypokinesiaやbradyphreniaを欠如する例が多いことも重要な特徴である。⑥自律神経症状は軽いか欠如する。垂直性眼球運動制限を合併しない。⑦すべての症状に対して初期にはL-dopaが著効を呈する例が多い。⑧一方L-dopaの継続治療開始後早期にwearing-off現象とひどい薬剤誘発性ジスキネジア(四肢・頸部が主で口舌は稀)を合併する例が多い。

本邦では我々の報告に先行してあるいは同時並行して同様の症例群を対象とした研究が推進されていた。石川らは,「常染色体劣性遺伝形式をとり睡眠による症状改善を呈する型」を提唱した[11]。山村らは,日内変動のある群をautosomal recessive early onset parkinsonism with diurnal fluctuation(AR-EPDF)として一疾患単位として提唱した[33,34]。石川ら,山村らの報告に共通する点は常染色体劣性遺伝性症例に注目した点である。また本邦におけるJPの報告では,臨床上の特徴としてジストニーの合併を強調している。

II. Juvenile parkinsonismの報告が提起した問題点の本質

JPの提唱は,L-dopaが有効な大脳基底核疾患に関して2つの重要なテーマを提起した。1つは症候上の問題であり,もう1つは病態の本態に遺伝子異常が存在する可能性を示唆した点である。

1. 症候上の問題

横地は集積症例を3群に分けて呈示した。そのうちIII群はジストニーの要素が目立ち,内反足,

特異な歩容等を合併する群であった。このIII群は6歳発症を筆頭に全例が16歳以下の思春期以前の発症例で占められ，瀬川ら[31]の遺伝性進行性dystonia (hereditary progressive dystonia：HPD，欧米ではdopa‐responsive dystonia：DRDと呼称）との異同について関心が持たれる結果となった。HPDとJPはL-dopaが著効を呈する脳内ドパミンの欠乏疾患として同一の病態カテゴリーにあるが，症状はPDおよびJPを構築するパーキンソニズムが前景ではなく，ジストニーを主徴とする常染色体優性遺伝性疾患である。確かにJPではその発症がより若年に傾くほどジストニーの合併する率が高いが，中核症状はあくまでもパーキンソニズムである[38]。Quinnら[28]は21歳から40歳までの発症例をyoung on-set Parkinson's disease (YOPD) として区分した。YOPDは臨床知見に特徴があるが，本態はPDと同じであろうと推定した。なお，YOPDの14%にジストニーが合併または先行していた。Golbe[6]は21歳から39歳発症のYOPDについてレビューを行い，15～50%はジストニーで初発していることを確認した。GershanikとLeist[5]は35歳以下発症の12例を含む40歳以下発症のJP22例の分析の結果，53%にdystonic phenomenaの合併を認めた。症例によってはジストニーがパーキンソニズムに先行していた。L-dopa治療で症状の動揺とジスキネジアを呈したことがDRDとの鑑別点であるとした。Muthaneら[23]は21歳から40歳発症のYOPDと20歳以下発症のJPとで違いがあるかの検討を行った。最も異なる点はジストニーの合併率で，YOPDでは9%であるのに対してJPでは43%に合併を認めた。Primary dopamine deficiency diseasesの概念の中でHPD，JP，PDはその平均発症年齢の若い順に並んでいるとみることができるが，ジストニーという症候の出現は疾病分類に従うというよりも発症年齢が若いほど，すなわち黒質線条体系が障害に暴露される年齢が早いほど合併出現する症候であることがわかる。

2．Juvenile parkinsonismの遺伝子異常の解明

横地はJPの臨床的特徴の最初に家族歴陽性率が高いことをあげた。また山村ら，石川らの報告でも家族性が強調されてきたが，1997年を境に，ここまで述べてきた臨床的検討がにわかに古典になりつつある。すなわち本邦における常染色体劣性遺伝性若年性パーキンソニズム（AR-JP）の連鎖解析が進められ，原因遺伝子はMn-SOD遺伝子に近い染色体6番長腕（6q25.2-27）に位置していることが明らかにされた[20]。そして1988年この領域内にある遺伝マーカーの欠失家系が確認された。ついで欠損部位に相当する遺伝子が同定・単離され，この遺伝子がコードする蛋白質を*parkin*と命名した[14]。本遺伝子は黒質神経細胞の生存に必須の蛋白であることが推定されている。この欠失変異は非血族結婚家系にも証明されており，予想以上に保因者が存在することが示唆されている[15]。当初はAR-JPを含むJPは本邦に特異的な存在として認識する時代があったが，欧米家系が次々と報告されるに至りこの認識は払拭され，世界中同じ有病率と思われる。

一方，JPと臨床上接点を持つHPDは中核症状がジストニーであること，常染色体優勢遺伝性であることから，早期より独立した疾病であると推定されていた。PDとJPでは18F-dopaによるPET所見およびドパミントランスポーターのリガンド（[123I] beta-CIT）を使ったSPECT所見で，ドパミンニューロン終末の機能障害が認められるのに対して，HPDでは正常を示し，明らかに異なる。またHPDではPDやJPと異なり髄液中のbiopterineと共にneopterineの低下が指摘されていたが[4]，1994年にHPDは染色体14番長腕に位置するtyrosine hydroxylaseの補酵素であるbiopterineの合成に与るGTP cyclo-hydrolase I (GTP CH-I) 遺伝子の変異を呈することが明らかにされ，酵素活性低下が確認された[9]。一方，JPではGTP CH I活性の低下がないことが確認された[10]。

III．Juvenile parkinsonismの*parkin*変異例と非変異例の臨床的鑑別

欧州からのJP例の報告が相次ぐ中でいくつかの興味深い知見が集積されつつある。孤発例でも

表2 Key features of parkin disease

Age of onset usually ＜40 years
Typical presenting phenotype : young onset Parkinson's disease/ARJP
Normal cognition
Frequent foot dystonia
Early instability, freezing, festination or retropulsion in some cases
Excellent response to L-dopa, but frequent development of exquisite sensitivity to low doses
Atypical L-dopa-induced dyskinesias in some case
Behavioral disorder preceding onset parkinsonism and complicating treatment in some cases
Autonomic symptoms in many cases
Usually benign and slow clinical course
Atypical presenting phenotypes include:
 later onset, mimicking IPD
 exercise-induced dystonia, DRD-like
 leg tremor
 atremulous bilateral akinetic rigid syndrome
 focal dystonia（writer's cramp, cervical）
 autonomic or peripheral neuropathy
 cerebellar and pyramidal tract dysfunction
Coincidental neurological disease does not exclude the diagnosis
Family history of individuals with tremor, subtle extrapyramidal signs and behavioral disorder needs further investigation

（文献13より）

20歳以下の発症例で77％に parkin mutation が陽性である[18]。逆に45歳以上発症の孤発例95例と常染色体劣性遺伝が推定される18家系23例, 合計118例についての検索では, parkin の変異はいずれにも認めなかった[26]。Foroud[3]の報告によると同胞家系例103例の解析の結果, このうち41例の個体では both parkin allele の mutation であり, 残る62例では single mutation であった。parkin mutation を呈する例の34％は実に60歳以上の発病であり, このうちの86％では parkin allele の一方のみの mutation であり, 高齢PDにも出現する。加えて parkin-positive の個体の臨床所見は mutation のない個体と相同であると報告している。また parkin disease の key feature をあらためて提示（表2）した Khan の報告[13]では, parkin 変異例と変異を認めない例の間で臨床症状に差はなく young onset disease の特徴を示すにすぎないと述べている。Rawal も parkin 変異症例と他の early onset パーキンソニズムとの鑑別に役立つ臨床徴候はないと述べ

ている[30]。これらのことから parkin 変異例の臨床的特異性は否定的であり, 若年発症の特異性と考えるべきである。すなわち黒質線条体障害により, いつ線条体ドパミン欠乏を被ったかで臨床表現系の特徴は規定されることを示している。この観点からすると HPD, JP（AR-JP を含む）, PD を脳内ドパミン欠乏疾患群として捉えることができる。

Ⅳ. Juvenile parkinsonism の病理所見について

JP 9例の自験剖検例の神経病理所見についてまとめる[37]。陽性所見は, 中核病変が黒質に限局していること, 測定されたすべての例で黒質・線条体のチロシン水酸化酵素活性が低下していることである。以上のことは黒質線条体系の障害によるドパミン欠乏が本疾患の本態であり, この点においてPDと同じ範疇の疾患だといえる。しかし黒質病変の態様は均一ではなく, 3つに分類し

た．まず9例中8例の病理は神経細胞の脱落と線維性グリオーシスを呈し変性疾患と判断される．このうちいずれも孤発例である28歳発症の1例，38歳発症の2例，39歳発症の2例の計5例の病理所見はPDの病理に矛盾しない結果であった．残る14，18，24歳発症の3例はLewy小体の出現を認めなかったことが特異的である．残る1例は同胞発症例で黒質神経細胞数が乏しく少数のLewy小体を認めるが，グリオーシスがきわめて軽く変性の病理とは異なる．残存細胞のメラニン顆粒の形成が乏しく，全体に形態が特異であたかも幼児の黒質を見るがごときであることから，この部位の形成不全を思わせる所見であった[21]．

AR-JPの4例[2,7,22,32]が報告されているが，うち3例はLewy小体欠如例で，1例[2]はLewy小体陽性例である．JPのうちより若い発症例ないしAR-JP例ではLewy小体を欠如することがその病理の特異的知見となりつつある．さらにLewy小体欠如例を検索すると，Dworkら[1]は優性家系でLewy小体を欠く28歳発症例を報告している．その他に日本の優性遺伝家系でLewy小体欠如例が2例報告されている．またHPDのLewy小体欠如例が1例報告されている[29]．

そもそもLewy小体の出現はカテコールアミン産生細胞の代謝異常の結果であると見なされてきたが，AR-JPだけではなく孤発例にも，さらに病態が異なると推定される優性遺伝家系例にも，またHPDにも認められる現象だとすると，その産生あるいは欠如する機序は複雑で新たな興味である．Langston[17]はLewy小体の出現は黒質の神経細胞脱落と共にPDのhallmarkとされてきたが，黒質線条体系障害とこれによる脳内ドパミン欠乏疾患群の形成にその有無が絶対的価値のあるものなのかの再考を促す意見を述べている．事実他の疾患にも，加齢脳にも認められるもので必ずしも絶対的特異なものであるとの断定はできない．またLangstonは，Lewy小体がPDを定義する際の鍵となるのであれば，*parkin* parkinsonismはこれを欠如することからPDではないと述べ，しかしLewy小体が絶対的なものではなく他の様々な病態にも出現する非特異的なマーカーであるとの見方もできると述べている．

V．疾病論と terminology の問題

本邦では1970年以前にも今日のJPに該当すると考えられる症例報告が散見されるが，それらのほとんどはWillige（1911）の"Uber paralysis agitans im jugendlichen Alter"「青年性家族性振戦麻痺」の報告を出典とし，この疾患に位置づけている．これらの例は今日対象としている疾患である可能性が高い．大熊ら（1958）[25]は振戦麻痺107例中家族歴陽性例13例を確認し，そのうち11例は40歳未満の発症であると報告している．HoehnとYahr（1967）[8]は，40歳未満の発症は10.1％とした．Martin（1973）[19]は40歳未満発症を11％とした．Kurland（1973）の疫学統計では極めて低値であるが，病院統計ではかくのごとく我々の当初データに近い値を示している．したがってL-dopa反応性の特徴など臨床的特異性が確認できる時代ではなく疾患単位として考察する状況にはなかったが，当時から現在と同様の分布で存在していたと推定される．

本症を'若年性'と称する以上，定義の要素として発症年齢の範囲をどこに設定するかが問題となる．横地が発表した40歳未満が内外で定着した感があるが，冒頭にも述べたとおりこれは症例集積のための作業仮説であり明確な根拠によるものではない．Quinnら[28]は40歳未満の発症を'early onset Parkinson's disease'として一括し，そのうち21歳から40歳発症を'young onset Parkinson's disease'とし，21歳未満を'juvenile parkinsonism'として提案したが，この分類に従う欧米論文も散見される．このうち'juvenile parkinsonism'とした4例がすべて家族性であることから遺伝が関与したパーキンソニズムであろうとしたのに対して，集積症例の大半を占めた'young onset Parkinson's disease'の54例では，罹病期間が長く痴呆を合併せず，L-dopaへの反応性に特徴があるなど臨床的特徴を有するとしながらも，本態は'degenerative Lewy-body idiopathic Parkinson's disease'であるとし，発症を早めている付加的要因の確認はできないが，

発症年齢の skewed deviation の lower end に過ぎないとした。また Gershanik ら[5]は多数例の発症年齢の正規分布から 2 SD を超える部分を 35 歳とし，それ以下の発症例を juvenile parkinsonism とすることを提唱したが，我々の剖検症例の検索結果も含めてその後の研究結果からするとこの提案はより妥当な線引きと思われる。Quinn の発症年齢分類で集積症例の検討を行った Muthane ら[23]は両者の家系内発症率は同じであるとし，特徴は 'juvenile parkinsonism' の方がジストニーの合併頻度が高いこと（43 %）を示した。いずれにせよ発症年齢で分類をしていくことは人為的に傾き病態を解明する上で得策ではないであろう。これらの論文でも指摘されるように，臨床的特徴こそが病態に関わる重要な要素である。

Terminology の問題として，Langston[16,17]は juvenile parkinsonism の呼称には否定的で，せめて juvenile case of parkinsonism とすべきとした。より正確には early-onset familial parkinsonism または genetic parkinsonism とし，さらにそれぞれの原因遺伝子異常に従って *parkin* parkinsonism や α-synuclein parkinsonism と呼ぶことを提唱している。1 つの提言ではあるがいささかの誤謬を包含している。すなわち JP (juvenile case of parkinsonism) はすべてが genetic parkinsonism ではなく，その半数以上は依然として本態不明である。因みに Periquet によると 45 歳以下発症の early-onset parkinsonism における *parkin* mutation 例はわずかに 14 % であり[27]，Lucking[18]の報告でも 15 % に過ぎない。しかも発症年齢に規定された臨床的特徴は，genetic case であろうがなかろうが共通で表現型から分類することは不可能である。Khan ら[13]は L-dopa の 1 日量も誘発性ジスキネジアの頻度も変わらないと報告している。Rawal ら[30]も両者の鑑別に助けとなる臨床徴候はないと，同様の主張であり，AR-JP と *parkin* mutation のない例に関する興味深い論争点になっている。これらのことからも特徴ある臨床知見を背景とした臨床分類として，若年発症群を包括的に juvenile parkinsonism と呼称することは依然として妥当だと思われる。

文 献

1) Dwork, A. J., Balmaceda, C., Fazzini, E. A. et al.: Dominant inherited, early-onset parkinsonism: Neuropathology of a new form. Neurology, 43: 69-74, 1993.
2) Farrer, M., Chan, P., Chen, R. et al.: Lewy bodies and parkinsonism in families with Parkin mutations. Ann. Neurol., 50: 293-300, 2001.
3) Foroud, T., Uniacke, S. K., Liu, L. et al.: Heterozygosity for a mutation in the parkin gene leads to later onset Parkinson disease. Neurology, 60: 796-801, 2003.
4) Furukawa, Y., Mizuno, Y., Narabayashi, H.: Early onset parkinsonism with dystonia; clinical and biochemical differences from hereditary progressive dystonia or dopa-responsive dystonia. Adv. Neurol., 69: 327-337, 1996.
5) Gershanik, O. S., Leist, A.: Juvenile onset Parkinson's disease. In: Advances in Neurology. Vol 45, Parkinson's disease (ed.by Yahr, M. D., Bergman, K. J.), pp. 213-216, Raven Press, New York, 1986.
6) Golbe, L. I.: Young-onset Parkinson's disease: A clinical review. Neurology, 41: 168-173, 1991.
7) Hayashi, S., Wakabayashi, K., Ishikawa, A. et al.: An autopsy case of autosomal recessive juvenile parkinsonism with a homozygous exon 4 deletion in the parkin gene. Mov. Disord., 15: 884-888, 2000.
8) Hoehn, M. M., Yahr, M. D.: Parkinsonism: onset, progression, and mortality. Neurology, 17: 427-442, 1967.
9) Ichinose, H., Ohye, T. et al.: Hereditary progressive dystonia with diurnal fluctuation caused by mutations in the GTP cyclohydrolase I gene. Nature Genet., 8: 236-242, 1994.
10) Ichinose, H., Ohye, T., Yokochi, M. et al.: GTP cyclohydrolase I activity in mononuclear blood cells in juvenile parkinsonism. Neurosci. Lett., 190: 140-142, 1995.
11) Ishikawa, I., Tsuji, S.: Clinical analysis of 17 patients in 12 Japanese families with autosomal recessive type juvenile parkinsonism. Neurology, 47: 160-166, 1996.
12) Khan, N. L., Brooks, D. J., Pavese, N. et al.: Progression of nigrostriatal dysfunction in a parkin kindred: an 18 F-dopa PET and clinical study. Brain, 125: 2248-2256, 2002.
13) Khan, N. L., Graham, E., Critchley, P. et al.:

Parkin disease : a phenotypic study of a large case series. Brain, 126 : 1279-1292, 2003.
14) Kitada, T., Asakawa, S., Hattori, N. et al. : Mutation in the parkin gene cause autosomal recessive juvenile parkinsonism. Nature, 392 : 605-608, 1998.
15) 北田徹, 服部信孝, 松峰宏人 他：家族性パーキンソン病の遺伝・遺伝子診断. Pharma Medica, 10：63-67, 1998.
16) Langston, J. W., Tan, L. C. S. : Juvenile parkinsonism : a term in search of an identity. European Journal of Neurology, 7 : 465-466, 2000.
17) Langston, J. W. : Parkinson's disease : current and future challenges. Neurotoxicology, 23 : 443-450, 2002.
18) Lucking, C., Durr, A., Bonifiati, V. et al. : Association between early-onset Parkinson's disease and mutations in the parkin gene. N. Engl. J. Med., 342 : 1560-1567, 2000.
19) Martin, W. E., Loewenson, R. B., Resch, J. A. et al. : Parkinson's disease. Clinical analysis of 100 patients. Neurology, 23 : 783-790, 1973.
20) Matsumine, H., Saito, M., Shimoda-Matsubayashi, S. et al. : Localization of a gene for autosomal recessive form of juvenile parkinsonism (AR-JP) to chromozome 6 q 25.2-27. Am. J. Hum. Genet., 60 : 588-596, 1997.
21) Mizutani, Y., Yokochi, M., Oyanagi, S. : Juvenile parkinsonism : A case with first clinical manifestation at the age of six years and with neuropathological findings suggesting a new pathogenesis. Clin. Neuropathol., 10 : 91-97, 1991.
22) Mori, H., Kondo, T., Yokochi, M. et al. : Pathologic and biochemical studies of juvenile parkinsonism linked to chromosome 6 q. Neurology, 51 : 890-892, 1998.
23) Muthane, U. B., Swamy, H. S., Satishchandra, P. et al. : Early onset Parkinson's disease : are juvenile—and young-onset different? Mov. Disord., 9 : 539-544, 1994.
24) Narabayashi, H., Yokochi M., Iizuka, R. et al. : Juvenile parkinsonism. In : Handbook of Clinical Neurology Vol. 5 (49) : Extrapyramidal Disorders (ed. by Vinken, P. J., Bruyn, G. W., Klawans, H. L.), Elsevier Science Publishers B. V., Amsterdam, 1986.
25) 大熊輝雄, 式場聡, 遠藤俊一 他：パルキンソン症候群の病因に関する考察. 精神経誌, 60：882-895, 1958.
26) Oliveri, R. L., Zappia, M., Annesi, G. et al. : The parkin gene is not involved in late-onset Parkinson's disease. Neurology, 57 : 359-362, 2001.
27) Periquet, M., Lucking, B., Vaughan, J. et al. : Origin of mutations in the parkin gene in Europe: exon rearrangements are independent recurrent events, whereas point mutations may result from Founder effects. Am. J. Hum. Genet., 68 : 617-626, 2001.
28) Quinn, N., Critchley, P., Marsden, C. D. : Young onset Parkinson's disease. Mov. Disord., 2 : 73-91, 1987.
29) Rajput, A. H., Gibb, W. R., Zhong, X.H. et al. : L-dopa-responsive dystonia : pathological and biochemical observations in a case. Ann. Neurol., 35 : 396-402, 1994.
30) Rawal, N., Periquet, M., Lohmann, E. et al. : New parkin mutations and atypical phenotypes in families with autosomal recessive parkinsonism. Neurology, 60 : 1378-1381, 2003.
31) Segawa, M., Hosaka, A., Miyagawa, F. et al. : Hereditary Progressive dystonia with Marked diurnal fluctuation. Adv. Neurol., 14 : 215-223, 1976.
32) van de Warrenburg, B. P., Lammens, M., Lucking, C. B. et al. : Clinical and pathologic abnormalities in a family with parkinsonism and parkin gene mutations. Neurology, 56 : 555-557, 2001.
33) Yamamura, Y., Sobue, I., Ando, K. et al. : Paralysis agitans of early onset with marked diurnal fluctuation of symptoms. Neurology, 23 : 239-243, 1973.
34) 山村安弘, 群山達男, 川上秀史 他：日内変動を呈する常染色体劣性若年発症パーキンソニズム―臨床像の検討―. 臨床神経学, 36：944-950, 1996.
35) 横地正之：若年性パーキンソン病I―臨床的特徴―. 神経進歩, 23：1048-1059, 1979.
36) Yokochi, M., Narabayashi, H., Iizuka, R. et al. : Juvenile parkinsonism — Some clinical, pharmacological and neuropathological aspects—. Adv. Neurol., 40 : 407-413, 1984.
37) Yokochi, M. : Juvenile parkinsonism and Other Dopa-Responsive Syndrome. In : Age-Related Dopamine Dependent Disorders (ed. by Segawa, M., Nomura, Y.), pp. 25-35, Karger, Basel, 1995.
38) Yokochi, M. : Familial Juvenile parkinsonism. Eur. Neurol., 38 (suppl. 1) : 29-33, 1997.

X. パーキンソニズムを呈する系統変性疾患，類縁疾患— 7

瀬川病（優性遺伝性GTPシクロヒドロラーゼⅠ欠損症）

瀬 川 昌 也*，野 村 芳 子*

抄　録　瀬川病は14q22.1-q22.2に存在するGTPシクロヒドロラーゼⅠ（GCH I）遺伝子異常に起因するL-dopaが奏効する優性遺伝性ジストニーで症状の著明な日内変動と女性優位の性差を特徴とする。

主病変は遺伝子変異に起因した線条体チロシン水酸化酵素（TH）蛋白および活性の低下で，TH活性の継年齢変化と日内変動に従い，年齢依存性に特異な症状を発現させる。また，変異部位に起因した症状の多様性もみられる。本文では瀬川病の最近の知見と予想される病態，パーキンソン病（PD）との異同を解説した。

Key words：Segawa disease, GTP cyclohydrolase I, age-dependency, L-dopa, D_1-direct pathway

Ⅰ. 臨床的特徴

典型例は，6歳前後に一側下肢姿勢ジストニーで発症，ジストニーは15歳頃までに全肢に広がり，20歳頃までその程度を増すが，進行は20歳台には緩徐となり，30歳台ではみられなくなる。姿勢振戦は10歳頃一側上肢に出現，20〜30歳までに頸筋も含め全肢に広がり，以後その状態を持続する。これらは著明な日内変動を呈するが，その程度は年齢とともに減弱，ジストニーの進行停滞とともに不明瞭となる。小児期発症例は身長の伸びが停滞する。症例により，頸部後屈を主体とする動作ジストニー，斜頸，書痙を呈することがある。動作ジストニーは姿勢ジストニーにおくれ

小児期に発症するか，分節，また部分ジストニーは主に成人年齢にみられる。

筋強剛性筋緊張異常を示すが，伸張反射をくり返すと変動，時に消失，膠性筋強剛ではない。振戦は伸張反射により消失，歯車強剛は認めない。これらは左右差を示すが，筋強剛の優位罹患側が胸鎖乳突筋（SCM）と四肢筋で対側となるのに対し，振戦のそれは同側である。斜頸は四肢優位罹患側と同側でみる。

腱反射亢進，足クローヌスをみるが，バビンスキー徴候は認めず，ロコモーション，感覚系，自律神経系，精神，知能に異常はない。

症状は発症年齢[15]，遺伝子変異部位[20,21]，セロトニン（5HT）活性低下[20,21]に起因した多様性を示す。

すなわち，10歳台中後半発症者は上肢ジストニー，振戦で発症，身長発育の停滞を欠き，成人発症者は振戦を主徴とし，歩行障害を示すが，ジストニーは軽度，日内変動を欠く。一方，動作ジストニー，部分あるいは分節ジストニーの発現は，遺伝子変異部位に起因する[21]。頭痛，自閉傾

Segawa disease（Autosomal dominant GTP cyclohydrolase I deficiency）.
*瀬川小児神経学クリニック
〒101-0062　東京都千代田区神田駿河台2-8
Masaya Segawa, Yoshiko Nomura: Segawa Neurological Clinic for Children. 2-8 Surugadai, Kanda, Chiyoda-ku, Tokyo, 101-0062 Japan.

向，うつ傾向，および compound heterozygote にみる乳児期の筋緊張低下とロコモーションの障害[3]は，5 HT の活性低下に起因する[20]。しかし，女性優位と左右差は共通して認められる。

II. 検査所見

1. 表面筋電図検査

随意運動，姿勢維持時の抗筋，拮抗筋の同時収縮，当該筋以外の筋の収縮 (overflow) とジストニーの特徴を示し，6〜8 Hz（58歳発症者の59歳時の記録では 4〜6 Hz）の姿勢振戦を認める。伸張反射は，臨床所見を確証，さらに Westphal 現象を認める。

2. 終夜睡眠ポリグラフ

筋攣縮の全睡眠段階，特にレム期での発現頻度の減少と粗体動の睡眠段階別発現頻度の異常をみる。両者はドーパミン（DA）・ニューロン活性低下を示すが，動作ジストニー例の粗体動異常は DA 受容体過感受性を示唆する[19]。5 HT とノルアドレナリン神経系およびコリン作動性神経に制御される要素には異常はない。ただし，動作性ジストニーと oculogyric crisis を呈した症例では，レム期 atonia がノンレム期へ漏出，5 HT 神経低活性が示唆される[19]。

3. 衝動性眼球運動

視覚誘導性サッケードと記憶誘導性サッケード（MGS）の両者に，潜時延長，hypometria，頂点速度の低下，MGS の頻度の低下と注視が禁じられている予告標的へのサッケードの頻度増大を認める[9]。これらは，線条体直接路活性低下と間接路活性の上昇が示唆される。

4. 生化学的検査

髄液では homovanillic acid, 5 hydroxyindol acetic acid の他，biopterin と neopterin が低下（<25%）[1,2]する。Phenylalanine 負荷テストも異常を示す[1,12]。末梢有核球 GCH-I 活性は 20% 以下に低下する[13]。

非発症保因者では髄液 neopterin と biopterin は正常の 30〜50 %[22]，末梢有核球 GCH-I 活性は正常の 30〜40 % の値を示す[13]。

5. 画像所見

文献的に[20]，MRI に異常なく，[^{18}F] dopa PET は正常あるいは正常下限，[^{11}C] racloprido PET は正常，[^{11}C] N-spiperone PET は軽度上昇するが経過による増加はない。[^{123}I] β-CIT single PET（DA transporter）にも異常はない。これらは本症では NS・DA ニューロンに異常なく，D_2 受容体は病態に関与していないことを示す。8 歳発症，30 年間無治療で経過した 2 女性例と 58 歳に発症した 59 歳男性の [^{18}F] dopa と [^{11}C] N-spiperone PET は正常であった[20]。

6. 神経病理，神経組織化学

黒質メラニン色素の減少の他は神経病理学的に異常はない[17]。組織化学的には，線条体と黒質で DA 活性が低下[11]，その程度は PD に比し軽度であるが，PD と同様に尾状核に比し被殻で顕著，前者の吻側，後者の尾側で目立つ。しかし，尾状核では腹側優位に低下，背側優位の PD と異る。TH 活性及び蛋白量は線条体[5,11]，特に被殻で低下（≦97%）[5]するが黒質では正常[5,11]，被殻では biopterin（-84%）と neopterin（-62%）も低下[5]するが，dopa decarboxylase 蛋白，DA transporter, vascular monoamine transporter に異常はない[5]。非発症保因者の検索から，症状発現に線条体 TH 蛋白の減少が関与することが示唆された[7]。

III. 分子生物学的所見

現在まで 85 種以上の GCH-I 遺伝子変異が見出されているが[8]，変異部位は，少数の例外を除き，家系により異なる。一方，典型的な臨床および生化学的特徴を有するがコード領域変異を見出せない例も 40 % ある[4]。Furukawa ら[8]は，これを①非コード領域の変異の存在，②1, 2 の exon 欠失を伴う大きな genomic deletion の存在，③ intragenic duplicalisn あるいは inversion の存

在，④GCH-I 機能を修飾する未知の regulatory gene の存在，で説明している。

Ⅳ．診断・鑑別診断

診断は，臨床徴候，年齢依存性の発症経過で可能である．遺伝子異常が検出できない例の確定診断には，髄液 neopterin と biopterin または，末梢有核球 GCH-I 活性の検索が必要となる．

鑑別診断には，幼小児期にジストニーを発現する疾患が挙げられる[20]．このうち，L-dopa が奏効しない疾患には遺伝性痙性対麻痺，脳性麻痺，常染色体優性早期発症捻転ジストニー（DYT-1）がある．いずれも詳細な病歴聴取と，臨床神経学的検索で鑑別が可能であるが，鑑別困難な例には，L-dopa 負荷テスト，また試験的に L-dopa 投与が試みられる．

L-dopa 反応性疾患には瀬川病以外のプテリジン代謝異常症（劣性遺伝性 GCH-I 欠乏症も含む）[16]，劣性遺伝性 TH 欠損症[6,10]および若年性パーキンソニズム（JP）の小児期発症例がある．小児期発症の JP はジストニーが前景に出る．特に *parkin gene* に起因する劣性遺伝性 JP[23]は，日内変動を呈し，臨床的鑑別が困難である．L-dopa は著効を示すが，増量を要し，早期に L-dopa 反応性ジスキネジーが出現，治療に抵抗する．臨床的には膠性筋強剛と静止振戦をみることで鑑別できるが，これらは 10 歳以前には認められない．衝動性眼球運動に異常のないことも鑑別点となるが，診断確定には *parkin* 遺伝子検索が必要である．

瀬川病の成人発症例は，振戦，歩行障害で発症，ジストニーは前景になく PD との鑑別が必要となる．膠性筋強剛がないこと，振戦は主として姿勢振戦であり伸張反射で消失，また，Westphal 現象をみること，精神症状を欠くこと，ロコモーションが保たれていることが鑑別となる．また 58 歳発症自験例の 59 歳時 PET スキャンに異常はなかった（前述）．L-dopa が著効を呈し，長期使用でジスキネジーの発現をみない PD では，瀬川病を疑う必要がある．

Ⅴ．治　　療

L-dopa は発症年齢，罹病期間に関係なく著効し，その効果は持続[18]，大部分の症例は L-dopa 単剤 20 mg/kg/日で寛解する．しかし，10 歳以前に治療を開始した症例には，10 歳台前半から脱炭酸酵素阻害剤との合剤（4〜5 mg/kg/日）への変更が必要となる例がある[18]．これは腸管での脱炭酸化の程度の減少がない例にみられる[18]．

自験例では合剤使用例を含め L-dopa の効果は 10〜30 年副作用なく持続している．また，経過を追って行った L-dopa 負荷試験では DA 血中濃度のピークは投与後 2 時間を保ち，前進することはない[20]．

抗コリン剤も長期有効であるが，その効果は L-dopa に劣る[20]．しかし，compound heterozygote の症例[3]および特異例では L-dopa に 5 hydroxytryptophan（5 HTP）また Tetrahydrobiopterin（BH 4）の併用が必要となり，併用後も十分に効果が得られない場合がある．

Ⅵ．病　　態

瀬川病の臨床症状は，線条体 TH 活性が低下した状態で，その経年齢変化と日内変動[14]をたどることで説明でき[20]，小児期発症は，早期に発達する線条体および大脳基底核出力路の関与を示唆する[20]．前記した知見，1 例に行われた淡蒼球および視床定位脳手術の効果，および瀬川病と同様に姿勢ジストニーと動作ジストニーの 2 病型を持つ DYT-1 との対比[19]から，病態を図 1 の如く考えている[20]．すなわち，GCH-I 部分欠損による線条体基底核 TH 蛋白低下は，腹側部 DA を低下させ，早期に発達する線条体直接路と大脳基底核下降性出力路を介し姿勢ジストニーを発現，一方，視床下核（STN）の D_1 受容体へ投射する NS・DA ニューロンの活性低下は，遅れて発達する視床への上行性出力路を介し振戦を発現させると予測した[20]．

動作ジストニーは，何らかの機序により，線条体間接路が活性低下の状態にあり，これが視床を

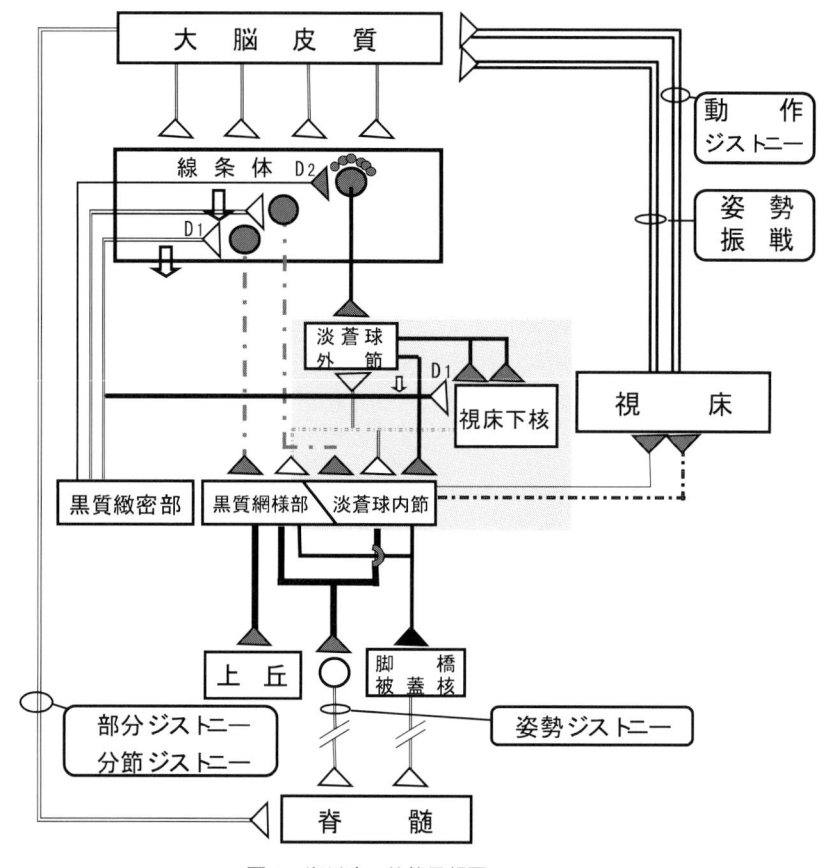

図1　瀬川病の状態予想図

(─◁) は促通性ニューロン，(─◀) は抑制性ニューロン，破線は主病変。(⇩) はドーパミン・ニューロン活性の低下，中抜きの線の巾と実線の太さは，活性の程度を示す。網掛部は振戦発現に関与する部分を示す（文献20を改変）。

介する上行性出力路を介しを発現すると予想される[20]。この上行路は，姿勢振戦発現に関与する回路と異なると考えている[19,20]。

一方，上丘への下降路は病態に関与しているが，脚橋被蓋核への下降路は罹患されていないと云える。また，低身長にはD$_4$受容体を有する灰白隆起漏斗路DAニューロンの関与が示唆される。

これら瀬川病の病態に関与する回路はPDの病態に関与する回路とは異なると考えられる[20]が，PDにみるPeak-dose dystoniaは，上記上行路を介しての部分ジストニーが四肢に発現した可能性はある。

GCH-I遺伝子異常が何故にTHをほぼ選択的に障害し，上記病態を発現させるか，症状の多様性をいかにして発現させるのか，性差がなぜ生ずるかは完全には解明されていないが，諸家により活発に論ぜられている[20]。著者の他の論文[20]を参照していただきたい。

文　献

1) 藤田繁，新宅治夫：著明な日内変動を伴う遺伝性進行性ジストニア（HPD：瀬川病）の病因とプテリジン代謝異常．市立釧路医誌，2：64-67，1990．

2) Furukawa, Y., Nishi, K., Kondo, T. et al. : CSF biopterin levels and clinical features of patients with juvenile parkinsonism. In : Advances in Neurology Vol. 60 (eds. by Narabayashi, H., Nagatsu, T., Yanagisawa, N. et al.), pp.59-68,

Raven, New York, 1993.
3) Furukawa, Y., Kish, S.J., Bebin, E.M. et al. : Dystonia with motor delay in compound heterozygotes for GTP-cyclohydrolase I gene mutations. Ann. Neurol., 44 : 10–16, 1998.
4) Furukawa, Y., Kish, S.J. : Dopa-responsive dystonia : recent advances and remaining issues to be addressed. Mov. Disord., 14 : 709–715, 1999.
5) Furukawa, Y., Nygaard, T.G., Gütlich, M. et al. : Striatal biopterin and tyrosine hydroxylase protein reduction in dopa-responsive dystonia. Neurology, 53 : 1032–1041, 1999.
6) Furukawa, Y., Graf, W.D., Wong, H. et al. : Dopa-responsive dystonia simulating spastic paraplegia due to tyrosine hydroxylase (TH) gene mutations. Neurology, 56 : 260–263, 2001.
7) Furukawa, Y., Kapatos, G., Haycock, J.W. et al. : Brain biopterin and tyrosine hydroxylase in asymptomatic dopa-responsive dystonia. Ann. Neurol., 51 : 637–641, 2002.
8) Furukawa, Y. : Genetics and biochemistry of dopa-responsive dystonia : significance of striatal tyrosine hydroxylase protein loss. Adv. Neurol., 91 : 401–410, 2003.
9) Hikosaka, O., Fukuda, H., Segawa, M. et al. : Voluntary saccades in normal and in dopamine-deficient subjects. In : Age-Related Dopamine-Dependent Disorders : Monographs of Neural Science. Vol.14 (eds. by Segawa, M., Nomura, Y.), pp.59–68, Karger, Basel, 1995.
10) Hoffmann, G.F., Assmann, B., Brautigam, C. et al. : Tyrosine hydroxylase deficiency causes progressive encephalopathy and dopa-nonresponsive dystonia. Ann. Neurol., 54 (suppl. 6) : S 56–65, 2003.
11) Hornykiewicz, O. : Striatal dopamine in dopa-responsive dystonia. Comparison, with idiopathic Parkinson's disease and other dopamine-dependent disorders. In : Age-Related Dopamine-Dependent Disorders : Monographs of Neural Science. Vol. 14 (eds. by Segawa, M., Nomura, Y.), pp.101–108, Karger, Basel, 1995.
12) Hyland, K., Fryburg, J.S., Wilson, W.G. : Oral phenylalamine loading in Dopa responsive dystonia; a possible diagnostic test. Neurology, 48 : 1290–1297, 1997.
13) Ichinose, H., Ohye, T., Takahashi, E. et al. : Hereditary progressive dystonia with marked diurnal fluctuation caused by mutations in the GTP cyclohydrolase I gene. Nature Genetics, 8 : 236–242, 1994.
14) McGeer, E.G., McGeer, P.L. : Some characteristics of brain tyrosine hydroxylase. In : New Concepts in Neurotransmitter Regulation (ed. by Mandel, J.), pp.53–68, Plenum press, New York, London, 1973.
15) Nomura, Y., Segawa, M. : Intrafamilial and interfamilial variations of symptoms of Japanese hereditary progressive dystonia with marked diurnal fluctuation. In : Hereditary progressive Dystonia with Marked Diurnal Fluctuation (ed. by Segawa, M.), pp.73–96, Parthenon Carnforth, UK, 1993.
16) Nomura, Y., Uetake, K., Yukishita, S. et al. : Dystonias responding to levodopa and failure in biopterin metabolism. In : Dystonia 3. Advances in Neurology. Vol. 78 (ed. by Fahn, S., Marsden, C.D., DeLong, M.R.), pp.253–266, Lippincott-Raven, Philadelphia, New York, 1998.
17) Rajput, A.H., Gibb, W.R.G., Zhong, X.H. et al. : Dopa-responsive dystonia : pathological and biochemical observations in a case. Ann. Neurol., 35 : 396–402, 1994.
18) Segawa, M., Nomura, Y., Yamashita, S. et al. : Long term effects of L-Dopa on hereditary progressive dystonia with marked diurnal fluctuation. In : Motor Disturbance II (ed. by Berardelli, A., Benecke, R., Manfredi, M. et al.), pp.305–318, Academic Press, London, 1990.
19) Segawa, M., Hoshino K., Hachimori, K. et al. : A single gene for dystonia involved both or either of the two striatal pathways. In : The Basal Ganglia VII (ed. by Nicholson L.F.B, Faull, R.L.M.), pp. 155-164, Kluwer Academic/Plenum, Publishers, New York, 2002.
20) Segawa, M., Nomura, Y., Nishiyama, N. : Autosomal Dominant Guanosine Triphosphate Cyclohydrolase I Deficiency (Segawa Disease). Ann. Neurol., 54 (suppl. 6) : S 32–S 45, 2003.
21) Segawa, M., Nomura, Y., Yukishita, S. et al. : Is phenotypic variation of Hereditary progressive dystonia with marked diurnal fluctuation / Dopa-Responsive Dystonia (HPD/DRD) caused by the difference of the locus of mutation on the GTP cyclo hydrolase 1 (GCH-I) gene? In : Dystonia 4; Advances in Neurology : Vol. 94 (ed. by Fahn, S., Hallet, M., Delong, M.R.), pp.217–223, Lippincot Williams and Wilkins, Philadelphia, 2004.

22) Takahashi, H., Levine, R.A., Galloway, M.P. et al. : Biochemical and fluorodopa positron emission tomographic findings in an asymptomatic carrier of the gene for dopa-responsive dystonia. Ann. Neurol., 35 : 354-356, 1994.

23) Yamamura, Y., Hattori, N., Matsumine, H. et al. : Autosomal recessive early-onset parkinsonism with diurnal fluctuation : clinicopathologic characteristics and molecular genetic identification. Brain Dev., 22 (suppl. 1) : 87-91, 2000.

X. パーキンソニズムを呈する系統変性疾患, 類縁疾患 — 8

パーキンソニズムを呈する遺伝性系統変性疾患ないし先天代謝異常症

水口　雅*

抄録　遺伝性系統変性疾患や先天代謝異常症の中にはパーキンソニズムないし hypokinetic-rigid syndrome を呈する疾患がある。同じ疾患, 同じ家系であっても, 運動異常の表現型には発症年齢に依存したバリエーションがある。たとえば Huntington 病では小児期発症例に無動・固縮型が多いが, Hallervorden-Spatz 症候群や Wilson 病では成人発症例にパーキンソニズムの頻度が高い。このような年齢依存性の理由として, 遺伝子変異の差異にもとづき病変の分布・障害度に差があることと, 小児の大脳基底核が発達途上にあることが指摘される。

Key words: hypokinetic-rigid syndrome, childhood, Huntington disease, Hallervorden-Spatz syndrome, Wilson disease

はじめに

小児期には, 無動 (akinesia), 運動緩慢 (bradykinesia), 運動減少 (hypokinesia), 固縮 (rigidity) を主徴とする運動障害の頻度は低い。成人のパーキンソニズムに特徴的な静止振戦 (rest tremor) を見ることは, さらに稀である。小児のパーキンソニズムには純粋な型は少なく, 他の運動異常, とりわけジストニーを合併する型が多い。これらの理由により, 小児神経領域で使う用語としてはパーキンソニズムよりも descriptive な 'hypokinetic-rigid syndrome' の方が適切である[3]。そこで以下, 本稿では主に後者を用いることとする。

小児期に hypokinetic-rigid syndrome をきたす遺伝性系統変性疾患ないし先天代謝異常症には多彩な疾患が含まれる[3] (表1) が, その各々は比較的稀なものである。また, それぞれの疾患の患者の中で見られる運動異常は多彩であり, hypokinetic-rigid syndrome を合併する率は必ずしも高くない。

これらの疾患のうち早期発症パーキンソン病, 若年性パーキンソニズムについては本特集の他稿で詳述される。本稿では他の遺伝性系統変性疾患および先天代謝異常症のうち, 主要な疾患をとりあげて, その病因, 病理と運動異常を中心とした臨床像について述べる。

I. 小児の錐体外路系の特徴

小児期に hypokinetic-rigid syndrome の生じる頻度が低く, さらに典型的ないし純粋なパーキ

Hereditary degenerative and metabolic disorders associated with parkinsonism.
*自治医科大学小児科
[〒329-0498　栃木県河内郡南河内町薬師寺3311-1]
Masashi Mizuguchi: Department of Pediatrics, Jichi Medical School. 3311-1 Yakushiji, Minamikawachi, Kawachi-gun, Tochigi, 329-0498 Japan.

表1　小児期に hypokinetic-rigid syndrome をきたす疾患

A. 若年発症パーキンソン病
B. パーキンソニズム
　若年性特発性パーキンソニズム
　X連鎖性ジストニー・パーキンソニズム
　　　（Philippine ジストニー・パーキンソニズム, Lubag 病）
　急速発症ジストニー・パーキンソニズム
　二次性
　　水頭症
　　副甲状腺機能低下症, 偽性副甲状腺機能低下症
　　中毒（水銀, マンガン, メタノール, 一酸化炭素）
　　薬剤性（amphotericin B, cytosine arabinoside）
　　感染症（脳炎後パーキンソニズム, 亜急性硬化性全脳炎）
　　基底核部腫瘍
C. 遺伝性系統変性疾患
　Huntington 病
　Machado-Joseph 病
　歯状核赤核淡蒼球ルイ体萎縮症
　淡蒼球錐体路萎縮症
　神経細胞核内硝子様封入体病
　Hallervorden-Spatz 症候群
D. 先天代謝異常症
　Wilson 病
　フェニルケトン尿症
　芳香族L-アミノ酸脱炭酸酵素欠損症
　Niemann-Pick 病C型
　若年型 GM_2 ガングリオシドーシス
　ミトコンドリア異常症
　副甲状腺機能低下症, 偽性副甲状腺機能低下症
　神経有棘赤血球症（neuro-acanthocytosis）

（文献3を一部改変）

ンソニズムが稀であるのは，錐体外路系が発達途上にあり，神経伝達物質（neurotransmitter）のバランスが成人期と異なるからである。

　小児は成人に比し，生理的に体動が多い。黒質線条体ドーパミンニューロンのチロジン水酸化酵素（tyrosine hydroxylase）活性は成長, 加齢にともなって変動する。その細胞体（黒質）における活性は小児期・成人期を通じゆるやかに増加するが，軸索終末部（線条体）における活性は小児が成人よりずっと高く，成長とともに急速に低下する[2]。

　大脳基底核の運動サーキットの発達過程では，直接系（線条体→淡蒼球内節・黒質網様部）が早く発達し，間接系（線条体→淡蒼球外節→視床下核→淡蒼球内節・黒質網様部）の発達は相対的に遅れる。後者の発達にともない，巧緻な随意運動が可能となってくる[7]。

　成人のパーキンソニズムと同様，小児の hypokinetic-rigid syndrome においてもこのサーキットの出力系（淡蒼球内節，黒質網様部）には機能亢進（hyperactivity）が生じ，それにともない視床→皮質の活動には過度の抑制（overinhibition）がかかっている。ただ成人のパーキンソニズムでは間接系の活動亢進が顕著なのに反し，小児では間接系の未発達のため，これが目立たない。小児の hypokinetic-rigid syndrome では，先に発達する直接系の機能異常が前景に立つことにより，ジストニーに近い病態を形成しやすいものと推測される[3,7]。

II. 遺伝性系統変性疾患

1. Huntington 病

　Huntington 病（Huntington disease）は Huntington（1872）により初めて記載された，舞踏運動と痴呆を主徴とする変性疾患である。罹病率は欧米では人口10万あたり3〜8人であるが，日本では0.1〜0.4人と低い。常染色体性優性遺伝し，浸透率はほぼ100%である。30〜40歳台に発症する症例が最も多いが，20歳以下の早期発症例も10%程度ある。病因は，染色体4p16.3にあるIT15遺伝子の5'末端のCAGリピート数が正常範囲を超えて異常伸長することである。リピート数と発症年齢は逆相関する。また表現促進現象（anticipation）といって，親から子に受け継がれる際にリピート数が著しく伸長することがあり，これは父親の精子形成過程で生じやすい。したがって，早期発症例の多くは著しく長いリピートを有し，それは父親から受け継いだものであることが多い。神経病理学的には初め線条体の小型神経細胞，ついで大脳皮質の神経細胞に変性・脱落が生じる。

　臨床像は緩徐進行性の神経症状と精神症状からなり，そのいずれに関しても症例間でバラつきがある。舞踏病型（choreic form, 別名古典型，定

型など)における不随意運動は，初期には細かな攣縮として始まり，しだいに分布が広がって典型的な舞踏運動となる。筋緊張は低下する。

早期発症例では静止ないし動作時振戦，てんかん発作，知的退行，行動異常などで発症することが多い。早期から高度の知能障害を呈することが多く，小脳症状，眼球運動障害が高頻度に見られる。また筋緊張亢進(固縮)を呈し無動・固縮型(akinetic-rigid form, 別名固縮型，Westphal型など)と称される病型の頻度が高く，舞踏運動を呈する頻度は低い。

無動・固縮型における固縮は近位筋から遠位筋へと広がる。舞踏アテトーゼに変わる症例もある。多くの例で手指に微細な振戦が出現し，後に随意運動時に粗大な振戦が見られるようになる。錐体路症状をともなう頻度は舞踏病型より高い。

無動・固縮型と舞踏病型における線条体病変を比較すると，前者においてMRIのT_2延長がより高頻度[8]，D_1，D_2受容体の減少がより高度である[11]。すなわち前者は後者より病変の程度が量的に大きい。これに対し，両者の間には質的な相違もあることが指摘されている。すなわち舞踏病型では，線条体の神経細胞のうち淡蒼球外節に投射するもの(間接系)が選択的に脱落するのに対し，無動・固縮型では内節に投射するもの(直接系)も同時に冒されるという[1]。

無動・固縮型においては直接系障害の影響が優勢となり，淡蒼球内節GABA作動性神経の過活動により視床と下行系が過度に抑制されているものと考えられる。早期発症例が無動・固縮型を呈しやすい事実には，上記の神経病理学的特徴の他に，小児の間接系が未成熟であることも，関係しているかも知れない[7]。

2. Hallervorden-Spatz症候群

Hallervorden-Spatz症候群 (Hallervorden-Spatz syndrome) はジストニーないしパーキンソニズムを主徴とする進行性の運動異常症で，病理学的には淡蒼球・黒質網様帯の鉄沈着および大脳皮質・基底核に広く分布するspheroid (軸索腫大) を特徴とする。50％は家族例で，常染色体性劣性遺伝により伝えられる。

本症候群は発症年齢により早発型(10歳以前)，若年型(10～20歳)，成人型(20歳以降)に分けられる。早期発症例にはジストニーを主とし，典型的かつ重症で，知的退行をともないやすい。これに対し成人発症例には非典型例が多く，しばしばhypokinetic-rigid syndromeを呈し，進行が遅い。パーキンソニズム病との鑑別が困難な例，小脳症状ないしblepharospasmが目立つ例，筋緊張がさほど亢進しない例などが報告されている。

典型例のほぼ全部，および非典型例の3分の1における病因は，染色体20p13にあるPANK2 (パントテン酸キナーゼ) 遺伝子の変異である[4,14]。典型例の変異には，nonconservativeなアミノ酸置換の他，frameshiftやsplicing異常が含まれる。これに対し，非典型例の変異はすべてmissense変異で，複合ヘテロ接合体 (compound heterozygote) が多い。このことは異なるアレル間の相補性 (interalleric complementation) による軽症化の可能性を示唆している[14]。

3. 神経細胞核内硝子様封入体病

神経細胞核内硝子様封入体病 (neuronal intranuclear hyaline inclusion disease) はSungら(1980)により提唱された，神経系細胞の核内に好酸性封入体の出現を見る多系統変性神経疾患である[9]。一部に家族例があり，常染色体性劣性遺伝疾患と推測されているが，病因は未解明である。稀な疾患であるが，日本にもある。発症は小児期から老年期に及ぶ。臨床症状は多彩で，知的退行，行動異常，気分変化などで始まり，進行とともに小脳失調や不随意運動をともなってくる。病変は錐体外路，錐体路，末梢神経系，自律神経系に及ぶ。錐体外路症状としてパーキンソニズムの他，各種の振戦，舞踏アテトーゼが報告されている[3]。

III．先天代謝異常症

1. Wilson病

Wilson病 (Wilson disease) は肝臓，脳その他の銅が沈着して臓器障害を生ずる常染色体性劣

性遺伝疾患である。人口10万人あたりの罹病率は，世界的には0.5～3人であり，日本では3人と比較的高い。原因はP-type ATPase銅輸送膜蛋白ATP-7BをコードするWD遺伝子（染色体13q14.3）の変異である。臨床症状の中心となる臓器に応じて，肝型（hepatic form）と神経型（neurological form）に大別される。肝型の平均初発年齢は11.4歳，神経型のそれは18.9歳である[13]。

神経症状は10歳以降に初発する例が多いが，4歳で始まった例もある。大多数の運動障害は症例によりバラつきがあり，ジストニー型（dystonic form），仮性硬化症型（pseudosclerotic form），無動・固縮型（akinetic-rigid form），舞踏病型（choreic form）の4型に分類される。稀には片麻痺で始まる例もある。最も多いのはジストニー型で，はじめは局所性の，進行すると全身性のジストニー姿勢を呈する。顔面，舌，咽頭の運動障害をともないやすい。仮性硬化型では構音障害，企図振戦，固定姿勢保持困難（asterixis）が目立つ。

無動・固縮型は若年性パーキンソニズムに似た症候を呈する。静止振戦がはじめ一肢に，やがて四肢に生じる。筋緊張は亢進し，歯車様ないし鉛管様の固縮を呈する。仮面様顔貌，よろめき歩行（titubation），流涎が見られる。舌の運動障害があり，構音障害を早期からきたしやすい。

Wilson病の原因として報告されたWD遺伝子変異には，100種類以上がある。遺伝子型と臨床表現型の相関が研究されてきたが，明瞭な，一定した関係は見いだされていない。ただし，蛋白の機能が完全に廃絶するタイプの変異では，ミスセンス変異に比し発症年齢が低くなる傾向がある[10]。食事による銅の摂取量などの環境因子も表現型に影響するのではないかと考えられる。

2．フェニルケトン尿症

フェニルケトン尿症（phenylketonuria）では振戦，不器用，痙性対麻痺などさまざまな運動障害が見られる。症例の一部は錐体外路症状とりわけパーキンソニズムをともない，L-dopa治療により改善される[6]。

3．芳香族L-アミノ酸脱炭酸酵素欠損症

芳香族L-アミノ酸脱炭酸酵素（aromatic L-amino acid decarboxylase）はL-dopaをdopamineへ，5-hydroxytryptophanをserotoninへと変換する酵素である。本酵素の欠損症では眼球回転発作（oculogyric crisis），固縮，上肢の振戦などの錐体外路症状，眼球運動麻痺，精神遅滞，発汗，体温調節障害が生じる[5]。

4．ミトコンドリア異常症

ミトコンドリア異常症では両側線条体病変をしばしば生じるが，hypokinetic-rigid syndromeを呈する頻度は少ない。少数ではあるが運動減少や固縮をともなったLeigh症候群[12]やMELAS[2]の報告例がある。

おわりに

Hypokinetic-rigid syndromeの原因となる遺伝性系統変性疾患と先天代謝異常症の中，重要な疾患を選び，運動異常の発症年齢に応じた変化に力点を置いて解説した。表現型の多様性の背景にある病理学的ないし遺伝学的な知見についても，簡単な説明を加えた。

文　献

1) Albin, R., Reiner, A., Anderson, K. D. et al. : Striatal and nigral neuron subpopulations in rigid Huntington's disease: Implications for the functional anatomy of chorea and rigidity-akinesia. Ann. Neurol., 27 : 357-365, 1990.

2) De Coo, I. F. M., Reiner, W. O., Ruitenbeek, W. et al. : A 4 bp deletion in the mitochondrial cytochrome b gene associated with Parkinsonian-MELAS overlap syndrome. Eur. J. Pediatr. Neurol., 2/3 : A-27, 1997.

3) Felnandez-Alvarez, E., Aicardi, J. : Movement Disorders in Children. Mac Keith Press, London, 2001.

4) Hayflick, S. J., Westaway, S. K., Levinson, B. et al. : Genetic, clinical, and radiographic delineation of Hallervorden-Spatz syndrome. N. Engl. J. Med., 348 : 33-40, 2003.

5) Korenke, G. C., Christen, H.-J., Hyland, K. et al. : Aromatic L-amino acid decarboxylase deficiency:

An extrapyramidal movement disorder with oculogyric crisis. Eur. J. Pediatr. Neurol., 2/3 : 67-71, 1997.

6) MacLeod, M. D., Munro, J. F., Ledingham, J. G. et al. : Management of the extrapyramidal manifestations of phenylketonuria with L-dopa. Arch. Dis. Child, 58 : 457-458, 1983.

7) 野村芳子：不随意運動の病態と治療．小児神経学の進歩第24集（日本小児神経学会教育委員会編），pp. 2-19，診断と治療社，東京，1995．

8) Oliva, D., Carella, F., Savoiardo, M. : Clinical and magnetic resonance features of the classic and akinetic-rigid variants of Huntington's disease. Arch. Neurol., 50 : 17-19, 1993.

9) Sung, J. H., Ramirez-Lassepas, M., Mastri, A. R. et al. : An unusual degenerative disorder of neurons associated with a novel intranuculear hyaline inclusion (neuronal intranuclear hyaline inclusion disease) : A clinicopathological study of a case. J. Neuropathol., Exp. Neurol., 39 : 107-130, 1980.

10) Thomas, G. R., Forbes, J. R., Roberts, E. A. et al. : The Wilson disease gene: Spectrum of mutations and their consequences. Nat. Genet., 9 : 210-217, 1995.

11) Turjanski, N., Weeks, R., Dolan, R. : Striatal D 1 and D 2 receptor binding in patients with Huntington's disease and other choreas. A PET study. Brain, 118 : 689-696, 1995.

12) van Erben, P. M. M., Reiner, W. O., Gabreels, F. J. M. et al. : Hypokinesia and rigidity as clinical manifestations of mitochondrial encephalomyopathy: report of three cases. Dev. Med. Child Neurol., 31 : 81-97, 1989.

13) Walsche, J. M. : Wilson's disease. In: Handbook of Clinicasl Neurology, Vol. 5, No. 49, Extrapyramidal Disorders (ed. by Vinken, P. J., Bruyn, G. W., Klawans, H. L.), pp. 223-238, Elsevier, Amsterdam, 1986.

14) Zhou, B., Westaway, S. K., Levinson, B. et al. : A novel panthothenate kinase gene (PANK 2) is defective in Hallervorden-Spatz syndrome. Nat. Genet., 28 : 345-349, 2001.

神経内科がスラスラわかる！

クルズス診療科（1）
神経内科

杏林大学医学部神経内科教授　作田学　著
四六判　320頁　1,900円（税別）

頭痛、脳卒中、しびれ、ふるえ、麻痺、痴呆、等々、神経内科は脳、脊髄、神経系の病気を扱う科である。しかし、一般に人にとっては他科との違いがわかりにくく、医学生でさえその授業は難解である。本書は、この常識を完全に覆す。医学生、コメディカルスタッフ、一般の方々もイライラすることなくスーッと理解できる待望の書である。神経内科をこれだけわかりやすく解説した本は他に類がないだろう。

星和書店　〒168-0074　東京都杉並区上高井戸1-2-5　TEL 03—3329—0031
　　　　URL http://www.seiwa-pb.co.jp/　FAX 03—5374—7186

心療内科がよくわかる！

クルズス診療科（2）
心療内科

久保木富房　熊野宏昭　佐々木直　編
四六判　360頁　1,900円（税別）

ストレスフルな生活を余儀なくされる現代、心療内科は医学の専門分化に逆流する全人的医療としても極めて重要な役割を担っている。本書は、心療内科のことを専門家をはじめ一般の方々にも知っていただくために、わかりやすく書かれている。心療内科とは？　心療内科が扱う病気、最新治療、臨床現場の状況‥‥など心療内科の全てを興味深く紹介。専門家、医学生、看護学生、臨床心理、その他のコメディカルスタッフ、患者さん、およびその家族の方々にも心療内科がよくわかる！

星和書店　〒168-0074　東京都杉並区上高井戸1-2-5　TEL 03—3329—0031
　　　　URL http://www.seiwa-pb.co.jp/　FAX 03—5374—7186

第XI章
パーキンソン病の薬物療法

XI. パーキンソン病の薬物療法－I

L-dopa

村田美穂*

抄録　L-dopa はパーキンソン病で減少するドパミンの前駆体であり，多くの抗パーキンソン病薬が開発された現在においてもなお，パーキンソン病治療の中心に位置する薬剤である。L-dopa は，効果はきわめて高いが半減期が 1 時間と短いことが最大の欠点で，その血中濃度変化が急峻であることにより，wearing-off 現象や dyskinesia が出現しやすい。L-dopa の吸収および脳血液関門の通過には LNAA システムというアミノ酸能動輸送システムが関与しており，食事や年齢，長期 L-dopa 服用により，影響をうける。L-dopa は若年発症者ではできるだけ使用開始を遅らせ，高齢発症者では躊躇せずに症状にあわせて開始する。中年発症では，まだ，L-dopa 開始をおくらせるべきかどうかの結論はでていないので，各々の患者の生活状況にあわせて処方する。

Key words：L-dopa, LNAA system, absorption, wearing-off, L-dopa test

はじめに

パーキンソン病は黒質ドパミンニューロンの障害がその本態であることから，欠乏したドパミンの前駆物質である L-dopa はパーキンソン病の薬物治療の中心である。1970 年代以降，多くのドパミン受容体刺激薬が開発されているが，いまだに L-dopa の効果をしのぐ薬剤は存在しない。しかしながら，L-dopa の長期治療中に多くの問題点が出現してくることもまた事実であり，L-dopa の特徴を十分認識して L-dopa を使いこなすことが，現時点におけるパーキンソン病治療の重要なポイントである。

L-dopa.
*東京大学大学院医学系研究科神経内科
〔〒113-8655 東京都文京区本郷 7-3-1〕
Miho Murata : Department of Neurology, Graduate School of Medicine, University of Tokyo. 7-3-1 Hongo, Bunkyo-ku, Tokyo, 113-8655 Japan.

I. L-dopa 製剤とその種類

1960 年に日本の佐野[11]およびドイツの Ehringer と Hornykiewicz[1]により，パーキンソン病患者の脳で黒質線条体ニューロンのドパミンが著しく減少していることが発見された。これに基づき血液脳関門を通過しないドパミンの前駆物質である L-dopa を投与する方法が考案された。

L-dopa をドパミンに代謝するドパ脱炭酸酵素（dopa decarboxylase）は腸管壁，肝臓などに大量に存在するため，L-dopa 単剤では服用した薬物の 1 ％以下しか脳内に移行しない。したがって，線条体で不足したドパミンを補充するためには L-dopa として 2 〜 3 g/日も服用しなければならず，しかも末梢で生成されたドパミンにより，悪心，嘔気や動悸などの副作用を出現しやすい。これらの副作用を減少させ，服用した L-dopa を効率的に脳内に移行させるため，末梢に

表1　L-dopa テスト

1．検査当日は検査終了まで服用中の薬剤はすべて中止とする
2．午前8時に空腹状態でL-dopa 100 mg＋benserazide 25 mg を服用
3．服用直前，服用後15分，30分，1，2，3，4時間後に採血および臨床症状を評価する
4．採血はヘパリン採血で速やかに冷却し，血漿分離後，除タンパクし，HPLC-ECD（Neurochem，ESA）にてL-dopa 濃度を測定
5．臨床症状は固縮，振戦，指タップ，すくみ足，姿勢反射についてUPDRSに沿って評価し，さらに無動の指標として起きあがり時間，歩行時間を測定

原則として4時間で終了するL-dopaテストを施行しているが，wearing-offのコントロールのために日内変動の測定もしている。この場合は食事，薬剤はすべて通常通りとし，朝第1回目のL-dopa服用時のみ服用後15分，30分後も採血し，その後夕食後まで1時間ごとに採血と臨床症状の評価を行っている

おけるドパ脱炭酸反応を抑制するドパ脱炭酸酵素阻害剤（dopa decarboxylase inhibitor；DCI）を含有するL-dopa合剤が開発された。これにより末梢のドパミンによる副作用が減少し，また，L-dopa内服量も単剤の場合の1/4〜1/5に減量することが可能となった。

　DCIにはcarbidopaとbeserazideの2種類があり，わが国ではcarbidopaはドパに対し1：10の割合（Neodopaston®，Menesit®など）で，benserazideは1：4の割合（Madopar®，EC-Doparl®など）で含有されている。Carbidopaとbenserazideは単独での効果に差はないと考えられているが，その含有割合からbenserazideとの合剤のほうがDCIの作用は強く，L-dopa濃度の上昇は大きいと報告されている[10]。実際には2剤の臨床効果には著明な差は認めない場合がほとんどであるが，まれに2剤で差がある患者もおり，さらに時にはむしろcarbidopa合剤のほうが明らかにL-dopa血中濃度が上昇する患者もいるので，1剤で効果が十分でない場合には他剤に変更してみる価値はある。

　現在のパーキンソン病治療はこれらの合剤が中心であるが，DCIの併用により中枢性の副作用，すなわち精神症状やdyskinesiaはやや出現しやすくなったともいえる。とくに若年性パーキンソニズムにおいてはL-dopaに対する反応が良好で，dyskinesiaが出現しやすいことから，L-dopa単剤で治療を開始することもある。いずれにしてもL-dopaの効果はめざましく，L-dopa出現以降パーキンソン病患者の死亡率は明らかに改善した[3]。しかし一方で，L-dopaの長期治療中にはwearing-off現象，dyskinesia，幻覚などの種々の問題点が出現してくることも明らかになってきた。

II．L-dopa の特徴

　L-dopaはパーキンソン病の主な症状である，固縮，振戦，無動，姿勢調節障害のいずれにも60〜80％の改善率を示す。通常150〜300 mg/日の投与で数日から数週間以内に明らかな効果が得られる。一方でL-dopa合剤の最大の欠点は血中半減期が1時間程度と短いことである。L-dopaは服用後速やかに脳内に取り込まれ，残存するドパミンニューロン，グリア，セロトニンニューロンなどで速やかにドパミンに変換されるとされている。病初期には残存するドパミンニューロンが多いために，シナプス間隙に放出されたドパミンはドパミントランスポーターを介して再び神経終末からとりこまれ，シナプス小胞に貯蔵，再利用される。しかし，経過とともにドパミンニューロンの減少が進行し，このようなシナプス終末におけるドパミンの緩衝作用は減少し，血中L-dopa動態がそのまま脳内のドパミン変動を反映するよ

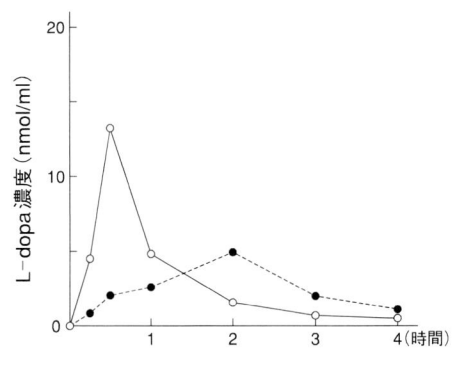

図1　L-dopaテスト
治療初期例（発症1年：点線）と長期治療例（L-dopa投与9年：実線）の典型例を示す。治療が長期になるにつれ，実線のようにピーク濃度が高く，急峻なパターンになることが多い。

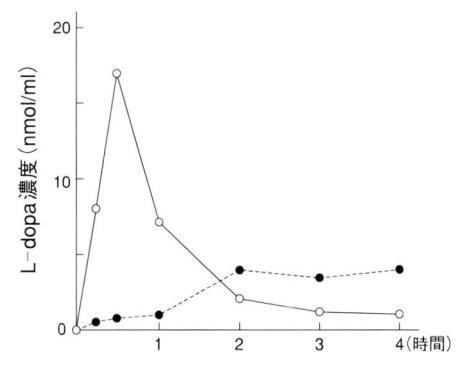

図2　L-dopa濃度に対する食事の影響
同一症例で，食前投与（実線）と食後投与（点線）を示す。同量のL-dopa合剤服用後であっても，食前投与ではピーク濃度が高くAUC（濃度時間曲線下面積）が大きい。

うになり，L-dopaの半減期の短さを反映してwearing-off現象が出現するようになる。また，後述するように，L-dopaの服用が長期になるにつれて，血中L-dopaが著明な高値をとることがあり，これに伴いdyskinesiaが出現しやすくなる。

III．L-dopaテスト

最近ではL-dopaはドパミン受容体刺激薬と併用されることが多いため，パーキンソン症状はL-dopa濃度のみで左右されるわけではないが，wearing-offやdyskinesiaのコントロールにはL-dopa濃度の変動を知ることが有用なことが多い。我々は表1に示すようなL-dopaテストと呼ぶL-dopa濃度測定を行い，症状のコントロールに利用している[5]。ここではこの検査から得られたデータをもとにL-dopa血中濃度に影響する因子について説明する。

1．血中L-dopa濃度パターン

血中L-dopa濃度のパターンは個人差が大きく，また経過とともに変化する[8]。図1にL-dopa濃度パターンの典型例を示した。一般的には比較的発症初期には点線で示したような緩徐なパターンを示すが，L-dopa治療が長期になるにつれ，急峻なパターンに変化する。しかし，このような急峻化は60～70歳以上発症の高齢発症者ではおこりにくく，長期になっても比較的緩徐なパターンのままであることが多い[6]。一方，若年発症者では比較的初期から急峻な傾向にあり，L-dopa治療の経過により一層急峻化しやすい。これらの血中濃度変動パターンの違いが若年者でwearing-offをおこしやすく，高齢発症者ではおこしにくいことの原因の一つとなっていると考えられる。したがって若年者で早期からL-dopa濃度が急峻なパターンを示す場合にはドパミン受容体刺激薬を中心に治療計画を立てるべきである。

2．吸　収

L-dopa濃度は吸収効率に最も影響される。L-dopaの吸収は小腸上部でLNAA（Large Neutral Amino Acid）systemと呼ばれる中性アミノ酸の能動輸送システムを介して行われ，さらに脳への移行にもこのLNAA systemを介している[12]。したがって，L-dopaの吸収にかかわる因子としては，薬物を小腸上部まで移動させることに関連して，胃内容排出時間が関与し，これが長いと吸収に時間がかかることになる。また，食事によりLNAA量がふえると吸収効率が低下し，また，脳内への移行も影響されることになる。

図2に同一患者でL-dopa合剤の食前投与と食

後投与とのL-dopa血中濃度を示した。この患者ほど著明ではないにしても一般に食後投与では食前投与に比較してピークも低く緩峻なパターンを示す。L-dopa治療中に効果の減弱が見られるような場合，L-dopa量を増量する前に食前投与に変更してみるのもひとつの方法である。また，臨床症状や画像検査からパーキンソン病が強く疑われるがL-dopaの効果が明らかでない患者では，吸収障害があることが意外に多い。この場合は，L-dopa濃度を測定して確認するか，または試みに朝のみL-dopa合剤を200 mg投与し，その効果を確認してみるのも有用である。

一方L-dopaは酸に溶けやすいことが知られており，胃酸濃度の影響が問題になることがある。実際プロトンポンプ阻害剤併用時のように胃酸のPHが7を超えるような場合には明らかにL-dopaの吸収が減少する[7]。しかし錠剤を水で懸濁液にするだけで，塩基性である腸瘻からの注入でも経口に匹敵する血中濃度を得られる。このことから，PHを下げるためにレモン水などを使用しなくても軽く水に溶いて服用することが勧められる。

IV. L-dopaの開始時期

L-dopaの開始を遅くすべきかどうかはいまだに議論のあるところである。すでに述べたようにL-dopaはドパミン受容体刺激薬に比較して半減期が短く血中動態が急峻で，しかも効果が明らかである。したがって，大量のL-dopa投与ではwearing-off現象や，dyskinesiaが顕性化しやすいことは明白である。しかし一方で，効果はドパミン刺激薬はL-dopaに比較して明らかに弱く，ドパミン受容体刺激薬のみで長期に治療するのは困難である。海外の治験では，Yahr I-IIIの軽症例で3年間ドパミン受容体刺激薬のみで治療可能なのは50～60%とされ[4]，ドパミン受容体刺激薬で治療を開始して3～6ヵ月でL-dopaを追加する場合も多いようである。

若年発症の場合にはwearing-off, dyskinesiaが出現しやすく，また比較的少量の薬剤でも効果が出現しやすいので，できるだけドパミン受容体刺激薬を中心に治療を進める。一方で，高齢者ではL-dopa血中動態の急峻化はおこりにくく，wearing-off現象の出現率も低い一方，ドパミン受容体刺激薬により幻覚などの副作用が出現しやすいこともあり，65～70歳以上ではL-dopaを中心に治療計画を立てるのがよく，これらの点については世界的にもコンセンサスを得られている。40～65歳発症の患者にはどうするかという点で最も問題になるのはL-dopaがドパミン神経変性を進行させるあるいは，ドパミン受容体刺激薬が，神経保護的に作用するのかという点である。これについて，ドパミン神経終末数を評価していると考えられるF-dopa PET[13]やβCIT SPECT[9]を用いて，ドパミン受容体刺激薬で治療を開始した群（D群）とL-dopaで治療を開始した群（LD群）について治療初期から3～5年間比較した研究がある。これらの結果は線条体における取り込み低下はD群では明らかに少なく，ドパミン受容体刺激薬が神経保護的に作用するまたはL-dopaが神経障害性に作用することを示唆していた。ところが，臨床症状は薬物を中止した後も明らかにLD群のほうが症状はよく，PET, SPECTのとりこみが何を意味するのかの評価が難しい結果であった。また，当然D群のほうがwearing-offやdyskinesiaの発生率が低いことが期待されたが，経過中にL-dopaを併用せざるを得ない症例も多いこともあり，両群で統計的に有意差があったのは高度のdyskinesiaの発生率のみでwearing-off現象の発現率には差は認めなかった。

さらにL-dopaの評価について，きわめて興味深い大規模研究（ELLDOPA study）がなされた[2]。これは発症初期に約1年間，L-dopa合剤150 mg/d（L群），300 mg/d（M群），600 mg/d（H群）あるいは偽薬のみ（P群）で経過を見て，臨床評価とβCIT SPECTをしたものである。L, M, H群は量依存性にβCIT SPECTの取り込みが低下し，P群の取り込みはこれまでの報告のD群とほぼ同程度であった。つまりドパミン受容体刺激薬は神経保護的に作用するとはいえないが，L-dopaは神経障害性に作用する，少なくともβCITの取り込みは低下させるという結果

であった。ところが臨床症状は，H群ではL-dopa中止後2週間以上経過してもなお治療開始時よりUPDRSの値はよく，P群との大きな差から，臨床的にはむしろL-dopaは神経保護的に作用するのかと思われるほどであった。これらの結果はPET，SPECTをどのように評価すべきかと，L-dopaの開始時期について大きな問題を提示することになった。以上より，現時点では40～65歳発症の患者では各々の患者のADLとQOLを考慮して，どちらの薬剤から開始するかを決めるべきと思われる。

文　献

1) Ehringer, H., Horneykiewicz, O. : Verteilung von Noradrenalin und dopamine（3-Hydroxytyramin）im Gehirn des Menschen und ihr Verhalten bei Erkrankungen des extrapyramidalen Systems. Klin. Wschr., 38 : 1236-1239, 1960.
2) Fahn, S., Parkinson Study Group. : Does levodopa slow or hasten the rate of progression of Parkinson disease? The results of the ELLDOPA Trial. Neurology, 60（suppl 1）: A 80, 2003.
3) Hoehn, M. M., Yahr, M. D. : Parkinsonism: onset, progression, mortality. Neurology, 17 : 427-442, 1967.
4) Korczyn, A. D., Brunt, E. R., Larsen, J. P. et al. : A 3-year randomized trial of ropinirole and bromocriptine in early Parkinson's disease. Neurology, 53 : 364-370, 1999.
5) 村田美穂：L-Dopa血中濃度測定の臨床的意義．内科，83 : 491-493, 1999.
6) Murata, M., Kanazawa, I. : Motor fluctuation and levodopa absorption. In : Advances in Behavioral Biology. Vol 49（ed. by Fisher, A., Hanin, I., Yoshida, M.）, pp.439-444, Plenum, New York, 1998.
7) 村田美穂，金澤一郎：Parkinson病長期治療の問題点．医学の歩み，186 : 103-106, 1998.
8) Murata, M., Mizusawa, H., Yamanouchi, H. at al. : Chronic levodopa therapy enhances dopa absorption : contribution to wearing-off. J. Neural. Transm., 103 : 1177-1185, 1996.
9) Parkinson Study Group : Dopamine transporter brain imaging to assess the effects of pramipexole vs levodopa on Parkinson's disease progression. JAMA, 287 : 1653-1661, 2002.
10) Rinne, U. K., Molsa, P. : Levodopa with benserazide or carbidopa in Parkinson disease. Neurology, 29 : 1584-1589, 1979.
11) 佐野勇：錐体外路系の生化学．神経進歩，5 : 42-48, 1960.
12) Wade, D. N., Mearrick, P. T., Morris, J. L. : Active transport of L-dopa in the intestine. Nature, 242 : 463-465, 1973.
13) Whone, A., Watts, R. L., Stoessl, A. J. et al. : Slower progression of Parkinson's disease with ropinirole versus levodopa : the REAL-PET study. Ann. Neurol., 54 : 93-101, 2003.

XI. パーキンソン病の薬物療法-2

ドパミンアゴニスト

長谷川　一子*

抄　録　パーキンソン病治療で最も有用な薬物は現在でもL-dopaである。しかし，L-dopa投与量や投与期間に関連して様々な運動系問題症状が発現することが知られている。これらの問題に対処，もしくは問題症状の発現を予防することを期待して開発された薬物がドパミンアゴニストである。現在，わが国では4種類のドパミンアゴニストが使用可能である。これに近々さらに1種類のドパミンアゴニストが薬価収載予定であり，さらに，最近臨床試験が終了した1種類が使用できるようになると思われる。個々ではこれら6種類のドパミンアゴニストについて，それぞれの特徴を概説すると共に，ドパミンアゴニストの副作用，問題点にも触れる。

Key words : bromocriptine, pergolide, talipexole, cabergoline, pramipexole

はじめに

パーキンソン病（Parkinson's disease : PD）治療薬で最も運動症状の改善効果の高いのは，現在でもL-dopaである。しかし，L-dopaを長期間使用すると表1に示すような様々な問題症状が生じ，これらのコントロールに苦慮するようになることが多い。これらのうち，運動系の問題症状は表2，3に示すようにL-dopaの服用量が多いほど，また，若年発症であるほど発現しやすいことが知られている。これらに対処する方策としては，L-dopa投与量を抑制すること，もしくはL-dopa投与時期を遅らせることにより，これらの問題症状の発現を予防すること，また，L-dopaに併用する薬物で運動症状を改善することがあげられる。これらの方策に合致する薬物としてドパミンアゴニストが次々と開発されてきている。ここではドパミンアゴニストの全般の特徴を述べた後，現在PD治療に使用されているドパミンアゴニストと，厚生労働省に申請中もしくは臨床治験中のドパミンアゴニストについて概説する。

I. ドパミンアゴニストの種類と特徴[1,17,19]

1. 概　要

ドパミンアゴニストはドパミン受容体を直接刺激することによりPD症状を軽減する。わが国で使用可能なドパミンアゴニストはエルゴタミン誘導体としてbromocriptine, pergolide, cabergoline, 非エルゴタミン誘導体としてtalipexole, pramipexoleがある。非エルゴタミン誘導体であるropiniroleは臨床治験が終了し，許可申請中である。表4にドパミンアゴニストの薬理学的特徴を示す。これらのドパミンアゴニストの主作用部位はいずれもD_2受容体で，作用時間はL-dopaに比較して長時間である。薬剤によってはD_1受容体への作用を強調した情報もあるが，

Dopamine agonist.
*国立相模原病院神経内科
〒228-8522　神奈川県相模原市桜台18-1
Kazuko Hasegawa : Division of Neurology, Sagamihara National Hospital. 18-1 Sakuradai, Sagamihara, Kanagawa, 228-8522 Japan.

表1 長期 L-dopa 投与症候群

1. 運動系問題症状
   - wearing-off 現象（motor fluctuation）
   - on-off 現象
   - delayed on 現象，no on 現象
   - ジスキネジア　early morning dystonia
   　　　　　　　　peak dose dyskinesia
   　　　　　　　　diphasic dyskinesia
   - すくみ現象
   - 加速歩行 fescination
   - restless legs syndrome
2. 精神症状
   - うつ状態
   - 睡眠障害
   - 痴呆
   - 幻覚，幻覚・妄想状態
3. 自律神経症状
   - 排尿障害
   - 便秘
   - 脂顔 oily face
   - 網状皮疹
   - 陰萎
4. その他
   - 突然死
   - 悪性症候群

表2 長期 L-dopa 投与に伴う投与量と運動問題症状の発現との関係

L-dopa 投与量	400〜800 mg	>950 mg
運動問題症状	35〜58%	65〜80%
Peak dose dyskinesia	41〜64%	23〜88%

（Werner Poewe, ADPD；2001）

表3 発症年齢と運動問題症状の発生頻度

		40歳未満発症 PD		40歳以上発症 PD	
例数		25		25	
罹病期間（年）		9.1±3.5		9.1±3.4	
Hoehn and Yahr		2.96±0.80		2.98±0.85	
L-dopa 使用期間（年）		7.28±2.52		7.28±2.46	
L-dopa 維持量（mg/日）		608±285		605±269	
		ジスキネジア	fluctuations	ジスキネジア	fluctuations
L-dopa 使用年数	6ヵ月	20%	24%	8%	4%
	1年	28%	36%	8%	16%
	3年	72%	64%	28%	28%
	5年	96%	80%	64%	44%

（Kostic ら，1991. 一部改変）

表4 ドパミンアゴニストの種類と薬理学的特徴

agonist	Tmax (hr)	T$_{1/2}$ (hr)	D$_1$	D$_2$	D$_3$	D$_4$	D$_5$	5-HT$_{1/2}$	α$_{1/2}$
Brom.	2.7	6	±	2+	+	+	+	+	+
Pergo.	1〜3	15〜42	+	3+	4+	+	+	0	0
Talipx.	2.3	5	0	2+	2+	2+	0	0	2+
Cabrg.	1.9	43	±	3+	?	?	?	0	0
Ropi.	2.1	5.1	0	2+	4+	+	0	0	0
Prapx.	1〜2.7	7〜11	0	2+	3+	2+	?	0	+

（4+〜−は受容体への親和性の程度）

表5 早期PD治療開始薬剤をドパミンアゴニスト(DA)，もしくはL-dopaとした場合の運動問題症状の発現率の比較

DA		bromocriptine	pergolide	cabergoline	pramipexole	ropinirole
報告者		Montastruc	Oertel	Rinne	PSG	Rascol
報告年度		1994	2002	1999	2000	2000
観察期間（年）		5	3	3.6(mean)	2	5
対照薬		LD	LD	LD	LD	LD
DA 投与量(mg)		52±5	3.23(mean)	3 (mean)	2.78 (mean)	16.5±6.6
上乗せ LD 量(mg)		471±46	0	*	264	427±221
対照群 LD 量(mg)		569±47	504(mean)	500(mean)	509	753±398
エンドポイント		MC	MC	MC	MC	ジスキネジア
エンドポイントに達した症例(%)	DA+LD 群	56 (4.5±0.6年)	7.5	22.5	28	20.3 (214週)
	LD 群	90 (2.9±0.6年)	11.5	34.3	51	45.5 (104週)

PSG；Parkinson study group, DA；dopamine agonist, LD；L-dopa, MC；motor complications
薬剤投与量は運動能力改善効果をほぼ一定にした状態を保つように漸次増量している。DAで開始した場合は増量では充分な運動能力改善効果が得られなくなった時点でLDを上乗せして，継続試験を行っている（*：43％の症例がL-dopaの上乗せがなされているが投与量については記載がない）（文献17）。

D$_2$受容体に比較して親和性はきわめて低い。D$_2$受容体の中でD$_3$，D$_4$受容体への親和性の程度が薬物により異なるが，運動症状改善に関する臨床上の明確な差異としては示されていない。しかし，D$_3$受容体は無名質で分布が多く，意欲その他の精神機能との関係において，後述するpramipexoleの抗うつ作用との関連が示唆される。なお，各ドパミンアゴニストの選択基準に関する薬理学的な根拠は示されておらず，また，薬物間の作用強度などの直接比較試験もなく，これらに対する検討が必要である。

ドパミンアゴニストの吸収や中枢神経内での分布は，L-dopaよりも安定している。また，未変化体のまま作用を示し，酵素によって活性体に変換される必要もない。

ドパミンアゴニストは単独，もしくは低用量のドパミン製剤との併用療法で使用される。ドパミンアゴニスト単独投与，もしくは1日300 mg以下のL-dopa合剤との併用療法の方が，単独L-dopa投与時療法の場合よりも，治療効果を持続させ，後期問題症状である長期L-dopa投与症候群の発現を低下させることがそれぞれ示されている（表5）。これらについては各薬物の項で述べる。

表6 ドパミンアゴニストと睡眠発作，もしくは傾眠の危険性

The EMEA is calling for special warnings on the labels of dopamine agonists because of the risk that patients will fall asleep while driving.

bromocriptine, L-dopa, piribedil	; very rare
pergolide	; rare
cabergoline, pramipexole, ropinirole	; uncommon
apomorphine, alfa-dihydroergocryptine, lisuride, quinagolide	; associated with somnolences

(CPMP position statement, London, 28, Feb. 2002)

2. ドパミンアゴニストのパーキンソン病の進行抑制効果

ドパミンアゴニストの神経細胞保護作用については in vitro での検討が従来なされていた。これらはドパミン作動神経の培養系を用いた検討で，L-dopa の毒性がドパミンアゴニストを投与することにより減弱することより，ドパミンアゴニストは L-dopa 毒性に対し保護作用を有していること，さらに抗オキシダント作用が存在すること，受容体を介した抗アポトーシス作用を有することが示唆されている。しかし，実際に生体内でドパミンアゴニストが神経保護作用を示すかについては明らかではなかった。生体内でのドパミンアゴニストの神経保護作用の有無については，SPECT や PET を用い，ヒトを対象とした検討が報告されている。現在までに β-CIT を用いた SPECT[20]と F-dopa による PET[30]の報告がある。前者は Parkinson study group が行った早期 PD に対する pramipexole と L-dopa のいずれかで治療を開始した場合の2群間の長期比較試験の一部で，β-CIT SPECT によりドパミントランスポーターの密度の変化を定量化して群間比較した試験である。この結果，pramipexole 治療群の方が L-dopa 治療群に比較してドパミントランスポーターの濃度の低下が軽度であった。すなわち，pramipexole 群の方が L-dopa 群に比較してドパミン神経終末の減少の程度が軽度であることを示唆し，pramipexole には L-dopa に比較してドパミン神経保護作用があると推定している。後者は ropinirole で治療開始群と L-dopa 治療開始群との F-dopa による比較検討試験で，F-dopa の取り込み減少率が ropinirole 群でより少なく，ropinirole に神経保護作用があるとしている。しかしながら，その後これらの結果には疑義もただされている。すなわち，これらの試験デザインでは薬物の除去期間が不適当であること，核種による検査方法の正当性の吟味が不十分であることなどが指摘され，神経保護作用については今後さらに詳細な検討が必要とされている。

3. 副作用

エルゴタミン誘導体である bromocriptine, pergolide, cabergoline では嘔気などの消化器症状と，心・血管系の平滑筋収縮作用に基づく末梢循環不全や心血管障害，胸水貯留，肺線維症，後腹膜線維症，浮腫などがあげられる。消化器症状の頻度は高く，domperidone の併用により対処できることが多い。一方，非エルゴタミン誘導体は心・血管系への副作用は少ないが，睡眠発作 sleep attack の頻度が高いことが指摘されている。睡眠発作とは眠気の予告なしの突然の睡眠を指し，作業中，特に問題となるのは運転中などに生じる急速な睡眠である。睡眠発作は事故の原因ともなり得るため，ヨーロッパでは薬物の重大な副作用として勧告がなされている（表6）。表に示すように，各薬物により頻度の差異はあるものの，非エルゴタミン系ドパミンアゴニストのみならず，あらゆる PD 治療薬で傾眠や睡眠発作を生じ得る。なお，睡眠発作については Epworth sleepiness scale：ESS などによるスクリーニン

グの有用性も示されている[11]。

ドパミンアゴニスト全般に見られる副作用として，幻覚および妄想があげられる。これらは知的機能障害を合併したPDや，老齢PDで発現頻度が高いとされる。これらの症例でのドパミンアゴニストの使用には留意する必要がある。

II．ドパミンアゴニスト
―それぞれの特徴と使い方

1．Bromocriptine

Bromocriptineは初めに市販された麦角誘導体のドパミンアゴニストである。Bromocriptineの臨床試験は古く，現在のEBMの観点から見ると不完全なものが多い。しかし，bromocriptineの登場によりPD治療法の選択肢が増し，様々なドパミンアゴニストが開発されるに至ったことは特筆される。なお，bromocriptineの神経保護作用については細胞培養や実験系で示されているが，ヒトPDでの報告はない。

Bromocriptineの投与法は2.5 mg錠1錠，もしくは半錠で開始し，約1月かけて有効域まで漸増する。維持量は運動症状の改善効果を見ながら設定し，平均的な1日投与量は5〜15 mg（最大22.5 mg）で，1日3回投与とする。なお，海外では50 mgの高用量の使用もある。

運動症状改善を目的とした初期治療薬としてのbromocriptineの効果は，文献により様々である。これらの結果の差異は，臨床試験のデザインの差異とbromocriptineの総投与量に基づくと思える。Montastrucら[14]は運動機能改善の点ではbromocriptineはL-dopaに劣るか，もしくは同程度であるが，PDの進行期の指標であるmotor complicationの発現を遅延させる効果においては，bromocriptineがL-dopaに勝ったとしている。諸報告を総合しEBMの観点から，早期治療第一選択薬としてのbromocriptineの有効性を検討すると，運動症状改善効果においてbromocriptineはL-dopaに比較して劣る。しかし，治療目標を運動問題症状の発現抑制とすると効果は認められる。なお，早期からのL-dopaとの併用治療薬，運動問題症状発現抑制薬としてのbromocriptineは1/3以上の症例で有用である[14]。

Bromocriptineは進行期PD患者の症状改善に有効な薬物でもある[25]。EBMの観点からは評価基準が様々であるため，メタアナリシスはし難いが，運動能力の改善効果とmotor complicationの軽減が認められている。また，L-dopaとの併用療法を行う場合には，L-dopa/carbidopaの投与量は低用量の方が（600 mg以下），motor complicationの発現も少ない。しかし，次項以下でふれるが，他のドパミンアゴニストに比較して若干，運動症状改善効果は劣る。

高齢者PDを対象とした有効性，安全性に関する検討はないが，幻覚などの精神症状がL-dopaに比較して発現しやすく，留意すべき点である。高齢PDの初期治療薬として，bromocriptineをL-dopaに併用する場合には，比較的緩徐な増量が望ましい。

副作用としては，服薬早期の消化器症状，数週目からの精神症状に留意が必要であるが，重篤なものはなく，ほぼ安全である。主な副作用は悪心，嘔吐などの消化器症状，幻覚，妄想などの精神症状があげられる。稀な副作用として胸水貯留，肺線維症，後腹膜線維症などがある。

2．Pergolide

Pergolideも麦角製剤で，表4に示すように，D_2受容体に主に作用するが，弱いD_1刺激作用も認める。α受容体やセロトニン受容体にはほとんど親和性を示さない。薬物相互作用として，降圧薬の作用増強，ドパミン拮抗薬であるフェノチアジン系薬剤，ブチロフェノン系薬剤，metoclopramideとの作用拮抗が知られている。神経保護作用については，動物実験や培養細胞を用いた実験系では，フリーラジカルの除去作用を有することが示されている。しかし，生体でpergolideがPDの進行を抑制することの明確な証明はない。

Pergolideの投与法は通常，0.05 mg/日で投与を開始し，効果が認められるまで増量する。多くは1日量0.15〜2.25 mgである。なお，わが国の健康保険ではpergolide単独での使用は保険診

療では認められていない。Bromocriptineよりも運動症状改善効果が強いとされる。

早期PD治療薬としてpergolideは単独療法薬として，薬理学的強度でL-dopaとの相同性が示され[3,16]，早期治療薬としてmotor complicationの抑制効果も認められている[18]。また，L-dopaと併用して使用した場合には，L-dopaの減量効果も示されている[5]。進行期PDにおいては，無動の軽減などの運動症状改善効果，運動問題症状，特にoffの軽減に有効である[23]。また，L-dopaなど他剤が無効となっても約3割の症例でpergolideが有効であることが，偽薬もしくはbromocriptineとの二重盲検法で示されている[12]。なお，pergolideによるジスキネジアの誘発もあり，これに対してはL-dopaの減量により対処する必要がある。高齢PD症例についてのpergolideの安全性については，明らかな知的障害が認められない場合には幻覚などの精神症状発現もないとされ，高齢PDの症状軽減にも有効であるとされる。

Pergolideの副作用の主なものは消化器症状，幻覚など精神症状である。消化器症状は投与開始早期に生じやすく，軽症のことが多い。副作用発現率はL-dopa，bromocriptineとほぼ同等であり安全である。

3. Talipexole

Talipexoleはわが国でのみ使用されている非麦角アルカロイドのドパミンD_2作動薬で，アゼピン誘導体である。神経保護作用や高齢者に対する安全性の検討はない。Talipexoleの投与法は通常，0.4 mg/日で投与を開始し，効果が認められるまで増量する。多くは1日量0.4～1.2mgである。

臨床第III相の二重盲験試験の結果のみであるが[15]，単独療法において，有効性がbromocriptineに勝った。しかし，1/4の症例で眠気の副作用があり，眠気のコントロールが可能な症例については有用である。L-dopaとの併用療法では単独群より薬理学的効果において有用性が劣るが，重症度の軽い症例では，talipexoleはbromocriptineよりも有用性が高いことが示されている。症状別の層別解析ではwearing-off現象の改善において，talipexoleのほうがbromocriptineよりも優れていた。

4. Cabergoline

Cabergolineも麦角誘導体D_2作動薬で，表4に示すように前述した3者よりも長時間作用であることが特徴である。Cabergolineは肝で主として代謝され，代謝酵素系としてはP450系酵素のうちCYP2C18，2D6，3A4の関与が示唆されるので，マクロライド系抗生物質の併用によりcabergolineの代謝が阻害され，副作用が発現しやすくなる可能性がある。L-dopaやselegilineとの薬物相互作用はない。神経保護作用や高齢者に対する安全性の検討はない。Cabergolineの投与法は，0.25 mg/日で投与を開始量し，効果が認められるまで漸増する。1日1回投与を原則とし，常用量は1日量1～4 mgである。

早期PD患者に対する運動症状改善効果はL-dopaにやや劣るが，60％の症例で有効である。Rinneらによれば[27]，cabergolineによる治療開始は，L-dopaの使用を遅らせることができ，運動系問題症状の発現率も有意に減少した。なお，エビデンスレベルは低いがわが国の単独療法での結果でも改善率は53.3％であった[31]。進行期PDの運動系問題症状の治療薬としては，cabergolineはoff時間の短縮について有用である[2,9,10,27,28]。Offの程度が軽快する傾向もあり，"底上げ効果"と表現することもある。なお，cabergolineは1日1回朝服薬が原則であるが，分割投与の有用性の検討もなされつつある[21]。高齢PDに対する臨床試験は報告がない。

副作用としては麦角剤としての消化器症状などの副作用を認めるが，おおむね安全である。

5. Pramipexole

Pramipexoleと次項のropiniroleは第二世代のドパミンアゴニストである。Pramipexoleはアミノベンズチアゾール誘導体で，表4に示すようにD_2受容体作動薬であるが，特にD_3受容体に親和性が高い。セロトニンH_2受容体および5-HT_{1A}，$α_2$受容体への親和性も認められる。ドパ

ミン受容体へは低用量でシナプス後 D_2 受容体刺激作用を，高用量では軽度の D_1 受容体刺激作用を示す。また，PD に関連する感情障害にも有用である[7]。神経保護作用については前述した[20]。高齢者に対する安全性の検討はない。

Pramipexole 投与は 0.125 mg を 1 日 3 回で開始し，漸増する。通常の 1 日投与量は 1.5 mg から 4.5 mg である。Pramipexole は消化管で速やかに吸収され，2 時間で血中濃度が最大に達し，腎臓で代謝される。よって，腎不全患者では 1 日投与量を減じる必要がある。

PD の早期治療薬[22]として，pramipexole は L-dopa と薬理学的な同等性が示されている。しかし，臨床試験では UPDRS：unified Parkinson's disease rating scales の細目での解析は少なく，特徴は示されていない。進行期 PD の治療薬としても[24,29]，L-dopa との同等性が示され，off 時間の短縮と軽症化，L-dopa の減量が認められ，有効性が高い。また，他のドパミンアゴニストでは on 時の運動症状の改善は有意ではないが，pramipexole では有意に改善を示した[6]。

副作用としては起立性低血圧，倦怠感，睡眠障害，末梢浮腫，便秘，悪心，ジスキネジア，昏迷などがある。最も問題となるのは前述した睡眠発作で，過度のもしくはコントロール不能の傾眠が生じた場合は，投与の中断が望ましい。海外では服薬下での運転が禁止されている国もある。

6．Ropinirole

欧米を中心に使用されている非エルゴタミン系の D_2 受容体作動薬で，表 4 に示すように他の受容体に対する親和性は少ない。神経保護作用については前述した。高齢者に対する安全性の検討はない。投与方法は 0.25 mg 錠を 1 日 3 回で開始し，漸増する。平均維持量は 2〜8 mg とされるが，平均投与量に関する情報が不足している[26]。Ropinirole は CYP1A2 により代謝される。

単独治療薬としての L-dopa との比較試験，および PD に対する bromocriptine との比較試験の結果から，それぞれの薬物との同等性が示されている。Motor complication の予防効果については大規模長期試験が行われ，ropinirole による ADL 維持効果とジスキネジア発現率を低下させる効果が示されている[13]。また，進行期 PD に対しては off 時間の短縮，L-dopa の減量効果について有効性がある[4]。副作用は pramipexole とほぼ同様である。

7．その他開発中のドパミンアゴニスト

現在，様々な新しいドパミンアゴニスト——多くは D_2 グループ受容体作動薬——の臨床試験が予定されている。また，新しい投与法，例えば，経皮投与や皮下持続注入法が，薬剤の血中濃度を安定化させることによって，運動系問題症状の軽快化を図るために開発されつつある。

III．ドパミンアゴニストに関する問題点

ドパミンアゴニストについて概説したが，多くの臨床試験は偽薬と実薬との 2 群間試験であり，ドパミンアゴニスト間の比較試験は少ない。このため，それぞれの薬物の特徴が不明確であること，効力比などが明らかではない。すなわち，ドパミンアゴニストを選択する際の選択基準は医師の裁量のみに帰結し，エビデンスに基づく選択が行い難い状況にある。薬物選択に対する科学的根拠を得るための，薬物間の臨床試験が望まれる。さらに，ドパミンアゴニストの併用についても，有効性についてのエビデンスがない。特に近日使用が可能となる非エルゴタミン系ドパミンアゴニストとエルゴタミン系アゴニストとの併用療法の有用性についても，検討が必要である。

また，長期 L-dopa 投与による問題症状は前述したように，大量の L-dopa 投与の場合に発現頻度が高い。現時点では，恐らくわが国で最も多くなされていると思われる少量 L-dopa 投与で経過を見た後，ドパミンアゴニストを添加するという治療法での長期効果は科学的に明らかとされてはいない。このため，少量 L-dopa 投与で治療を開始しドパミンアゴニストを後から加えた場合と，逆にドパミンアゴニストで治療を開始し，ついで L-dopa を投与した場合の運動症状改善効果と長期 L-dopa 投与症候群の発現頻度との比較試験も必要である。現在，この点については米国で

"ELLDOPA試験"[8]として行われており,結果が待たれている。

おわりに

ドパミンアゴニスト全般を概説した。ドパミンアゴニストをめぐるエビデンス不足の点についても最後にふれた。今後さらに副作用の少ない,運動症状改善効果に優れる薬物の開発が望まれる。

文献

1) A tasc force commissioned by The Movement Disorder Society : Management of Parkinson's disease : An Evidence-based review. Mov. Disord., 17 (suppl. 4) : 2002.
2) Ahlskog, J. E., Wright, K. F., Muenter, M. D. et al. : Adjunctive cabergoline therapy of Parkinson's disease : comparison with placebo and assessment of dose responses and duration of effect. Clin. Neuropharmacol., 19 : 202-222, 1996.
3) Barone, P., Bravi, D., Bermejo-Pareja, F. et al. : Pergolide monotherapy in the treatment of early PD : a randomized, controlled study. Pergolide Monotherapy Study Group. Neurology, 53 : 573-579, 1999.
4) Beal, M. F. : Exitotoxicity and nitric oxide in Parkinson's disease pathogeneisis. Ann. Neurol., 44 (suppl. 1) : S 110-S 114, 1998.
5) Boas, J., Worm-Petersen, J., Dupont, E. et al. : The levodopa dose-sparing capacity of pergolide compared with that of bromocriptine in a open-label, crossover study. Eur. J. Neurol., 3 : 44-49, 1996.
6) Clarke, C. E., Deane, K. H. D. : Ropinirole for levodopa-Induced complications. In : Parkinson's Disease. Cochran Liberary, 2000 Issue 3.
7) Corrigan, M. H., Denahan, A. Q., Wright, C. E. et al. : Comparison of pramipexole, fluoxetine, and placebo in patients with major depression. Depress. Anxiety, 11 : 58-65, 2000.
8) Fahn, S., Parkinson Study Group : Results of the Elldopa (earlier vs later levodopa) study. Mov. Disord., 17 : S 13-14, 2002.
9) Hutton, J. T., Koller, W. C., Ahlskog, J. E. et al. : Placebo-controlled trial of cabergoline taken once daily in the treatment of Parkinson's disease. Neurology, 46 : 1062-1065, 1996.
10) Inzelberg, R., Nisipeanu, P., Rabey, J.M. et al. : Double-blind comparison of cabergoline and bromocriptine in Parkinson's disease patients with motor fluctuations. Neurology, 47 : 785-788, 1996.
11) Johns, M. W. : A new method for measuring daytime sleepiness: the Epworth sleepiness scale. Sleep, 14 : 540-545, 1991.
12) Lieberman, A. N., Goldstein, M., Gopinathan, G. et al. : Further studies with pergolide in Parkinson disease. Neurology, 32 : 1181-1184, 1982.
13) Lieberman, A., Olanow, C. W., Sethi, K. et al. : A multicenter trial of ropinirole as adjunct treatment for Parkinson's disease. Ropinirole Study Group. Neurology, 51 : 1057-1062, 1997.
14) Montastruc, J. L., Rascole, O., Rascol, A. : Comparison of bromocriptine and levodopa as first line treatment of Parkinson's disease: results of a three year prespective randomized study. Rev. Neurol., 146 : 144-147, 1990.
15) 中西孝雄,古和久幸,水野美邦 他:B-HT920(塩酸タリペキソール)のパーキンソン病に対する臨床評価—メシル酸ブロモクリプチンを対照とした第III相多施設二重盲験比較試験—.臨床評価,21 : 59-61, 1993.
16) 楢林博太郎,安藤一也,古和久幸 他:パーキンソン病に対する pergolide mesilate (LY 127809) の臨床的有用性の検討—bromocriptine mesilate を対照薬とした二重盲験群間比較試験—.医学と薬学,27 : 147-211, 1992.
17) 日本神経学会治療ガイドライン Ad Hoc 委員会:パーキンソン病治療ガイドライン 2002.臨床神経学,42 : 428-494, 2002.
18) Oertel et al.: in press.
19) Olanow, C. W., Watts, R. L., Koller, W. C. : An algorithm (des 8 s 89 h tree) for the management of Parkinson's disease (2001) : treatment guidelines. Neurology, 56 (suppl. 5) : 2001.
20) Parkinson Study Group : Dopamine transporter brain imaging to assess the effect of pramipexole vs levodopa on Parkinson disease progression. JAMA, 287 : 1653-1661, 2002.
21) Personal communication.
22) Parkinson Study Group : Pramipexole vs Levodopa as initial treatment for Parkinson disease. JAMA, 284 : 1931-1938, 2000.
23) Pezzoli, G., Martignoni, E., Pacchetti, C. et al. : A crossover, controlled study comparing pergolide with bromocriptine as an adjunct to levodopa for the treatment of Parkinson's disease. Neurology, 45 S : S 22-27, 1995.

24) Pinter, M. M., Pogarell, O., Oertel, W. H. : Efficacy, safety, and tolerance of the non-ergoline dopamine agonist pramipexole in the treatment of advanced Parkinson's disease: a double blind, placebo controlled, randomized, multicentre study. J. Neurol. Neurosurg. Psychiatry, 66 : 436-441, 1999.

25) Pruzuntek, H., Welzel, D., Gerlach, M. et al. : Early institution of bromocriptine in Parkinson's disease inhibits the emergence of levodopa-associated motor side effects. Long-term results of the PRADO study. J. Neural. Transm. Gen. Sect., 103 : 699-671, 1996.

26) Rascol, O., Brooks, D. J., Korczyn, A. D. et al. : A five-year study of the incidence of dyskinesia in patients with early Parkinson's disease who were treated with ropinirole or levodopa. 056 Study Group. N. Engl. J. Med., 342 : 1484-1491, 2000.

27) Rinne, U. K., Bracco, F., Chouza, C. et al. : Early treatment of Parkinson's disease with carbergoline delays the onset of motor complications. Results of a double-blind levodopa controlled trial. The PKDS 009 Study Goup. Drug, 55 (suppl. 1) : 3-30, 1998.

28) Steiger, M. J., El-Debas, T., Anderson, T. et al. : Double-blind study of the activity and tolerability of cabergoline versus placebo in parkinsonian with motor fluctuations. J. Neurol., 243 : 64-72, 1996.

29) Wermuth, L., the Danish Pramipesole study group : A double-blind, placebo-controlled, randomized, multi-center study of pramipexole in advanced Parkinson's disease. Eur. J. Neurol, 5 : 235-242, 1998.

30) Whone, A. L., Watts, R. L., Stoessl, A. J. et al. : Slower progression of Parkinson's disease with ropinirole versus levodopa: The REAL-PET study. Ann. Meurol., 54 : 93-101, 2003.

31) 柳沢信夫, 古和久幸, 水野義邦 他：CG-101（カベルゴリン）のパーキンソン病L-dopa非併用例に対する臨床的有効性の検討―メシル酸ブロモクリプチンを対照とした第III相多施設二重盲検試験．臨床医薬，12：3719-3755，1996．

XI. パーキンソン病の薬物療法 − 3

MAO 阻害薬および COMT 阻害薬

永井将弘*, 野元正弘*

抄録　MAO と COMT はドパ脱炭酸酵素と共に L-dopa, ドパミン代謝の主要酵素であり, MAO-B 阻害薬, COMT 阻害薬はパーキンソン病治療薬として現在臨床応用されている。これら酵素阻害薬を使用することにより L-dopa, ドパミンの分解を抑制し, 脳内での L-dopa, ドパミン濃度の上昇と維持が期待できる。臨床的にも L-dopa 使用中パーキンソン病患者の L-dopa 効果時間の延長, wearing-off 現象の改善などの有効性が認められている。本稿では MAO-B 阻害薬である selegiline, COMT 阻害薬である entacapone の薬理作用, 副作用, 臨床効果などを中心に概説する。

Key words : *Parkinson's disease, MAO, COMT, selegiline, entacapone*

はじめに

パーキンソン病は中脳黒質-線条体系のドパミン神経細胞の変性により生じる進行性の神経疾患である。治療の中心は不足しているドパミンの補充であるが, ドパミンは血液脳関門を通過しないため, ドパミンに代わってその前駆物質である L-dopa が使用されている。しかし, 投与された大部分の L-dopa は腸管や肝臓の末梢でドパ脱炭酸酵素によりドパミンに代謝され, 脳内へ到達するのは 1〜3% にすぎない。また, 末梢で L-dopa から生産されるドパミンのために消化管, 循環器系の副作用が高頻度で認められていた。その対応策としてドパ脱炭酸酵素阻害剤 (dopa-decarboxylase inhibitor : DCI) (carbidopa, benserazide) が L-dopa と合剤として用いられるようになり, L-dopa の投与量を約 20% に減量し, 末梢性の副作用発現の減少を可能とした。同合剤はパーキンソン病治療薬の中ではもっとも大きな治療効果を示すが, 長期投与にともない wearing-off 現象, L-dopa 効果減弱, ジスキネジア等の問題が生じてきた。Wearing-off 現象の発現にはドパミン神経細胞の減少によるドパミン保持能の低下, L-dopa 吸収の低下, L-dopa の血中半減期の短さ (約 1 時間) などが関与しており, その対策として ①L-dopa の血中濃度の維持, ②L-dopa の効率的な脳内移行, ③脳内シナプス間のドパミン濃度の維持などがあげられる。L-dopa, ドパミンの代謝経路にはドパ脱炭酸酵素以外にもモノアミン酸化酵素 (monoamine oxidase : MAO), カテコール-O-メチル転移酵素 (catechol-O-methyltransferase : COMT) が関与しており (図 1), これら酵素の阻害薬を使用することにより L-dopa, ドパミンの分解を抑制し, L-dopa の効果時間の延長が期待できる。本稿ではパーキンソン病治療薬として用いられている (または, 開発治験段階である) MAO

MAO inhibitor and COMT inhibitor.
*愛媛大学医学部臨床薬理学
[〒791-0295 愛媛県温泉郡重信町大字志津川]
Masahiro Nagai, Masahiro Nomoto : Department of Clinical Pharmacology and Therapeutics, Ehime University School of Medicine. Shitsukawa, Shigenobu, Ehime, 791-0295 Japan.

```
DOPA ──[COMT]──→ 3-O-methyl-DOPA
                     (3OMD)
  │
 [DC]
  │           ┌─[COMT]─→ 3-methoxytyramine ─[MAO]─┐
  ↓           │                                    ↓
dopamine ─────┤                                 homovanillic acid
              │                                    (HVA)
              └─[MAO]─→ 3,4-dihydroxyphenyl ─[COMT]─┘
                       acetic acid (DOPAC)
```

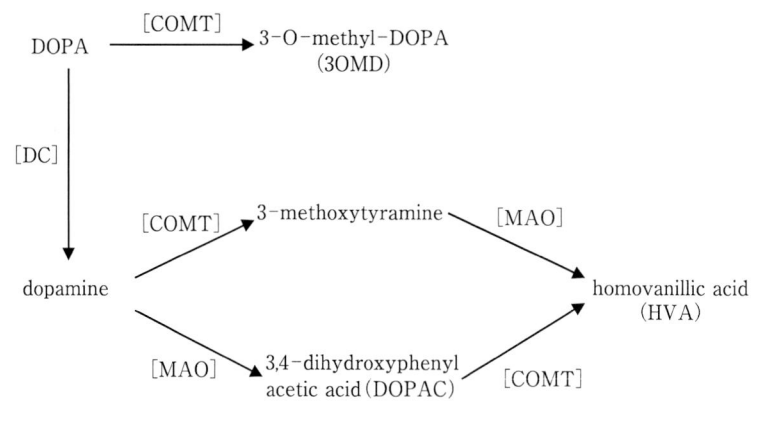

図1　L-dopa, ドパミンの代謝経路
　　COMT：catechol-O-methyltransferase
　　DC：aromalic L-amino acid decarboxylase
　　MAO：monoamine oxidase

表1　MAOのサブタイプ

	MAO-A	MAO-B
基質選択性	セロトニン ノルアドレナリン	ベンジルアミン
選択的阻害薬	クロジリン モクロベミド	セレギリン ラザベミド
共通基質	ドパミン, チラミン	
非選択的阻害薬	イプロニアジド, ニアラミド	

阻害薬, COMT阻害薬について紹介する。

I. MAO阻害薬

　MAOはミトコンドリアの外膜に局在し, 消化管, 肝臓, 血管内皮細胞など生体組織に広く分布する酵素であり, ドパミン, ノルアドレナリン, セロトニンやチラミンなどのアミン類の酸化的脱アミノ反応を介在する。MAOは基質特異性の違いからA型, B型の二種類のサブタイプが存在し, ノルアドレナリン, セロトニンはMAO-Aで, ドパミンはMAO-A, MAO-Bの両酵素で代謝される（表1）。しかし, パーキンソン病線条体におけるMAO-A, Bの存在比率には種差があり, ヒトではMAO-Bが93%を占めており, ドパミンは主にMAO-Bによって代謝されている。ドパミンはMAOにより3,4-dihydroxyphenylacetic acid (DOPAC) に代謝され, また, ドパミンの一部はCOMTにより3-methoxytyramine (3-MT) となる。DOPACと3-MTはMAOとCOMTにより最終代謝産物であるhomovanillic acid (HVA) まで代謝される（図1）。したがって, MAO-Bの特異的阻害は脳内におけるドパミンの作用を増強する。

II. Selegiline

　現在, 臨床で使用可能なMAO-B阻害薬はselegiline（慣用名deprenyl）のみである。Selegilineは1964年にハンガリーで当初抗うつ薬として開発されたが, その抗うつ作用は弱く, 1975年に初めてパーキンソン病患者で有効性を認められて以来, パーキンソン病治療薬として使用されるようになった[3]。Selegilineの血中半減期は約30分であるが, 吸収されたselegilineは血液脳関門を速やかに通過し, 脳内のMAO-Bを非可逆的に阻害する。この非可逆的阻害作用のため中枢作用の半減期は長く14～40日と報告されている。血小板中のMAOのほとんどがMAO-Bであることより, 血小板MAO-B活性が脳内MAO-B活性の代わりに測定されているが,

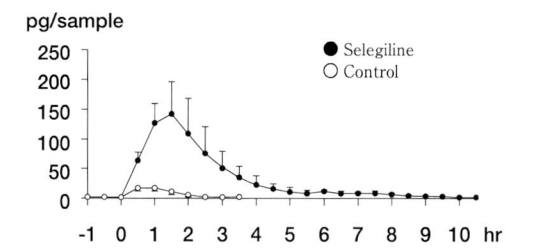

図2 Selegiline投与によるマーモセット線条体ドパミン量の変化（文献6より引用）
マーモセットにselegilineを2週間連続投与した後，L-dopaとcarbidopaを投与。経時的に線条体細胞外ドパミン量をmicrodialysis法にて測定。

selegiline 1日5 mg連続投与により，投与4日後より血小板MAO-B活性がほぼ100％抑制されることが確認されている。マーモセットの実験ではselegilineの2週間連続投与により，L-dopa/carbidopa投与時の線条体ドパミン量が約7.6倍上昇した[6]（図2）。Selegilineは1日10 mg以下の投与ならば選択的MAO-B阻害作用を示すが，高濃度になると酵素特異性が失われ，MAO-A，B両酵素とも阻害する。両酵素阻害のためノルアドレナリの分解も抑制されチーズ効果（高血圧発作）を引き起こす可能性もあるので1日10 mg以下で臨床応用されている。

SelegilineにはMAO-B阻害によるドパミン分解の抑制以外にも，ドパミン再取り込みの抑制，シナプス前レセプターの遮断などドパミン系に対するさまざまな作用が報告されている。欧米では軽症パーキンソン病の初期治療としてよく用いられているが，本邦では単独使用の保険適応は認められていない。また，L-dopaとselegilineとの併用でwearing-off現象を改善し，L-dopa作用時間の延長効果を認めている[5]。

実験動物におけるMPTP誘発パーキンソニズムは，MAO-BによりMPTPがMPP＋に代謝されることにより引き起こされるが，MAO-Bを阻害することによりパーキンソニズムの発症を予防できることが明らかになり，MAO-B阻害薬の神経保護作用の可能性が注目をあびた。さらに，動物実験，in vitroでの実験の結果，selegilineの神経保護作用はMAO-B阻害作用に依存しないことがわかってきた。Selegilineはl-desmethyl selegiline（DMS），l-methamphetamine，l-amphetamineに代謝されるが，MAO-B阻害作用の弱いDMSがselegiline本体より強い神経保護作用をもつことが実験的に報告されている。また，この神経保護作用の機序として抗アポトーシス効果，SOD活性の上昇効果，神経栄養因子産生促進作用などが示唆されている。Selegilineによるパーキンソン病の進行抑制効果を評価するためにDATATOP studyが行われた。未治療パーキンソン病患者を対象に，抗酸化剤であるビタミンEを対照薬としてL-dopa療法の開始時期にどう影響を及ぼすか二重盲検試験にて評価したものである。結果，selegiline投与群ではL-dopa開始時期が有意に延長されたが，この効果は神経保護作用による進行抑制ではなく，selegilineの本来もっているパーキンソン症状の改善効果によるものと結論された。しかし，SINDEPAR studyやスウェーデンのパーキンソングループによる研究では，selegilineによる神経保護作用が報告されている[8]。現在，パーキンソン病の進行を抑制する可能性のある治療薬として抗アポトーシス作用薬や神経栄養因子薬などが検討されている。

Selegilineは，L-dopa併用において，幻覚，ジスキネジア，嘔気，起立性低血圧などのドパミン関連の副作用がみられる。不眠はselegiline代謝産物であるl-amphetamineとの関連が考えられており，朝もしくは昼の投与にて対処されている。Selegilineは肝臓のチトクロームP450（CYP）2D6及び3A4によって代謝される。したがって，cimetidine，erythromycin，itraconazoleなど同CYPの阻害作用を有する製剤との併用はselegiline血中濃度の上昇をもたらすので注意が必要である。また，三環系抗うつ薬，選択的セロトニン再取り込み阻害薬との併用はセロトニン症候群などの重篤な副作用の発現が報告されているため，併用禁忌である。英国の研究グループからselegiline使用により死亡率が増加したとの報告がなされ議論が起きたが[2]，その他の臨床試験においてはselegilineによる死亡率の増加は認められず，selegilineが死亡率を上昇させると

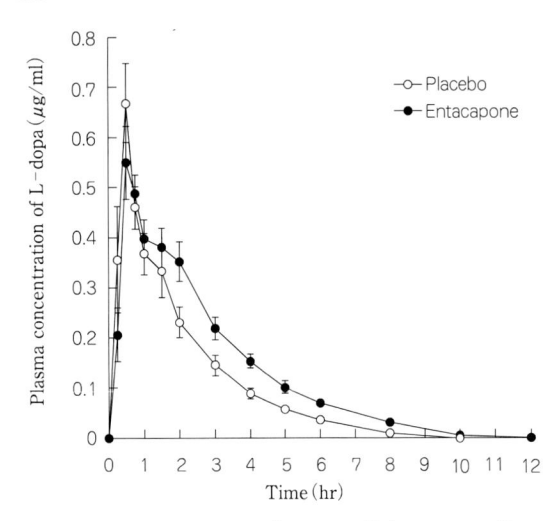

図3 Entacapone，L-dopa/carbidopa 投与による血漿L-dopa 濃度の変化（文献4より引用）

いう考えは現在否定的である。

III．COMT 阻害薬

COMT はドパミン，ノルアドレナリン等のカテコールアミンとその代謝産物をメチル化する酵素である。COMT は末梢では肝臓，腎臓，腸管，赤血球に存在し，L-dopa を 3-O-methyl-DOPA（3-OMD）に代謝する。また，脳内では血管内皮などに存在しており，MAO と共にドパミン代謝にも関与し，ドパミンを最終代謝産物の HVA へ代謝する（図1）。

通常 L-dopa は，末梢では L-dopa 脱炭酸酵素によりドパミンに代謝され，COMT の関与はごく一部である。しかし，DCI の使用は末梢 L-dopa 代謝の経路を COMT 代謝系へシフトさせL-dopa の大部分が 3-OMD へ代謝されるようになる。3-OMD は半減期が 15 時間と長いためにL-dopa/DCI 合剤の長期使用により，3-OMD 血中濃度は L-dopa 血中濃度の 3～10 倍となる。3-OMD は末梢から脳内に移行する際，L-dopa と同じく large neutral amino acid system を介して血液脳関門を通過する。したがって，高濃度の 3-OMD は L-dopa の脳内移行を妨げる可能性も考えられる。

以上のことから L-dopa/DCI 合剤と COMT 阻害薬の併用は末梢における L-dopa の主要な2つの代謝経路を阻害することにより，3-OMD の産生を抑制し，また，末梢での L-dopa の消失を遅らせ，L-dopa を効率的に脳内に移行させることにより，wearing-off 現象の ON 時間延長，OFF 時間短縮することが期待される。初期の COMT 阻害薬は酵素特異性が低く，有効性も低かったが，その後，entacapone，tolcapone 等の COMT 阻害薬が開発され，現在使用されている。

IV．Entacapone

Entacapone は酵素特異性，末梢選択性の高い（血液脳関門を通過しにくい）COMT 阻害薬であり，COMT を可逆的に阻害する。欧米では既に約70カ国で承認，使用されているが，本邦ではL-dopa 治療中で wearing-off 現象を有する患者を対象に臨床第II相試験が行われている。最近，米国では L-dopa，carbidopa，entacapone，3剤の合剤（Stalevo®）が承認された。

Entacapone は服用後 1.5～2.4 時間後に最高血中濃度に達する。半減期は約 1.5 時間と短く COMT 阻害作用も長時間持続しないため，L-dopa/DCI 合剤と同じ服用回数だけ投与する必要がある。Entacapone 投与により L-dopa の最高血中濃度を高めることなく，AUC，半減期の有意な増大，延長作用を認めている[4]（図3）。また，海外での二重盲検試験の結果，entacapone 投与群で ON 時間の約 13％の延長，OFF 時間約 22％の短縮効果を認め，UPDRS では活動・日常生活度，運動障害度で有意な改善を示した。さらに，L-dopa/DCI 合剤の1日投与量と投与回数の減量が可能であった[7]。

副作用としてジスキネジア，嘔気などドパミン作動性によるものが認められるが，これらの症状は L-dopa 減量で対応が可能である。その他の副作用としては下痢，entacapone または代謝産物に起因すると考えられる尿の着色が認められている。しかし，重症な肝機能障害は報告されていない。

V. Tolcapone

　Tolcapone も entacapone と同じく酵素特異性の高い可逆的 COMT 阻害薬である。Entacapone と比べ脳内移行がよく脳内 COMT にも作用するが，L-dopa の量は圧倒的に末梢に多く，実際には末梢の COMT 阻害効果が作用の中心である。また，entacapone に比べて半減期，COMT 阻害持続時間も長いために1日3回投与がなされている。Wearing-off 現象に対して，ON 時間の延長効果が証明されているが，tolcapone 治療中に劇症肝炎による死亡例が報告されて以来[1]，欧州では発売中止になっており，今後の使用については現在検討中である。本邦では，臨床試験は終了しているが欧州と同じ歩調をとっている。使用が認められている米国においては他の方法で治療ができない場合のみ，2週間に1回の肝機能検査のもとで使用が認められている。

おわりに

　MAO-B 阻害薬，COMT 阻害薬の出現により DCI と合わせて，L-dopa，ドパミン代謝にかかわる主要な代謝酵素は抑制することが可能になっている。これら薬剤の使用により，L-dopa 使用量を減らすことができ，また，wearing-off 現象のコントロールが可能となった。今後，MAO-B 阻害薬，COMT 阻害薬，DCI の3剤併用療法も治療法の一つとして選択されると思われるが，長期併用による，効果の変動，副作用の発現，薬物相互作用などは現在のところ十分なデータがなく，今後の詳細な検討が必要である。

文　献

1) Assal, F., Spahr, L., Hadengue, A. et al. : Tolcapone and fulminant hepatitis. Lancet, 352 : 958, 1998.
2) Ben-Shlomo, Y., Churchyard, A., Head, J. et al. : Investigation by Parkinson's Disease Research Group of United Kingdom into excess mortality seen with combined levodopa and selegiline treatment in patients with early, mild Parkinson's disease : further results of randomised trial and confidential inquiry. Br. Med. J., 316 : 1191-1196, 1998.
3) Birkmayer, W., Riederer, P., Youdim, M. B. et al. : The potentiation of the anti akinetic effect after L-dopa treatment by an inhibitor of MAO-B, Deprenil. J. Neural. Transm., 36 : 303-326, 1975.
4) Heikkinen, H., Varhe, A., Laine, T. et al. : Entacapone improves the availability of l-dopa in plasma by decreasing its peripheral metabolism independent of l-dopa/carbidopa dose. Br. J. Clin. Pharmacol., 54 : 363-371, 2002.
5) Heinonen, E. H., Rinne, U. K., Tuominen, J. : Selegiline in the treatment of daily fluctuations in disability of parkinsonian patients with long-term levodopa treatment. Acta. Neurol. Scand. (supple.), 126 : 113-118, 1989.
6) Kaseda, S., Nomoto, M., Iwata, S. : Effect of selegiline on dopamine concentration in the striatum of a primate. Brain Res., 815 : 44-50, 1999.
7) Rinne, U.K., Larsen, J.P., Siden, A. et al. : Entacapone enhances the response to levodopa in parkinsonian patients with motor fluctuations. Nomecomt Study Group. Neurology, 51 : 1309-1314, 1998.
8) Stocchi, F., Olanow, C. W. : Neuroprotection in Parkinson's disease : clinical trials. Ann. Neurol., 53 : S 87-S 99, 2003.

XI. パーキンソン病の薬物療法 — 4

抗コリン薬, L-DOPS, Amantadine

堀内　惠美子*

抄　録　経験的に抗パーキンソン病効果（抗パ効果）があることが知られていた比較的古い薬剤である抗コリン薬, L-DOPS, amantadine について述べた。これらの薬剤の開発された時代はパーキンソン病（PD）に対して使用可能な薬剤が少なく，また歴史の古い薬剤であるがゆえに厳密な randomized control trial (RCT) が非常に少ない。また mass study の結果はわれわれの臨床経験から得た感覚とは異なることも多い。薬剤の特徴や使用方法，投与の問題点などを述べるとともに evidence based medicine (EBM) の観点から，2002 年に発表されたパーキンソン病治療ガイドライン委員会作成の治療ガイドラインでの位置づけについても記載した。

脳の科学（2004 年増刊号）302-305, 2004

Key words: anticholinergic agents, L-(threo)-DOPS, amantadine

はじめに

　この章では，経験的に一定の抗パーキンソン病効果（抗パ効果）があることが知られていた比較的古い薬剤である抗コリン薬, L-DOPS, amantadine について述べる。これらの薬剤に共通していえるのは歴史の古い薬剤であるがゆえに厳密な randomized control trial (RCT) が非常に少ないということである。
　薬剤の特徴や使用方法，投与の問題点などを述べるとともに evidence based medicine (EBM) の観点から，2002 年に発表されたパーキンソン病（PD）治療ガイドライン委員会作成の治療ガイドライン（ガイドライン）[13]での位置づけについても述べたい。

Anticholinergic agents, L-DOPS, amantadine.
*国立相模原病院神経内科
〔〒228-0815　神奈川県相模原市桜台 18-1〕
Emiko Horiuchi : National Sagamihara Hospital. Sakuradai, 18-1 Sagamihara, Kanagawa, 228-0815 Japan.

I. 抗コリン薬

1. 作用機序と特色

　抗コリン薬は歴史的に古い薬物で，PD の治療薬としての使用は 19 世紀 Charcot ら[15]に遡り，天然アルカロイドであるベラドンナによる治療が主流をなした。合成抗コリン薬（ムスカリン性アセチルコリン受容体遮断薬）は 1949 年に Cunningham ら[2]により trihexyphenydyl (THP) が臨床使用されたのに始まり，次いで数種類の合成副交感神経遮断薬が開発され，現在まで使用されてきている。このうち最も汎用されているのが THP である。黒質のドパミンニューロンは線条体のアセチルコリンニューロンに投射し，ドパミン系とアセチルコリン系の 2 つのシステムは平衡を保っているが，PD ではドパミンニューロンの機能低下に伴ってアセチルコリンニューロンの相対的な亢進状態となっている。このアセチルコリン優位のバランスを元に戻すことが作用機序であ

ると考えられている。抗コリン薬はこの様に歴史の古い薬剤であるためパーキンソニズムに対する効果について，現在のEBMに従った臨床治験はなく比較対照試験もきわめて少ない。ガイドラインによれば抗コリン薬は早期PDの全般症状に対しては，L-dopa単剤とほぼ同等の薬理効果を発現するとしている。一般に認識されているような振戦に対する有用性は，L-dopaと同等ないしはやや劣るという結論[7]で，抗コリン薬に特異的な効果ではないと考えられる。また，進行期PDに対する有効性については判断材料がないとしている。

2．使用上の注意点と副作用

副作用としては口渇，便秘，排尿障害，興奮，せん妄，錯乱などが知られている。ことに高齢者PDで高度の自律神経症状を呈する症例については，腸閉塞や尿閉，起立性低血圧失神などを予防する意味からも投与には熟考が必要である。また，一般に高齢者や痴呆のある患者に抗コリン薬を用いると痴呆症状が悪化したり，増悪したりすることもよく知られている。抗コリン薬投与2週間から1ヵ月で実行機能[9]，近時記憶[1]などの障害が発現することが報告されており，さらに長期服用すると前頭葉機能低下が生じることが示されている[4]。また，知的機能低下が認められるPDでは知的機能障害がないPDに比較してせん妄状態が引き起こされる危険性が高いことも報告されている[3]。知的機能の低下が可逆性であるか否かについては，短期間投与では抗コリン薬の服薬を中止すると知的機能が回復する可能性が示されている[14]。一方，長期投与での知的機能の回復については，臨床的には少数例の報告があるのみで十分なエビデンスはなかったが，可逆的であるとする報告が多かった。ところが2003年，Perryらは抗コリン薬を2年以上の長期にわたって使用した症例では，基礎に痴呆がない患者であっても剖検脳において神経病理学的に老人斑や神経原線維変化がより多く出現することを報告した[17]。この報告は，従来可逆的であると考えられてきた抗コリン薬に伴う知的障害が，長期に使用すると不可逆的となりうる，という可能性を示唆するもので

あり，今後臨床的な検証が必要である。以上のように，抗コリン薬は知的機能に及ぼす影響が大きいことを考慮に入れると，痴呆のある症例には使用すべきではない。また，高齢者には十分に注意しながら使用し，精神症状や認知機能障害が出現した場合には速やかに中止する必要があるといえる。

II．L-DOPS（L-threo-3,4-dihydroxy-phenylserine, droxidopa）

1．作用機序と特色

L-DOPSはわが国で開発されたノルエピネフリンの非生理的前駆物質であり，PDの主病変部位のひとつである青斑核変性に伴って生じるノルエピネフリン低下の補充を目的として開発された。本来進行期PD患者を対象として，L-dopa抵抗性の症状の治療ために開発された薬物であり，早期PDに対する検討は行われていない。進行期PDにおけるプラセボを対象とした二重盲検試験ではすくみ足，姿勢反射障害，構音障害の改善に有効であるが有効率は必ずしも高くないとされている[12]。またこれに加えて多系統萎縮症を中心とした起立性低血圧症に対して有効であることが示されており[20]，臨床的にはShy-Drager症候群，多系統萎縮症，PDの起立性低血圧に対して用いることも多い。PDの起立性低血圧に対する効果に関しては，ガイドライン委員会でもおそらく有効であるとしている[24]がPDにおける起立性低血圧に対するRCTはこれまでになされていない。

2．使用上の注意点と副作用

少数例で中枢性副作用（頭痛，幻覚，妄想）や消化器症状が出現するが，重篤なものはない。

III．Amantadine

1．作用機序と特徴

Amantadineはよく知られているようにA型インフルエンザの治療薬として開発された。1969年にSchwabとEnglandが中等症のPD患者のインフルエンザ予防に使用したところ，PD症状

に改善が認められたこと報告して以来[18]，1970～1975年に二重盲検がなされた。抗パ効果のメカニズムは十分明らかにはなっていないが，動物や培養細胞でドパミン放出促進作用，ドパミン再取り込み抑制作用，ドパミン合成促進作用があることがこれまでに知られてきた。最近ではNMDA型グルタミン酸受容体阻害作用があることも示され[21]，その後パーキンソンモデル動物でNMDA受容体阻害剤がdyskinesia[16]やwearing-off[5]に対する効果を有することも報告されたことから，PDの運動症状を悪化させずにこれらの症状を改善する効果のある薬剤としても再評価された。本邦ではPD以外に脳梗塞に伴う意欲・自発性低下の改善薬としても効能が追加されているが，PDのうつ症状に対する効果についてはエビデンスが不足している。ガイドラインでは，症状改善効果は10～30％程度と高くないが約2/3の症例に有効であり，初期，軽症例への投与には意味があるとしている。治療効果の持続については報告によって差があるが，一過性であることを明らかに支持できないとしている。他の薬剤との比較では，THPとの比較では有意差はなく[19]，bromocriptineとの比較では筋固縮では有意差がなかったが他の項目では劣っていた[22]。またL-dopaとの比較では明らかにL-dopaの方が勝っていた[6]。進行期PDについては，治療効果に関して検討した論文はない。ただしL-dopa服用に伴う合併症としてしばしば進行期に出現するdyskinesiaに対しては高用量投与（300 mg以上）で有効で，その効果は長期間（報告では1年）持続するとしている[10,11]。Wearing-off現象に対する効果に関しては，エビデンスが不十分であるとしている。また，脳梗塞後の意欲・自発性低下の一論文を根拠とするのみでエビデンスは少ない。また，グルタミン酸毒性に対する神経保護作用については，UittiらがKaplan-Meier曲線を用いて生存率の検討を行い，amantadine服用患者で有意に寿命が長かったことを報告している[23]がRCTはこれまでに行われていない。

2．使用上の注意点と副作用

Amantadineは消化管からの吸収が良好で，2～3時間で最高血漿濃度に達する。副作用は5～10％の症例で認められ，投与開始時に見られる副作用は，めまい，焦燥感，不眠，不安などの中枢症状と，悪心，嘔吐などの消化器症状である。慢性投与期には，頭痛，悪夢，うつ状態，幻覚，網状皮疹 livedo reticularis などが見られることが多いが，L-dopaと比較すると副作用は少ない。副作用のうち，精神症状は高齢者で比較的認められやすく，高用量，かつ投与早期に発現する傾向があるため，特に高齢者にamantadineを投与する際には少量ずつ投与し，副作用が見られた場合には速やかに減量，中止するのが望ましい。また，amantadineは主に腎排泄であるため，腎機能障害のある患者では用量調節が必要である。なお，amantadineの副作用発現率は1日投与量150 mg以下である場合は1.99％とされる[8]。

おわりに

抗コリン薬，amantadine，L-DOPSの開発された時代はPDに対して使用可能な薬剤が少なく，またEBMの観点からのmass studyも非常に少ない。またmass studyの結果はわれわれの臨床経験から得た感覚とは異なることも多く，この観点から各薬剤についてmass studyが必要と考えられる項目もいくつかずつは挙げられる。以上のようなことを十分に考慮にいれたうえでこれらの薬剤を使用することが望ましいと考えられる。

文献

1) Bedard, M. A., Pillon, B., Dubois, B. et al. : Acute and long-term administration of anticholinergics in Parkinson's disease: specific effects on the subcortico-frontal syndrome. Brain and Cognition, 40 : 289-313, 1999.
2) Cunningham, R. R., Harned, B. K., Clark, M.C. et al. : The pharmacology of 3-(N-Piperidyl)-1-Phenyl-1-Cyclohexyl-1-Propanol HCl (Artane) and related compounds : New antispasmodic agents. J. Pharmacol. Exp. Ther., 96 : 151, 1949.
3) De Smet, Y., Ruberg, M., Serdaru, M. et al. : Confusion, dementia and anticholinergics in Parkinson's disease. J. Neurol. Neurosurg. Psychiatry, 45 : 1161-1164, 1982.

4) Dubois, B., Pillon, B., Lhermitte, F. et al. : Cholinergicn deficiency and frontal dysfunction in Parkinson's disease. Ann. Neurol., 28 : 117-121, 1990.

5) Engber, T. M., Papa, S. M., Boldry, R. C. et al. : NMDA receptor blockade reverses motor response alterations induces by levodopa. Neuroreport, 5 : 2586-2588, 1994.

6) Fahn, S., Isgreen, W. P. : Long term evaluation of amantadine and levodopa combination in parkinsonism by double-blind crossover analyses. Neurology, 25 : 695-700, 1975.

7) 平山惠造, 宇尾野公義, 中西孝雄 他: Parkinson症候群に対するL-DOPAならびにTrihexyphenidylの治療効果―二重盲検法による検討―. 神経進歩, 15 : 267-285, 1971.

8) 医薬品インタビューフォーム. シンメトレル. ノバルテイスファーマ社, 2000.

9) Koller, W. C. : Pharmacologic treatment of parkinsonian tremor. Arch. Neurol., 43 : 126-127, 1986.

10) Metman, L. V., Dotto, P. D., van den Munckhof, P. et al. : Amantadine as treatment for dyskinesas and motor fluctuations in Parkinson's disease. Neurology, 50 : 1323-1326, 1998.

11) Metman, L. V., Dotto, P. D., LePoole, K. et al. : Amantadine for lovodopa-induced dyskinesias. Arch. Neurol., 56 : 1383-1386, 1999.

12) 楢林博太郎, 中西孝雄, 吉田充男 他: パーキンソン病におけるドロキシドパの治療効果. ―レボドパ基礎治療例におけるプラセボを対照薬とした二重盲検方法による検討―. 臨床神経, 15 : 423-457, 1987.

13) 日本神経学会治療ガイドライン Ad Hoc 委員会: パーキンソン病治療ガイドライン, 2002.

14) Nishiyama, K., Mizuno, T., Sakuta, M. et al. : Chronic dementia in Parkinson's disease treated by anticholinergic agents. Adv. Neurol., 60 : 479-483, 1994.

15) Ordenstein, L. : Sur la parylysie agitante. Vol 32, Paris, Martinet, 1867.

16) Papa, S. M., Chase, T. N. : Levodopa induced dyskinesias improved by a glutamate antagonist in parkinsonian monkeys. Ann. Neurol., 39 : 574-578, 1996.

17) Perry, E. K., Kilford, L., Lees, A. J. et al. : Increased Alzheimer pathology in Parkinson's disease related to antimuscarinic drugs. Ann. Neurol., 54 : 235-238, 2003.

18) Scwab, R. S., England, Jr., Poskanzer, D. C. et al. : Amantadine in the treatment of Parkinson's disease. JAMA, 208 : 1168-1170, 1969.

19) 塩沢瞭一, 平山惠造, 石島武一 他: パーキンソン症候群に対するAmantadine HCL (Symmetrel) ならびにTrihexyphenidylの治療効果―二重盲検法による検討―. 神経進歩, 18 : 949-960, 1974.

20) 祖父江逸郎, 千田康弘, 平山惠造 他: Shy-Drager症候群および関連疾患に対するL-threo-3,4-dihydroxy-phenylserine (D-DOPS) の薬効評価. プラセボを対照にした多施設二重盲検し件による比較検討. 医学のあゆみ, 141 : 353-378, 1987.

21) Stoof, J. C., Booki, J., Drukalrch, B. : Amantadine as N-methyl-D-aspartic acid receptor antagonist. Clin. Neurol. Neurosurg., 94 : S 4-S 6, 1992.

22) 豊倉康夫, 岩田誠, 加瀬正夫 他: パーキンソン症候群に対するブロモクリプチンの臨床的有用性―多施設二重盲検法による塩酸アマンタジンとの比較試験―. 臨床評価, 12 : 369-401, 1984.

23) Uitti, R. J., Rajput, A. H., Ashkog, J. E. et al. : Amantadine as treatment is an independent predictor of improved survival in Parkinson's disease. Neurology, 46 : 1551-1556, 1996.

24) 柳沢信夫, 池田修一, 橋本隆男 他: パーキンソン病の起立性低血圧に対するL-threo-Dopsの効果. 脳神経, 15 : 423-457, 1987.

XI. パーキンソン病の薬物療法 — 5

新しい抗パーキンソン作用薬 zonisamide

堀内　惠美子*，村田　美穂**

抄　録　我が国で新規に抗パーキンソン病（抗 PD）効果のあることが発見され，現在治験が進行中の zonisamide（ZNS）について，その臨床効果，これまでに明らかにされている抗 PD 作用の基礎的な機序について述べた。ZNS はオープン試験では，少量で著明な抗 PD 効果があり，特に wearing-off 現象の改善に著効した。小規模の二重盲検試験でも 50 mg/day という少量で明らかな効果が確認され，固縮，振戦などとともに歩行，姿勢障害などの改善を認めた。効果が L-dopa に類似していることと ZNS が半減期の長い薬剤であることから，臨床的には持続的な DA 刺激がその作用機序として考えられた。ラットとヒト神経芽細胞腫 SH-SY 5 Y 細胞を使用した検討で，ZNS は TH mRNA 増加を介した DA 合成亢進という新たな作用機序をもつことが明らかになった。

脳の科学（2004 年増刊号）306-309，2004

Key words：*zonisamide, antiepileptic drug, Parkinson's disease, dopamine synthesis, tyrosine hydroxylase*

はじめに

近年の抗パーキンソン病薬の開発は目覚ましいものがあるが，この章では我が国で新規に抗パーキンソン病効果があることが新たに発見され，現在治験が進行中の zonisamide について述べる。

I．Zonisamide の抗パーキンソン作用の発見

パーキンソン病（PD）の L-dopa による長期治療中には，効果持続時間が短縮し，薬剤濃度減少に伴って効果が減弱する "wearing-off 現象"（W-O）が出現することが大きな問題となる。W-O の原因はドパミン（DA）神経終末減少の結果，ドパミンの再取込み，保持が困難となること，L-dopa の血中半減期が 1 時間程度と短いことなどが考えられる。対策として，半減期の比較的長いドパミン受容体 agonist, monoamine oxydase-B（MAO-B）阻害剤，日本では治験中であるが COMT（catechol-O-methyl transferase）阻害剤などが臨床的に使用されているが，これらを併用してもなお W-O はコントロールし難く，長時間作用する L-dopa 様の薬剤の開発が必要とされてきた。このような背景で，著者の一人が PD として経過観察してきた患者が痙攣発作をおこした際，抗痙攣薬（antiepileptic drug；AED）である zonisamide（ZNS）を投与したところ，痙攣発作消失のみならず期せずして著明な抗 PD 効果を示したことがこの薬剤の抗 PD 剤としての側面を探究する発端となった[7]。ZNS は

New drugs for Parkinson's disease —zonisamide—.
*国立相模原病院
[〒228-8522 神奈川県相模原市桜台 18-1]
Emiko Horiuchi : National Sagamihara Hospital. 18-1 Sakuradai, Sagamihara, Kanagawa, 228-8522 Japan.
**東京大学大学院医学系研究科脳神経医学専攻神経内科
Miho Murata : Department of Neurology, Division of Neuroscience, Graduate School of Medicine, University of Tokyo.

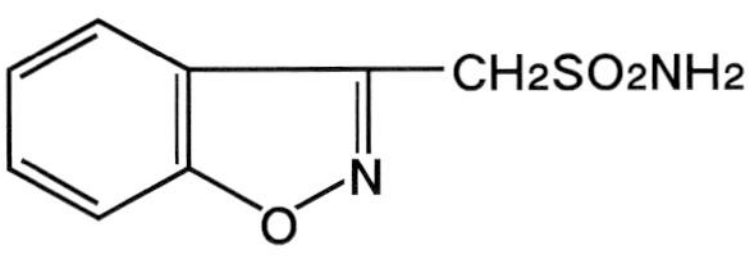

図1　Zonisamide の化学式

benzisoxazol 骨格を有し（図1）日本で開発され，10年以上にわたり使用されている AED である[6]。作用機序としては T 型 Ca^{2+} channel 阻害作用を有する[3,4,10,11]一方，GABA（γ - amino butyric acid）系[2]やグルタミン酸受容体[9]には影響を及ぼさないことが知られている。症状のコントロール不十分な PD 患者9例について十分な説明と同意を得た上で ZNS の抗 PD 作用についてのオープン試験を行い[1]，うち8名については長期（2～3年）にわたり経過観察した。発端症例を含む10人の平均年齢は57歳で，平均罹患期間は9.7年，7例が W-O を有し，3例では認めなかった。Drug off（off）時の Hoehn-Yahr 重症度（H-Y 重症度）の平均は3.8であった。これらの患者にこれまでに用いてきた抗 PD 薬に加え ZNS 50～200 mg/日を投与し，投与前，12週後，その後の長期経過観察では6ヵ月毎に unified Parkinson's disease rating score (UPDRS)，"off" 時の H-Y 重症度および患者日誌による1日の "off" 時間により評価した。その結果，"off" 時の UPDRS part II (activities of daily life) は平均で 22.3 から 12.3 に，H-Y 重症度は平均で3.8から2.8に，"off" 時間も平均5.9時間から1.2時間と著明な改善をみた。一方，十分量の L-dopa を投与しているにもかかわらず改善できなかったすくみなどの症状に対しては効果を示さなかった。また ZNS は PD に対しては，抗痙攣作用を期待して処方するよりも少量（50～100 mg）で効果を示した。副作用は極めて少なく，軽い口渇程度であった。なお，試験終了後，発端症例を含め9例は2年以上にわたり投与を続けたが，ZNS の効果は持続し，他剤の L-dopa equivalent daily dose（L-dopa 以外の抗 PD 薬の効果を L-dopa に換算した価）も4例で減少した。以上より，ZNS は少量で著明な抗 PD 効果があり，特に W-O の改善に著効した。

この結果を受けて，第2相探索試験が50（L群），100（M群），200（H群）mg/日と偽薬（P群）の4群で施行された。患者の平均罹患期間は約10年で，二重盲検の結果，1群約30人と小規模ではあるが 50 mg/日の少量でもパーキンソン症状の有意な改善を認めた。投与10週後には UPDRS III では P 群で 13% の改善に対し，投与群では投与前に比較して 30～43% の改善を示した。また，UPDRS スコアが投与前に比較して 30% 以上改善した responder の割合は UPDRS III では P：30.0%，L：60.7%，M：51.9%，H：65.2%，UPDRS II (off) では P：10.0%，L：53.9%，M：37.0%，H：34.8% と極めて高い有効性を示した。また，起きている時間の 25% 以上 off 時間のある患者の on 時間の推移をみたところ，L 群では投与10週後で 2.3 時間の延長を認めた。また，症状については，振戦，固縮，無動などとともに，歩行，姿勢調節障害など他の抗パーキンソン薬ではやや改善度の低い症状も明らかな改善を認めた。

なお，副作用としては，眠気，口渇，嘔気，食欲不振，幻覚，不随意運動などを認めたが，いずれも H 群で目立ち，50 mg/日の L 群では P 群と副作用出現頻度には差はなかったことから，少量では安全性に問題はないと考えられた。

II．ZNS の抗パーキンソン作用の発現機序

ZNS の抗パーキンソン作用機序を明らかにするためにラットおよびヒト神経芽細胞腫 SH-SY5Y 細胞を用いて，主にドパミン系に対する影響について検討した。まず，正常ラットに ZNS 0，20，50 mg/kg を 14 日間連日経口投与した後，線条体試料を用いて①HPLC-ECD system（Neurochem；ESA）によるドパミン（DA）とその代謝産物：3,4-dihydroxyphenylacetic acid（DOPAC）と homovanillic acid（HVA）の定量，②Hendry and Iversen[1]変法による DA 産生の律速酵素 Tyrosine hydroxylase（TH）活性の測定，③Western blot 法に

よる TH 蛋白定量, ④ List and Seeman[5]変法による線条体膜分画の $D_1 \cdot D_2$ DA レセプター結合試験, ⑤ Tipton and Youdim の isotope 法[12]による MAO 阻害能測定を行った. なお, 屠殺時に頸動脈より採取した血液で ZNS 血中濃度を測定した. ZNS 14 日連日経口投与 2 時間後の血中濃度は 20 mg/kg 投与群で 17.8±4.4, 50 mg/kg 投与群で 29.9±6.6 μg/ml であった. ラット線条体では, ZNS により DA 含有量が用量依存性に上昇し, DA 代謝回転 ((HVA+DOPAC)/DA) は 50 mg/kg 投与群 (0.361±0.021) でコントロールと比し有意に低下していたがこの低下は HVA, DOPAC 含有量に有意な差が認められなかったことからドパミン産生亢進そのものを反映していると考えた. さらに TH 活性および TH immunoactivity も有意に増加していた. また, ZNS は MAO-B に対して IC_{50}; 28 μM と軽度の阻害能を有した. 選択的 MAO-B 阻害薬である selegiline より遥かに軽度であったが, ZNS の脳内推定濃度を考慮すると 50% 程度の MAO-B 阻害作用を示していると考えられる. なお, 0 nM~100 μM の範囲では, D_1 および D_2 受容体に対しての親和性を示さなかった.

次に TH 活性および蛋白合成が TH mRNA 増加を伴っているかを確認するため, SH-SY5Y 細胞培地に ZNS 20 μM を投与し, 0, 3, 6, 12, 24 時間後に細胞を収穫した. この試料を用いて① Western blot 法による TH 蛋白定量, ② real time PCR 法による TH mRNA と GAPDH mRNA の定量を行った. 投与 24 時間後に TH 蛋白量が増加し, TH mRNA/GAPDH mRNA は TH 蛋白の上昇 (24 時間) 投与に先行して, 12 時間後に上昇した. 以上より, ZNS は TH mRNA 量および TH 蛋白量増加を介してドパミン合成を亢進させ, また軽度の MAO-B 阻害能をもつことが明らかになった. D_1 および D_2 受容体への親和性は認めなかった. この他, DA 放出[8], 再取りこみ[9]や GABA 系[2]には影響を及ぼさないことがすでに報告され, adrenaline, serotonin, グルタミン酸, adenosine など他の受容体に対する親和性は有さないことが大日本製薬との共同実験で示されているため, DA 合成亢進が PD に対する主な作用機序であると考えた. ところで, 上述のように ZNS は T 型 Ca^{2+} channel 遮断作用を有するが, 2002 年, T 型 Ca^{2+} channel は SK channel とよばれる K^+ channel と機能的にリンクしており, 両者を遮断することによりマウス中脳黒質 DA 細胞の burst が増加することが報告された[13]. ZNS による TH mRNA 量の増加のメカニズムとしては, ① T 型 Ca^{2+} channel 遮断剤として二次的に DA 合成を増加させる, ② ZNS が転写調節に関与する, という 2 つの仮説が考えられたが, まず, ①の可能性について調べるため, 特異的 T 型 Ca^{2+} channel 遮断剤である $NiCl_2$ (100 μM) およびそれに機能的リンクする SK channel の遮断剤である apamin (300 nM) により TH mRNA が増加するかどうかを検討した. その結果, $NiCl_2$, apamin 投与 24 時間後に, TH 蛋白はいずれも有意に上昇し, しかもそれに先行して TH mRNA/GAPDH mRNA は投与 12 時間後に有意な上昇を認めた. このことは, 「ZNS が T 型 Ca^{2+} channel 遮断剤として burst 増加させた結果, DA 放出が増加し, 二次的に TH mRNA 量が増加する」という仮説を支持すると考える.

III. 今後の展望

T 型 Ca^{2+} channel を介した TH 増加についての仮説についてはスライスを用いた実験による検証が必要であり, 現在研究中である. PD に対する臨床効果については全国規模での多施設共同二重盲検試験 (第二相) では, 50 mg 投与群においてパーキンソン病のすべての症状について抗 PD 効果を示した. ZNS は PD に使用される薬剤としては "TH mRNA 増加を介した DA 合成亢進" というこれまでにない作用機序を有すると考えられる. 今後同様の作用をもつより強力な薬剤の開発につながることを期待している.

文 献

1) Hendry, I. A., Iversen, L. L. : Effect of nerve growth factor and its anti serum on tyrosine hydroxylase activity in mouse superior cervical

sympathetic ganglion. Brain Res., 29 : 159-162, 1971.
2) Kaneko, S., Okada, M., Hirano, T. et al. : Carbamazepine and Zonisamide increase extracellular dopamine and serotonin levels in vivo, and carbamazepine does not antagonize adenosine effects in vitro: Mechanisms of blockade of seizure spread. Jpn. J. Psychiatr. Neurol., 47 : 371-373, 1993.
3) Kito, M., Maehara, M., Watanabe, K. : Antiepileptic drugs-calcium current interaction in cultured human neuroblastoma cells. Seizure, 3 : 141-149, 1994.
4) Kito, M., Maehara, M., Watanabe, K. : Mechanism of calcium channel blockade by zonisamide. Seizure, 5 : 115-119, 1996.
5) List, S. J., Seeman, P. : Resolution of dopamine and serotonin receptor components of [$_3$H] spiperone binding to rat brain regions. Proc. Natl. Acad. Sci. USA, 78 : 2620-2624, 1981.
6) Masuda, Y., Ishizaki, M., Shimizu, M. : Zonisamide : Pharmacology and clinical efficacy in epilepsy. CNS Drug Reviews, 4 : 341-361, 1998.
7) Murata, M., Horiuchi, E., Kanazawa, I. : Zonisamide has beneficial effects on Parkinson's disease patients. Neurosci. Res., 41 : 397-399, 2001.
8) Okada, M., Kaneko, S., Hirano, T. et al. : Effects of zonisamide on extracellular levels of monoamine and its metabolite and on Ca^{2+} dependent dopamine release. Epilepsy Res., 13 : 113-119, 1992.
9) Okada, M., Kawata, Y., Mizuno, K. et al. : Interaction between Ca^{2+}, K^+, carbamazepine and zonisamide on hippocampal extracellular glutamate monitored with a microdialysis electrode. Br. J. Pharmacol., 124 : 1277-1285, 1998.
10) Rock, D. M., MacDonald, R. L., Taylor, C. P. : Blockade of sustained repetitive action potentials in cultured spinal cord neurons by zonisamide (AD 810, CI 912), novel anticonvulsant. Epilepsy Res., 3 : 138-143, 1989.
11) Suzuki, S., Kawakami, K., Nishimura, S. et al. : Zonisamide blocks T-type calcium channel in cultured neurons of rat cerebral cortex. Epilepsy Res., 12 : 21-27, 1992.
12) Tipton, K. F., Youdim, M. B. H. : The assay of monoamine oxidase activity. In : Methods in Biogenic Amine Research (ed. by Parvez, S., Nagatsu, T., Parvez, H.), pp.441-467, Elsevier, Amsterdam, 1983.
13) Wolfart, J., Roeper, J. : Selective coupling of T-type calcium channels to SK potassium channels prevents intrinsic bursting in dopaminergic midbrain neurons. J. Neurosci., 22 : 3404-3413, 2002.

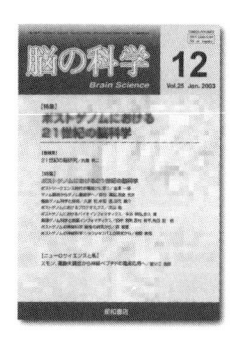

脳科学の時代をリードする最新情報誌

月刊 脳の科学

B5判・毎月10日発行
2,100円（税別）
2003年 年間購読料**31,700円**（税別・増刊号含）

神経内科、精神科、脳外科、それらの基礎となる神経科学の最新知識を特集形式で紹介。
「神経精神疾患治療のEBM」など、シリーズも充実。
その他さまざまなシリーズ、トピックスも掲載。

25巻12号（2003年12月10日発行）

【特集】
「内分泌攪乱物質と脳機能」

脳の性分化の生理機序──内分泌攪乱物質の影響を考える──
内分泌攪乱物質の中枢作用
──Progesterone受容体発現に及ぼすbisphenol Aの影響を指標として──
Bisphenol-Aの慢性曝露による神経行動毒性発現と曝露時期の関連性
トリブチルスズとビスフェノールAの脳と行動の性分化への影響
内分泌攪乱物質のカテコールアミン動態への影響

● シリーズ 他

【神経筋疾患　電気生理学的検査のノウハウ（25）】
　SEPモンタージュ・正常値と臨床応用

【神経筋疾患　電気生理学的検査のノウハウ（26）】
　圧迫性・絞扼性神経障害の電気診断

【神経精神疾患治療のEBM】
　境界性人格障害

星和書店　〒168-0074　東京都杉並区上高井戸1-2-5　TEL 03-3329-0031
URL http://www.seiwa-pb.co.jp/　　　　　　　　　　 FAX 03-5374-7186

第XII章
薬物療法に伴う副作用，進行例における問題と対策

XII. 薬物療法に伴う副作用, 進行例における問題と対策 − I

抗パーキンソン病薬の効果減退
―― Wearing-off 現象, On-off 現象 ――

加世田　俊*

抄　録　抗パーキンソン病薬の効果減退はパーキンソン病の進行に伴って薬効の持続時間が徐々に短縮する現象である。薬効が切れる off 期を予測できる wearing-off 現象, 予測できない on-off 現象などがあり, これらは薬物の腸管での吸収, 血中での代謝, 血液脳関門の通過, 線条体におけるシナプス前シナプス後での薬物動態などが複雑に絡み合って生じると考えられている。薬物の生体利用率・脳内利用率を高めることで改善しうるもので, 種々の方法が行われている。そのなかでも対策の中心は, 現在抗パーキンソン病薬の中でもっとも効果の強い L-dopa であり, これを有効に使うことでより長時間の on 期を得ることができる。

Key words : *Parkinson's disease, motor fluctuations, wearing-off, on-off*

Motor fluctuations related to chronic L-dopa treatment (wearing off, on off phenomenon).
*国立指宿病院神経内科
〔〒891-0498 鹿児島県指宿市十二町 4145〕
Shun Kaseda : Department of Neurology, National Ibusuki Hospital. 4145, Junicho, Ibusuki, Kagoshima, 891-0498 Japan.

はじめに

　パーキンソン病は中脳黒質のメラニン含有細胞の脱落を伴う進行性の変性疾患である。L-dopa 療法は黒質神経細胞の脱落によるドパミンの欠乏を補う対症的薬物療法であり, パーキンソン病患者の生命予後を大きく改善した。一方で, この対症的薬物療法は通常初期には比較的少量でも1日中平均して有効であるが, 罹病期間が長くなるに連れて薬の効果が減弱し次第に不安定となる。このことは同じく長期治療で出現するジスキネジアとともにパーキンソン病の長期治療における大きな問題点となり, 運動合併症 (motor complication) と総称される。薬効の減弱には薬の効いている時間が短くなる wearing-off 現象, 効果が切れるのを予期できない on-off 現象がある。本項では運動合併症のうち wearing-off 現象と on-off 現象についてその概要, 対策を概説する。

I. Wearing-off 現象と on-off 現象

　初期のパーキンソン病患者では抗パーキンソン病薬, 特に L-dopa 製剤を内服すると劇的に症状が改善する。L-dopa の血中濃度の半減期は 60~90 分であるが, 1日2~3回の内服でその効果は持続し, 前述のように次の薬を内服する前に効果が切れるのを患者が経験することはほとんどない (honeymoon period)。内服を忘れても目立った症状の変化が感じられないこともある。しかしながらパーキンソン病が進行してくると, 薬効の持続時間は徐々に短縮してしまう。これが wearing-off や on-off と呼ばれる現象であり, 運動症状の変動すなわち motor fluctuations と

表1 ドパミン作動性薬剤の半減期

L-dopa/carbidopa	1～1.5	h
Cabergoline	44	h
Pergolide	7～16	h
Pramipexole	8～12	h
Ropinirole	6～8	h
Bromocriptine	3	h

総称される。

Wearing-off 現象は end-of-dose 現象ともよばれ，薬効の持続時間が4時間未満となり，次の抗パーキンソン病薬の内服時間がくる前に効果が減弱してしまう現象をいう。この現象では患者は一般に内服した時間から「そろそろ薬が切れる頃だ」と off 期を予測することができる。

一方，on-off 現象はこのような服薬時間による予測が困難で，何の前触れもなく突然悪化したり (off)，効いてきたり (on) する現象である。On 状態から off 状態への変化は数分～数秒ときわめて短時間で移行し，1日に何回もくり返すこともある。内服しても効果が現れない no on 現象や，通常より遅れて効果が現れる delayed on 現象を伴い，さらに不可解な作用動態を示すこともある。また，on 時にジスキネジアを伴うことが多い。

II. Motor fluctuations の起こるメカニズム

これらの motor fluctuations は L-dopa 単独治療を行われているパーキンソン病患者に多くみられ，ドパミン agonists 単独治療群ではあまりみられないことから，L-dopa が代謝される際に発生する弱い神経毒性によるものの可能性が指摘されてきた。しかし，L-dopa の神経毒性をパーキンソン病患者で証明した報告はないこと，何よりL-dopa が使用されるようになってからパーキンソン病患者の平均余命は延びていることから，むしろパーキンソン病そのものの進行により黒質神経細胞が減少しドパミンの保持能力が減ることと，アゴニストと L-dopa の特性の違いが motor fluctuation をひきおこしていると考えられるようになった[6]。L-dopa の作用時間を決定する因子には①腸管からの吸収，②末梢組織での代謝 (血中半減期)，③血液脳関門での促通拡散，④黒質神経細胞での保持能力などがある。ドパミンアゴニストは L-dopa とことなり活性体への代謝を必要とせず，半減期も長い (表1)。さらに腸管上皮や血液脳関門を通過 (促通拡散) する際にトランスポーターを食事性のアミノ酸や，L-dopa が末梢血管壁で catechol-O-methyltransferase (COMT) によって代謝されて生じる3-O-methyl-dopa (3-OMD) と競合しないため，脳内への取り込みもスムーズで容量反応曲線，時間活性曲線の再現性も高い。しかも直接ドパミン受容体を刺激するため，シナプス前の黒質神経細胞の変性による影響を受けにくいことが L-dopa よりも有利に働くと考えられる。

この他，シナプス後神経細胞にしか作用しないドパミンアゴニストである apomorphine を注射して初期のパーキンソン病患者と進行したパーキンソン病患者でその血中濃度と抗パーキンソン病作用持続時間を比較した Bravi らの報告[1]では，apomorphine の血中濃度に差はみられなかったが，抗パーキンソン病作用時間は明らかに進行した患者で短縮しており，シナプス後神経細胞側の影響もあることが示唆された。

Wearing-off に関してはこれらの中でも特に黒質神経細胞の減少によるドパミン保持能力の低下が主たる原因となっていると思われる。On-off 現象についてはそのメカニズムはよくわかっていないが，上記の末梢および中枢における種々の要因が相互に関与しあって出現する可能性がある。

III. Wearing-off 現象への対策

日本神経学会の「パーキンソン病治療ガイドライン 2002」[4]では wearing-off 現象・on-off 現象をジスキネジアの合併の有無で分け，ジスキネジアを伴わない場合はまず monoamine oxydase B (MAO-B) 阻害薬 selegiline を追加し，伴う場合は selegiline の追加は見合わせ，L-dopa の頻回投与とドパミンアゴニストの追加または増量を行うとしている。Selegiline は脳内でドパミンの

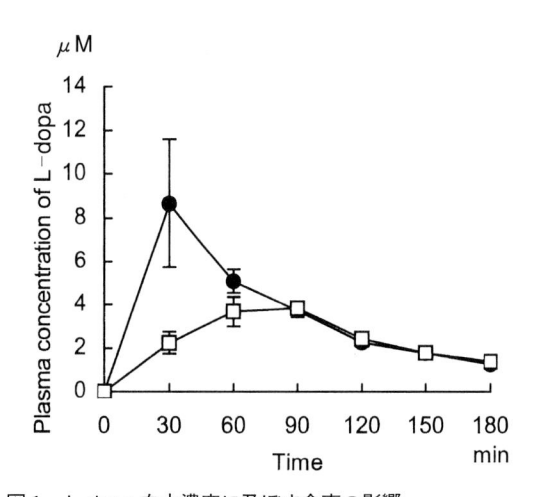

図1 L-dopa 血中濃度に及ぼす食事の影響
健康成人男性（n＝4）に L-dopa/benserazide（100/25 mg）を空腹時（●）および食後30分（□）で投与したところ，空腹時の方が bioavailability が高かった。$P < 0.05$（two-way ANOVA repeated measures）

主たる代謝酵素となっている MAO-B を不可逆的に阻害し，線条体細胞外ドパミン濃度を高く維持する作用を持つ[2]。MAO-B は線条体ではグリア細胞およびセロトニン神経細胞に存在しており，減少した神経細胞の代わりにこれらの細胞にドパミンを保持する効果が期待される。ジスキネジアは selegiline の追加によって悪化する可能性が高いが，同量の L-dopa を頻回投与，またはやや減量することによって回避できる。さらに抗ジスキネジア作用をもつ amantadine（150～300 mg，分3）を追加投与してもよい。

また現在本邦では未発売であるが，entacapone などの COMT 阻害薬を追加してもよいとされている。この薬は L-dopa 合剤に含まれる benserazide や carbidopa などの dopa decarboxylase 阻害薬（DCI）とともに末梢で L-dopa の代謝を阻害，3-OMD の産生を抑制し L-dopa の脳内への取り込みを増加させる効果がある。

さらに，作用時間の長いドパミン agonists の追加が wearing-off を改善する可能性があるが，L-dopa に比べると1錠あたりの抗パーキンソン病作用がきわめて小さいので，徐々にしかしある程度思い切って増量する必要がある。

これらの方法が奏効しない場合は，視床下核や淡蒼球内節における脳深部刺激術も考慮される。

Ⅳ．On-off 現象への対策

前述のように on-off 現象のメカニズムは解明されていないが，wearing-off 現象に no on/delayed on 現象が絡み合った現象に近いと思われ，wearing-off 現象への対策と併せて L-dopa の消化管からの吸収や血液脳関門の通過を促進する種々の方法が試みられる。

L-dopa は水に溶けにくく酸によく溶けるため，胃酸のレベルが高い方が溶けやすい。このため，L-dopa を食前または空腹時に服用した方が生体利用率（bioavailability）は高くなる[3]（図1）。また胃酸分泌を抑制する薬剤は可能な限り中止する。L-dopa をレモン水にとかして服用することも推奨されている。

L-dopa は主に上部小腸で吸収されるため，高齢者などで胃排泄時間が遅延していると吸収が遅れてしまう。このような場合は mosapride や domperidone 投与することにより消化管の蠕動を高めることにより L-dopa の吸収が改善される。

L-dopa の脳内への移行は芳香族アミノ酸トランスポーターを介した促通拡散で行われている。高蛋白の食事は血中アミノ酸濃度を増加させ，L-dopa の脳内への取り込みを競合的に阻害する。したがって，日中の蛋白質の摂取を制限して夕食時に高蛋白食をとることで L-dopa の脳内への取り込みのバランスをとる方法も試みられている[5]。また同様に L-dopa が COMT で代謝されて生じる 3-OMD も蓄積するとアミノ酸と同様に L-dopa の脳内移行を阻害するため，将来 COMT 阻害薬も期待できる。

おわりに

抗パーキンソン病薬の効果減退は，薬物を経口的に内服してから腸管での吸収，脳へ到達する前の代謝，血液脳関門の通過，線条体におけるシナプス前シナプス後での薬物動態などが複雑に絡み合って生じる，パーキンソン病の長期治療におけ

る大きな問題点である。しかしながらそのメカニズムをひとつひとつ吟味しながら薬物の調節を行うことで，かなり改善することが可能である。現在抗パーキンソン病薬の中でもっとも効果の強いL-dopa をいかにうまく使うかがその鍵であると考えられる。

文　献

1) Bravi, D., Mouradian, M. M., Roberts, J. W. et al. : Wearing-off fluctuations in Parkinson's disease : contribution of postsynaptic mechanisms. Ann. Neurol., 36 : 27-31, 1994.
2) Kaseda, S., Nomoto, M., Iwata, S. : Effect of selegiline on dopamine concentration in the striatum of a primate. Brain Res., 815 : 44-50, 1999.
3) 加世田俊，野元正弘，辻村俊輔 他：L-dopa 製剤の血中濃度の比較検討．臨床薬理，32：65 S-66 S, 2001.
4) 日本神経学会治療ガイドライン Ad Hoc 委員会：パーキンソン病治療ガイドライン 2002．臨床神経学，42：430-494，2002．
5) Pincus, J. H., Barry, K. : Protein redistribution diet restores motor function in patients with dopa-resistant off periods. Neurology, 38 : 481-483, 1988.
6) Roger, L. A., Kirk, A. F. : Initial agonist treatment of Parkinson disease A critique. Neurology, 60 : 390-394, 2003.

XII. 薬物療法に伴う副作用, 進行例における問題と対策 − 2

運動症状（ジスキネジア, ジストニア）

加世田　俊*

抄　録　パーキンソン病の運動合併症にはジスキネジアとジストニアがある。ジスキネジアは通常, wearing-off など症状の日内変動 motor fluctuations を伴って発症し, on 期に生じる peak-dose ジスキネジアと, on になるときと off になるときの2相性に生じる diphasic ジスキネジアがある。対策としては L-dopa の分割投与など, L-dopa の脳内濃度をできるだけ一定に近づける方法や amantadine の追加投与などがある。
　ジストニアはジスキネジアの一部分症状として生じるものと, off 時（特に早朝）に線条体でのドパミンの枯渇または不足として出現するものがある。前者はジスキネジアに準じて治療する。後者は wearing-off の対策に準ずるが, 相当に起こる場合は眠前に長時間作用型のドパミン agonists を投与するのも有効である。

脳の科学（2004年増刊号）317-319, 2004

Key words：peak-dose dyskinesia, diphasic dyskinesia, end-of-dose dyskinesia, off-period dystonia, early morning dystonia

はじめに

　パーキンソン病の薬物療法に関連した運動症状としてはジスキネジアやジストニアなどの不随意運動がある。本稿ではこれらの特徴とその対策について概説する。

I. ジスキネジアとその対策

　ジスキネジアは主として舞踏運動（chorea）を呈する不随意運動であるが, athetosis, myoclonus, ジストニアなどが混在して複雑な症状を呈することもある。顔面・舌・頸部・体幹・四肢と, 全身どこにでも出現しうる。ジスキネジアという言葉は一般に L-dopa や向精神病薬の副作用として生じる薬剤性舞踏様不随意運動と老人性特発性に生じる舞踏様不随意運動に対して用いられる総称である。パーキンソン病においては通常, 症状の日内変動 motor fluctuations を伴って発症し, 抗パーキンソン病薬（特に L-dopa）の血中濃度（おそらくは脳内濃度）がピークに近いとき（on 期）に生じる peak-dose dyskinesia と, 血中濃度の上昇期（on になるとき）と下降期（off になるとき）の2相性に生じる diphasic dyskinesia がある。

　Peak-dose dyskinesia は薬物の過剰を反映する症状と考えられており, 神経細胞の可塑性変化と神経支配が失われたドパミン受容体の一時的な強い刺激に応じて発生する異常な神経発火パターンに関連して出現するという説もある[8]。
　その対策として日本神経学会の「パーキンソン病治療ガイドライン2002」[7]では, まず MAO-B 阻害薬・COMT 阻害薬の中止とあるが, これは

Abnomal involuntary movements (dyskinesia, dystonia).
*国立指宿病院神経内科
〔〒891-0498　鹿児島県指宿市十二町4145〕
Shun Kaseda : Department of Neurology, National Ibusuki Hospital. 4145 Junicho, Ibusuki, Kagoshima, 891-0498 Japan.

ジスキネジアがwearing-offやon-off現象とともに出現することが多いことから考えるとやや疑問が残る。基本的対策は同ガイドラインでも指摘しているとおりピーク時のL-dopa血中濃度を減少させることである。しかしながら初期の段階では患者にとってジスキネジアよりもアキネジアの方が問題であり、少しくらい不随意運動があっても動けなくなるよりはとL-dopaの減量を拒む場合が多い。患者が薬剤調節を希望する場合はまずL-dopaの1回量を減らして投与回数を増やす。あるいはL-dopaを減量して作用時間の長いドパミンアゴニストを追加する方法が試みられる。このときドパミンアゴニストはL-dopaに対して1錠あたりの力価が小さく、同様の効果を得るためにはかなりの高用量まで増量を要するため、吐き気などの副作用に注意しながら時間をかけて行う必要がある。なおジスキネジアはアゴニスト増量に伴っても悪化しうるため、その場合はL-dopaの分割頻回投与を併用する。

またamantadineにはMPTPによるパーキンソン病モデルサルおよびパーキンソン病患者においてジスキネジアを日内変動とともに有意に減少させる作用があることが報告され[1,4,5]、認知障害の副作用に注意すればパーキンソン病のジスキネジア対策における有効なオプションとなる。Amantadineがなぜパーキンソニズムに効いたりジスキネジアに効いたりするのかは不明であるが、そのドパミン放出促進作用とNMDA型グルタミン酸受容体拮抗作用が関連していると考えられている[4]。ナトリウムチャンネルを遮断してグルタミン酸の放出を抑制するriluzoleは日本ではALS治療薬として販売されているが、パーキンソン病患者のジスキネジアを軽減する作用があることが報告されており[6]将来的に適応拡大されれば期待できる薬剤である。

この他tiaprideの少量投与や、通常量では錐体外路系副作用を示さないとされる非定型向精神病薬（risperidoneなど）のごく少量投与も試みられるが、パーキンソン病の場合はそれでも統合失調症に用いられる量のおよそ5分の1を目安にし、症状の悪化には十分な配慮を要する。

これらの薬物治療に反応しない高度のジスキネジアには視床下核や淡蒼球内節をターゲットとした脳深部刺激術など外科的治療が考慮される。

Diphasic dyskinesiaはD-I-D (dyskinesia-Improvement-dyskinesia) ジスキネジアともよばれ[3]、peak-dose dyskinesiaに比べるとその頻度ははるかにまれで、その機序も不明である。通常wearing-offがあり、peak-dose dyskinesiaを経験してさらに進行したパーキンソン病患者に発生する。一般にonへの移行期よりもoffへの移行期に生じるジスキネジアの方が長時間持続し症状も強い（end-of-dose dyskinesia）。治療も困難で現状では日中の活動期にon期ができるだけ長くなるようL-dopaの頻回投与を行うなど、peak-dose dyskinesiaと同様の対策がとられている。

なお、ジスキネジアは一般に精神的不安がある場合には出現しやすく悪化しやすいため、このような場合は抗不安薬や抗うつ薬の投与など精神医学的なinterventionを試みる。

II. ジストニアとその対策

ジストニアは四肢体幹の筋緊張を伴う異常姿勢である。パーキンソン病自体、未治療時に体が前傾前屈し、やや斜めに傾く異常姿勢を呈するが、これも一種のジストニアとも考えられる。パーキンソン病治療に伴うものとしては前述のジスキネジアの部分症状として起こるものと抗パーキンソン病作用の切れるときに生じるoff-period dystoniaが知られている。ジスキネジアの部分症状として生じるジストニアはジスキネジアの初期症状であることが多い[9]。Off-period dystoniaは早朝、足趾の底屈で起こることが多く、通常つま先や足に大変不快な痛みを伴う症状である（early morning dystonia）。線条体におけるドパミンの枯渇または不足として出現し、日中に起こることもある。

日中に起こるジストニアは、したがってwearing-offやpeak-dose dystoniaに準じた治療を行う。早朝に起こるearly morning dystoniaの場合、早朝のドパミン不足を補うように、より長時間作用するドパミンアゴニストを眠前に追加す

る。通常アゴニストはL-dopaよりも催眠作用があり，とくにtalipexoleはこのような場合に適していると思われる。欧米では眠前にL-dopa/carbidopaの徐放剤が用いられることもある[9]。

パーキンソン病でなくても老人や疲労時に早朝，のびをした際に有痛性筋痙攣症状（こむら返り）が起こることがあるが，これとearly morning dystoniaとの違いははっきりしないことも多いと思われる。こむら返りの場合は底屈した足趾や足関節を他動的に背屈させることで容易に解除されるが，頑固なものでは解除してもすぐに再発する。このような場合は，脱水や下痢，肝疾患，糖尿病に伴うこともあるので原因疾患の検索を行う。芍薬甘草湯などが有効であり，眠前に用いられる[2]。

おわりに

パーキンソン病の運動症状としてのジスキネジア・ジストニアは，wearing-offやon-off現象とともにパーキンソン病の運動合併症として，薬物コントロールを行おうとする患者と医師の前に大きく立ちはだかる壁である。これらを調節しようとすると今度は幻覚や認知障害が出現あるいは悪化したり，食欲がなくなったりとモグラたたきのようにいろいろな症状が出現して無常観を味わうこともある。しかしながら個々の患者においては各々に応じたベストの状態があり，患者とのコミュニケーションの中でそれを探していくことができる。

また，外来患者が病院を訪れるのは多くの場合，運動合併症がないか少ない時間帯である。患者はジスキネジアを「ふるえ」と表現したり，ジストニアを「しびれ」などと表現したり医学用語として紛らわしい場合も多い。もっとも大切なのは患者の日常生活のパターンを十分に把握した上で，どのような運動合併症が起こっているのかを正確に聞き取ることと思われる。毎日の症状日記をつけていただくことも，患者の症状を知り，そのコントロールを行う上で貴重な情報源となる。

文　献

1) Blanchet, P. J., Konitsiotis, S., Chase, T. N. : Amantadine reduces levodopa-induced dyskinesias in parkinsonian monkeys. Mov. Disord., 13 : 798-802, 1998.
2) 加世田俊，納光弘：消化器病のこむらがえり．今日の消化器疾患治療指針，第2版（多賀須幸男，三田村圭二，幕内雅敏編），pp. 220-221, 医学書院，東京，2002.
3) Merims, D., Ziv, I., Djaldetti, R. et al. : Riluzole for levodopa-induced dyskinesias in advanced Parkinson's disease. Lancet, 353 : 1764-1765, 1999.
4) Metman, L. V., Del Dotto, P., van den Munckhof, P. et al. : Amantadine as treatment for dyskinesias and motor fluctuatins in Parkinson's disease. Neurology, 50 : 1323-1326, 1998.
5) Metman, L. V., Del Dotto, P., LePoole, K. et al. : Amantadine for levodopa-induced dyskinesias ; a 1-year follow-up study. Arch. Neurol., 56 : 1383-1386, 1999.
6) Muenter, M. D., Sharpless, N. S., Tyce, G. M. et al. : Patterns of dystonia ("I-D-I" and "D-I-D") in response to l-dopa therapy for Parkinson's disease. Mayo Clin. Proc., 52 : 163-174, 1977.
7) 日本神経学会治療ガイドラインAd Hoc委員会：パーキンソン病治療ガイドライン2002. 臨床神経学，42：430-494，2002.
8) Olanow, C. W., Obeso, J. A. : Preventing levodopa-induced dyskinesias. Ann. Neurol., 47 (suppl. 1) : S 167-S 176, 2000.
9) Olanow, C. W., Watts, R. L., Koller, W. C. : An algorithm (decision tree) for the management of Parkinson's disease (2001) : treatment guidelines. Neurology, 56 (suppl. 5) : S 1-S 88, 2001.

XII. 薬物療法に伴う副作用，進行例における問題と対策－3

精 神 症 状

柏 原 健 一*

抄 録　パーキンソン病（PD）の治療経過中，20～40％の患者に幻覚・妄想などの精神病状態が出現する。この症状は運動症状以上に患者や家族の負担となり，施設入所の最大の原因ともなる。高齢，進行例，認知機能障害を有する患者で生じ易く，抗PD薬が誘因となることもある。幻視が多く，重症化すると幻聴，妄想，せん妄状態なども出現する。コリン系を中心とする中枢神経細胞の変性脱落による脳機能障害が抗コリン薬でさらに悪化，あるいはL-dopaやアゴニストによりドパミン系，セロトニン系などが過剰ないしバランスを欠いて刺激され，それぞれの程度により多彩な精神症状を呈すると考えられる。治療には抗PD薬の減量，錐体外路系副作用を生じ難い非定型抗精神病薬が有用である。脳機能を高める観点から，誘因となった身体疾患やストレス因子の是正，donepezilによるコリン系の賦活にも効果が期待される。軽い幻覚は放置可能であり，治療でかえって運動症状を悪化させることもある。患者のQOLに立脚した適切な治療の選択が肝要である。

Key words：*Parkinson's disease*, *psychosis*, *hallucination*, *delusion*, *quetiapine*

はじめに

L-dopa，アゴニストなど様々な治療薬が開発され，パーキンソン病（PD）患者のquality of life（QOL）が改善，平均余命は一般人口のそれと同等となった。一方で，長期治療経過中，運動症状以外にも様々な精神症状や自律神経症状が出現し，その対策も重要視されるようになった。PD患者では約60％に痴呆，うつ状態，幻覚・妄想，不安・パニック，せん妄，睡眠障害，行動障害などの精神症状が出現する[1]。このうち幻覚・妄想は，痴呆，うつ状態とともに患者・家族のQOLを阻害し，施設入所の最大の原因ともなる[1,10,19]。本稿では，PDの重症化や薬物使用と関連して出現する狭義の精神症状（精神病状態，psychosis）としての幻覚・妄想に焦点をあて，その原因，対策を概説する。

I．PD患者の幻覚・妄想

PD患者の20～40％は経過中に幻覚・妄想を生じる[1,7,20]。大半は幻視を呈し，人物，次いで動物，虫を訴えることが多い[7]。錯視，変形視，壁や床のシミが意味あるものに見えるパレイドリアを訴える場合もある。幻聴は幻視の半数以下の頻度であり，幻聴のみは稀である[7]。内容は会話する声や音楽が多く，命令や嘲りなど，一方的に自我が侵襲される内容は少ない。体感幻覚もある。妄想も幻覚の半数かそれ以下であり，猜疑心，嫉

Psychosis in Parkinson's disease.
*岡山旭東病院神経内科
〒703-8265　岡山市倉田567-1
Kenichi Kashihara : Department of Neurology, Okayama Kyokuto Hospital. 567-1 Kurata, Okayama, 703-8265 Japan.

表1 パーキンソン病患者における精神症状発現の背景因子

身体的要因
　脱水，感染症（肺炎，尿路感染）
　代謝障害，内分泌疾患，栄養障害（食欲不振，嚥下障害によるビタミンB1欠乏）
　中枢神経系の障害（脳卒中，腫瘍，外傷，けいれん，低酸素症）
　運動能力低下（骨折，運動痛，パーキンソン症状自体の悪化）
　手術，麻酔薬使用，疼痛，視力障害，アルコール離脱
内因性
　加齢，精神疾患の素因，認知機能障害，痴呆（PDに伴う中枢神経系の変性，脱落）
薬剤性（コリン系抑制，ドパミン系賦活など）
　抗コリン薬，amantadine, selegiline, ドパミン受容体刺激薬（L-dopa，アゴニスト），
　抗うつ薬（特に三環系/抗コリン作用），神経因性膀胱治療薬（抗コリン作用），
　感冒薬（抗 histamine 作用），抗不安薬，睡眠導入薬
心因
　社会的役割の喪失（退職），ストレス（配偶者の死），ストレス耐性低下（抑うつ状態，不安）
環境因
　入院（感覚遮断），転居

妬妄想，物盗られ妄想，被害・関係妄想（念慮）などが経験される。これらは通常，意識障害なしに出現するが，錯乱，せん妄を伴うこともある。幻覚・妄想を呈するPD患者の98％に中途覚醒，日中の過眠，生々しい夢，悪夢，夜驚，夢中遊行などの睡眠障害がみられ，精神症状発現の前兆にもなる[15]。一般に，軽症例では生々しい夢，人や動物の影や気配，錯覚が夜間を中心に出現，悪化すると明瞭な形で知覚されるが，客観視できる。ここまでは良性の幻覚である。更に悪化すると病識が失われ，幻覚に左右されて怯えたり興奮し，幻聴の頻度が増し，妄想を伴うようになる。重症例では錯乱など，意識障害を伴うこともある[8,20]。

II. 幻覚・妄想発現の要因

PDにおける精神病状態発現の要因には内因，身体因，薬剤性，心因，環境因などがある（表1）。危険因子には高齢，罹病期間，重症度，痴呆，認知機能障害，抑うつ状態，睡眠障害，視力障害，抗PD薬などが挙げられるが[3,7]，諸報告間で共通するのは高齢，重症度，認知機能障害である[3]。

内因，すなわち中枢神経系の要因には神経細胞の変性，脱落がある。PDでは黒質から線条体に投射するドパミンニューロンが脱落するが，中脳腹側被蓋野から前頭葉，側坐核に投射するドパミンニューロンも遅れて障害される[5]。線条体，側坐核は大脳皮質－線条体－視床－大脳皮質を結ぶ皮質－皮質下回路を形成する。このうち，尾状核と大脳皮質を結ぶ連合野系回路，側坐核と辺縁系を結ぶ辺縁系回路は認知，情動に関係し，ドパミン枯渇は認知機能障害や抑うつ状態を引き起こす[20]。また，ノルアドレナリン，セロトニン，コリン系ニューロンにも変性脱落を生じ[12]，皮質－皮質下回路の障害を助長する。一方，大脳皮質でもPD病変や加齢によりLewy小体の出現やアルツハイマー様変化を伴う細胞変性を生じる。障害の範囲と程度は患者ごとに異なるが，幻覚・妄想合併例では初期からの前頭葉機能低下が報告されている[17]。しかし，このような中枢神経病変が直ちに幻覚・妄想を生じるとは限らない[4]。確かに抗PD薬のなかった時代にも幻覚・妄想は報告されている[20]。しかし，臨床場面では抗コリン薬，amantadine，アゴニストなどの開始，増量時の精神症状出現，悪化が稀ならず経験される[11]。関連なしとする報告も多いが[3]，抗PD薬服用中の患者ではその影響は無視できない。

L-dopaやアゴニストが精神病状態を引き起こ

す機序の1つに，これら薬物の長期投与が線条体と同様，前頭葉や辺縁系にもドパミン受容体の過感受性を形成，これをL-dopa由来のドパミンやアゴニストが刺激して認知機能障害や精神症状（dopaminomimetic psychosis）を生じる可能性が指摘されている[11,20]。しかし，幻覚を有するPD患者にL-dopaを大量静脈内投与しても幻覚は悪化しない[9]。また，ドパミン系の反復刺激で生じる覚醒剤精神病は幻聴，被害・関係妄想を主徴とし，PDの精神病状態とは異なる。これらはPDの幻覚，妄想がドパミン系の過剰刺激のみで生じるのではないことを示唆する。なお，一部には潜在する統合失調症や老人性精神病がドパミン系の刺激で顕在化する場合もあり得る。

セロトニンニューロンの活動性変化も精神病状態を引き起こし得る。Nausieda[15]はPD患者剖検脳のセロトニン量を測定し，精神病状態を呈した患者の脳幹で有意な低下を報告した。一方，精神病状態惹起作用の強い麦角系アルカロイド系アゴニストは共通して$5-HT_{2A}$受容体刺激作用を有しており，serotoninomimetic psychosis を引き起こしている可能性がある[20]。L-dopaがセロトニン放出を促し，$5-HT_3$受容体が過剰に刺激されて精神病状態を生じるとの仮説も提唱されている[13]。

PD患者の精神病状態は幻視が主徴であり，認知機能障害，痴呆を有する高齢者に多い。このような特徴はせん妄と共通する。NakanoとHirano[14]は痴呆を伴うPD患者の剖検脳でマイネルト核の萎縮と大脳皮質におけるコリン系の脱落を見出した。PD患者への抗コリン薬投与が幻覚を誘発するのはよく知られている[11]。高率に伴うREM睡眠障害もコリン系の障害で説明できる[2]。PDの精神病状態の発現にはコリン系の障害も重要な役割を占めると考えられる[20]。コリン系を中心とする中枢神経系の障害にドパミン系やセロトニン系のアンバランスな刺激が様々な程度で加わり，せん妄様であったり，妄想を伴うなど多彩な精神病像を発現する可能性がある。

III．幻覚・妄想への対策[6,8,16]

良性の幻覚で，本人がそれと認識し，受容可能であれば特に治療は必要ない。身体因，心因，環境因，睡眠障害，合併疾患への処方薬などで調整可能なものは，是正を試みる。病因の説明，日中の活動促進，夜間の寝室照明も奏効することがある。特異的治療については日本神経学会によりガイドラインが示されている[16]。すなわち，症状が軽く，時間が許す場合，まず症状発現の直近に追加された薬物を止める。続いて抗コリン薬，amantadine, selegiline, アゴニスト，L-dopaの順に減薬する。改善なき場合には非定型抗精神病薬ないし，tiaprideを投与。無効時には定型抗精神病薬を用いる。

PDの精神病状態改善に有用とされる非定型抗精神病薬にはclozapeine, risperidone, olanzapine, quetiapineがある。これらの薬物は概してD_2受容体より$5-HT_{2A}$受容体遮断効果が強く，risperidoneを除き線条体より側坐核のD_2受容体をより選択的に遮断，結合親和性もドパミンより低いために運動症状を悪化し難い[18]。いずれも少量の眠前1回投与から漸増する。ClozapineはD_2, $5-HT_{2A}$以外にもD4, $5-HT_3$受容体に強い遮断効果を有し，6.25〜50 mgで精神症状が改善，運動症状の悪化は10％以下と効果良好である。しかし，無顆粒球症を生じるため，わが国には導入されていない。QuetiapineはD_2, $5-HT_{2A}$受容体に強い遮断効果を持ち，抗コリン作用はない。精神病状態への有効率88％，運動症状の悪化は10％程度であり，わが国で使える抗精神病薬では最も有用である。多くは12.5〜75 mgで奏効する。重大な副作用として糖尿病患者に高血糖，糖尿病性昏睡，糖尿病性ケトアシドーシスを生じることがあり，糖尿病合併患者への投与は禁忌である。Olanzapineはclozapineと同等の抗精神病効果を示すが，運動症状悪化頻度は高い。糖尿病合併例ではquetiapineと同様の注意が必要である。RisperidoneもD_2より$5-HT_{2A}$受容体を強く遮断し，抗精神病効果はclozapineと同等ながら，運動症状を有意に悪化させる。定型抗

精神病薬ではzotepineがD_2に比べ5-HT_2受容体遮断作用が強く，錐体外路系症状を生じ難い。選択的抗D_2作用を持つtiapride，四環系抗うつ薬でシナプス前$α_2$受容体遮断作用，抗5-HT_2作用を有するmianserin，抗5-HT_3受容体作用を有するondansetronにもPDの精神症状改善効果が報告されている[6]。

妄想，興奮が著しく，緊急対応を要する場合には，入院のうえ抗PD薬の種類と量を減じ，haloperidolを投与することで速やかな改善が期待できる。悪性症候群予防のため，完全断薬は避ける。運動症状の急激な悪化による誤嚥，転倒などの事故防止にも留意する。

PD患者における精神病状態発現の危険因子に高齢，認知障害，痴呆があり，コリン系の障害が併存することを考えると，脳の残存能力を積極的に引き出す対応やコリン系の賦活も精神症状の改善，予防に有用と考えられる。例えば，良質な睡眠，脳代謝賦活薬投与，ストレスの軽減，快適な療養環境の工夫である。また，抑うつ状態や不安の強い患者では，抗うつ薬，抗不安薬やselegiline投与で幻覚が消失する場合がある。運動症状改善による幻覚の消失も期待できる。近年ではdonepedilなどcholine estelase阻害作用を持つ抗痴呆薬がPDやDLBにおける認知機能障害や精神病状態の改善に有効との報告が増加しつつある。なお，コリン系の賦活はパーキンソン症状を悪化させる可能性もあり，注意を要する。

PD患者の幻覚・妄想治療では抗PD薬の減量や，抗精神病薬の投与により運動症状の悪化や鎮静を生じ，かえってQOLを悪化させることがある。精神症状の性状，発現の背景，治療の必要度，運動障害の程度などを的確に評価し，最良のQOLに立脚した適切な治療法を選択することが重要である。

文献

1) Aarsland, D., Karlsen, K. : Neuropsychiatric aspects of Parkinson's disease. Curr. Psychiatry Rep., 1 : 61-68, 1999.
2) Arnulf, I., Bonnet, A. M., Damier, P. et al. : Hallucinations, REM sleep and Parkinson's disease. Neurology, 55 : 281-288, 2000.
3) Barnes, J., David, A. S. : Visual hallucinations in Parkinson's disease : a review and phenomenological survey. J. Neurol. Neurosurg. Psychiatry, 70 : 727-733, 2001.
4) Cummings, J. L. : Frontal-subcortical circuits and human behavior. Arch. Neurol., 50 : 873-880, 1993.
5) Damier, P., Hirsch, E. C., Agid, Y. et al. : The substantia nigra of the human brain II. Patterns of loss of dopamine-containing neurons in Parkinson's disease. Brain, 122 : 1437-1448, 1999.
6) Drugs to treat dementia and psychosis. Mov. Disord., 17（suppl. 4）: S 120-S 127, 2002.
7) Fénelon, G., Mahier, F., Huon, R. et al. : Hallucinations in Parkinson's disease Prevalenve, phenomenology and risk factors. Brain, 123 : 733-745, 2000.
8) Friedman, J. H., Fernandez, H. H. : Atypical antipsychotics in Parkinson-sensitive populations. J. Geriatr. Psychiatry Neurol., 15 : 156-170, 2002.
9) Goetz, C. G., Papert, E. J., Blasucci, L. M. et al. : Intravenous levodopa in hallucinating Parkinson's disease patients: High-dose challenge does not precipitate hallucinations. Neurology, 50 : 515-517, 1998.
10) Goetz, C. G., Stebbins, G. T. : Risk factors for nursing home placement in advanced Parkinson's disease. Neurology, 43 : 2227-2229, 1993.
11) Goets, C. G., Tanner, C. M., Klawans, H. L. : Pharmacology of hallucinations induced by long-term drug therapy. Am. J. Psychiatry, 139 : 494-497, 1982.
12) Jellinger, K. A. : Morphological substrates of mental dysfunction in Lewy body disease: an update. J. Neurol. Transm., 59（suppl.）: 185-212, 2000.
13) Melamed, E., Zoldan, J., Friedberg, G. et al. : Is hallucinosis in Parkinson's disease due to central serotonergic hyperactivity? Mov. Disord., 8 : 406-407, 1993.
14) Nakano, I., Hirano, A. : Parkinson's disease: neuron loss in the nucleus basalis without concomitant Alzheimer's disease. Ann. Neurol., 15 : 415-418, 1984.
15) Nausieda, P. A., Weiner, W. J., Kaplan, L. R. et al. : Sleep disruption in the course of chronic levodopa therapy: an early feature of the levodopa psychosis. Clin. Neuropharmacol., 5 : 183-194, 1982.
16) 日本神経学会治療ガイドラインAd Hoc委員会：

PD 治療ガイドライン 2002, IV. PD 治療ガイドライン各論. 臨床神経学, 42：468-482, 2002.
17) Piccirilli, M., D'Alessandro, P., Finali, G. et al. : Early frontal impairment as a predictor of dementia in Parkinson's disease. Neurology, 48 : 546-547, 1997.
18) Seeman, P., Tallerico, T. : Antipsychotic drugs which elicit little or no Parkinsonism bind more loosely than dopamine to brain D2 receptors, yet occupy high levels of these receptors. Mol. Psychiatry, 3 : 123-134, 1998.
19) The Global Parkinson's Disease Survey (GPDS) Steering Committee. Mov. Disord., 17 : 60-67, 2002.
20) Walters, E. Ch. : Intrinsic and extrinsic psychosis in Parkinson's disease. J. Neurol., 248 (suppl. 3) : III 22-III 27, 2001.

XII. 薬物療法に伴う副作用，進行例における問題と対策 - 4

悪性症候群

久野貞子*

抄録　パーキンソン病に伴う悪性症候群とは，L-dopa 薬，ドパミンアゴニスト，amantadine などのパーキンソン治療薬で加療中に突発的に非炎症性高熱とパーキンソニズムの増悪および血清クレアチンキナーゼの高値をきたし，放置すると致死的状態に陥る症状である。ヤール 3.5 度以上の痴呆，運動合併症を伴う進行例や高齢患者で発症することが多い。また，感冒や脱水症が引き金となる。治療はできるだけ早期に見つけ，身体の冷却，輸液，経静脈的に L-dopa や dantrolene を投与する。

脳の科学（2004 年増刊号）327-329, 2004

Key words：malignant syndrome, Parkinson's disease, L-dopa, dantrolene

はじめに

悪性症候群（syndrome malin, malignant syndrome：MS）は，向精神薬（抗精神病薬，抗うつ薬，抗パーキンソン病薬：パーキンソン薬）の服用や断薬に関連して発症する病態を指す[1,2,4,5,6]。

悪性症候群の由来は，1968 年フランスの Delay and Deniker[1] が提唱したものであり，当時は「まれではあるが，最も重篤な抗精神病薬の副作用」とされていた。最近になって，神経科学の進歩と相まって，最も良く知られた抗精神病薬の副作用となっており，致死率も減少してきている。

一方，高齢者の増加によりパーキンソン病患者は 10 万人以上と推定され，L-dopa，ドパミンアゴニスト，MAOB 阻害薬などが登場したこともあって，パーキンソン病薬による幻覚性精神症状は増えつつある。また，進行期例では L-dopa 治療に伴う運動合併症（ジスキネジア・日内変動）が高度な症例では断薬と等価の非連続的なドパミン受容体刺激状況すなわちドパミン枯渇状態から過剰のドパミン受容体刺激状態への激変がもたらされ，結果として受容体機能が視床下部，線条体，辺縁系で破綻して悪性症候群が発症すると推定されている。

臨床的には，幻覚・妄想状態を矯正するために用いられたドパミン受容体遮断性抗精神病薬服用（あるいは，パーキンソン薬による幻覚性精神症状を消失させるための断薬）によって，38℃以上の発熱，血圧変動，頻脈，発汗過多などの自律神経症状，著しい筋固縮や無動，激しい振戦などの錐体外路症状，傾眠から昏睡にいたる意識障害などが混在した重篤な病態に陥った状態が悪性症候群と定義され，血清クレアチンキナーゼ（CK）値の上昇などが目安となる。

病態機序として，視床下部系，黒質線条体系，中脳辺縁系において，ドパミン受容体の機能亢進状態から急激な機能低下状態への激変が関与していると推定されている。また，ドパミン系に対す

Malignant syndrome.
*国立療養所宇多野病院臨床研究部神経内科
〒616-8255　京都市右京区鳴滝音戸山町 8
Sadako Kuno : Department of Neurology, Clinical Research Center, Utano National Hospital. 8 Narutakiondoyama-cho, Ukyou-ku, Kyoto, 616-8255 Japan.

表1　悪性症候群と鑑別すべき疾患

	向精神薬	Halothane等 麻酔薬	高熱	パーキンソニズム	意識障害	高温環境	CK高値
悪性症候群	＋	－	＋＋	＋＋	＋〜±	－(±)	＋＋〜＋
熱射病	－	－	＋＋	＋〜－	＋＋	＋＋	＋＋
髄膜脳炎	－	－	＋＋	＋〜－	＋＋	－(±)	－
悪性高熱	－	＋＋	＋＋	＋＋	＋＋	－	＋＋
急性筋壊死	－	－	－(＋)	－	－	－	＋＋
テタヌス	－	－	－	＋	－	－	＋＋

るセロトニン系の関与，個体側の感受性，環境状況など様々な要因が関与している可能性がある．

悪性症候群の予防や対策については早期診断が最も有効であり，早期治療例では不全型のまま治癒することも少なくない．

I．悪性症候群の診断

パーキンソン病またはパーキンソニズムを呈する神経変性疾患（びまん性Lewy小体病，線条体黒質変性症，オリーブ核橋小脳萎縮症など）に用いられるL-dopa製剤，ドパミンアゴニスト，amantadine，抗コリン薬，MAOB阻害薬，COMT阻害薬などのパーキンソン病薬によって治療されていたヤール3〜4度の中等症以上の進行期例で，突然の服用中止や何らかの誘引（感冒，下痢など）によって全身状態が悪化した際に発症することがある．

診断は，①大量のパーキンソン病薬を服用し幻覚・妄想状態が存在する．②この状態を矯正するためにドパミン受容体遮断薬の大量投与やパーキンソン病薬の中断がある．③固体側の要因として患者はパーキンソン症候群では多系統萎縮症やLewy小体型痴呆では早期例にも起こりうるが，パーキンソン病では進行期例にしか発症しない．著しい運動合併症を伴う患者では，脳内のドパミン受容体側では異常な機能亢進状態と機能低下状態が反復することになり，意図的な断薬に類似の状況がもたらされる．

パーキンソン病薬服用中の患者が，食欲不振，発熱をきたし気管支炎，胃腸炎，膀胱炎などの感

表2　悪性症候群の診断基準

① 幻覚，妄想状態の薬物による急激な修正
　　例1：統合失調症であれば，haloperidolの注射剤などを大量に投与する
　　例2：パーキンソン病であればパーキンソン病薬の中断または中断に加えてドパミン拮抗薬の投与
② 非感染性高熱(38℃以上)が，12時間以上持続
③ 高度の筋固縮・無動・激しい振戦などのパーキンソニズムの出現または増悪
④ 意識障害
⑤ 自律神経障害（頻脈・血圧の異常変動・呼吸促拍・発汗・顔面蒼白など）
⑥ 血清CK高値（またはミオグロビン高値）

（1998年5月国立療養所宇多野病院）
1）①②③があれば疑い
2）さらに④⑤の両方，または⑥があれば確実

染性疾患が除外できた場合，血中CK値，血中ミオグロビン値を測定し，正常値の数倍以上に増加しているかを調べる．白血球数やCRPも増加していることが少なくない．表1に，診断に迷った場合の鑑別すべき疾患をあげた．

II．悪性症候群の対策[3]

図1に，悪性症候群の対策に関するアルゴリズムを表示した．夏期の蒸し暑い気候や高齢患者での脱水は，悪性症候群の病的ネットを促進させる可能性がある．

悪性症候群の高リスク患者では，あらかじめ患者や家族/介護者に悪性症候群の予兆となる症状の出現時は，主治医に連絡するか，不可能であればかかりつけ医師に相談して経静脈輸液を速やか

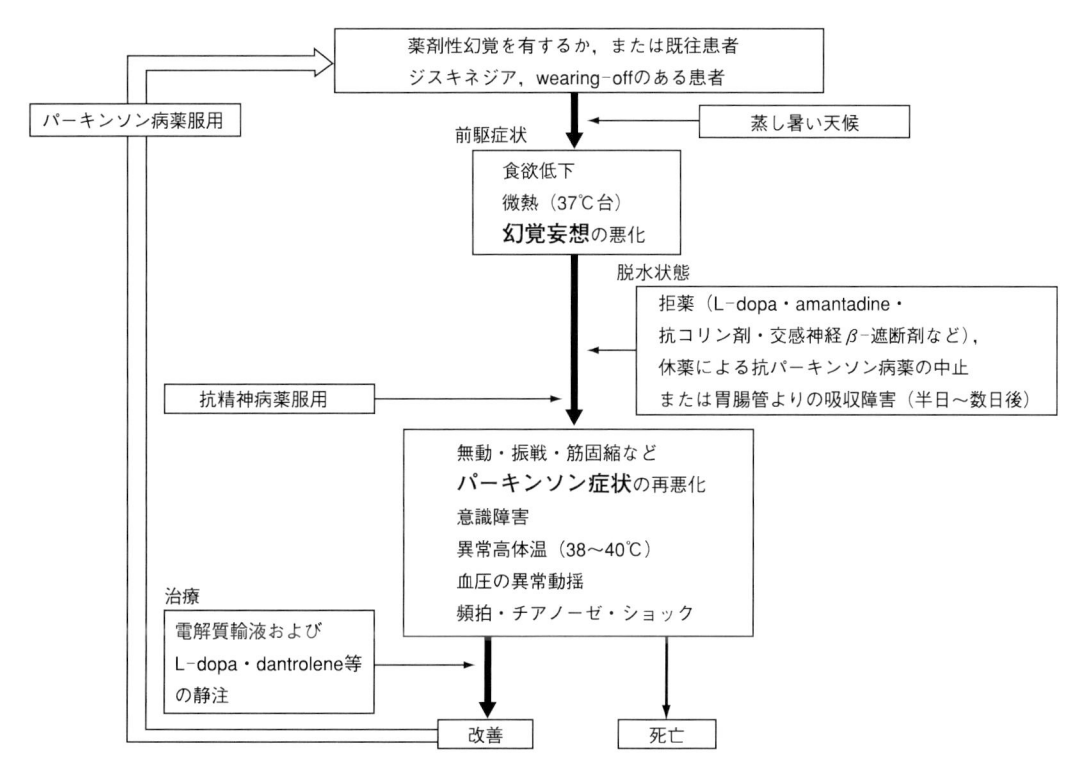

```
パーキンソン病薬服用 ─────────┐
                              ↓
     ┌──────────────────────────────────────┐
     │ 薬剤性幻覚を有するか，または既往患者    │
     │ ジスキネジア，wearing-offのある患者     │
     └──────────────────────────────────────┘
              前駆症状      ↑ ── 蒸し暑い天候
                  ↓
            ┌──────────────┐
            │ 食欲低下       │
            │ 微熱（37℃台）  │
            │ 幻覚妄想の悪化 │
            └──────────────┘
                  ↓              脱水状態
                            ┌──────────────────────────────┐
                            │ 拒薬（L-dopa・amantadine・     │
                            │ 抗コリン剤・交感神経β-遮断剤など），│
抗精神病薬服用 ──────────→ │ 休薬による抗パーキンソン病薬の中止 │
                            │ または胃腸管よりの吸収障害（半日～数日後）│
                            └──────────────────────────────┘
                  ↓
            ┌─────────────────────┐
            │ 無動・振戦・筋固縮など   │
            │ パーキンソン症状の再悪化 │
            │ 意識障害               │
            │ 異常高体温（38～40℃）  │
            │ 血圧の異常動揺         │
            │ 頻拍・チアノーゼ・ショック│
            └─────────────────────┘
治療
┌──────────────┐
│ 電解質輸液および│
│ L-dopa・dantrolene等│
│ の静注         │
└──────────────┘
        ↓               ↓
      改善            死亡
```

図1 悪性症候群のアルゴリズム

に受けるよう説明しておく。

発症が疑われたら，全身の冷却，輸液，経口投与が不可能であればL-dopa（ドパストン）注射，dantrolene注射薬等の処置を行う。その詳細に関しては，表2に記載した。これは悪性症候群の検討会で決定されたものであり，原文は文献3を参照されたい。

おわりに

以上，悪性症候群の診断と鑑別診断，対策についての要点を概説した。

文　献

1) Delay, J., Deniker, P. : Drug-induced extrapyramidal syndromes. In : Handbook of Clinical Neurology, vol. 6. (ed. by Vinken, P. J., Bruyn, G. W.) pp.248-266, North Holland Publishing Company, Amsterdam., 1968.

2) 藤竹淳子，久野貞子，西谷裕：「悪性症候群」様状態を呈したパーキンソニズム8例の検討．臨床神経学，24：371-378，1984．

3) Ikebe, S., Harada, T., Hashimoto, T. et al. : Prevention and treatment of malignant syndrome in Parkinson's disease : a consensus statement of the malignant syndrome research group. Parkinsonism and Related Disorders, 9 : S 47-S 49, 2003.

4) 久野貞子：抗パーキンソン病剤中止による悪性症候群．臨床精神医学，18：479-487，1989．

5) Mizuno, Y., Takubo, H., Mizuta, E., K. et al. : Malignant syndrome in Parkinson's disease:concept and review of the literature. Parkinsonism and Related Disorders, 9 : S 3-S 9, 2003.

6) Toru, M., Masuda, O., Makiguchi, K. et al. : Neuroleptic malignant syndrome-like state following a withdrawal of antiparkinsonian drugs. J. Nerv. Ment. Disord., 169 : 342-327, 1981.

XII. 薬物療法に伴う副作用，進行例における問題と対策 − 5

その他の副作用

水 田 英 二*

　　抄　録　自動車の運転中に突然眠りに落ちるというエピソードが非麦角系ドパミンアゴニスト投与中のパーキンソン病患者について報告された。その後の検討で，この事象は，L-dopa をはじめとする他のドパミン作動性薬物でも生じる可能性があることが明白となった。パーキンソン病にしばしば見られる睡眠障害と関連しており，用量依存性に鎮静作用を誘発するドパミン作動性薬物の特性との相乗効果によって生じ，極端な形の傾眠状態を表しているという考えが有力視されるようになった。日中に過度の眠気を有する患者に対しては，自動車の運転を控えるように指導しなくてはならない。最近，麦角系ドパミンアゴニストを使用中に心臓弁膜症を起こしたとする症例報告が発表された。弁膜置換術が行われた症例の病理所見は，粘液基質を伴ったストローマ細胞のプラークが見られたという。その変化は，石灰化や心室壁運動障害を伴わず，弁の動きのみの異常であったとされる。

Key words: *dopamine agonists, sleep episodes, valvular heart disease*

　各抗パーキンソン病薬の使用上の欠点を 2001 年の米国神経学会のパーキンソン病治療ガイドライン[9]を参考に表1にまとめた。詳細はガイドラインを参照されたい。

　さて，パーキンソン病の薬物療法において L-dopa は gold standard と呼ばれてきた。しかし，その長期使用によって生ずるジスキネジアや症状の日内変動を抑制する目的で，ドパミンアゴニストを優先して使用することが，最近推奨されるようになった[5,9]。そこで，この章ではドパミンアゴニストの最近注目されている副作用について述べることとする。

　ドパミンアゴニストの急性副作用には悪心，嘔吐，起立性低血圧や精神症状などが挙げられる。これらの副作用は治療の開始とともに発生するが，数日から数週間の間に忍容性が認められ，症状が軽快していく傾向がある。したがって，これらの副作用を回避するために，ドパミンアゴニストは低用量で投与を開始し，望ましい臨床反応を示すまで徐々に用量を増やす。利用可能であれば，domperidone の投与により，これらの副作用を最小限とし，より急速な増量が可能となる。

　肢端紅痛症，肺線維症または後腹膜線維症，レイノー病様症状が，麦角系ドパミンアゴニストと関連して問題となったが[13]，これらは比較的まれであり，新しい非麦角系アゴニストではその発生頻度は少ないと考えられる。

　自動車の運転中に突然眠りに落ちるというエピソードが非麦角系ドパミンアゴニストの pramipexole と ropinirole の投与を受けた8例のパーキンソン病患者について報告されてい

Adverse effects of dopamine agonists.
*国立療養所宇多野病院神経内科
〒616-8255 京都市右京区鳴滝音戸山町8
Eiji Mizuta : Department of Neurology, Utano National Hospital. 8 Narutakiondoyama-cho, Ukyo-ku, Kyoto, 616-8255 Japan.

表1 抗パーキンソン病薬の欠点

Selegiline
　抗パーキンソン病効果が少ない
　パーキンソン病における神経保護作用は確立されていない
　症状の進行を食い止めることができない
　Amphetamine と methamphetamine 代謝物を生ずる

L-dopa
　ほとんどの患者で有害事象を引き起こす
　　ジスキネジア：舞踏病様運動，ジストニア
　　運動症状の変動
　　精神医学的問題：錯乱，精神病
　　鎮静
　パーキンソン病のすべての症状を改善するわけではない。例えばすくみ，姿勢反射障害，自律神経機能異常，痴呆など
　症状の進行を食い止めることができない
　理論上，酸化代謝物は，症状の進行を促進する可能性がある

ドパミンアゴニスト
　精神医学的副作用（特に幻覚と精神症状）
　アゴニストに特異的な副作用(肢端紅痛症，足首浮腫)
　鎮静性の副作用
　L-dopa 関連性の運動性合併症の発生を完全に防止しない
　すくみ，姿勢反射障害，自律神経機能異常，痴呆などパーキンソン病のすべての症状を治療するものではない
　疾患の進行を阻止しない

COMT 阻害薬
　ドパミン作動性副作用，特にジスキネジア
　尿の変色
　Tolcapone は 5〜10％の症例で激しい下痢を起こす
　Tolcapone は肝毒性がある

抗コリン薬
　機能障害の重いパーキンソン病症状にはあまり効果がない
　認知に関する副作用
　退薬効果を伴う可能性がある
　面倒なムスカリン様副作用

Amantadine
　抗パーキンソン病効果は限定的
　忍容性に関する副作用
　退薬効果の可能性

る[4]。前兆なしに発生したことから，この著者らはこのエピソードを「睡眠発作」と呼んだ。しかし，その後の検討で，このような事象は，以前に認識されていた以上に一般的なものであり，L-dopa をはじめとするどのドパミン作動性薬物とも関連して生じる可能性があることが明白となった[3,15]。先立って鎮静状態を示さない睡眠エピソードが発生することは考えにくく，これらのエピソードが睡眠発作であるとする概念は成り立ちにくい[8]。

これらのエピソードは，パーキンソン病においてしばしば見られる睡眠障害と関連しており，用量依存性に鎮静作用を誘発するドパミン作動性薬の特性との相乗効果によって生じ，極端な形の傾眠状態を表しているという考えが有力視されるようになった[8]。およそ 80〜90％のパーキンソン病患者は，睡眠障害を経験しており，これらは，加齢，不眠，睡眠の断片化，パーキンソン病の運動障害，薬物効果，および種々の睡眠障害と関連する可能性がある[10]。さらにドパミンアゴニストは，投与量に関連した鎮静性の副作用を有することが知られている[6,11,14]。運転中に眠りに落ちたと報告する患者の眠気は，主観的な報告であって，眠気の評価としては十分な信頼をおくことができないことが多く，また眠気に先立つ嗜眠状態のため記憶が失われている可能性があり，気付かれなかっただけかもしれない。

医師はパーキンソン病患者におけるこの睡眠に関する問題について十分知っておくべきであり，また，ドパミンアゴニストの投与を受ける患者に対して，「眠気」に関する評価を日常的に実施しておく必要がある。対策としては，眠気を定期的に評価すること，基礎にある睡眠障害を除外すること，ドパミン作動性薬物は十分な臨床効果を示す最低の投与量を利用すること，および鎮静効果を伴う他の薬剤との併用を避けることなどが挙げられる[7]。日中に過度の眠気を有する患者に対しては，この問題が解決するまで自動車の運転を控えるように指導しなくてはならない。

最近，麦角系ドパミンアゴニストを使用中に心臓弁膜症を起こしたとする症例報告[1,12,17]が発表された。弁膜置換術が行われた症例の病理所見

は，粘液基質を伴ったストローマ細胞のプラークが見られたという[1]．この変化は，fenfluramineや他の麦角製剤で見られた弁膜症の病理変化[2,16]と一致するものであった．また，高用量のpergolideを服用していた10症例の心エコー検査を行ったところ，6症例で弁膜症の所見を得たという．その変化は，石灰化や心室壁運動障害を伴わず，弁の動きのみの異常であったとされる[1]．

パーキンソン病は比較的高齢者に発症する疾患であり，高齢者では弁膜症の頻度は高い．高齢者に見られる弁膜症の原因は，炎症後（リウマチ性），変性（石灰化）あるいは虚血性心疾患によることが多い．これらの障害を伴わない弁膜症はかなりまれなもののはずである．それにもかかわらず，かなりの頻度の検査異常が示されたことより，因果関係が存在する可能性が高い．

報告例は麦角系アゴニストをかなり高用量使用している症例であるが，本邦で使用される比較的低用量で心臓弁膜症が誘発されるかどうかは現在のところ不明である．また，非麦角系アゴニストでは起こらないのかも不明である．今後，注目していくべき副作用と考えられる．

文　献

1) Camp, G. V., Flamez, A., Cosyns, B. et al. : Heart valvular disease in patients with Parkinson's disease treated with high-dose pergolide. Neurology, 61 : 859-861, 2003.
2) Connolly, H. M., Crary, J. L., McGoon, M. D. et al. : Valvular heart disease associated with fenfluramine-phentermine. N. Engl. J. Med., 337 : 581-588, 1997.
3) Ferreira, J. J., Galitzky, M., Montastruc, J. L. et al. : Sleep attacks and Parkinson's disease treatment. Lancet, 355 : 1333-1334, 2000.
4) Frucht, S., Rogers, J. D., Greene, P. E. et al. : Falling asleep at the wheel : motor vehicle mishaps in persons taking pramipexole and ropinirole. Neurology, 52 : 1908-1910, 1999.
5) 日本神経学会治療ガイドライン AdHoc 委員会：パーキンソン病治療ガイドライン 2002．臨床神経学，42：428-494，2002．
6) Olanow, C. W., Fahn, S., Muenter, M. et al. : A multicenter, double-blind, placebo-controlled trial of pergolide as an adjunct to Sinemet in Parkinson's disease. Mov. Disord., 9 : 40-47, 1994.
7) Olanow, C. W. : The management of unintended sleep episodes in patients with Parkinson's disease. Eur. J. Neurol., 7 (suppl. 4) : 41-44, 2000.
8) Olanow, C. W., Schapira, A. H., Roth, T. : Waking up to sleep episodes in Parkinson's disease. Mov. Disord., 15 : 212-215, 2000.
9) Olanow, C. W., Watts, R. L., Koller, W. C. : An algorithm (decision tree) for the management of Parkinson's disease (2001) : treatment guidelines. Neurology, 56 (suppl. 5), 2001.
10) Pal, P. K., Calne, S., Samii, A. et al. : A review of normal sleep and its disturbances in Parkinson's disease. Parkinson Relat. Disord., 5 : 1-17, 1999.
11) Parkinson Study Group : Pramipexole vs levodopa as initial treatment for Parkinson disease—a randomized controlled trial. JAMA, 284 : 1931-1938, 2000.
12) Pritchett, A. M., Morrison, J. F., Edwards, W. D. et al. : Valvular heart disease in patients taking pergolide. Mayo Clin. Proc., 77 : 1280-1286, 2002.
13) Rajput, A. H. : Adverse effects of ergoto-derivative dopamine agonisits. In : Dopamine Agonists in Early Parkinson's Disease (ed. by Olanow, C. W., Obeso, J. A.), pp.209-216, Kent, Wells Medical, 1997.
14) Rascol, O., Brooks, D. J., Korczyn, A. D. et al. : A five-year study of the incidence of dyskinesia in patients with early Parkinson's disease who were treated with ropinirole or levodopa. 056 Study Group. N. Engl. J. Med., 342 : 1484-1491, 2000.
15) Schapira, A. H. : Sleep attacks (sleep episodes) with pergolide. Lancet, 355 : 1332-1333, 2000.
16) Seghatol, F. F., Rigolin, V. H. : Appetite suppressants and valvular heart disease. Curr. Opin. Cardiol., 17 : 486-492, 2002.
17) Serratrice, J., Disdier, P., Habib, G. et al. : Fibrotic valvular heart disease subsequent to bromocriptine treatment. Cardiol. Rev., 10 : 334-336, 2002.

XII. 薬物療法に伴う副作用，進行例における問題と対策 – 6

合併症とその対策

三 輪 英 人*

抄　録　パーキンソン病患者において，ドパミン補充療法が開始されてから数年たつと，次第に構音障害，姿勢異常，すくみ足や平衡機能障害など L-dopa 療法に抵抗する運動症状が出現する。さらに，自律神経症状，情緒および認知障害，睡眠障害の非運動症状も出現するようになる。神経変性が黒質線条体系のドパミン系以外に，セロトニン系，ノルアドレナリン系，コリン系，さらに神経ペプチド系など多系統における神経変性が進行するためと考えられている。これらの非ドパミン系の障害に起因すると推定される症状では，通常のドパミン補充療法が奏効しないことが多い。本稿では，進行例パーキンソン病で認められることが多い合併症のうち他項で述べられていないもの，特にすくみ足・転倒に関連した合併症，睡眠障害，便秘，感染症などについてふれる。さらに，経口的投与が困難な場合の L-dopa 療法について説明する。

脳の科学（2004 年増刊号）333-337, 2004

Key words：Parkinson's disease, complication, freezing, L-dopa

はじめに

パーキンソン病患者において，L-dopa 製剤またはドパミン受容体作動薬が開始されてから数年間は，良好な運動機能と QOL が維持されるのが通常であり，この期間は蜜月期 honeymoon period と表現されている[13]。しかし，ひとたびこの蜜月期が過ぎ去ると，さまざまな治療を試みるにもかかわらず次第に能力低下は進行する。例えば，構音障害，姿勢異常，すくみ足や平衡機能障害など L-dopa 療法に抵抗する運動症状が出現する。また，自律神経症状，情緒および認知障害，睡眠障害など，L-dopa 療法が効果のない非運動症状も出現するようになる。さらに，L-dopa 製剤またはドパミン受容体作動薬などの現状の薬物療法によって引き起こされる症状（精神症状，運動合併症など）のために十分な治療が制限される場合も多い（表1）。これらの問題症状に，遅かれ早かれ直面せざるを得ないことは多くの場合避けられない。パーキンソン病の中核的病態が黒質線条体系のドパミン不足であるとはいっても，神経変性がドパミン系に限局して生じているわけではない。実際には，セロトニン系，ノルアドレナリン系，コリン系，さらに神経ペプチド系など多彩な系において障害があることが明らかにされており，中枢のみならず末梢神経系をふくむ多くの系で神経変性が進行しているのである。このため，進行したパーキンソン病患者においては，非運動合併症の頻度が高くなる。さらにこれらの非ドパミン系の障害に起因すると推定される症状では，通常のドパミン補充療法が奏効しないこ

Complications in long-treated patients with Parkinson's disease.
*和歌山県立医科大学神経内科
［〒641-8510　和歌山市紀三井寺 811-1］
Hideto Miwa：Department of Neurology, Wakayama Medical University. 811-1 Kimiidera, Wakayama, 641-8510 Japan.

表1　進行期パーキンソン病でみられる問題点

(1) 治療的限界または治療に抵抗する運動症状
　　　無動
　　　すくみ足・姿勢反射障害
　　　痴呆・うつ状態
(2) 治療と関連して出現する症状
　　　Wearing-off 現象，ジスキネジア，効果減弱
　　　精神症状
(3) 非運動症状
　　　睡眠障害
　　　自律神経障害
　　　　　便秘（消化管運動障害）
　　　　　嚥下障害
　　　　　流涎
　　　　　体温調節
　　　　　排尿障害（排尿障害，夜間頻尿）
　　　　　起立性低血圧
　　　性機能障害
　　　その他の合併症
　　　　　転倒・骨折（大腿骨頸部骨折）
　　　　　感染症（肺炎，尿路感染症，褥瘡）
　　　　　痛み

とが多い。本稿では，進行例パーキンソン病で認められることが多い合併症とその対策について，他項で述べられていないものを中心に述べたい。

I. 精 神 症 状

パーキンソン病患者の治療中に出現する運動合併症および精神症状は，進行期パーキンソン病患者における治療上の最も頻度が高い重問題症状である。特に，薬剤に起因した幻覚・妄想の出現が抗パーキンソン病薬による薬物療法の治療的限界となることがしばしばある。さらに，うつ状態の合併，認知機能の低下（前頭葉機能の障害），痴呆の出現など治療上の大きな問題点である（これらに関しては他項にて詳細に述べられているので参照されたい）。

II. 転倒・骨折―すくみ足・姿勢反射障害による

進行期パーキンソン病患者では，転倒に伴う骨折（大腿骨頸部骨折，腰椎圧迫骨折）のリスクが高い[5]。骨折後に，歩行不能となる場合も多い。さらに，骨折や手術侵襲が誘因となって悪性症候群を発症することもある。臥床が長期化すれば，肺炎や尿路感染症，褥瘡などの感染症合併の頻度も高くなる。したがって，転倒およびそれによる骨折を予防することは患者 QOL の維持に重要である。

姿勢反射障害，すくみ足が転倒の直接的要因であることは明らかであるが，これらの症状は薬物療法（単純にドパミン作用を増強するという従来的原則に基づく薬物療法）に抵抗することが多い[4]。一方，パーキンソン病患者では骨塩濃度の低下が明らかにされており，これが骨折のリスクに関与していると考えられており，ビタミンD製剤補充療法による予防効果もある程度は期待されるかもしれない[14]。しかし，やはり股関節骨折の主たる要因は廃用による骨粗鬆症というよりも，転倒の特殊性に起因していると考えるべきであり[5]，転倒・すくみ足の対策は，進行期パーキンソン病治療の最重要課題の1つであるといえる。

進行期パーキンソン病患者でみられるすくみ足は薬効の点から2種類に大別される。①運動合併症の出現パターンと同期してすくみ足が出現する場合（off freezing）——すなわち，他のパーキンソン病の運動症状が悪化している場合にすくみ足が悪化する場合。②他のパーキンソン病症状が認められず，ほとんどすくみ足のみが唯一の症状である場合（hypotonic freezing, on freezing），である。前者①の場合，他の運動合併症の治療に準じて対処することになる。一方，後者②の場合，薬剤が逆に過剰である可能性も考慮する必要があるが，一般には薬剤に抵抗性であることが多く治療は難しい[4]。結局，薬物療法以外の治療法を試行錯誤することにならざるを得ない。すくみ足は，患者周囲の環境からの刺激（すなわち視覚や聴覚からの刺激）に反応して解除される場合があるので，廊下に足送りの目印となるようなテープをはったり，横棒をつけたL字形杖を用いて踏み越えるように歩いたりする工夫が推奨されている。Droxidopa（300～900 mg/day）は試みる価値があるが著効は期待できない。

表2　睡眠障害の分類

不眠
　　入眠困難
　　中途覚醒
　　熟眠障害
　　早朝覚醒
日中の眠気・睡眠発作
夜間の不随意運動, 異常運動
夜間の異常行動

III. 睡眠障害

　パーキンソン病の患者では不眠を訴える頻度は高い。Tandbergらによるとパーキンソン病の患者のうち4分の3の患者が何らかの睡眠障害を有しているという[18]。パーキンソン病患者でみられる睡眠障害はさまざまなタイプがあり（表2），その原因も多様である。パーキンソン病薬服用の影響，うつ状態や痴呆の合併，夜間の寝返り運動減少，身体のいたみやこわばり，頻尿，悪夢，睡眠時の不随意運動，など複雑な要因が背景にある。さらに，睡眠障害と関連して覚醒障害（睡眠発作 sleep attack や日中の過眠 excessive daytime sleepiness : EDS）も存在する。

　睡眠障害の治療については，その病態ごとに対処の方法が講じられなければならない。睡眠断片化に対しては，夜間の大量飲水やアルコール，カフェインなどを控えるなど睡眠環境を整備するとともに，抗うつ剤や睡眠薬の適切な使用を行う。また，半減期の長い薬剤を使用して夜間の無動症状悪化を防ぐ。日中の傾眠については，活動性をあげるとともにカフェインを使用する。悪夢が生じている場合には，睡眠前のドパミン作動薬を減量すると良いことがある。REM睡眠期異常行動（REM睡眠期に生じる異常な行動。暴力的になることもある）には，clonazepamの眠前服用が試みられる。Restless legs症候群（むずむず脚症候群）や周期性下肢不随意運動は，夜間に下肢に生じる不快な感覚が生じて下肢を動かしたい衝動にかられたり周期的に生じる下肢に反復性筋収縮である。これらが生じるために不眠となる場合があるが，ドパミン作動薬やclonazepamが有効である。

　パーキンソン病患者における日中の覚醒障害としての突然の抵抗できない眠気や発作的睡眠は社会生活効の重大な問題を引き起こす。近年，パーキンソン病患者が運転中に睡眠発作 sleep attackを生じることが大きく注目された。Olanowら[10]は，睡眠障害を有するパーキンソン病患者において，ドパミン作用薬が鎮静作用を発揮することによって，睡眠発作（特に運転中に生じる発作）が生じると推定し，以下の提言を行っている。①パーキンソン病の診療にあたる医師はEDSを認識すべく教育されるべきであること（詳細な病歴聴取，質問紙法による眠気の点数化などが必要），②パーキンソン病患者の評価に汎用されているUPDRS評価尺度に眠気に関する項目を付け加えること，③EDSを経験した患者においては睡眠障害の可能性が考慮されるべきであること，④車の運転中の眠気を生じないためにドパミン作用薬の投与量は必要最小限度にすること，⑤ドパミン作動薬が睡眠発作を生じる危険性があることを患者に知らせること，⑥ドパミン作用薬の投与量は鎮静化した患者では減量すべきであり，一次的に運転を控えること，⑦鎮静効果のある薬剤の併用を止めるべきであること。

IV. 自律神経症状

　自律神経症状は進行したパーキンソン病における重要な問題の1つであることはいうまでもない。起立性低血圧が問題となる患者は，パーキンソン病患者の15〜20％をしめるといわれている[15]。また，起立性低血圧はドパミン作動薬で悪化することがあり得るので，本性の存在が運動症状の治療限界となってしまう場合がある（起立性低血圧に関しては他項を参照）。

　頑固な便秘はパーキンソン病における自律神経症状の1つである。その原因は複合的で，嚥下障害による水分摂取量不足，さらに二次的な運動不足の影響，さらにパーキンソン病に起因した一次的な腸管運動障害の結果でもある。腸管を支配するドパミン神経細胞の障害も背景病態として推定

されている[16]。腸管内容物の移動速度の低下により，水分が過剰に吸収され，より硬便となり，排便反射調節の障害や，肛門括約筋の異常など，悪影響は重層的となる。また，抗コリン剤の服用はさらなる悪化をまねく要因の1つであろう。頑固な便秘の対処法としては，食事内容の工夫に心がけて野菜など食物繊維が多いものを摂取するようこころがける。日常的な運動習慣（散歩や体操など）はパーキンソン病による二次的な運動能力の低下を防止するためにも有効である。さらに，抗コリン剤腸管蠕動運動を抑制するので使用をさける。便秘薬の使用も推奨されているが，酸化マグネシウムは胃酸のPH値を下げることによりL-dopa薬の吸収に悪影響を及ぼす可能性がある。以上のような処置にても対処できない場合には浣腸を行い，便が硬結している場合には摘便も効果的である。稀に肛門括約筋のジストニア様不随意収縮の持続によって生じる排便困難があると報告されており，そのような場合にはボツリヌス毒素局所注射療法が有効であったという[1]。一般に，運動機能障害がすすんだ患者における便秘のコントロールは困難であり，機能的イレウスに陥る場合もある。さらに，急性の胃拡張を合併する場合も時にみられるので，長期臥床を余儀なくされているような進行したパーキンソン病患者における消化管運動機能障害が重篤な合併症を生じ得るという認識は必要であろう。

V. 痛み

パーキンソン病患者が身体各所の痛みや不快な感覚異常を訴えることは日常臨床の場ではしばしば経験することである。パーキンソン病患者の40％において何らかの痛みが存在するという統計もある[3]。特に，体幹や四肢近位において焼け付くような痛みがみられることがある[17]。しかし，その原因は系統的には追求されていないといってよい。明らかに，運動合併症における症状変動とパラレルに痛みが出現する場合も多く，通常，オフ時またはオフになりつつある時期にジストニアに伴って出現する[12]。しかし，必ずしもそうでない場合もあり原因究明に困窮する場合もある。しかし，パーキンソン病患者における痛みを純粋に一次性の感覚症状であると考えることについては異論があろう。腰痛の合併も少なくないが，これには腰帯筋群における廃用性の筋力低下の関与が考えられる。

VI. 感染症の合併

1. 肺炎

パーキンソン病患者の死因において感染症，特に肺炎合併は特に重要であり，死因としても看過できない[2,8]。嚥下機能障害による潜在的な誤嚥の存在は，肺炎発症の要因となる。さらに，無動によるベッド上での体位変換動作の減少も，体位ドレナージによる排痰を阻害するので，結果的に肺炎の治癒を遅らせることになる。また，パーキンソン病患者が手術を受けた際にも，尿路感染症，肺炎，細菌感染症などの合併のリスクが統計学的に有意に高いことも明らかにされている[11]。したがって，進行期パーキンソン病患者において，誤嚥性肺炎の合併を予防することは臨床的課題の1つであり，生命予後の観点からも重要である[7]。悪性症候群の経過中に肺炎を合併することによって，さらに重篤な状態に陥ってしまうことも日常臨床的にしばしば経験されることである[6]。

2. 褥瘡

パーキンソン病患者は体動が制限されているので必然的に褥瘡が容易にできてしまう。歩行が可能な患者においてさえ，臥床状態の動きが制限されてしまうために褥瘡が出現してしまう。特に，痴呆の合併例では，褥瘡の発生頻度が有意に高くなるというデーターがある[9]。

付）経口的投与が困難な場合のL-dopa療法

イレウスにおちいった場合や，外科的手術時など，薬剤の経口投与ができない場合，さらに経鼻的投与が難しい場合や薬剤の腸管からの吸収に問題が生じていると推定されるような場合には，L-dopaの静脈内投与を行わざるをえない。L-dopa注射液は，経口薬としてL-dopa/DCIの

100 mg に対して L-dopa 50 mg の静脈注射が対応する換算量であるが，ワンショットの静注では血中 L-dopa 濃度が急激に上昇するなど変動幅が大きくなってしまう．結果的に，ドパミン受容体刺激が間欠的となってしまうために，状況によっては血中濃度の変動が増幅されてしまい，ともすれば悪性症候群の誘因となり得る状況が惹起されてしまう危惧もある．したがって，1 回量を 2～3 時間かけて持続静注することが推奨される．一方で，L-dopa を持続静注する場合には，脳における有効維持量を保つためには 1 日用量としてはボーラス静注よりも，おそらくははるかに多い用量が必要となるはずであり，至適維持量の決定は実際的には困難であり試行錯誤が必要である．実際には，前述の換算量で使用しつつ，臨床症状をみながら増減しているのが現状である（多くの場合，注射用 L-dopa 剤の投与量を増やすことになるであろう）．

文 献

1) Albanse, A., Maria, G., Bentivoglio, A.R. et al.: Severe constipation in Parkinson's disease relieved by bothlinum toxin. Mov. Disord., 12 : 764-766, 1997.
2) Beyer, M.K., Herlofson, K., Arsland, D. et al.: Causes of death in a community-based study of Parkinson's disease. Acta Neurol. Scand., 103 : 7-11, 2001.
3) Ford, B.: Pain in Parkinson's disease. Clin. Neurosci., 5 : 63-72, 1998.
4) Gilad, N., Kao, R., Fahn, S.: Freezing phenomenon in patients with parkinsonian syndromes. Mov, Disord., 12 : 302-305, 1997.
5) Johnell, O., Melton, L. J.-III, Atkinson, E. J. et al.: Fracture risk in patients with parkinsonism: a population-based study in Olmsted County, Minnesota. Age. Ageing, 21 : 32-38, 1992.
6) Mizuno, Y., Takubo, H., Mizuta, W. et al.: Malignant syndrome in Parkinson's disease: cencept and review of the literature. Parkinsonism. Relat. Disord., 9 (suppl. 1) : 3-9, 2003.
7) Muller., J., Wenning, G.K., Venry, M. et al.: Progression of dysarthria and dysphagia in postmortem-confirmed parkinsonian disorders. Arch. Neurol., 58 : 259-264, 2001.
8) Nakashima, K., Maeda, M., Tabata, M. et al.: Prognosis of Parkinson's disease in Japan. Tottori University Parkinson's Disease Epidemiology (TUPDE) study group. Eur. Neurol., 38 (suppl. 2) : 60-63, 1997.
9) Nicholson, P. W., Leeman, A. L., O'Neill, C. J. et al.: Pressure sores: effect of Parkinson's disease and cognitive function on spontaneous movement in bed. Age. Ageing, 17 : 111-115, 1988.
10) Olanow, C. W., Schapira, A. H. V., Roth, T.: Waking to sleep episodes in Parkinson's disease. Mov. Disord., 15 : 212-125, 2000.
11) Pepper, P. V., Goldstein, M. K.: Postoperative complication in Parkinson's disease. J. Am. Geriatr. Soc., 47 : 867-872, 1999.
12) Quinn, N. P., Koller, W. C., Lang, A. E. et al.: Painful Parkinson's disease. Lancet, 14 : 1366-1369, 1986.
13) Rascol, O., Payoux, P., Ory, F. et al.: Limitations of current Parkinson's disease therapy. Ann. Neurol., 53 (suppl. 3) : S 3-12, 2003.
14) Sato, Y., Kikuyama, M., Oozumi, K.: High prevalence of vitamin D deficiency and reduced bone mass in Parkinson's disease. Neurology, 49 : 1273-1278, 1997.
15) Senard, J. M., Rai, S., Lapeyre-Mestre, M. et al.: Prevalence of orthostatic hypotension in Parkinson's disease. J. Neurol. Neurosurg. Psychiatry, 63 : 584-589, 1997.
16) Singaram, C., Ashraf, W., Gaumnitz, E. A. et al.: Dopaminergic defect of enteric nervous system in Parkinson's disease patients with chronic constipation. Lancet, 346 : 861-864, 1995.
17) Snider, S. R., Fahn, S., Isgreen, W. P. et al.: Primary sensory symptoms in parkinsonism. Neurology, 26 : 423-429, 1976.
18) Tandberg, E., Larsen, J. P. Karlsen, K.: A community-based study of sleep disorders in patients with Parkinson's disease. Mov. Disord., 13 : 895-899, 1998.

日本の精神医学をリードする精神科総合誌！

月刊 精神科治療学
Japanese Journal of Psychiatric Treatment

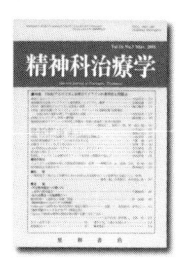

B5判・毎月19日発行
2,880円（税別）
2004年 年間購読料**40,460円**（税別・増刊号含）

わが国の精神医学のなかで、理論と臨床実践とを繋ぐ場として、「治療」を中心に見据えた最新の情報を的確に読者に伝えます。研究発表の場としても最適。

19巻2号（2004年2月19日発行）

[特集]
治療の一環としての病名告知

■ **特集…治療の一環としての病名告知**
特集にあたって／転換性障害（ヒステリー）の病名告知／妄想性障害の治療における病名告知と病状説明のあり方について／人格障害という病名の使用と知ること―精神科外来マネージメント技法の1つとして―／アルツハイマー病の告知／治療の枠組みにおけるPTSDの病名告知／疼痛性障害における病名告知と説明／うつ病の病名告知をめぐる小論／躁病の病名告知／病名告知―統合失調症の場合／初期統合失調症の「病名告知」―説明の原則と実際―／行為遂行的発言としての病名告知

■ **研究報告**
塩酸donepezilの痴呆性変性疾患における錐体外路症状の惹起作用

■ **臨床経験**
うつ病性昏迷として治療が開始された非けいれん性てんかん発作重積状態の1例／ECT後に遷延化したせん妄状態と元来の症状増悪との鑑別を要した統合失調症の一例

■ **資　　料**
統合失調症急性期治療における新規抗精神病薬液剤処方に対する医療スタッフの意識調査
　―従来の注射剤による治療法との比較，治療方針の転換に向けて―

■ **カレント・トピックス**
思春期の問題行動へのアメリカにおける試み
　―「生活指導を必要とする人(Person in need of supervision:PINS)」制度―

■ **Letters to the editor**
現在の精神保健福祉法についての私見

■ **連載**
〔精神科治療：私の小工夫〕境界例の臨床と尾崎豊
〔原点に帰って原典を読む―症例を中心に―〕≪外因性精神病の成立（その4）≫Karl Ludwig Bonhoeffer
　(1868-1948)による外因反応型(Die exogenen Reaktionstypen)(1908, 1910, 1912)の記述―その後の症候性精神病(symptomatische Psychosen)概念の変遷と発展―
〔精神科医のためのくすりの時間〕セロトニン作動薬の副作用・相互作用―最近の報告―
〔海外文献ジャーナルクラブ〕≪精神薬理学≫二重盲検無作為化比較試験における大うつ病エピソードに対するfluvoxamineとfluoxetineの有用性の検討

星和書店　〒168-0074　東京都杉並区上高井戸1-2-5　　TEL 03-3329-0031
　　　　　　URL http://www.seiwa-pb.co.jp/　　　　　　FAX 03-5374-7186

第XIII章
外科的治療法,移植再生医療,その他

XIII. 外科的治療法, 移植再生医療, その他 — 1

定位・機能神経外科的治療

深谷　親*, 片山容一*

抄　録　外科的にパーキンソン病の治療を行うという試みは古くから行われてきた。L-dopaの出現により需要が一時は激減したが，L-dopaの長期投与の限界が明らかになると再び注目されるようになった。さらに脳深部刺激療法，とくに視床下核の刺激療法の開発により大きな飛躍がもたらされた。刺激療法には，可逆性，選択性，調節性という優れた性質があるため，外科治療の主流は刺激療法へと移っていった。一般には，振戦には視床腹中間核，ドーパ誘発性ジスキネジアには淡蒼球内節の破壊あるいは刺激が著効を示す。視床下核は振戦，固縮，無動のいずれにも効果があるとされ，運動症状に激しい日内変動がある症例や副作用のためL-dopaが十分に内服できない症例に最も効果が期待できる。またL-dopaの内服を減量できるためドーパ誘発性ジスキネジアの改善も期待できる。破壊術，刺激療法いずれであっても，最大限の治療効果を引き出すためには，適切な目標部位を選択して，正確に手術操作を加えることが重要である。

Key words : deep brain stimulation, globus pallidus, stereotactic functional neurosurgery, subthalamic nucleus, thalamus

I. 外科的治療の変遷
—破壊術と脳深部刺激療法

　パーキンソン病に対する外科的治療は，1930年代のMeyersらによる基底核の切除術に始まるとされている。その後，Horsley-Clarkeの動物実験用定位装置にヒントを得て作成されたヒト用定位脳手術フレームを用いた外科治療が，SpiegelとWycisによって1940年代後半から始められた。これは，やがてpallidotomyとthalamotomyの原型へと発展していった。しかし1960年代に入り，L-dopaが出現すると，外科的治療の需要は激減した。L-dopaの効果は劇的であったため，当初はこの治療のみでパーキンソン病により引き起こされる諸問題は全て解決したかのごとき印象を与えたが，投与が長期間に及ぶと様々な限界があることがしだいに明らかとなった。こうした経緯のなかで，パーキンソン病の外科的治療は再び脚光を浴びるようになった。

　この時期の手術法の主流はもちろん破壊術であり，視床と淡蒼球が主な破壊部位であった。破壊法としては，高周波にて凝固する方法，アルコールやプロカインなどの化学物質により破壊する方法，冷凍破壊する方法などが用いられた。1990年代初頭に淡蒼球内節（GPi）後腹側部の破壊術

Stereotactic functional neurosurgical treatment for Parkinson disease.
*日本大学医学部脳神経外科・大学院医学研究科応用システム神経科学
〔〒173-8610　東京都板橋区大谷口上町30-1〕
Chikashi Fukaya, Yoichi Katayama : Department of Neurological Surgery, Nihon University School of Medicine; and Division of Applied System Neuroscience, Graduate School of Medical Science. 30-1 Oyaguchikamimachi, Itabashi-ku, Tokyo, 173-8610 Japan.

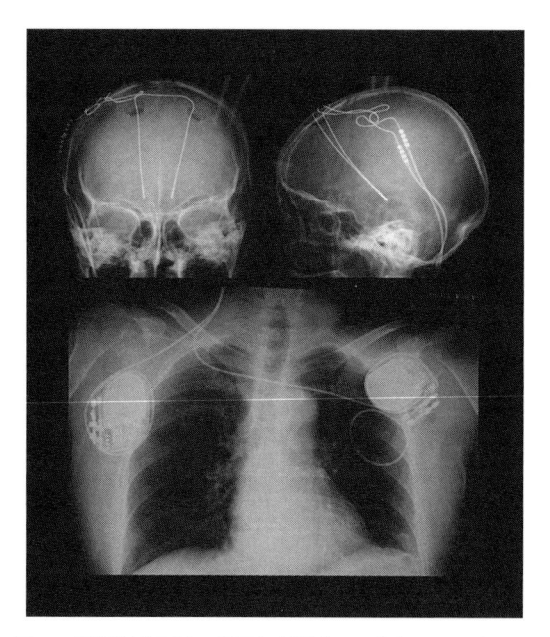

図1 両側視床下核の脳深部刺激療法を施行した症例
両側視床下核に留置した電極（上図）を，前胸壁皮下に植込んだ小型のパルスジェネレーター（下図）に結線し，慢性刺激を行う。

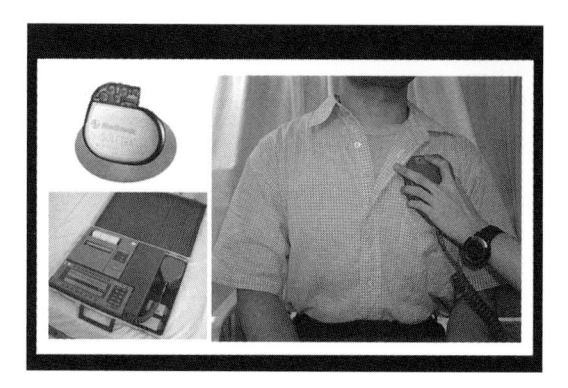

図2 完全植え込み型パルスジェネレーターとコンソールプログラマー
パルスジェネレーター（左上図）には，刺激条件や刺激スケジュールがプログラムできるようになっており，プログラムは医師用のコンソールプログラマー（左下図）を用いて，着衣の上から適時変更することができる（右図）。

がリバイバルされ[10]，その有用性が再認識された。この時期，視床手術に限界を感じていたこともあってか，多くの施設がこの部の破壊術を行うようになった。

振戦に対する視床の破壊術中に，この部位を高頻度刺激すると振戦が停止することは古くから知られていた。こうした現象を実際の治療に応用する試みが1980年代に始まり，その結果，高頻度刺激は破壊と同等かそれ以上の効果を引き出せることが明らかとなった[3]。パーキンソン病の治療に関しては，BenabitらによってSTN（視床下核）の刺激が始められ[11]，これがパーキンソン病に対する外科的治療を大きく飛躍させた。STNの破壊によってバリスムスが発生することが知られていたため，この部に破壊術を行うことは躊躇せざるを得なかった。しかし刺激療法であれば，両側でも安全に行え，無動，固縮，振戦のいずれにも高い効果が認められたことは外科的治療への期待を高めた。さらに刺激療法には，破壊術にはない可逆性，選択性，調節性といった優れた性質があるため，しだいに外科的治療の主流は脳深部刺激療法へと移っていった。

現在行われている脳深部刺激療法は，脳深部に留置した電極を鎖骨下の前胸壁皮下に植込んだ小型のパルスジェネレーター（IPG）に結線し刺激を行っている（図1）。IPGに刺激条件と刺激スケジュールがプログラムできるようになっており，これらのプログラムは医師用のコンソールプログラマーを用いて着衣の上から適時変更することができるようになっている（図2）。米国や欧州では，1990年代から多数の施設でIPGを用いた不随意運動症に対する刺激療法が行われるようになり，本邦でも1997年にIPGを用いた刺激システムの臨床応用が認可された。

II. 目標部位の選択

パーキンソン病に対する定位脳手術の対象となるのはVim（視床腹中間核）及びVoa/Vop（視床腹吻側核），GPiおよびSTNであり，これらは，いずれも基底核-視床運動回路を構成する基本的な要素である。最適の目標部位は，主体をなすパーキンソン病の症状によって異なっている。以下に各々の部位の手術適応とその効果の特長について述べる

1. Vim 破壊術及び脳深部刺激療法

振戦には，Vim を目標部位とした手術が最も効果を発揮する。破壊術に際しては，振戦の広がりと Vim の体部位局在を十分考慮する必要がある。前腕の振戦に対しては，Vim の極めて小さな破壊でよいが[6]，振戦が下肢に及んでいるものでは，Vim 外側部に破壊を広げる。四肢の近位筋に振戦が広がっているものには，さらに大きな破壊が必要となる[6]。これは，Vim 内での近位筋の分布が，遠位筋に比較して広く分散しているためである[15]。また，Vim 破壊術を，前方の Vop あるいは Voa と推定される部位まで広げると，筋強剛やドーパ誘発性ジスキネジアにも効果があることが報告されている[13]。

Vim の脳深部刺激療法も，同様に振戦に対して優れた効果を示す。ただし，Benabid ら[3]の報告の電極留置部位をみると，Vim そのものと，おそらくは Voa/Vop も刺激の範囲に入っていると推定される。我々も同様の見解をもっており，より優れた効果を引き出すためには Voa/Vop も合わせて刺激することが必要ではないかと考えている。また，最近では破壊術と同様に筋強剛にも，ある程度の効果があることが報告されている[12]。電極の設置部位が Voa/Vop に相当すると考えられる報告では，ドーパ誘発性ジスキネジアに対しても効果を示すとされている[4]。

2. GPi 破壊術及び脳深部刺激療法

GPi の凝固術は，対側の振戦，筋強剛，寡動ならびにドーパ誘発性ジスキネジアを改善するとされている。歩行障害，姿勢不安定，すくみ足などの正中症状にも効果があるという報告もみられるが[5]，長期的には，効果が持続しないことが指摘されている[1]。

GPi は比較的大きいため，最適な GPi 内での破壊部位については，長い間議論があった。最も古い GPi 破壊術の目標部位は，前背側部であった。1960 年に Svennilson ら[14]が，その位置を後外側部に変更し，より優れた効果が得られることを報告した。この GPi 後外側部の破壊術は，Laitinen ら[10]によって普及した。

GPi の脳深部刺激療法も，破壊術と同様に対側の振戦，筋強剛，寡動ならびにドーパ誘発性ジスキネジアに効果があるとされている。正中症状の改善も報告されている[8]。破壊術と同様の部位を目標部位とすることが多いが，治療対象となる症状によっては，通常の破壊術の目標部位よりもっと前方を目標とすることを提唱する報告もある[7,8]。Bejjani ら[2]は，GPi 腹側部の刺激は，筋強剛とドーパ誘発性ジスキネジアを改善したが，歩行障害と寡動は悪化させ，一方で背側部（GPe との境界）の刺激は，歩行障害，寡動を改善したが，ドーパ誘発性ジスキネジアには効果がなかったと報告している。

3. STN の脳深部刺激療法

STN に関しては，バリスムス発生の危険があるため，破壊術を行うことはほとんどなく，刺激療法が手術法の主体をなす。安全に両側にも施行でき，振戦及び筋強剛と同様に寡動にも高い効果を示すことが，様々な研究者により確認されている[9,11]。歩行障害，姿勢不安定，すくみ足などの正中症状の改善も報告されている[16]。今のところドーパ誘発性ジスキネジアには直接的な効果はないとされているが，ドーパの必要量を減らすことができるため，これを改善できる[11]。

STN の刺激療法は，運動症状に激しい日内変動がある症例では，worst の状態をとくに改善する。また様々な理由によって L-dopa が十分に服用できない症例に対して，特に高い効果を発揮する。逆に L-dopa が長期に投与され効果が認められなくなった重症の進行例では，脳深部刺激療法の効果もあまり期待できない[9]。

最適な STN 内の刺激部位については，まだ一定の見解はない。自験例の検討では，pallidothalamic projection の存在する STN の上方の領域を含めて，やや広い範囲の刺激を行った方が効果が高いようであった[9]。

III. 目標部位の同定

最適な目標部位を選択したら，その部位にできる限り正確に破壊術あるいは電極の留置を行う。

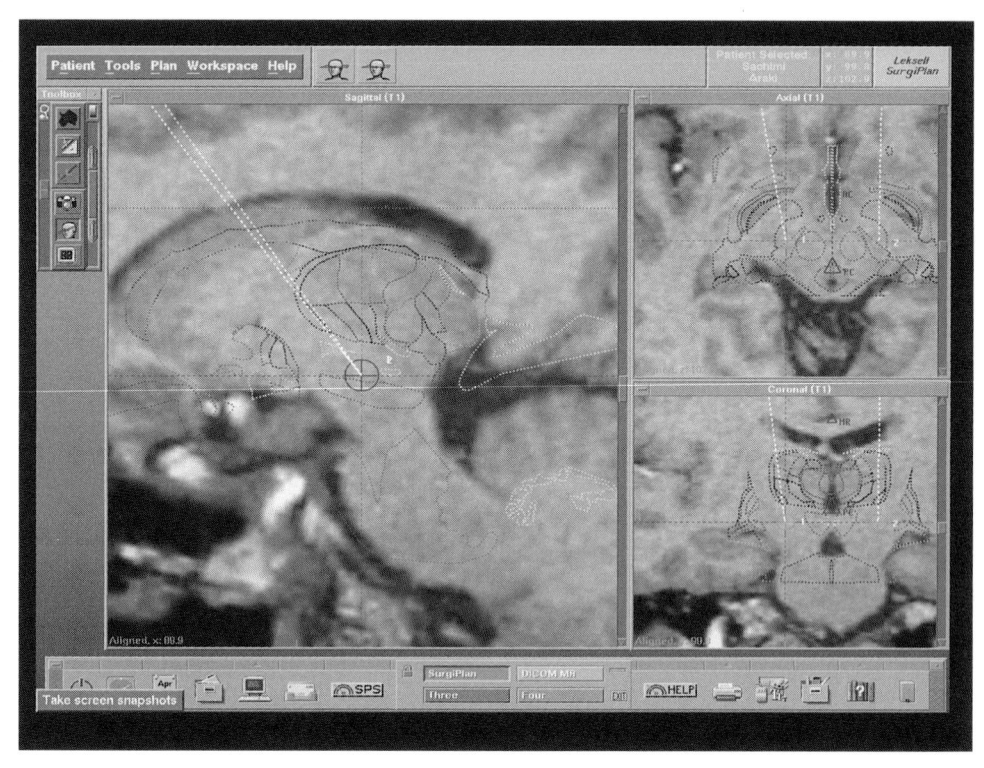

図3　定位脳手術支援システム上で脳図譜を症例のMRI画像に重ねたところ
　　　定位脳手術支援システムを用いることによって，個々の症例の脳のサイズに合わせて脳図譜を変形して重ね合わせ，目標部位を設定することができる。

　目標部位の同定には，解剖学的方法としてイメージ誘導定位脳手術が，生理学的方法として微小電極によるマッピング（microrecordingとmicrostimulation）と粗大電極による刺激効果の確認（macrostimulation）が用いられる。通常はイメージ誘導で目標位置の座標を決定し生理学的方法にて確認・微調整を行う。

　古典的なイメージ誘導定位脳手術は，脳室造影やCTないしMRIによって前交連（AC）及び後交連（PC）を可視化し，これを基準とした座標系による脳図譜に基づいて，目標部位を設定する。個々の症例のAC-PC線の長さや第三脳室幅に合わせて，座標系を補正する必要が生じることも多いが，最近では個々の症例のイメージに合わせて脳図譜を変形して重ね合わせ，目標部位を設定することも可能となった（図3）。しかし，こうした方法を用いても，microrecordingによって同定された電極の位置が，イメージ誘導によって設定した目標部位と，1 mm以上違うことをしばしば経験する。

　あらゆる定位脳手術システムの精度には，定位脳手術用フレームの性質に起因する限界がある。また，CTやMRIによるイメージの精度にも，スライス厚に起因する限界がある。さらに硬膜切開後には髄液の流出によって脳が移動するので，これによる誤差も発生する。したがって，イメージ誘導定位脳手術だけでは，目標部位を厳密に設定することはできず，術中の生理学的方法による確認と微調整が必要となる。

おわりに

　パーキンソン病に対する外科的治療は，破壊術から刺激療法へと変遷を経てさらなる発展をつづけている。一般には，外科的治療がどの程度の利益を患者にもたらしたかを正当に評価することは非常に難しい。結果を比較するための対照を容易

には得られないからである．脳深部刺激療法は，刺激を off にすることによって，評価のための対照を得ることができる特殊な外科治療である．したがって刺激療法の効果は歴然と判定される．

　脳深部刺激療法の効果を最大限に活かすためには，最適な標的部位を選択し，これを正確に同定した上で電極を留置することが必須条件となる．さらに本法のもつ調節性・選択性という優れた性質を活かすために，術後にはきめ細かい観察と刺激条件の調節が必要となる．

文　献

1) Baron, M. S., Vitek, J. L., Bakay, R. A. E. et al. : Treatment of advanced Parkinson's disease by posterior GPi pallidotomy : 1-year results of a pilot study. Ann. Neurol., 40 : 355-366, 1996.
2) Bejjani, B., Damier, P., Arnulf, I. et al. : Pallidal stimulation for Parkinson's disease: Two targets? Neurology, 49 : 1564-1569, 1997.
3) Benabid, A. L., Pollak, P., Gao, D. et al. : Chronic electrical stimulation of the ventralis intermedius nucleus of the thalamus as a treatment of movement disorders. J. Neurosurg., 84 : 203-214, 1996.
4) Blond, S., Caparros-Lefebvre, D., Parker, F. et al. : Control of tremor and involuntary movement disorders by chronic stereotactic stimulation of the ventral intermediate thalamic nucleus. J. Neurosurg., 77 : 62-68, 1992.
5) Dogali, M., Fazzini E., Kolodny E. et al. : Stereotactic ventral pallidotomy for Parkinson's disease. Neurology, 45 : 753-761, 1995.
6) Hirai, T., Miyazaki, M., Nakajima, H. et al. : The correlation between tremor characteristic nucleus ventralis intermedius thalamotomy. Brain, 106 : 1001-1018, 1986.
7) Iacono, R. P., Lonser, R. R., Maeda, G. et al. : Chronic anterior pallidal stimulation for Parkinson's disease. Acta Neurochir. (Wien), 137 : 106-112, 1995.
8) Katayama, Y., Kasai, M., Oshima, H. et al. : Effects of anterodorsal pallidal stimulation on gait freezing (kinesia paradoxa) in Parkinson's disease. Stereotact. Funct. Neurosurg., 74 : 99-105, 2000.
9) Katayama, Y., Kasai, M., Oshima, H. et al. : Subthalamic nucleus stimulation for Parkinson disease: benefits observed in levodopa-intolerant patients. J. Neurosurg., 95 : 213-221, 2001.
10) Laitinen, L. V., Bergenheim, A. T., Hariz, M. I. : Leksell's posteroventral pallidotomy in the treatment of Parkinson's disease. J. Neurosurg., 76 : 53-61, 1992.
11) Limousin, P. L., Pollak, P., Benazzouz, A. et al. : Effect on Parkinsonian signs and symptoms of bilateral subthalamic nucleus stimulation. Lancet, 345 : 91-95, 1995.
12) Limousin, P., Speelman, J. D., Gielen, F. et al. : Multicentre European study of thalamic stimulation in parkinsonian and essential tremor. J. Neurol. Neurosurg. Psychiatry, 66 : 289-296, 1999.
13) Narabayashi, H., Yokochi, F., Nakajima, Y. : Levodopa-induced dyskinesias and thalamotomy. J. Neurol. Neurosurg. Psychiatry, 47 : 831-839, 1984.
14) Svennilson, E., Torvik, A., Lowe, R. et al. : Treatment of parkinsonism by stereotactic thermolesions in the pallidal region : A clinical evaluation of 81 cases. Acta Psychiatr. Neurol. Scand., 35 : 358-377, 1960.
15) Vitek, J. L., Ashe, J., DeLong, M. R. et al. : Physiologic properties and somatotopic organization of the primate motor thalamus. J. Neurophysiol., 71 : 1498-1513,1994.
16) Yokoyama, T., Sugiyama, K., Nishizawa, S. et al. : Subthalamic nucleus stimulation for gait disturbance in Parkinson's disease. Neurosurg., 45 : 41-47, 1999.

XIII. 外科的治療法，移植再生医療，その他 - 2

パーキンソン病に対する細胞移植治療
―― 現状と将来展望 ――

中尾直之*，板倉　徹*

抄　録　神経移植は神経科学の重要なテーマの一つで，今日までパーキンソン病を始めとする変性疾患，さらに脳梗塞，脳挫傷，脊髄損傷に至る種々の神経疾患モデル動物を用いた移植実験がなされてきた。その結果，細胞移植は各種疾患モデル特有の神経機能障害を改善させることが証明され，そのメカニズムの詳細も明らかとなった。中でもパーキンソン病に対する移植治療の研究は急速な発展を遂げ，1990年代には欧米諸国や本邦でその臨床応用が開始された。本稿ではパーキンソン病への細胞移植療法を取りあげ，主として移植によってもたらされる機能回復について述べ，その有用性と限界について解説する。さらに，神経移植の将来展望として，現在神経再生医療において最も注目を集めている神経幹細胞移植の現状と今後の課題についても触れる。

脳の科学（2004年増刊号）346-350，2004

Key words: cell therapy, transplantation, sympathetic neurons, fetal brain

はじめに

成熟した中枢神経系にいったん損傷が加わるとその機能回復はまず望めない。実際，脳卒中，外傷，変性疾患などで脳，脊髄の神経細胞が一度障害を受けると，患者は永久に神経脱落症状を遺す。この失われた神経機能を細胞移植により回復させようとする研究テーマが神経科学領域で注目され始めたのは1970年代後半頃からである。その契機となったのはパーキンソン病モデル動物への胎仔ドーパミン（DA）細胞の移植実験で，それは中脳黒質DA細胞を変性させたラットに胎仔DA細胞を移植すると，ラット脳内で移植細胞は成熟DAニューロンへと成熟分化してそのモデルラットの運動異常を回復させたという報告であった[1]。以来，パーキンソン病以外にハンチントン病やアルツハイマー病などの変性疾患，さらに脳梗塞，脳挫傷，脊髄損傷に至る種々の神経疾患モデル動物を用いた細胞移植の基礎研究が展開されてきた。特に，パーキンソン病に対する細胞移植の研究は1980年代に急速な発展を遂げ，その臨床応用が1990年代に入り欧米諸国やわが国において開始された。本稿では，まず欧米諸国やわが国において，すでに臨床応用が行われているパーキンソン病への胎児組織や自家交感神経節移植の報告をレビューして，神経移植治療の現状について整理する。さらに将来展望として，神経幹細胞移植に関する基礎研究の進捗状況を概説し，今後の細胞移植療法の行方も探ってみたい。

Cell therapy for Parkinson's disease.
*和歌山県立医科大学脳神経外科
〔〒 641-8510　和歌山市紀三井寺 811-1〕
Naoyuki Nakao, Toru Itakura : Department of Neurological Surgery, Wakayama Medical University. Kimiidera, 811-1 Wakayama, 641-8510 Japan.

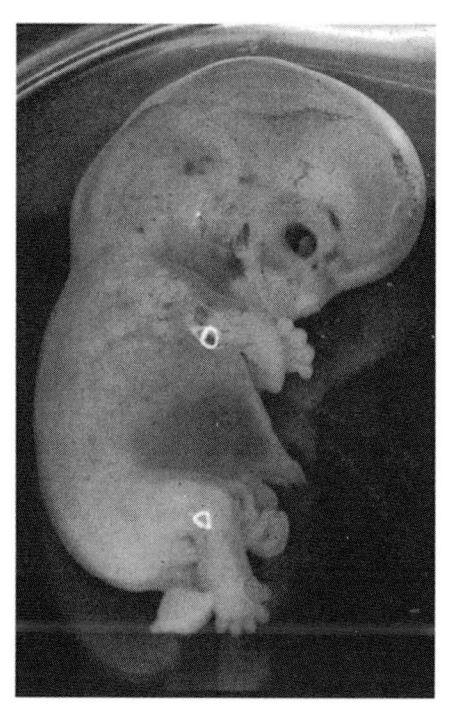

図1　神経移植に適した胎齢9週の中絶胎児

I．パーキンソン病に対する神経移植

1．胎児神経移植

現在まで欧米諸国を中心として200例以上に及ぶパーキンソン病患者に，人工中絶されたヒト胎児由来のDA細胞が移植されている。そのうち文献的に渉猟でき，かつ移植の臨床効果が施設間で比較できるように考案されたCAPIT（Core Assessment Program for Intracerebral Transplantation）に準じて臨床経過を報告している論文[3,4,8,10]から移植の臨床効果を中心にまとめる。これらの報告に一貫して認められる効果は，代表的な抗パーキンソン病薬であるL-dopaの作用（on phase）持続時間延長と，その作用が消失した時点（off phase）での神経症状の若干の改善である。これらの移植効果はL-dopa服用量を減少させ，その長期服用にともなう作用減弱や副作用による日常生活動作の制限を軽減することができる。しかし，このような臨床効果を得るためには，患者1人あたり少なくとも6～8体もの中絶胎児（図1）が必要であることもわかった。したがって，中絶胎児をドナーとする倫理的問題もあり，今後胎児神経移植をパーキンソン病の一般的な治療として確立することは難しいであろう。

2．自家交感神経節移植

わが国ではパーキンソン病の移植治療には倫理上の問題から胎児組織をドナーとして用いることができないため，患者自身から摘出された頸部または胸部交感神経節ニューロンの自家移植が行われてきた[5,9]（図2A）。CAPITの基準に従って行った移植後1年以上に及ぶ臨床経過の観察から，交感神経節の自家移植は胎児組織の移植と同様L-dopa効果（on phase）の持続時間を延長させ（図2B），結果的にパーキンソン病患者の日常生活動作を改善させることがわかった（図2B）。その一方で，胎児DA細胞と異なり，交感神経細胞移植ではL-dopa効果が完全に消失してしまった状態での神経症状の改善は認められない。おそらく，移植細胞の脳内での生着状態や分泌するニューロトランスミッターの違いなどが関係しているのであろう。

3．細胞移植療法の現状と問題点

1980年代前半，パーキンソン病モデル動物を用いた細胞移植の基礎研究がさかんに行われていた頃，そのデータから神経移植は抗パーキンソン病薬を全く必要としない状態まで神経機能を回復させるという期待がもたれていた。しかし，ドナーが胎児組織や交感神経節のいずれであっても，移植後に認められる主な臨床効果はL-dopaの作用持続時間の延長であり，移植後も依然L-dopaを始めとする抗パーキンソン病薬の投与を必要とする。その原因として，①移植細胞の生着率が5％前後と低く，欠落したDAを完全に補える十分量のドナーが確保できない，また②十分量のドナーを移植しても移植部位が本来DA細胞が存在する中脳黒質ではなく線条体であるため，神経回路の完全な再構築ができないなどが考えられており，これらの問題を解決することは神経再生医療の重要課題となっている。

上述した報告はすべてopen-label trialである

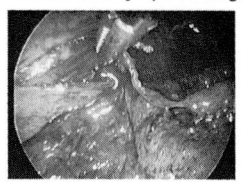

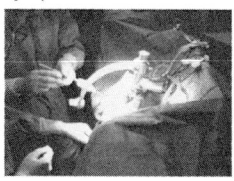

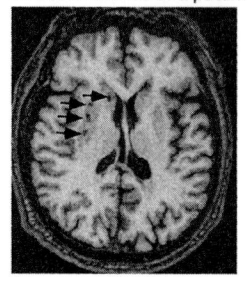

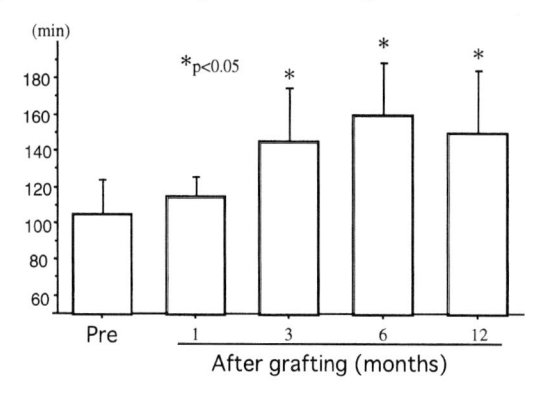

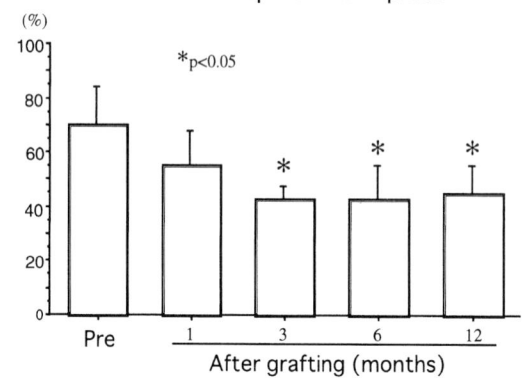

図2 パーキンソン病に対する自家交感神経節移植
A：胸部交感神経節自家移植
内視鏡的に切除した胸部交感神経節を定位脳手術法により，パーキンソン病患者の線条体に移植する。
B：自家交感神経節移植の臨床効果
移植後3ヵ月頃からL-dopaの作用持続時間（duration of the effect of a single dose of L-dopa）の延長が認められる。その結果，1日に占める薬効offの延べ時間（percecnt time spent in "off" phase）が減少し，日常生活動作が向上する。

が，2001年に米国からsham surgery群との比較を行ったdouble-blind, controlled studyの結果が報告され話題を呼んだ[2]。結果は神経移植の有効性は60歳以下の患者のみに認められ，それ以上の高齢者ではPETスキャンで移植細胞の生着は認められるにもかかわらず効果は得られないというものであった。しかし，その後関連学会や科学雑誌上において同試験における移植手技や評価法の問題点も指摘されている。今後神経移植の有用性を立証するためには，手術手技を標準化した上でより客観的な評価法を導入したprospective studyを多施設共同で行う必要があろう。

II．将来展望—幹細胞移植への期待

最近，自己複製能とニューロンやグリアなどへの多分化能を有する神経幹細胞が将来の移植治療のドナーとして注目されている。その主な理由は，幹細胞がもつ自己複製能と多分化能という生物学的特性により目的とするドナー細胞を大量調整できる可能性にある。パーキンソン病への胎児組織や自家交感神経節移植の効果が不完全である

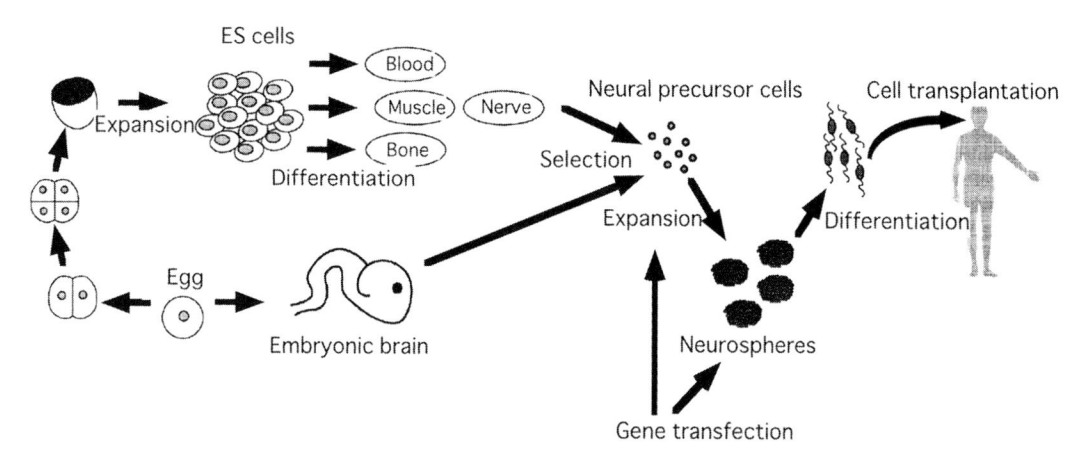

図3　幹細胞の細胞療法への応用
幹細胞の細胞療法への応用方法として，①胎児中枢神経組織から神経前駆細胞（neural precursor cells）を分離増殖させ，それらを分化誘導の後移植に用いる場合と，②胚性幹細胞（ES 細胞）から神経前駆細胞を選択，増殖させて，移植ドナーとする場合がある。これら幹細胞は分裂能を有しているため遺伝子導入に適した細胞である。

理由の一つとして，十分量のドナー細胞を調達できないということが挙げられる。そこで，限られたドナー組織から大量の DA 細胞の調整が理論的に可能な神経幹細胞に大きな期待が寄せられている。しかし，胎児や成体組織から分離した神経幹細胞はその増殖能の限界や DA 細胞への分化効率の低さなどの理由から，神経幹細胞移植は臨床応用のレベルにまで達していないのが現状である。

このように現段階では移植のための十分な細胞数を得るのが困難である神経幹細胞に対して，胚性幹細胞（ES 細胞）は未分化状態で無限に分裂増殖が可能であり神経移植のドナー源として非常に有望な細胞といえる。ES 細胞は三胚葉のすべての組織へと分化可能であるため，神経系以外の細胞療法でも注目されており，分化誘導法の研究も現在活発に行われている。神経系の分野でも，最近高率に DA 細胞へと分化誘導できる方法が報告され[6,7]，パーキンソン病の将来の細胞療法のドナーとしての期待も大きい（図3）。しかし，未分化細胞の混入による奇形腫形成の危険性やヒト胚に由来する ES 細胞を用いることの倫理的問題などもあり，臨床応用までに解決すべき課題も多い。

一方，幹細胞移植といえども移植された DA 細胞の性質自体は従来の細胞移植の場合となんら変わりはなく，かりに神経幹細胞由来の DA 細胞を大量に移植できたとしても，上述した理由により L-dopa 治療から離脱できるとはかぎらない。移植部位が DA 細胞の従来の局在部位である中脳黒質ではなく線条体である以上，本当の意味での神経回路網再建とはいえず，幹細胞移植も単に L-dopa 代謝の場を提供するのみに終わってしまうであろう。神経機能を完全に回復させるためには DA 細胞を中脳黒質に移植し黒質線条体路を再建することが必要で，これによって初めて移植 DA 細胞がホスト脳から本来の制御を受けて機能できるようになる。過去にも黒質線条体路の再建を目指した動物実験が行われているが，神経線維の伸長に限界があるためか満足のいく結果は得られていない。幹細胞は一定の条件下では分裂能を有するため，分裂後の神経細胞に比べて遺伝子導入に適した細胞である（図3）。そこで，神経幹細胞に神経伸長に関連する遺伝子を強制発現させ，その線維伸長能をあらかじめ強化させてから移植するという可能性も考えられる。このように幹細胞がもつ分裂能と多分化能という特性を十分に活用すれば，今後理想的なドナー細胞を生

み出す技術戦略を立てることも可能となろう。

文　献

1) Björklund, A., Stenevi, U. : Reconstruction of the nigrostriatal pathway by intracerebral nigral transplants. Brain Res., 177 : 555-560, 1979.
2) Freed, C. R., Breeze, R. E., Rosenberg, N. L. et al. : Survival of implanted fetal dopamine cells and neurologic improvement 12 to 46 months after transplantation for Parkinson's disease. N. Engl. J. Med., 327 : 1549-1555, 1992.
3) Freed, C. R., Greene, P. E., Breeze, R. E. et al. : Transplantation of embryonic neurons for severe Parkinson's disease. N. Engl. J. Med., 344 : 710-719, 2001.
4) Freeman, T. B., Olanow, C. W., Hauser, R. A. et al. : Bilateral fetal nigral transplantation into the postcomissural putamen in Parkinson's disease. Ann. Neurol., 38 : 379-388, 1995.
5) Itakura, T., Nakai, M., Nakao, N. et al. : Transplantation of autologous cervical sympathetic ganglion into the brain with Parkinson's disease: experimental and clinical studies. Cell Transplant., 3 : 43-45, 1994.
6) Kawasaki, H., Mizuseki, K., Nishikawa, S. et al. : Induction of midbrain dopaminergic neurons from ES cells by stromal cell-derived inducing activity. Neuron, 28 : 31-40, 2000.
7) Kim, J. -H., Auerbach, J. M., Rodriguez-Gomez, J. A. et al. : Dopamine neurons derived from embryonic stem cells function in an animal model of Parkinson's disease. Nature, 418 : 50-56, 2002.
8) Lindvall, O., Widner, H., Rehchrona, S. et al. : Transplantation of fetal dopamine neurons in Parkinson's disease : 1-year clinical and neurophysiological observations in two patients with putaminal implants. Ann. Neurol., 31 : 155-165, 1992.
9) Nakao, N., Kakishita, K., Uematsu, Y. et al. : Enhancement of the response of levodopa therapy after intrastriatal trasnplantation of autologous sympathetic neurons in patients with Parkinson disease. J. Neurosurg., 95 : 275-284, 2001.
10) Pechanski, M., Defer, G., N'Guyen, J.P. et al. : Bilateral motor improvement and alteration of L-dopa effect in two patients with Parkinson's disease following intrastriatal transplantation of foetal ventral mesencephlon. Brain, 117 : 487-499, 1994.

XIII. 外科的治療法，移植再生医療，その他 – 3

経頭蓋連続磁気刺激によるパーキンソン病の治療

岡 部 慎 吾*，宇 川 義 一*

抄　録　経頭蓋連続磁気刺激がパーキンソン病に対して治療効果を有するかどうかは，刺激方法が多様であるためか，未だはっきりとした結論が出ていないのが現状である。本稿ではこれまでの報告と併せて，2000年から2001年にかけて本邦で行われた全国調査の概要と結果についても述べる。調査により，運動野刺激によってパーキンソニズムの改善を認めたがsham刺激と同程度の改善を観察しており，これまでの多くの研究ではsham-control studyの形式を採用していないものもありsham刺激実施の重要性と，sham刺激の実施に際してはその実施方法が非常に重要であるという事実が明らかとなった。しかしながら，他の刺激方法ならば治療効果を有する可能性があるという動物でのデータもあり，さらなる検討が必要であろう。

Key words : Parkinson disease, repetitive transcranial magnetic stimulation, sham stimulation, sham-control study

は じ め に

経頭蓋磁気刺激（transcranial magnetic stimulation；TMS）はBakerら[1]によって初めてデモンストレーションが行われた1985年以降，脳機能の研究，精神・神経疾患の病態生理の研究などに急速に応用された。さらに，再充電およびコイルから発生する熱処理等の問題が解決した後は，連続経頭蓋磁気刺激（repetitive TMS；rTMS）が脳機能の解明や精神疾患などの治療へ応用される過程で，パーキンソン病（PD）の症状を改善する可能性のある治療法の1つとして注目され始めた。

Therapeutic effect of rTMS on Parkinson disease.
*東京大学大学院医学系研究科脳神経医学専攻神経内科学
［〒113-8655 東京都文京区本郷7-3-1］
Shingo Okabe, Yoshikazu Ugawa : Department of Neurology, Division of Neuroscience, Graduate School of Medicine, University of Tokyo. 7-3-1 Hongo, Bunkyo-ku, Tokyo, 113-8655 Japan.

I．rTMSとPDに関する今までの報告

ヒトの中枢神経に刺激を加えて中枢神経疾患の治療をする手法として，これまでヒトの脳機能の解明に用いられてきた侵襲を伴わないTMSの応用が考えられた。既にうつ病の治療としては，これまで一般に用いられていた電気けいれん療法（electroconvulsive therapy；ECT）に比べ簡便に実施可能なため，新しい治療法として汎用されつつあり，うつ病の一治療法として認可している国もある。

rTMSのPDへの応用の直接的な契機となった仕事は，Pascual-Leon[19,20]らの報告であった。彼らはsimple reaction timeのタスクの際にTMSを行うと，正常被験者に比べてPD患者において有意に反応時間が短縮すると報告し，TMSが中枢での運動準備過程を援助したのではないかと結論したのと同時にrTMSがPDの治

表1 既報告について，刺激パラメーター（刺激頻度，刺激強度，刺激回数），sham刺激の有無，効果・効果の持続について

Authors	Frequency	Intensity(RMT)	Total pulses	Sham stimulation	Effects	Time of evaluation
Pascual-Leone et al.[19,20]	5Hz	0.9	?	ND	○	during rTMS
Siebner et al.[23]	5Hz	0.9	2,250	Angled coil : 45deg.	○	20 minutes after rTMS
Siebner et al.[24]	5Hz	0.9	2,250	mid frontal	○	1 hour after rTMS
de Groot et al.[4]	5Hz	0.9AMT	2,250	contralateral M1	○	24 hours after rTMS
Ghabra et al.[10]	5Hz	0.8〜0.85	?	coil off head	×	during rTMS
Tergau et al.[26]	1,5,10,20Hz	0.9	1,000	ND	×	immediate〜4 days after rTMS
Boylan et al.[2]	10Hz	1.1	2,000	Angled coil : 90 deg.	×	immediate〜45 minutes after rTMS
Mally et al.[14]	1Hz	0.2	60/day×10days	ND	○	during〜6 months after rTMS
Mally et al.[15]	1Hz	0.34〜0.8	60/days×7days	ND	○	during〜90 days after rTMS
Shimamoto et al.[22]	0.2Hz	700V	60/week×8weeks	sham coil	○	2 months after rTMS
Sommer et al.[25]	1Hz	1.2	900	angled coil : 70°	○	10 minutes after rTMS
Dragasevic et al.[7]	0.5Hz	1.1	200/day×10days	ND	○	immediate〜20 days after rTMS
Fukudome et al.[9]	1Hz	0.9	320	ND	○	immediate〜6 months after rTMS
Mally et al.[15]	1Hz	0.34	30day×10days	ND	○	during〜90 days after rTMS
Ikeguchi et al.[12]	0.2Hz	700V	60/day×6days	occipital cortex	○	1〜7 days after rTMS
Okabe et al.[18]	0.2Hz	1.1AMT	100/week×8weeks	electric stimulation	×	during〜16 weeks

RMT : velaxed motor threshold, AMT : active motor threshold, MI : priming motor cortex, SMA : supplementary motor area, ND : not done

療に使用できる可能性を主張した。以後PDに対するrTMSによる治療効果がいかに扱われているかについてはWassermannら[27]やCantelloら[3]の総説に詳しい。彼らのreview以降に発表された文献も加え，PDへの臨床効果について論じた報告を表にまとめた[3,4,7,9,12,14,15,19,20,22〜25,27]（表1）。

前述した報告の多くは「rTMSがPDの臨床症状を改善させる」と述べている。その一方で，Boylanら[2]は補足運動野の連続磁気刺激が患者の"らせん描画"を悪化させることを観察した。またGhabraら[10]はPascual-Leoneら[19]と完全に同じ条件下でrTMSを行い，反応時間の短縮はなかったと報告し，Tergauら[26]も刺激頻度を可変した研究の結果，反応時間には変化がなかったと述べている。いずれの著者も持続的な効果についてはこれからの研究課題であると結んでいるが，表を改めて見直してみると，高頻度刺激で臨床効果があった報告の効果持続時間は長くて1日，せいぜい数十分から1時間が限度であるとしているのに対し，1Hz以下のいわゆる低頻度刺激では効果の持続が10分程度から約半年にわたっており，rTMSのPDに対する有効性に関して貴重な情報を与えてくれた。

学会報告例なども含めるとさらに数多くの症例検討が行われているが，rTMSに用いられた刺激頻度，刺激強度，総刺激回数，刺激部位，使用コイルなど，多くの可変要素があり，刺激条件に関しては一定の傾向がない。刺激効果についても同一刺激条件でも報告者によって有効無効が入り交じった状態で，とても一定の見解は見出せない。またsham-control studyの形式を取っていない報告も数多く，このことはCochrane Database System Review[21]のうつ病に対するrTMSの効果を検証したmeta-analysisでも，検討対象として取り上げた報告中の約半数がrandomized controlled trialsに適さないとされていることから，今後も非常に重要な問題である。また刺激結果が有効ではなかった場合，その経験を報告していない研究者も多いと推定され，本治療法のPDに対する有効性については五分五分という感じである。

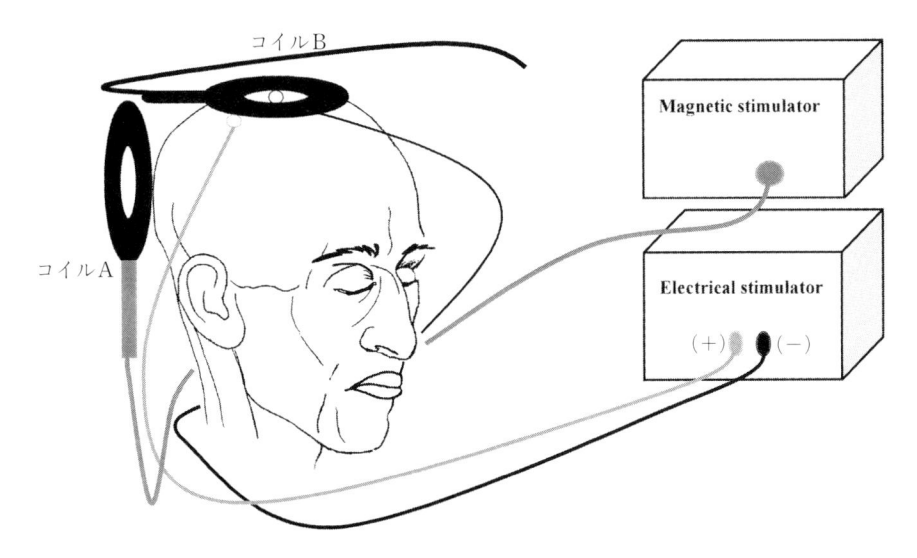

図1 Sham刺激
実際にヒトの頭部を磁気刺激をした場合，磁気刺激による誘導電流が経頭蓋的に大脳皮質へ流れる以外に，コイルから発生する音や，頭皮や顔面への直達的な刺激感覚も，ヒトにとっては何らかの刺激になっている可能性があるため，実刺激の刺激頻度と同期させた「頭皮への電気刺激」・「音」を併用することで，よりrealなrealistic sham刺激を考案した。
Sham刺激の実際は，Czに陰極，Cz外側6 cmに陽極を置き，頭皮の感覚閾値の2倍の強度で末梢神経刺激用装置より電気刺激を加えた。さらに刺激装置に接続したコイルAを患者さんの頭部後方で通電しclick音を発生させ，一方で刺激に用いるコイルと同じ仕様のコイルBを刺激装置に接続しない状態で，運動野刺激の場合と同じ部位に置く。

II. 本邦での全国的研究について

本治療法が有効であることが確認できれば，抗パーキンソン病薬を減量できる可能性，減量に伴う医療経済の改善や，脳定位手術などの侵襲的治療の減少などが大いに期待できる。そこで下記のようなプロトコールを作成し厚生科学研究費補助金の援助を受け「脳磁気刺激による神経難病治療法の開発的研究」として多施設共同の研究を2000年より2001年にかけて行った[18]。

全国の合計25施設の参加の下，各施設当たりPD患者6名をエントリーし，2名ずつ無作為に運動野刺激・後頭部刺激・sham刺激の3刺激方法へ割り振った。週1回8週間にわたり刺激を行い，同時に患者の臨床情報としてthe unified Parkinson's disease rating scale（UPDRS）・Hamilton抑うつ評価尺度（HRSD）・自覚症状（visual analogue scale）の3点について毎週1回刺激実施中も含めて計16週間にわたり評価した。

1回の運動野rTMSは以下の条件とした。利き手第一背側骨間筋の弱収縮下での閾値の1.1倍の強度を用い，円形コイルを使用しコイル中心をCzに置き，0.2 Hzの頻度で，左右の運動野を各50回・トータル100回の刺激を施行した。またsham刺激は，磁気刺激時に発生する音，頭皮に流れる電流に伴った刺激を行い，効果が本当に中枢神経の刺激によるものかどうかを確認することとした（図1）。国外で行われている高頻度刺激ではなく安全性の最も高い1 Hz以下で刺激した点と，上述のsham刺激を併用した点が本研究

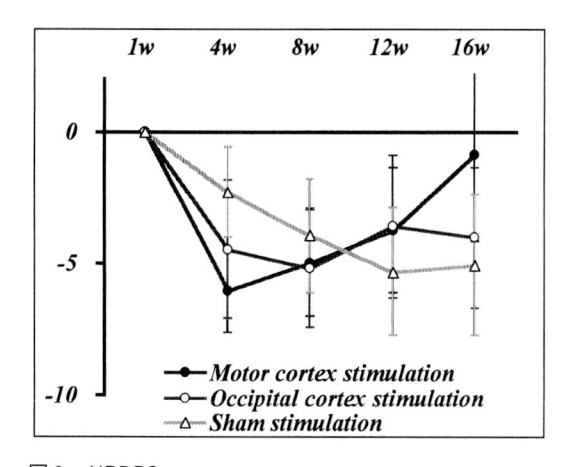

図2 UPDRS
治療開始時のスコアに対する UPDRS の変化量。

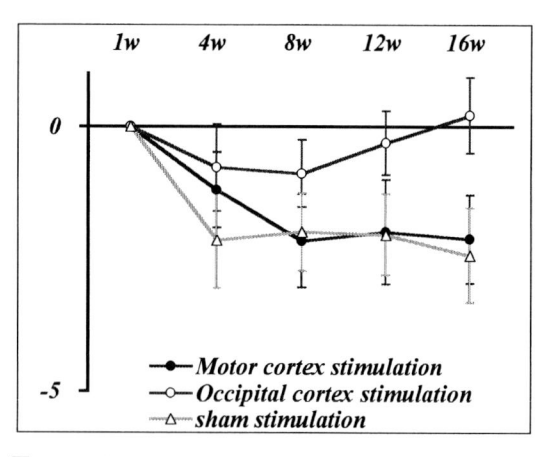

図3 HRSD
治療開始時のスコアに対する HRSD の変化量。

の最大の特徴である。また効果判定の公平さを保つために，評価担当医師と刺激担当医師は別とし，評価担当医師には刺激方法はブラインドとした。

磁気刺激の治療への応用が国外においては高頻度の刺激を汎用する傾向があるものの，高頻度刺激ではけいれん発作を誘発した報告などがあるため，本邦では高頻度刺激の臨床応用は未だされていない。この点を考慮し，世界的安全基準よりさらに低い頻度で確実に安全と思われる 0.2 Hz を刺激条件とし，副作用の出現に細心の注意を払い，刺激のパラメーターを決定した。1 Hz の連続刺激を行うには連続刺激用の装置が必要となり，recharge の時間を考えると 0.2〜0.3 Hz なら単発刺激用の装置でも可能であるため，単発刺激装置を既に所有している全国の施設で実施可能な刺激頻度を採用したため 0.2 Hz となった。

また，我々が PD に対する rTMS の有効性について論ずるに当たって sham 刺激が重要であると考えた理由の1つは，世の中には最新で大型の機器を用いて，大がかりに検査・治療が行われた事実に感慨を受け安心し「良くなったような気がする」と感想を述べる人々が少なからず存在するからである[13]。特に PD に関してはプラセボ効果が他の神経疾患に比べて大きいことをしばしば経験し[11]，さらにプラセボ効果でも脳内ドパミン代謝に大いに影響を与えることが報告されてい

る[5,6]からである。胎児副腎の移植療法でさえも，sham operation の実施により何割かのプラセボ効果が報告されている[8]。これらの経験・報告からも，磁気刺激での sham 刺激の実施方法の重要性を身にしみて感じ，他の研究では蔑ろにされてしまっていることも多いが，我々の研究においては sham 刺激の実施方法を慎重に考慮した。

Ⅲ．我々の研究結果

ここでは，前述した研究の結果について概説する[18]。最終的に総症例数は 87 例（運動野刺激 36 例・後頭部刺激 24 例・sham 刺激 27 例）であった。3 刺激法で統計的に同一の PD の集団を対象としたと考えた。

まず，UPDRS の変動について述べる。治療開始時の UPDRS を基準としてその変化量と治療経過および 3 刺激法の間で行った rANOVA の結果（図2），3 刺激法の間で効果に差はなく，治療経過と 3 刺激法の間に交互作用もなく，治療経過が UPDRS に対し有意に影響していた（$p<0.01$）。Post hoc analysis の結果，運動野・後頭部刺激では刺激中の後半週，および sham 刺激で刺激終了以降の週で，それぞれ有意な UPDRS の改善を認めた（$p<0.05$）。同様の解析を UPDRS の motor score のみについて追加検討した。同じように治療経過と 3 刺激法間での rANOVA を

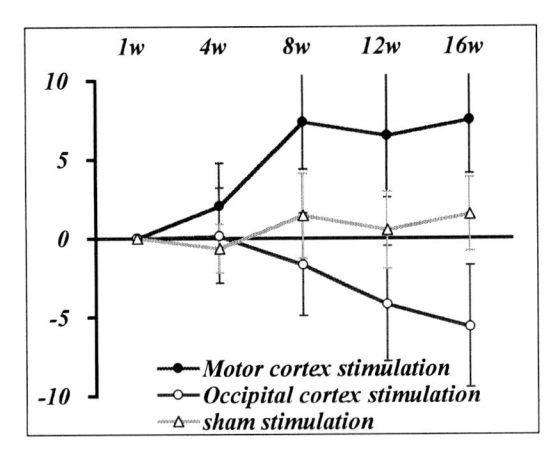

図4 自覚症状（VAS）
治療開始時のスコアに対するVASの変化量。

行った。その結果，治療経過のみがscoreに対して有意に影響し（$p<0.01$），各刺激法間の差はなく，交互作用もないことが明らかとなった。次いでHRSDの変化を評価した。UPDRSの解析と同様にrANOVAを行った結果（図3），刺激法と経過の間には交互作用はなく，刺激法間でも効果に差はなかったが，UPDRSと同様に治療経過のみが有意に影響を与えていた（$p<0.001$）。最後に，自覚症状について検討した。rANOVAを実施（図4）。刺激法の間には差がなく，時間経過でも有意な差を認めなかったが，刺激法と経過との間に交互作用を認めた（$p<0.05$）。各刺激法の効果パターンが異なることが統計的に明らかとなり，第16週目において運動野刺激と後頭部刺激との間で運動野刺激が自覚症状を向上させる傾向があり，逆に後頭部刺激では悪化させてしまう傾向があった。

結論として，運動野へのrTMSはPDの臨床症状を改善し，同じ程度の効果は後頭部刺激・sham刺激の両者でも誘導することが可能であった。本研究において採用した刺激条件では，コントロールとしてのsham刺激に比べての運動野へのrTMSの明らかな有用性を見出すことは叶わなかった。むしろ本研究で明らかにされたのは，運動野刺激によって誘発された効果と，sham刺激による効果がほぼ同等であったという事実である。このことは，従来より指摘されているPDが多分にプラセボ効果を受けやすい疾患であることに対応しているのかもしれない。安全性を重視した反面，国外の報告に比べて低頻度でかつ弱い強度によるrTMSでは，長い年月をかけて変性した脳に対し治療効果のある影響を及ぼすことはできなかったことになる。本研究で用いた頻度や強度などの刺激条件以外のrTMSでは異なった有効性を見出せる可能性は否定できないが，このような研究におけるsham刺激の重要性を指摘したものといっても過言ではない。今後，rTMSを治療へ応用する場合，sham刺激の実施方法を熟慮して研究を行うことが必須条件となるであろう。

IV．磁気刺激治療の今後

最終的に，我々の採用した刺激条件では運動野刺激によってsham刺激よりも良い効果を見出すことはできなかった。しかしながら，今回我々の用いた刺激方法のみでrTMSのPDに対する有効性を全否定することはできない。刺激条件がTMSあるいはrTMSを用いた研究にとって，常に問題となるが，我々は，PD治療の刺激に用いた強度と同じ刺激強度を用い，低頻度rTMSの刺激効果をSPECTによって検証している[17]。我々の実験では，利き手第一背側骨間筋の弱収縮下での閾値の1.1倍の強度（今回の本邦でのPD治療の際と同一の刺激強度）を用い，1Hzの頻度で，左の運動野を1分間（60回）刺激した。ヒトの一側運動野を刺激した際に，刺激と反対側の小脳の血流を増加させることが可能で，刺激対側の運動感覚野は血流が低下することを観察した。刺激部位から離れた脳内遠隔部位に対して神経活動をmodulateし得る可能性が明らかとなった。またpreliminaryなデータではあるが，麻酔下サルに5Hz・2000発の連続磁気刺激を施し，部位によってはグルコース代謝の変動が最低1週間は持続し得るというデータ[28]や，同じ刺激条件でrTMSが内因性のドパミンを腹側線条体から放出することも観察している。

いずれのデータもrTMSによる治療を考えた際に支持的な示唆を与えてくれる。刺激条件も対

象も異なるため単純比較はできないものの，結論だけをつなぎ合わせれば，刺激部位とは異なる部位に，比較的長期間，ドパミン代謝を modulate し得る効果を rTMS が誘発できることになる。したがって残念ながら rTMS の真の有効性の検討は，今回の全国調査で用いた方法以外の刺激条件による他の研究結果を併せて論ずる必要性があり，本研究のみで，磁気刺激治療が無効であると結論づけるのは時期尚早である。今回我々の用いた刺激条件では，刺激頻度が低かったり，刺激強度が充分ではなかった，といった dose-effect の問題が残されており，絶対的安全策を採ると，上記のような結果になってしまうのかもしれない。

今後，至適と思われる刺激条件の設定を充分に検討し（刺激頻度・総刺激回数など），先の全国研究とは異なる刺激条件を採用した探索的研究を進めて行く必要性があろう。

文　献

1) Barker, A. T., Jalinous, R., Freeston, I. L. : Non-invasive magnetic stimulation of human motor cortex. Lancet, 8437 : 1106-1107, 1985.
2) Boylan, L. S., Pullman, S. L., Lisanby, S. H. et al. : Repetitive transcranial magnetic stimulation to SMA worsens complex movements in Parkinson's disease. Clin. Neurophysiol., 112 : 259-264, 2001.
3) Cantello, R., Tarletti, R., Civardi, C. : Transcranial magnetic stimulation and Parkinson's disease. Brain Res., 38 : 309-327. 2002.
4) de Groot, M., Hermann, W., Steffen, J. et al. : Contralateral and ipsilateral repetitive transcranial magnetic stimulation in Parkinson patients. Nervenarzt, 72 : 932-938, 2001.
5) de la Fuente-Fernandez, R., Ruth, T. J., Sossi, V. et al. : Expectation and dopamine release: mechanism of the placebo effect in Parkinson's disease. Science, 293 : 1164-1166, 2000.
6) de la Fuente-Fernandez, R., Stoessl, A. J. : The placebo effect in Parkinson's disease. Trends Neurosci., 25 : 302-306, 2002.
7) Dragasevic, N., Potrebic, A., Damjanovic, A. et al. : Therapeutic efficacy of bilateral prefrontal slow repetitive transcranial magnetic stimulation in depressed patients with Parkinson's disease: an open study. Mov. Disord., 17 : 528-532, 2002.
8) Freed, C. R., Breeze, R. E., Fahn, S. : Placebo surgery in trials of therapy for Parkinson's disease. N. Engl. J. Med., 342 : 353-355, 2000.
9) Fukudome, T., Goto, H., Izumoto, H. et al. : The effects of repetitive transcranial magnetic stimulation (rTMS) in the patients with Parkinson's disease. Rinsho Shinkeigaku, 42 : 35-37. 2002.
10) Ghabra, M. B., Hallett, M., Wassermann, E. M. : Simultaneous repetitive transcranial magnetic stimulation does not speed fine movement in PD. Neurology, 52 : 768-770, 1999.
11) Goetz, C. G., Leurgans, S., Raman, R. et al. : Objective changes in motor function during placebo treatment in PD. Neurology, 54 : 710-714, 2000.
12) Ikeguchi, M., Touge, T., Nishiyama, Y. et al. : Effects of successive repetitive transcranial magnetic stimulation on motor performances and brain perfusion in idiopathic Parkinson's disease. J. Neurol. Sci., 209 : 41-46, 2003.
13) Kaptchuk, T. J., Goldman, P., Stone, D. A. et al. : Do medical devices have enhanced placebo effects? J. Clin. Epidemiol., 53 : 786-792, 2000.
14) Mally, J., Stone, T. W. : Improvement in Parkinsonian symptoms after repetitive transcranial magnetic stimulation. J. Neruol. Sci., 162 : 179-184, 1999.
15) Mally, J., Stone, T. W. : Therapeutic and "dose-dependent" effect of repetitive microelectroshock induced by transcranial magnetic stimulation in Parkinson's disease. J. Neurosci. Res., 57 : 935-940, 1999.
16) McNamara, B., Ray, J. L., Arthurs, O. J. et al. : Tran cranial magnetic stimulation for depression and other psychiatric disorders. Psychol. Med., 31 : 1141-1146, 2001.
17) Okabe, S., Hanajima, R., Ohnishi, T. et al. : Functional connectivity revealed by single-photon emission computed tomography (SPECT) during repetitive transcranial magnetic stimulation (rTMS) of the motor cortex. Clin. Neurophysiol., 114 : 450-457, 2003.
18) Okabe, S., Ugawa, Y., Kanazawa, I. : 0.2 Hz repetitive transcranial magnetic stimulation (rTMS) has no add-on effects as compared with a realistic sham stimulation in Parkinson disease (PD). Mov. Disord., 18 : 382-388, 2003.
19) Pascual-Leone, A., Valls-Sole, J., Brasil-Neto, J. P. et al. : Akinesia in Parkinson's disease. I.

Shortening of simple reaction time with focal, single-pulse transcranial magnetic stimulation. Neurology, 44 : 884-891, 1994.
20) Pascual-Leone, A., Valls-Sole, J., Brasil-Neto, J. P. et al. : Akinesia in Parkinson's disease. II. Effects of subthreshold repetitive transcranial motor cortex stimulation. Neurology, 44 : 892-898, 1994.
21) Rodriguez-Martin, J. L. R., Barbanoj-Rodriguez, M. J., Schlaepfer, T. E. et al. : Transcranial magnetic stimulation for treating depression. The Cochrane Library, Issue 4, 2002.
22) Shimamoto, H., Morimitsu, H., Sugita, S. et al. : Therapeutic effect of repetitive transcranial magnetic stimulation in Parkinson's disease. Rinsho Shinkeigaku, 39 : 1264-1267, 1999.
23) Siebner, H. R., Mentschel, C., Auer, C. et al. : Repetitive transcranial magnetic stimulation has a beneficial effect on bradykinesia in Parkinson's disease. NeuroReport, 10 : 589-594, 1999.
24) Siebner, H. R., Rossmeier, C., Mentschel, C. et al. : Short-term motor improvement after sub-threshold 5-Hz repetitive transcranial magnetic stimulation of the primary motor hand area in Parkinson's disease. J. Neurol. Sci., 178 : 91-94, 2000.
25) Sommer, M., Kamm, T., Tergau, F. et al. : Repetitive paired-pulse transcranial magnetic stimulation affects corticospinal excitability and finger tapping in Parkinson's disease. Clin. Neurophysiol., 113 : 944-950, 2002.
26) Tergau, F., Wassermann, E. M., Paulus, W. et al. : Lack of clinical improvement in patients with Parkinson's disease after low and high frequency repetitive transcranial magnetic stimulation. Electroencephalogr Clin. Neurophysiol.(suppl., 51): 281-288, 1999.
27) Wassermann, E. M., Lisanby, S. H. : Therapeutic application of repetitive transcranial magnetic stimulation: a review. Clin. Neurophysiol., 112 : 1367-1377, 2001.
28) 林拓也：rTMSの脳神経活動への影響—サルPETによる検討．臨床神経生理，31：114, 2003.

XIII. 外科的治療法，移植再生医療，その他 − 4

幹細胞によるパーキンソン病治療の可能性

等　誠　司*

抄　録　中枢神経系における再生医療の，最初のターゲットがパーキンソン病である。これは，ドーパミン産生細胞を線条体に移植することで，神経ネットワークを形成しなくても，ある程度の効果が期待できるという特性による。移植する細胞の材料として，神経幹細胞や胚性幹細胞（ES細胞）が考えられている。実験動物を用いて，これらの幹細胞が実際にドーパミン産生神経細胞に分化すること，分化した細胞をパーキンソン病モデルラットに移植することにより，機能の回復が認められることがわかった。すでにヒトの神経幹細胞やES細胞を用いた研究も活発に行われ，成果が報告されつつある。ヒトの幹細胞を用いた場合，ドーパミン産生神経細胞への分化効率や，移植後の細胞の生存率が必ずしも高くないなどの問題点も指摘されている。また，腫瘍形成の可能性を排除するなど，安全面の研究も必要になってくるであろう。

Key words：neural stem cell, embryonic stem cell, neurosphere, dopaminergic neuron, transplantation

はじめに

難治性の神経変性疾患を，幹細胞を含めた細胞移植によって治療しようとする再生医学研究が，近年活発に行われている。その一番のターゲットがパーキンソン病である。これは，①ドーパミン産生細胞を作製・移植することで（最低限の）治療が可能である，②ドーパミンの標的神経細胞が線条体に限られている，③比較的少数のドーパミン産生細胞によって効果が得られる，といった理由による。ここ数年の間に，実験動物やヒトの細胞を用いて，ドーパミン産生神経細胞の作製に成功したという報告が集積しつつある。本稿では，幹細胞の代表として神経幹細胞と胚性幹細胞（ES細胞）を取り上げ，幹細胞による再生医療の研究の現状と将来の可能性を紹介する。

I．神経幹細胞

神経幹細胞は，自己複製能と神経系の多分化能を特徴とする未分化な細胞であり，発達期の脳において神経細胞やグリア細胞を供給するのみならず，成体の脳にも存在する[4]。ヒトを含む哺乳類の成体の脳では，嗅球や海馬といった限られた部位で神経細胞が新生していることが知られているが，そのような神経細胞の供給源が神経幹細胞である。神経幹細胞は，fibroblast growth factor-2（FGF2）やepidermal growth factor（EGF）などの成長因子を添加した無血清条件で，neurosphereと呼ばれる浮遊細胞塊を作る。Neuros-

---

Current and future stem cell research for the treatment of Parkinson's disease.
*東京大学医学部附属病院神経内科
〒113-8655 東京都文京区本郷7-3-1
Seiji Hitoshi : Department of Neurology, Graduate School of Medicine, University of Tokyo. 7-3-1 Hongo, Bunkyo-ku, Tokyo, 113-8655 Japan.

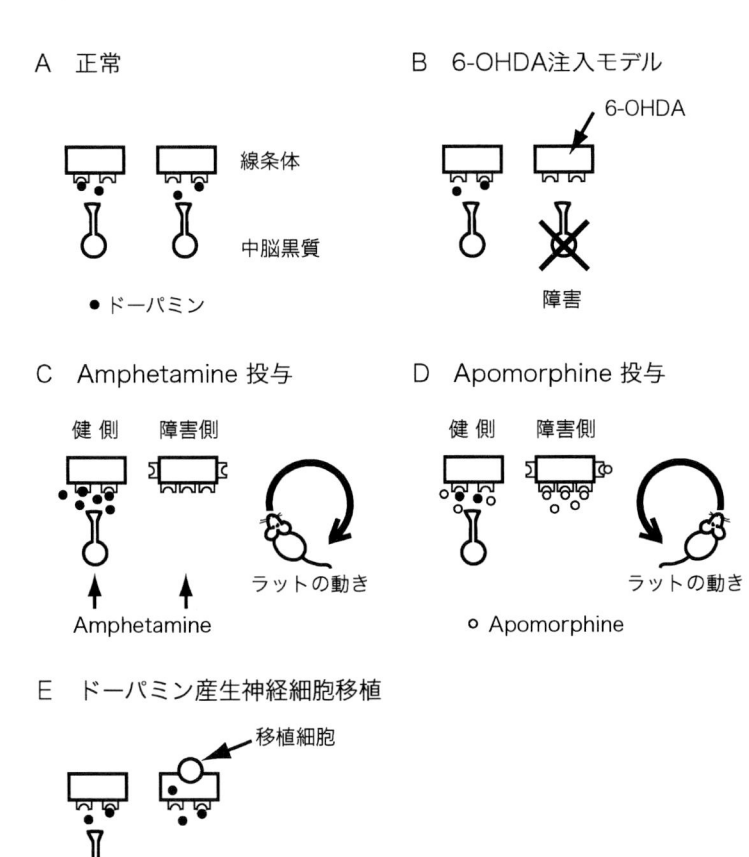

図1 パーキンソン病モデルラット

ラットの線条体に6-水酸化ドーパミン（6-OHDA）を注入すると，中脳黒質のドーパミンニューロンが障害される．Amphetamineを投与して健側のドーパミン分泌を促進すると，ラットは健側から障害側に回転する．逆に，apomorphineによってドーパミン受容体を刺激すると，感受性の亢進した障害側の線条体がより刺激され，ラットは障害側から健側に回転する．移植によってドーパミンが分泌されると，これらの異常な回転が抑制される．

phereを1つ1つの細胞に分散し，同じ条件で培養を続けると，新しく複数のneuro-sphereが形成される（この操作を継代と呼ぶ）．最初のneurosphere形成の際に，神経幹細胞が対称分裂によって複数の娘神経幹細胞を産生したと考えられる（自己複製能）．また，neurosphereを分化条件で培養すると神経細胞やアストロサイト・オリゴデンドロサイトといったグリア細胞が分化してくることから，3種類の神経系細胞への多分化能を有することがわかる．Neurosphere法は，継代操作によって簡便に大量の神経幹細胞を得られるという利点がある．

マウスやラットから採取した神経幹細胞をドーパミン産生神経細胞に分化させ，パーキンソン病モデルラット（図1）の脳に移植する研究が数多く報告されている[3,15,16]．神経幹細胞は脳・脊髄のあらゆる部位（の脳室周囲）から分離可能であるが，必ずしもドーパミン産生神経細胞への分化は容易ではない．その点，元々ドーパミン産生神経細胞が存在する中脳腹側脳室帯由来の神経幹細

胞では，ドーパミン産生神経細胞へ分化する率が高い．中脳由来神経幹細胞を長期培養し，株化した神経幹細胞で98％という非常に高い効率でドーパミン細胞へ分化するという報告[3]もあるが，一般に長期培養後の神経幹細胞は形質転換して腫瘍化する危険があり，移植には注意が必要である．また，中脳由来の神経幹細胞であっても，長期培養後に移植した実験では，ドーパミン産生神経細胞への分化効率は低いとされる．この問題を回避するために，中脳腹側脳室帯から（neurosphere形成を経ずに）直接神経幹細胞を分離し，移植に用いる方法も試みられ，モデルラットへの移植において効果が認められている[12]．

ヒトの神経幹細胞を分離，培養したという報告も最近散見されるようになった[10,11,14,17]．主に中絶胎児の脳を用いて，neurosphere法によってin vitroで安定して培養することができる．特に胎児中脳由来の神経幹細胞は，ドーパミン産生神経細胞へと分化可能であることが示され，パーキンソン病モデルラットへの移植実験において，症状軽減の効果がみられている[11,17]．ただし，移植後の生存やドーパミン産生神経細胞への分化効率は，まだ満足できるレベルではなく，採取する胎児の週齢によっても変化する．採取時期や培養条件などを最適化する必要があるのに加え，長期培養後の安全性なども確認しなければならない．胎児脳のみならず，成人の脳にも神経幹細胞は存在することが確認されている[9]．パーキンソン病患者の側脳室周囲から神経幹細胞を採取し，培養増幅してドーパミン産生神経細胞へ分化させた後，患者の被殻に自家移植したという症例報告が，2002年のアメリカ脳神経外科学会でなされた．移植1年後の評価で，臨床症状とPET所見の改善がみられたとされるが，条件などの詳細は不明である．今後多数例での検討結果が報告されることが期待される．

パーキンソン病患者脳の内在性の神経幹細胞を活性化し，減少したドーパミン産生神経細胞を（移植によらず）補充することができれば，薬物治療のような副作用や外科手術の侵襲も少ない治療法となりうる．まだ実験動物を用いた研究段階だが，海馬の虚血モデルラットの側脳室に成長因子を注入することにより，内在性神経幹細胞による海馬錐体細胞の補充と，機能の回復が確認された[7]．この技術がパーキンソン病に応用されれば，画期的な治療法になる可能性を秘めていると考えられる．

II．ES細胞

マウスで胎生3.5日，ヒトで胎生5.5日に形成される胞胚の内部細胞塊から樹立され，in vitroで長期培養後も正常な核型を示し，未分化状態を保つとともに，内胚葉・中胚葉・外胚葉の3胚葉への分化能力を保持する細胞株がES細胞である[13]．マウスES細胞を未分化状態に保つためには，IL-6ファミリーのサイトカインであるleukemia inhibitory factor（LIF）の働きが重要である．逆に，LIFを除去して血清存在下でES細胞を培養すると，数日のうちに胚様体（embryoid body）ができる．Embryoid bodyは3胚葉すべての方向に分化した細胞を包含し，その中には神経系の細胞も含まれる．マウスES細胞からembryoid bodyを経由し，神経細胞への分化の誘導効率を上げるために，レチノイン酸やFGF2などを添加する方法が考案されている[1,8]．さらに，培養条件を工夫することでドーパミン産生神経細胞へ分化効率を高め，パーキンソン病モデルラットへの移植で症状軽減効果が認められたことが報告された．また，ES細胞そのものの移植によっても，ホスト動物の脳にES細胞から分化したドーパミン産生神経細胞が確認された[2]が，腫瘍化の可能性を否定できないであろう．ヒトのES細胞においても，神経細胞への分化はすでに可能な技術であるが，効率的なドーパミン産生神経細胞の作製方法は確立されていない．現在，複数の研究室が激しく競っている課題である．

ES細胞からembryonic bodyを経ないで神経細胞を誘導する方法も，最近報告された[5]．間質系細胞株であるPA6細胞をフィーダーとし，LIF非存在下の無血清条件でES細胞を培養する方法である．非常に高い確率で，神経系細胞マーカー陽性のコロニーが認められ，これらのコロニ

一からは，最終的にドーパミン産生神経細胞が多く分化してくる（分化した神経細胞の30％程度）。神経誘導因子として，PA6細胞の産生するSDIA (stromal cell-derived inducing activity) が想定されているが，その実体はいまだ詳らかではない。このSDIA法で分化させたドーパミン産生神経細胞は，パーキンソン病モデルラットへの移植で症状軽減の効果も確認されている。SDIA法により，サルのES細胞でも効率的にドーパミン産生神経細胞を分化させることに成功している[6]ことから，ヒトES細胞でも同様の結果が得られると期待される。

一方我々のグループは，ES細胞から神経幹細胞を誘導する系を開発した[18]。ES細胞を，LIFを添加した無血清培地で培養することにより，神経幹細胞が作るneurosphereに似た浮遊細胞塊（ES sphere）が形成されることを発見した。ES sphereは，継代培養できる（自己複製能）とともに，分化条件で神経細胞およびグリア細胞を産生（多分化能）し，神経幹細胞の基本性質を有することがわかった。ただし，脳内の神経幹細胞よりも未分化な性質ももつため，我々はES sphereを作る細胞を未分化神経幹細胞と呼んでいる。ドーパミン産生神経細胞への分化条件や，移植後の振る舞いについては検討中であるが，神経幹細胞のもつ可塑性を利用して，ホストの脳内環境に適応した神経ネットワークの再構築が可能かもしれないと考えている。

おわりに

近年の再生医学への期待の高まりと，幹細胞研究の急速な進歩を鑑み，今後も，ヒト神経幹細胞やES細胞を用いた，ドーパミン産生神経細胞への分化やパーキンソン病モデルラットへの移植実験の研究報告が相次ぐと予想される。ドーパミン産生神経細胞を移植すれば，ある程度の機能回復は当然認められるであろうが，それだけでは不充分である。正常な脳と同じような神経ネットワークの再構築が起こり，フィードバック機構の効いたドーパミン分泌が達成されて初めて，再生医学といえるのではないだろうか。（神経）幹細胞の基礎生物学的性質の解明と，ドーパミン産生神経細胞への分化や移植の技術開発の，両方の研究が必要と考える。

文 献

1) Bain, G., Kitchens, D., Yao, M. et al. : Embryonic stem cells express neuronal properties in vitro. Dev. Biol., 168 : 342-357, 1995.
2) Björklund, L. M., Sánchez-Pernaute, R., Chung, S. et al. : Embryonic stem cells develop into functional dopaminergic neurons after transplantation in a Parkinson rat model. Proc. Natl. Acad. Sci. USA, 99 : 2349, 2002.
3) Carvey, P. M., Ling, Z. D., Sortwell, C. E. et al. : A clonal line of mesencephalic progenitor cells converted to dopamine neurons by hematopoietic cytokines: a source of cells for transplantation in Parkinson's disease. Exp. Neurol., 171 : 98-108, 2001.
4) Gage, F. H. : Mammalian neural stem cells. Science, 287 : 1433-1438, 2000.
5) Kawasaki, H., Mizuseki, K., Nishikawa, S. et al. : Induction of midbrain dopaminergic neurons from ES cells by stromal cell-derived inducing activity. Neuron, 28 : 31-40, 2000.
6) Kawasaki, H., Suemori, H., Mizuseki, K. et al. : Generation of dopaminergic neurons and pigmented epithelia from primate ES cells by stromal cell-derived inducing activity. Proc. Natl. Acad. Sci. USA, 99 : 1580-1585, 2002.
7) Nakatomi, H, Kuriu, T., Okabe, S. et al. : Regeneration of hippocampal pyramidal neurons after ischemic brain injury by recruitment of endogenous neural progenitors. Cell, 110 : 429-441, 2002.
8) Okabe, S., Forssberg-Nilsson, K., Spiro, A. C. et al. : Development of neuronal precursor cells and functional postmitotic neurons from embryonic stem cells in vitro. Mech. Dev., 59 : 89-102, 1996.
9) Pincus, D. W, Keyoung, H. M., Harrison-Restelli, C. et al. : Fibroblast growth factor-2/brai-derived neurotrophic factor-associated maturation of new neurons generated from adult human subependymal cells. Ann. Neurol., 43 : 576-585, 1998.
10) Riaz, S. S., Jauniaux, E., Stern, G. M. et al. : The controlled conversion of human neural progenitor cells derived from foetal ventral mesencephalon into dopaminergic neurons in vitro. Dev. Brain Res., 136 : 27-34, 2002.

11) Sánchez-Pernaute, R., Studer, L., Babkiewicz, K. S. et al. : In vitro generation and transplantation of precursor-derived human dopamine neurons. J. Neurosci. Res., 65 : 284-288, 2001.
12) Sawamoto, K., Nakao, N., Kakishita, K. et al. : Generation of dopaminergic neurons in the adult brain from mesencephalic precursor cells lelabeled with a nestin-GFP transgene. J. Neurosci., 21 : 3895-3903, 2001.
13) Smith., A. : Embryonic Stem cells. In : Stem Cell Biology. (ed. by Marshak, D. R., Gardner, R. L., Gottlieb, D.), Cold Spring Harbor Laboratory Press, New York, 2001.
14) Storch, A., Paul, G., Csete, M. et al. : Long-term proliferation and dopaminergic differentiation of human mesencephalic neural precursor cells. Exp. Neurol., 170 : 317-325, 2001.
15) Studer, L., Tabar, V., McKay, R. D. G. : Transplantation of expanded mesencephalic precursors leads to recovery in parkinsonian rats. Nat. Neurosci., 1 : 290-295, 1998.
16) Svendsen, C. N, Clarke, D. J., Rosser, A. E. et al. : Survival and differentiation of rat and human epidermal growth factor-responsive precursor cells following grafting into the lesioned adult central nervous system. Exp. Neurol., 137 : 376-388, 1996.
17) Svendsen, C. N, Caldwell, M. A., Shen, J. et al. : Long-term survival of human central nervous system progenitor cells transplanted into a rat model of Parkinson's disease. Exp. Neurol., 148 : 135-146, 1997.
18) Tropepe, V., Hitoshi, S., Sirard, C. et al. : Direct neural fate specification from embryonic stem cells: a primitive mammalian neural stem cell stage acquired through a default mechanism. Neuron, 30 : 65-78, 2001.

XIII. 外科的治療法，移植再生医療，その他 – 5

遺伝子治療の可能性と研究の現状

小 澤 敬 也*

抄　録　パーキンソン病は遺伝子治療に適した対象疾患と考えられているが，それは遺伝子導入の標的が線条体に限局されることから技術的に取り組みやすいためである．神経細胞への遺伝子導入には，非病原性ウイルスに由来するAAV（アデノ随伴ウイルス）ベクターが用いられる．治療用遺伝子としては，ドパミン合成系酵素遺伝子が検討されており，パーキンソン病モデル動物（ラットやサル）の系で治療効果が確認されている．このアプローチの臨床応用の第一段階としては，L-dopa 内服に AADC（芳香族アミノ酸脱炭酸酵素：L-dopa をドパミンに変換する酵素）発現 AAV ベクターを組み合わせる方法が有効と思われる．また，病態の進行を遅延させる目的で，神経細胞保護作用のあるGDNF 遺伝子の利用も注目されている．将来的には，これらを組み合わせた治療法の開発が期待される．

脳の科学（2004年増刊号）363-367, 2004

Key words: gene therapy, AAV vector, dopaminesynthesizing enzyme genes, GDNF gene

---

Feasibility of gene therapy and the current status.
*自治医科大学内科学講座血液学部門輸血・細胞移植部，分子病態治療研究センター遺伝子治療研究部
〔〒329-0498 栃木県河内郡南河内町薬師寺3311-1〕
Keiya Ozawa : Division of Hematology, Department of Medicine, Division of Cell Transplantation and Transfusion, Division of Genetic Therapeutics, Center for Molecular Medicine, Jichi Medical School. 3311-1 Yakushiji, Minami-kawachi-machi, Kawachi-gun, Tochigi, 329-0498 Japan.

はじめに

遺伝子治療の対象疾患は，単一遺伝子病に限定されず，癌や様々な慢性疾患など，満足のいく治療法の確立されていない数多くの後天性疾患も含まれるようになってきている．神経系疾患についても遺伝子治療の可能性が検討され始めており，その中でパーキンソン病は恰好の対象疾患であると考えられている．パーキンソン病の場合には脳全体に遺伝子を入れる必要はなく，遺伝子導入のターゲットが線条体に限局されることから，技術的に取り組みやすい．非分裂細胞である神経細胞に効率よく遺伝子導入することができ，遺伝子発現が長期間持続し，かつ安全性が高いものとして，非病原性ウイルスのアデノ随伴ウイルス（AAV : adeno-associated virus）に由来するベクターが注目されている．さらに，AAV ベクターを用いると，複数の遺伝子を別々のベクターに搭載して同一の標的細胞に効率よく導入することができる．パーキンソン病の場合の治療用遺伝子としては，ドパミン合成系酵素遺伝子や神経細胞死を防ぐための神経栄養因子遺伝子などが代表的なものである．前者については，現在，霊長類のサルを用いた前臨床研究で良好な結果が得られており，臨床研究への移行が可能な段階に至ってきている．

本稿では，AAV ベクターの特徴を概説した上で，パーキンソン病に対する遺伝子治療の研究の現状を紹介する．

I. AAVベクターを用いた遺伝子導入法

AAVは小型線状一本鎖DNAウイルスであるパルボウイルスの仲間に属し，ヒトに対する病原性を持たない。ヒト細胞に感染しうるAAVには1～8型が知られており，その中で2型が主に用いられてきた。本稿で単にAAVと記載している場合は，AAV2のことを指すものとする。

AAVはごくありふれたウイルスであり，成人の約85％がAAVに対する抗体を有している。ウイルス粒子はエンベロープを持たず，物理化学的に極めて安定である。AAVは宿主域が広く，種々の細胞に感染するが，AAV2のレセプターとしてはヘパラン硫酸が想定されており[15]，またFGFレセプター1や$\alpha V \beta 5$インテグリンなどがコレセプターとして働くものと示唆されている。その他，AAV4やAAV5はシアル酸に結合すること[6]，後者はさらにPDGF受容体に結合することが報告されている[10]。ウイルスゲノムは大きさが約5Kbで，プラス鎖あるいはマイナス鎖のいずれかを持っており，両者の割合はほぼ半々となっている。ゲノムの両末端にはITR (inverted terminal repeat) と呼ばれるT字型のヘアピン構造が存在する。ウイルス複製では，このITRの部分がプライマーの役割を果たす。また，ウイルス粒子へのパッケージングや宿主細胞の染色体DNAへの組込みにもこのITR部分が必要である。

さて，野生型AAVが非病原性ウイルスであることからAAVベクターは安全性が高いと考えられている。標的細胞としては，神経細胞[5,14]・筋細胞[11]・肝細胞などの非分裂細胞が適しており，さらに，このような細胞では一回の遺伝子導入で長期間にわたる遺伝子発現が期待できる（AAVベクターで導入した遺伝子は大部分がエピソームとして存在すると考えられており，増殖細胞の場合は導入遺伝子が失われやすい）。また，ベクターにはウイルス固有の蛋白質をコードする遺伝子が含まれないため，遺伝子導入細胞に対する免疫反応が惹起されにくい。一方，弱点としては，ベクターの大量作製が煩雑であることが，臨床応用のネックとなっているが，バキュロウイルスを利用した高効率ベクター作製法の開発が進んでいる[16]。また，小型ウイルスに由来するベクターであるため，挿入できる遺伝子のサイズに限界がある。ただし，重複感染が可能なウイルスであるため，複数の遺伝子を別々のベクターで導入することは可能である[5,14]。

このAAVベクターに関しては，最近，血清型と組織特異性の問題がトピックスとなっている。従来，AAV2をベースとしたベクターが用いられてきたが，最近になって，神経系[3]や気道系[18]では遺伝子導入効率がAAV5ベクターの方が優れていると報告されており，さらに，AAV5ベクターを用いると神経細胞だけでなくグリア細胞への遺伝子導入も可能であるとされている（神経細胞へ特異的に遺伝子導入するにはAAV2ベクターが適している）。また，筋肉を標的とする場合には，AAV1ベクターが最も効率良く，AAV2ベクターはあまり適していない[2,12]。このように，各臓器・組織によってAAVベクターの至適血清型は異なっており，標的組織の種類に応じて種々の血清型のAAVベクターを使い分ける必要がある。

その他，ベクター構築にあたっては，ベクターに搭載される発現ユニットに含まれるプロモーターに関しても考慮する必要がある。一般にCMVプロモーターが汎用されているが，導入遺伝子の十分な発現を得るためには，標的組織の種類に応じて至適プロモーターを検討する必要がある。例えば，海馬にAAVベクターを注入した場合，血清型とプロモーターの組み合わせ次第でかなり異なった遺伝子発現パターンを示すことが示されている[9]。

II. パーキンソン病に対するAAVベクターを用いた遺伝子治療

パーキンソン病は黒質-線条体系ドパミンニューロンの選択的変性により線条体におけるドパミン含量の低下を生ずる原因不明の神経変性疾患である。遺伝子治療法としては，ドパミン合成系酵素の遺伝子を線条体に導入するアプローチが動物

実験で検討されてきている[5,14]。ドパミン合成の律速酵素はチロシン水酸化酵素（TH：tyrosine hydroxylase）であり，L-dopa 合成を触媒する。L-dopa は芳香族アミノ酸脱炭酸酵素（AADC：aromatic L-amino acid decarboxylase）によりドパミンに変換される。また，TH の補酵素として働くテトラヒドロビオプテリンの合成経路の律速酵素として GTP シクロヒドロラーゼI（GCH：GTP cyclohydrolase I）が知られる。パーキンソン病患者ではこれらの酵素活性がいずれも低下しており，効率よくドパミンを産生させるには三種類の酵素全てを補充する必要がある。なお，AADC 活性の著しい低下のために L-dopa が効きにくくなってきた患者では，AADC 遺伝子を補充すれば L-dopa が再び効くようになると考えられる。

我々の研究グループ（自治医大神経内科との共同研究）では，疾患モデル動物として，黒質-線条体系ドパミンニューロンを神経毒の 6-OHDA（6-hydroxydopamine）で片側だけ破壊したパーキンソン病モデルラットを作製した。このラットでは，破壊側の線条体でドパミン含量が低下し，パーキンソン病類似の病態が出現する。遺伝子治療実験では，TH，AADC，GCH の各遺伝子を搭載した AAV ベクター（AAV-TH，AAV-AADC，AAV-GCH）を作製し，それをモデルラットの黒質破壊側の線条体に定位脳手術により注入した。その結果，1回の遺伝子治療で異常運動が改善され，その効果は18ヵ月以上持続した[5,14]。次に，大型動物で同様の結果が得られるかどうかが懸念されたため，霊長類のカニクイザルを用いて遺伝子治療前臨床研究を行った（自治医大神経内科，筑波霊長類センターとの共同研究）[8]。まず，ドパミンニューロンを選択的に破壊する神経毒の MPTP（1-methyl-4-phenyl-1,2,3,6-tetrahydro-pyridine）を慢性投与することにより薬剤性パーキンソニズムを発症させた。次に，このパーキンソン病モデルザルの一側の被殻に，定位脳手術により AAV-TH，AAV-AADC，AAV-GCH のベクター混合液を注入した。その結果，対側上下肢の運動障害の明らかな改善が認められ，レーズン取りなどの動作が素早くなり，筋強剛，振戦も消失した。副作用は特に認められなかった。また，マイクロダイアリシス法により，注入側被殻でドパミン分泌量の増加が確認された（図1）。この実験で，L-dopa を静脈注射するとドパミン分泌量が著しく増加した。このことは遺伝子導入により発現させた AADC がよく働いたことを示している。

臨床応用の第一段階では，AADC 活性の低下のために L-dopa 療法が効きにくくなってきた患者を対象とし，L-dopa 内服に AAV-AADC だけを組み合わせる方法が妥当であると思われる[1,13]。この方法では，線条体におけるドパミン産生を L-dopa 投与量でコントロールできることから安全性が高い。また，AAV ベクターの安全性評価という点でも，最初は一種類のベクターからスタートするのが望ましいと考えられる。

さて，上述のような，線条体でドパミンを産生させる遺伝子治療法はドパミンを補充する対症療法的アプローチであり，疾患自体の進行を防ぐことはできない。そこで，もう一つの治療ストラテジーとして，神経細胞保護作用を持つ GDNF などの神経栄養因子の遺伝子を用いる方法も注目されている。すでに，動物モデル実験でその有効性が観察されており[17]，将来的にはこれらの方法を組み合わせて，より理想的な遺伝子治療法を生み出すことができるものと思われる。

おわりに

本稿では，パーキンソン病の遺伝子治療法開発に向けた我々の研究グループの取り組みを紹介したが，2003年8月に，異なったストラテジーによる遺伝子治療の第一相臨床研究が米国でスタートしたことが報道されている。この治療法は，視床下核の神経細胞の活動を抑えることを狙ったもので，GAD [glutamic acid decaboxylase：抑制性神経伝達物質の GABA（ガンマアミノ酪酸 γ-aminobutyric acid）の産生に必要な酵素]の遺伝子を AAV ベクターで導入するという方法である[4]。ラットモデル系でこのストラテジーが有効であること（黒質ドパミンニューロンの変性を抑える効果も観察されている）が報告されている[7]。この臨床研究の妥当性については，研究者

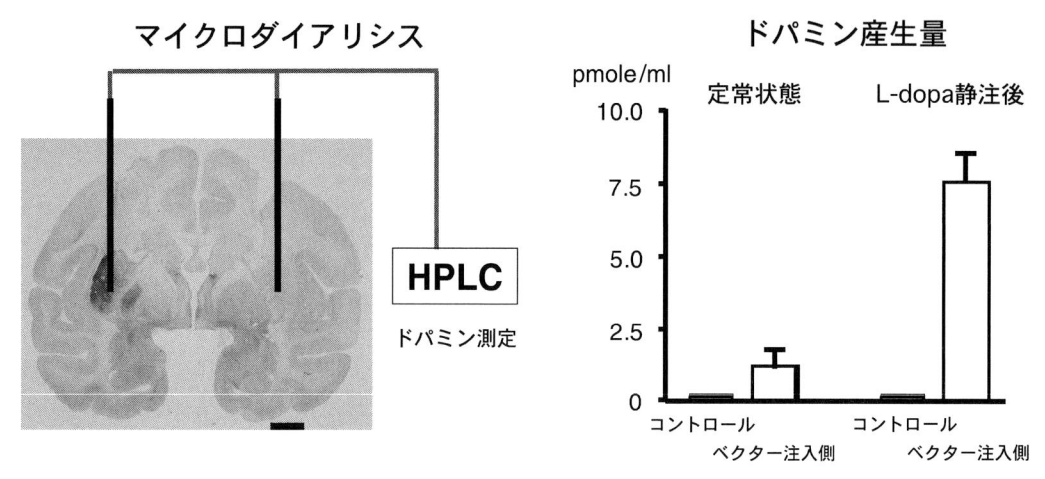

図1 遺伝子治療を行ったパーキンソン病モデルザルにおける脳内ドパミン産生量の測定[8]

パーキンソン病モデルザルにおいて，片側の被殻に AAV-TH，AAV-AADC，AAV-GCH を注入した．左図は，イメージとして，TH 染色の写真を示したものであるが，濃く染色されている部分が被殻である．被殻の広い範囲で TH の発現が認められる．また，被殻におけるドパミン産生量については，マイクロダイアリシスで採取したサンプルを用いて HPLC で測定した．右図はその結果である．ベクターを注入した被殻でドパミン産生が増えており，さらに L-dopa を静注することにより一段と増加した．このことは遺伝子治療により被殻で発現させた AADC が有効に機能していることを示している．

の間でも意見が分かれている．ウイルスベクターの深刻な副作用が問題となっている時期でもあり，臨床研究は慎重に実施していくことが大切だと思われる．

文　献

1) Bankiewicz, K. S., Eberling, J. L., Kohutnicka, M. et al. : Convection-enhanced delivery of AAV vector in parkinsonian monkeys; in vivo detection of gene expression and restoration of dopaminergic function using pro-drug approach. Exp. Neurol., 164 : 2-14, 2000.
2) Chao, H., Liu, Y., Rabinowitz, J. et al. : Several log increase in therapeutic transgene delivery by distinct adeno-associated viral serotype vectors. Mol. Ther., 2 : 619-623, 2000.
3) Davidson, B. L., Stein, C. S., Heth, J. A. et al. : Recombinant adeno-associated virus type 2, 4, and 5 vectors: transduction of variant cell types and regions in the mammalian central nervous system. Proc. Natl. Acad. Sci. USA, 97 : 3428-3432, 2000.
4) During, M. J., Kaplitt, M. G., Stern, M. B. et al. : Subthalamic GAD gene transfer in Parkinson disease patients who are candidates for deep brain stimulation. Hum. Gene. Ther., 10 : 1589-1591, 2001.
5) Fan, D., Ogawa, M., Fujimoto, K. et al. : Behavioral recovery in 6-hydroxydopamine-lesioned rats by cotransduction of striatum with tyrosine hydroxylase and aromatic L-amino acid decarboxylase genes using two separate adeno associated virus vectors. Hum. Gene. Ther., 9 : 2527-2535, 1998.
6) Kaludov, N., Brown, K. E., Walters, R. W. et al. : Adeno-associated virus serotype 4 (AAV 4) and AAV 5 both require sialic acid binding for hemagglutination and efficient transduction but differ in sialic acid linkage specificity. J. Virol., 75 : 6884-6893, 2001.
7) Luo, J., Kaplitt, M. G., Fitzsimons, H. L. et al. : Subthalamic GAD gene therapy in a Parkinson's disease rat model. Science, 298 : 425-429, 2002.
8) Muramatsu, S., Fujimoto, K., Ikeguchi, K. et al. : Behavioral recovery in a primate model of Parkinson's disease by triple transduction of striatal cells with adeno-associated viral vectors expressing dopamine-synthesizing enzymes. Hum. Gene. Ther., 13 : 345-354, 2002.
9) Nomoto, T., Okada, T., Shimazaki, K. et al. :

Distinct patterns of gene transfer to gerbil hippocampus with recombinant adeno-associated virus type 2 and 5. Neurosci. Lett., 340 : 153-157, 2003.
10) Pasquale, G. D., Davidson, B. L., Stein, C. S. et al. : Identification of PDGFR as a receptor for AAV-5 transduction. Nat. Med., 9 : 1306-1312, 2003.
11) Pruchnic, R., Cao, B., Peterson, Z. Q. et al. : The use of adeno-associated virus to circumvent the maturation-dependent viral transduction of muscle fibers. Hum. Gene. Ther., 11 : 521-536, 2000.
12) Rabinowitz, J. E., Rolling, F., Li, C. et al. : Cross-packaging of a single adeno associated virus (AAV) type 2 vector genome into multiple AAV serotypes enables transduction with broad specificity. J. Virol., 76 : 791-801, 2002.
13) Sanchez-Pernaute, R., Harvey-White, J., Cunningham, J. et al. : Functional effect of adeno-associated virus mediated gene transfer of aromatic L-amino acid decarboxylase into the striatum of 6-OHDA-lesioned rats. Mol. Ther., 4 : 324-330, 2001.
14) Shen, Y., Muramatsu, S., Ikeguchi, K. et al. : Triple transduction with adeno associated virus vectors expressing tyrosine hydroxylase, aromatic L-amino-acid decarboxylase, and GTP cyclohydrolase I for gene therapy of Parkinson's disease. Hum. Gene. Ther., 11 : 1509-1519, 2000.
15) Summerford, C., Samulski, R. J. : Membrane-associated heparan sulfate proteoglycan is a receptor for adeno-associated virus type 2 virions. J. Virol., 72 : 1438-1445, 1998.
16) Urabe, M., Ding, C., Kotin, R. M. : Insect cells as a factory to produce adeno-associated virus type 2 vectors. Hum. Gene. Ther., 13 : 1935-1943, 2002.
17) Wang, L., Muramatsu, S., Lu, Y. et al. : Delayed delivery of AAV-GDNF prevents nigral neurodegeneration and promotes functional recovery in a rat model of Parkinson's disease. Gene. Ther., 9 : 381-389, 2002.
18) Zabner, J., Seiler, M., Walters, R. et al. : Adeno-associated virus type 5 (AAV 5) but not AAV 2 binds to the apical surfaces of airway epithelia and facilitates gene transfer. J. Virol., 74 : 3852-3858, 2000.

精神科医必携！

季刊 こころの臨床 à·la·carte

B5判・3、6、9、12月の25日発行
2,200円（税別）
2004年 年間購読料**9,200円**（税別・増刊号別）
※2004年3月号より1冊2,300円（税別）になります。

精神科の臨床現場での様々な問題を、いろいろな角度から考えていく。毎号の特集、治療現場への訪問記、コラム、研究会の報告などの他に、力作の論文も掲載。

22巻4号（12月）

〈特集〉

もの忘れ外来
―アルツハイマー病への新たな試み―

高齢者の精神保健と「もの忘れ外来」

もの忘れと痴呆性疾患の診断
もの忘れ外来における患者の臨床症状と心理検査／画像診断

アルツハイマー病の症状の進行過程
アルツハイマー病の初期の症状と軽度認知障害／
中期アルツハイマー型痴呆と臨床症状

アルツハイマー病の治療
治療への導入と薬物療法の現状／非薬物的介入と認知リハビリテーション

アルツハイマー病の在宅介護
医療が支える在宅介護とは／痴呆性高齢者のケアマネージメントの現状と問題

今後の展望

座談会

星和書店 〒168-0074 東京都杉並区上高井戸1-2-5　TEL 03-3329-0031
URL http://www.seiwa-pb.co.jp/　FAX 03-5374-7186

第XIV章
パーキンソン病治療の最適化

XIV. パーキンソン病治療の最適化－I

治療の最適化に求められるもの

近 藤 智 善*，中 西 一 郎*

抄　録　近年パーキンソン病の治療のなかでドパミン作動薬治療が重視されるようになってきた。しかしながら，L-dopa は現在でも最も重要な薬剤であり，L-dopa の薬剤としての特性を熟知することはパーキンソン病の全治療期を通じて大変重要と考えられる。血中の L-dopa モニタリングは必ずしも必須ではないが，治療困難例の対策を考える上で役に立つ場合がある。パーキンソン病の治療の最適化とは単に薬物治療の最適化を意味するものではない。薬物治療に限ってみても，その前段階ともいえる，患者・家族の教育，治療に関する説明が大前提であり，患者の問題点とその病態を正確に把握できるかどうかが以後の治療の正否を決める。また，主治医が客観性の高い薬剤の大規模臨床効果試験の成績を熟知していることは重要であるが，種々の治療薬剤の作用機序や特性をよく理解していることが患者個々人の問題症状の解決のためにはより重要である。

Key words : Parkinson's disease, optimization, drug therapy, L-dopa, QOL

はじめに

パーキンソン病の「治療の最適化」という語には様々な意味が含まれているように思われる。最も単純には，ある時期における抗パーキンソン病薬の用量や用法がその患者にとって最も適切であることを意味するであろうが，それは症状すべてが消失した状態を意味するわけではない。とくに非ドパミン症状と目される種々の症状については決め手となる治療法がない。薬物治療は当然のことながら臨床効果と副作用ないし合併症発現の危険との狭間でのバランスの上に成り立っていて，最適な治療状態とはそのような要素のバランスが程良く保たれた状態といえよう。また，現時点での患者の QOL を高めることはもちろん，長期治療下で発生する合併症の発現防止や長期の QOL の維持に対する配慮も必要になる。さらに，患者の QOL の観点からは，医療面のみに限ってみても，患者の病気に対する精神的 well being は身体的な治療の最適化と無縁ではない。

そのような意味で，本稿では治療の最適化について，薬物治療の側面とその周辺で留意すべき点について述べたい。

I．薬物血中濃度は治療最適化の目安となるか？

薬物にはその血中濃度によって治療効果が現れる閾値と副作用が発現する閾値がある。その幅を therapeutic window と呼び，その範囲内に薬物濃度を収めることで安全な治療が確保される。

An optimization of the therapy for Parkinson's disease.
*和歌山県立医科大学神経内科
〔〒641-8510 和歌山市紀三井寺811-1〕
Tomoyoshi Kondo, Ichiro Nakanishi : Department of Neurology, Wakayama Medical University. 811-1 Kimiidera, Wakayama, 641-8510 Japan.

表1　L-dopa の生物学的利用率に影響する因子
　　　　　　△：利用率上昇に作用する因子
　　　　　　▼：利用率低下に作用する因子

L-dopa の溶解に影響を与える因子
　1）胃液分泌・胃液酸度
　　　▼胃酸の分泌減少（萎縮性胃炎，抗コリン薬）
　　　▼胃液の希釈
　　　▼胃酸の中和（牛乳，酸化マグネシウム，制酸剤）
　　　▼胃酸の分泌抑制（プロトンポンプ阻害剤）
　　　△酸性ジュース
　2）L-dopa の剤型
　　　△粉末
　　　△錠剤を咬み砕く
　　　△錠剤を酸性ジュースで半溶解する
L-dopa の胃排泄に影響する因子
　1）胃液酸度
　　　▼過酸
　2）胃（消化管）の運動に影響するもの
　　　▼胃下垂
　　　▼便秘
　　　▼胃内容物（高脂肪食など）
　　　▼抗コリン薬
　　　△制吐薬
L-dopa の吸収に影響を及ばすもの
　　　▼高蛋白食
　　　△空腹
L-dopa の中枢利用率に影響を与えるもの
　　　▼高タンパク食（高アミノ酸血漿）
　　　▼脳血流低下
　　　▼L-dopa 代謝物（3-OM-dopa）

　Therapeutic window の幅は個体によって異なるし，併用薬剤の用量によっても閾値は変化する。また，パーキンソン病では運動合併症の発現機序でいわれているように薬剤の用法によっても副作用の発現のしやすさが異なってくる[3,13]。

　L-dopa は臨床応用されて 30 年以上たった現在でもパーキンソン病治療薬のゴールドスタンダードであり，その効果の面からも合併症発現の面からも目立ちやすい薬剤といえる。その薬動力学と薬剤の吸収や脳への移行など生物学的利用率を変化させる因子を理解しておくことはパーキンソン病の治療上非常に有用である。

1．L-dopa の吸収と血中濃度推移

　L-dopa の血中半減期は DCI（芳香族アミノ酸脱炭酸酵素阻害剤）併用の有無にかかわらず 1 時間強[8]であり，常用される抗パーキンソン病薬のなかでは最も短い。

　L-dopa の主な吸収部位は十二指腸[1]である。その吸収には L-dopa が胃内でどれだけ早く溶解されるか，胃からどれだけ速やかに十二指腸に排出されるか，等，複数の要因が作用し得る。L-dopa が十二指腸で能動的に吸収される段階では他の大型中性アミノ酸が大量に存在すると競合的に影響し，吸収効率の低下をまねく。そのほか複数の因子が L-dopa の血中濃度に影響を与える（表1）。このような知識は L-dopa 治療がうまく行かない場合の工夫に立つ。ただし，ここで注意しておく必要があるのは，L-dopa の吸収を高めることが治療的によいとは限らないことである。たとえば L-dopa 濃度が必要以上に高くなることで運動合併症や幻覚・妄想などの精神症状が出る場合もある。

　また，L-dopa の血中濃度やその推移は患者の病型（若年発症か通常年齢発症か）[17]や病気の経過でも変化し得る。すなわち，若年発症者では L-dopa 血中濃度は急峻であり，老年発症者では血中濃度はさほど急峻にはならない。また L-dopa/DCI 服薬後の血中濃度の検討では服薬期間が長くなると L-dopa の吸収が高まり血中濃度は急峻化しやすいという報告がある[6]。

　近年 L-dopa 製剤は L-dopa/DCI 剤を用いることが多いが，L-dopa/DCI 剤の場合 L-dopa 単剤と比較して血中濃度が急峻となりやすく[18]，通常いわれる L-dopa 単剤と L-dopa/DCI の力価比較で L-dopa/DCI の方が用量換算で約 5 倍という法則は一応の目安であり，必ずしも当てはまらないことに留意すべきである。

　さらに，L-dopa/DCI 剤には DCI として benserazide を含む薬剤と carbidopa を含む 2 剤があるが，前者と後者では L-dopa との配合比が異なり，前者は L-dopa/DCI が 4/1，後者は 10/1 となっている。1 回 1 錠の服用の場合は benserazide 配合の薬剤の方が血中濃度がより急峻となる[4]こと，また連用下では carbidopa の方が血中濃度推移はなだらかに推移することを示唆した報告[10]があり，運動合併症の発現に多少の差異を生

2. L-dopa の脳への移行

上記のように L-dopa の血中濃度半減期は 1 時間強と短い。にもかかわらずその効果が持続するのは，L-dopa が中枢に移行後，ドパミン神経終末に取り込まれ保持されるためである。生理的には脳の L-dopa 濃度はドパミンや L-dopa の前駆体であるチロシンの濃度と比べて極めて低い。パーキンソン病患者が L-dopa を服用した際の脳内 L-dopa 濃度は極めて非生理的で高濃度になる。ドパミン神経終末は L-dopa を能動的に取り込むことで，この非生理的な上昇を緩衝する役割を果たす。しかしながら，病気の進行によってドパミン神経終末の密度が減少すると上記のような L-dopa の変動を緩衝する作用やドパミンとして保持する能力が低下する。その結果次第に L-dopa の効果持続時間は短縮し，効果の推移は血中の L-dopa 濃度依存的となる。また L-dopa による副作用も発現しやすくなる。

上記のように L-dopa を神経終末に取り込みドパミンとして保持する能力の欠如が wearing off 現象の重要な要因[5]と考えられているが，他の要因として L-dopa の中枢・ドパミン神経への取り込みの阻害もいわれている。このようなものとして，大型中性アミノ酸による L-dopa の能動的取り込みの競合阻害[2]と，L-dopa 代謝産物の 1 つ 3-O-methoxy-dopa による阻害[15]があげられる（表1）。一般に L-dopa の効果は午前中によく，午後に悪い場合が多い。このような原因の 1 つとして日中の食事によるアミノ酸濃度の上昇が想定され[14]ている。これを実際に臨床応用したものが日中の蛋白制限食（protein redistributon therapy）療法である。この治療法は日中の活動時間帯（L-dopa が効いて欲しい時間帯）の蛋白摂取を制限し L-dopa の中枢への移行を高めようとするものである。

また日常 L-dopa の効果との関係で考えに上りにくいものに脳血流がある。著者は以前に定常的に治療されていた患者が亜急性に L-dopa 効果の減弱が生じ，のちに中大脳動脈の主幹動脈血栓症に陥った症例を経験している。

3. L-dopa 有効血中濃度について

L-dopa の血中濃度と臨床効果について検討した報告は多い。臨床効果発現時の L-dopa 血中濃度を効果発現閾値といい，一定以上の L-dopa 血中濃度の上昇が効果発現に必要と考えられていた。

L-dopa のみを投与したときの効果発現血中濃度[12]は，個人差はあるものの約 3～12 nmol/ml 程度と見積もられている。しかしながら，一般にドパミン作動薬を L-dopa と併用した場合，そのメリットとして L-dopa 用量の節減が可能となり，その節減によって運動合併症の頻度や程度が低下する。これは，L-dopa の効果とドパミン作動薬の効果がある程度加算的であることを示しており，L-dopa の有効血中濃度が必ずしも固定した絶対値ではなく，他薬によるドパミン受容体刺激によって変化することを示している。われわれ[7]はドパミン作動薬が併用されている場合，L-dopa の効果発現濃度はドパミン作動薬の用量に依存して低くなることを観察している（図1）。

4. L-dopa 血中モニタリング

現在薬物の血中濃度測定は抗てんかん薬やジギタリスなど特定領域に関しては大抵の施設で測定のオーダーが可能である。L-dopa も外注すれば測定可能であるがそれほどルーチン化していない。またドパミン作動薬など他薬の測定はさらに困難である。

L-dopa の場合他の領域の薬剤と比べてさほど血中濃度モニタリングの必要性が高くないと著者は考えるが，その理由として，その血中濃度の消長が比較的臨床症状の変化として把握されやすい点や，血中半減期が短いためにさほど中毒用量に神経質である必要がないことがあげられる。

しかしながら，L-dopa の効果の有無はある程度パーキンソン病診断の参考となり，診断に迷う場合には L-dopa の効果の明らかさが診断確定の重要な要素となる。このような場合，L-dopa 用量を最高用量以上に高くしたり，相当量の L-dopa の静脈内注射による判定が参考になると考えられるが，血中濃度を測定してみるのもよい方

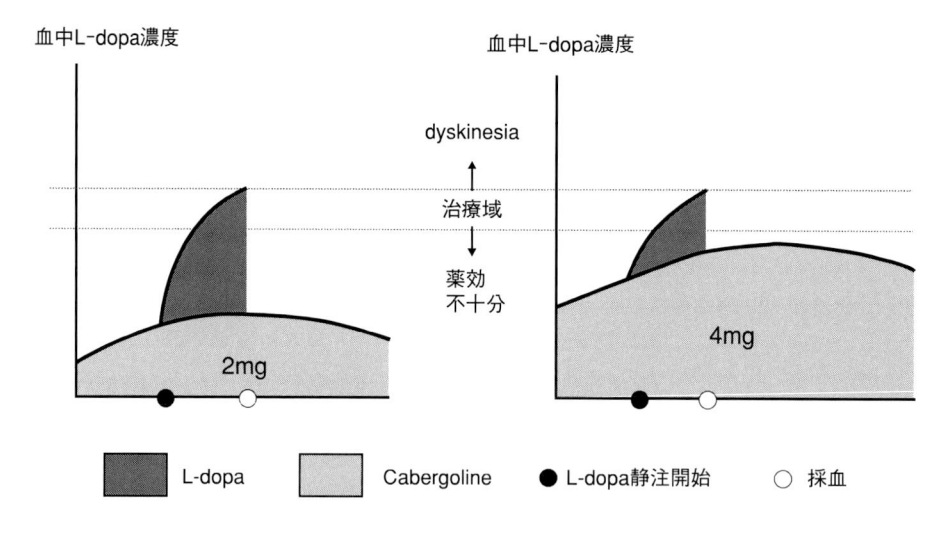

図1 ドパミンアゴニストと L-dopa 併用時の相加的効果

Wearing-off 現象を有するパーキンソン病の患者に，異なる用量の cabergoline（左図 2 mg，右図 4 mg）投与下で，L-dopa overnight washout の状態で L-dopa を静注した。効果発現時の血漿の cabergoline と L-dopa の濃度を測定したところ，cabergoline の用量，血漿濃度に依存して血漿 L-dopa の有効濃度閾値は低下した。このことから，ドパミンアゴニストと L-dopa の効果はある程度相加的であることが示唆された。

法である。また，delayed-on や no-on と考えられる場合実際血中の濃度がどうなのか，臨床的な wearing off 現象や on off 現象が実際血中濃度でもその通りかどうか，dyskinesia や dystonia が果たして biphasic または end of dose か peak of dose かなど，臨床的な把握が正しいかどうか，また真に L-dopa 血中濃度に由来するのか，等の判断には大変役立つ。これらの症状変化は症状発現や服薬時間を注意深く問診したり理学所見をとることで，ある程度は把握可能であると著者は考えるが，L-dopa 血中濃度と臨床症状の推移を照らし合わせるという実体験は大変重要である。パーキンソン病の病態は必ずしもドパミン作動性の変化ですべてが理解されるわけではなく，L-dopa の治療上の問題点や限界を把握することも重要で，たとえば進行期パーキンソン病の治療困難な症状がドパミン神経伝達の異常によるのかどうかなど病態を推測する場合の参考にもなると考えられる。

5．他の薬剤との相互作用

抗パーキンソン病薬の相互作用についてはあまりエビデンスがない。しかしながら，時にドパミン作動薬の併用開始によって便秘が増悪したり，薬剤初期導入期にかえってパーキンソニズムが悪化する症例もある。ドパミン受容体刺激による消化管運動の抑制とそれに伴う L-dopa 吸収の低下，あるいは少量の D_2 自己受容体刺激によるドパミン神経活動の抑制などが可能性として考えられる。

ドパミン作動薬が他薬との併用によって互いに血中濃度が高くなるという報告もある。すなわち，cabergoline はその代謝においてチトクローム３Ａ４酵素で代謝される。マクロライド系抗生物質であるクラリスロマイシンはこのチトクローム酵素を阻害するため血中の cabergoline 濃度を高める。Area under curve で約 2.5 倍に高まるとのデータがある[11]。

II．治療の適正化に求められるもの

近年，ドパミン作動薬使用の重要性がさかんに喧伝されており，病初期・軽症例ではドパミン作動薬の単独治療も可能である。しかしながら，経

表2 治療の最適化に重要な要素

1) 主治医の患者把握
   （年齢，現症，社会的背景など）
2) 患者・家族への病気・治療に関する教育
3) 主治医からの治療に関する適切な説明
4) 主治医の正しい病状把握
   主治医の適切な問診と診察
5) 主治医の抗パーキンソン病薬に関する知識
   抗パーキンソン病薬の薬理学
   （作用時間や代謝など）
   効果特性
   副作用特性
   薬剤相互作用

過とともに次第にL-dopaの要求度は高まる。そのような状況での治療上の問題点は，ことに運動症状に関しては，ほとんどL-dopaそのものの長所と短所の表現といっても過言ではなく，治療の最適化とはそれへの対策のプロセスともいえる。筆者が本稿でこれまで，ほとんどL-dopaに限ってその効果や薬動力学的側面について述べてきたのは，それほどL-dopaの扱いが効果の上でも副作用の上でも大切であると考えるところによる。L-dopaの薬理学的特性を知ることや，その血中濃度をモニターすること，またL-dopaの生物学的利用率に影響を及ぼす因子を知ること，等はパーキンソン病の治療の適正化のために大変重要であるが，これまで著者が日常診療で治療適正化のためにさらに重要と感じているいくつかを表2に示す。

表2にあげた項目は臨床医であれば当前思われるものばかりといえる。

パーキンソン病の治療全体を考えた場合，治療は患者への説明，患者に接する態度などから，すでにはじまっているといえる。手際よい診断や，患者個々の状態に応じた明るい見通しを持てるような説明，等は患者のQOLを高めるのに役立つという調査報告[16]もある。また問題症状に直面した場合，その病態を把握することは以後の治療方針を決定するために最も重要であり，以後の治療の正否にもかかわる。また，パーキンソン病の治療は規定の用量をどの患者にも処方するわけではなく，用量滴定によって維持量が決められる。どのような薬剤を選択しそれぞれの用量をどのように固定するかに際して，副作用を含めた薬剤に対する知識は治療の選択肢を広げる意味で重要な要素である。また治療方針に関する主治医の確固とした信念は大切であるが，一方で患者の状態に適宜対処する柔軟性の保持も忘れてはならない。治療選択の判断に迷う場合には客観的で信頼性の高い臨床試験成績を参考にすることも大切で，パーキンソン病治療ガイドライン[9]の中にオーソドックスな治療の選択が示唆されていることを最後に申し述べたい。

おわりに

薬物治療にかかわる治療の最適化に重要と思われる事項について述べた。薬剤そのものに対する知識と患者の問題症状に関する病態生理を正しく理解することが治療最適化の両輪と考えられる。後者のために重要なことは患者をよく問診し，それを臨床的に確認することである。L-dopaの血中モニタリングは必須ではないにしても，患者の病態把握が困難な場合には一助となる検査と思われる。

本稿では深部脳刺激を含む外科的治療については触れなかったが，薬物治療でコントロールが難しい症例にある程度有用であることは間違いなく，外科治療を含めた治療の最適化が考慮されるべきである。その際，薬物治療が真に最適であるかどうかの判断は重要と思われ，外科手術の適応や手術効果の判定について神経内科医が果たさなければならない役割は大きい。

文　献

1) Bianchine, J. R., Calimlim, L. R., Morgan, J. P. et al. : Metabolism and absorption of L-3,4 dihydroxyphenylalanine in patients with Parkinson's disease. Ann. NY Acad. Sci., 179 : 126-140, 1971.
2) Carter, J. H., Nutt, J. G., Woodward, W. R. et al. : Amount and distribution of dietary protein affects clinical response to levodopa in Parkinson's disease. Neurology, 39 : 552-556, 1989.
3) Chase, T. N., Engber, T. M., Mouradian, M. M. : Palliative and prophylactic benefits of continuous-

ly administered dopaminomimetics in Parkinson's disease. Neurology, 44 (7 suppl. 6) : S 15-18, 1994.
4) 加世田俊, 岩田真一, 満田稔 他：Benserazide と Carbidopa Dopa 脱炭酸酵素阻害剤の違いによる levodopa 血中濃度と臨床効果. 臨床神経学, 40：1337, 2000.
5) Mouradian, M. M., Juncos, J. L., Fabbrini, G. et al. : Motor fluctuations in Parkinson's disease : pathogenetic and therapeutic studies. Ann. Neurol., 22 : 475-479, 1987.
6) Murata, M., Mizusawa, H., Yamanouchi, H. et al. : Chronic levodopa therapy enhances dopa absorption : contribution to wearing-off. J. Neural. Transm., 103 : 1177-1185, 1996.
7) 中西一郎, 三輪英人, 近藤智善：ドパミンアゴニストによる治療底上げ効果の検討. 第 44 回日本神経学会総会抄録集：245, 2003.
8) Nutt, J. G., Fellman, J. H. : Pharmacokinetics of levodopa. Clin. Neuropharmacol., 7 : 35-49, 1984.
9) 日本神経学会治療ガイドライン Ad Hoc 委員会：パーキンソン病治療ガイドライン. 臨床神経, 42：430-494, 2002.
10) 野元正弘, 永井将弘, 中塚晶子 他：カルビドパ合剤とベンセラジド合剤の違いによるパーキンソン病患者 L-DOPA 血中濃度の変化. 厚生労働省研究費補助金平成 15 年度難治性疾患克服調査研究事業「神経変性疾患に関する調査研究班抄録集」：53, 2003.
11) 野村拓夫, 張捷, 中塚晶子他：マクロライド系抗生物質クラリスロマイシンのカベルゴリン血中濃度の影響. 臨床薬理, 34：269 S-270 S, 2003.
12) Nutt, J. G., Woodward, W. R. : Levodopa pharmacokinetics and pharmacodynamics in fluctuating parkinsonian patients. Neurology, 36 : 739-744, 1986.
13) Pearce, R. K., Banerji, T., Jenner, P. et al. : De novo administration of ropinirole and bromocriptine induces less dyskinesia than L-dopa in the MPTP-treated marmoset. Mov. Disord., 13 : 234-241, 1998.
14) Pincus, J. H., Barry, K. M. : Plasma levels of amino acids correlate with motor fluctuations in parkinsonism. Arch. Neurol., 44 : 1006-1009, 1987.
15) Reches, A., Fahn, S. : 3-O-methyldopa blocks dopa metabolism in rat corpus striatum. Ann. Neurol., 12 : 267-271, 1982.
16) The Global Parkinson's Disease Survey (GPDS) Steering Comittee : Factors impacting on Quality of life in Parkinson's disease : Results from an international survey. Mov. Disord.,17 : 60-67, 2002.
17) 横地正之：若年性パーキンソン病 II—薬理学的特徴—. 神経進歩. 23：1060-1073, 1979.
18) 横地正之, 近藤智善, 平山恵造 他：パーキンソン病に対する L-DOPA 治療と脱炭酸酵素阻害剤（塩酸 benserazide）併用治療, 第 2 報, metabolism pharmacokinetic study. 脳神経, 31：339-348, 1979.

XIV. パーキンソン病治療の最適化−2

本邦におけるパーキンソン病治療ガイドライン

金澤　章*

抄録 日本神経学会では，evidenced based medicineに基づくパーキンソン病（PD）の治療ガイドラインを，平成14年5月に公表した．治療法に関しては，薬物療法をはじめ，外科療法，リハビリテーション，カウンセリングに及ぶ．このガイドラインは早期PD治療と進行期PD治療より成り立ち，24個の表と，10個の図（アルゴリズム）を含む大作であるが，本章では早期PDガイドラインを中心にその概要を記載した．早期PD治療ガイドラインの要点は，①日常生活に支障のない場合は，経過観察，②日常生活に支障があり，高齢者，痴呆合併者はL-dopa製剤で治療を開始し，改善が不十分であればドパミンアゴニストを併用，③それ以外の者は，ドパミンアゴニストで治療を開始し，改善が不十分であればをL-dopa製剤を併用するということに集約される．本章の最後には今後の課題についても記述した．

Key words: *Parkinson's disease, treatment, evidenced based medicine (EBM), guideline, Japan*

はじめに

日本神経学会では，学会員および神経疾患を診る内科医，脳神経外科医，精神科医などを対象に，パーキンソン病（PD），脳血管障害，てんかん，痴呆性疾患，頭痛，筋萎縮性側索硬化症の6疾患に対してevidenced based medicine（EBM）に基づく治療ガイドラインを作成した．まず平成12年7月に，「日本神経学会治療ガイドラインAd Hoc委員会」を設置し，9月にこの6つの疾患ごとの小委員会を組織した．これに基づきPD治療ガイドライン作成小委員会（委員長：水野美邦教授）は，ガイドラインを作成．それをインターネットで公開し，再検討を行い，平成14年5月の神経学会総会で公表，学会誌である「臨床神経学」に掲載した[3]．

そこでは，まず最初に作成小委員会のメンバーが分担して，昭和41年から平成12年12月までに発表されたPDの治療に関する論文の系統的レビューを行い，米国保険政策研究局（AHCPR）の分類（表1）に従い，各論文のエビデンスレベルを決定した．そしてエビデンスレベルの高い論文に基づき，各治療薬，治療法の有効性，安全性に関するガイドライン作成委員会の結論を記載している．この治療法に関しては，外科療法，リハビリテーション，カウンセリングなど薬物療法以外にも及んでいる．

次にこれらの結論をふまえて，早期PDと進行期PDに分けて，治療ガイドラインを作成している．ここでの早期PDとはL-dopaもドパミンアゴニストも服用していない比較的軽度の病態であ

Guidelines for the treatment of Parkinson's disease in Japan.
*東京都江東高齢者医療センター脳神経内科
〒136-0075 東京都江東区新砂3-3-20
Akira Kanazawa : Tokyo Metropolitan Koto Geriatric Medical Center, Department of Neurology. 3-3-20 Shinsuna, Koto-ku, Tokyo, 136-0075 Japan.

表1 AHCPRによるエビデンスレベルのグレーディングスケール

エビデンスのレベル	試験デザイン
Ia	ランダム化比較試験のメタアナリシスによる
Ib	少なくとも一つのランダム化比較試験による
IIa	少なくとも一つのよくデザインされた非ランダム化比較試験による
IIb	少なくとも一つの他のタイプのよくデザインされた準実験的研究による
III	よくデザインされた準実験的記述的研究による。比較研究，相関研究，ケースコントロール研究など
IV	専門家委員会のレポートや意見 and / or 権威者の臨床試験

（谷津喜一郎訳・文献11）

表2 L-dopa製剤服用に伴う運動系合併症の頻度

報告者	例数	L-dopa mg/日	治療年数	発生頻度	内容
Rajput(1984)	34	3.4 g*	5	10%	wearing off
	34	3.4 g*	5	25%	dyskinesia
Fahn(1987)			1	10%	fluctuations
			5	50%	fluctuations
Caraceni(1991)	125	449	4	29%	fluctuations
	125	403	6	60%	fluctuations
Nakanishi(1992)	124	400	5	32%	wearing off
	124	400	5	10%	dyskinesia
Miyawaki(1997)	446	408	5	20%	wearing off
Koller(1999)	187	426	5	21%	fluctuations

*L-dopa単剤。fluctuationsとあるのは，症状の日内変動（wearing off, on-off）とジスキネジアを合わせたもの。

り，進行期PDとはすでにL-dopaを服用しており，それによる種々の問題点が生じている病態をさす。

このガイドラインは24個の表と，10個の図（アルゴリズム）を含む64ページから成る大作であるが，本章ではその概要を記載させて頂く。なおここに掲載する表，図は本ガイドラインからの引用である。

I．早期パーキンソン病の治療ガイドライン

作成にあたり特に以下の項目が考慮された。

1．ドパミンアゴニストはL-dopaによる運動系合併症（運動症状の日内変動とジスキネジア）の発生を遅らせるかどうか

表2は，L-dopa製剤の服用に伴う運動系合併症の頻度についてまとめたものである。少ないものでも5年間で10％，多いものでは6年間に60％の発現が報告されている。次に表3に，L-dopa製剤（末梢性dopa脱炭酸酵素阻害薬併用）単独で治療を開始するより，先にドパミンアゴニスト（bromocriptine[4]，ropinirole[9]，cabergoline[10]およびpramipexole[5]）で治療を開始しその後必要に応じL-dopa製剤を上乗せした方が，運動症状の日内変動またはジスキネジアの発現を遅らせ，その頻度を低くすることができることを示した。

表3　4つのドパミンアゴニストとL-dopa製剤の長期ランダム化比較試験の比較（Level Ib）

		Bromocriptine	Ropinirole	Cabergoline	Pramipexole
報告者		Montastruc	Rascol	Rinne	PSG
発表年		1994	2000	1999	2000
調査期間		5 Y	5 Y	5 Y	2 Y
上乗せ薬物		L-dopa	L-dopa	L-dopa	L-dopa
アゴニスト平均維持量		52±5 mg	16.5±6.6 mg	median 3 mg	2.78 mg
L-dopa平均維持量		569±47 mg	753±398 mg	median 500 mg	509 mg
エンドポイント		motor complications	ジスキネジア	motor complications	motor complications
エンドポイントに達した%	A/D	56 %	20 %	22 %	28 %
	D	90 %	45 %	34 %	51 %

PSG：Parkinson Study Group, A/D：アゴニストで開始，後にL-dopa追加, D：L-dopaで開始
Motor complications：運動症状の日内変動＋ジスキネジア
ドパミンアゴニストで開始した方が，エンドポイントへの到達率が低い。

表4　運動症状の日内変動発生に影響する因子（Level III）

	例数	日内変動発生例数*	%
Hoehn & Yahr 重症度			
I	24	10	22.9
II	67	35	37.4
III	34	15	40.0
パーキンソン病のタイプ			
完全型	62	35	33.1
無動型	41	20	31.9
振戦型	22	5	13.1
L-dopa開始年齢			
＜ 45	24	16	36.9
46～55	46	25	42.5
55～65	34	15	15.1
＞ 66	21	4	14.6

*L-dopa治療開始4年後の例数（Caraceni et al., 1991・文献1）
振戦型では日内変動の発生が低い。またL-dopa開始年数が遅いと日内変動の発生が少ない。

2．発症年齢と運動系合併症の発生頻度の関係

運動系合併症の発生頻度は発症年齢が若いほど，また治療開始年齢が若いほど出やすい。ガイドラインではいくつかの根拠となるデータを示しているが，ここでは表4にその1つを若干改変して提示した。

3．L-dopa，ドパミンアゴニストの適切な維持量

表3に示したドパミンアゴニストとL-dopa製剤の大規模比較試験は，いずれも初期の維持量設定が二重盲検で行われ，維持量は症状が充分とれて患者の日常生活にほぼ不自由がなくなる所を目標にしている。この間治療者は，自分がドパミン

表5　L-dopa はヒトにおいては黒質毒性を示さない (Level III)

症例	L-dopa 開始年齢	L-dopa 使用年数	L-dopa 総使用量 (kg)	最後の診察	診断
1	32	21	22.0	79歳で生存	本態性振戦
2	40	9	6.6	97歳で生存	本態性振戦
3	13	26	18.7	57歳で生存	本態性振戦
4	5	11	3.0	19歳で死亡*	Dopa-responsive dystonia
5	57	26	23.9	92歳で死亡*	本態性振戦

*黒質の神経細胞のメラニン色素の減少はあるが，*細胞数は正常。黒質の色素ならびに細胞数は正常（文献8）。

アゴニストと L-dopa 製剤のどちらを患者に処方しているかを知らずに維持量設定を行っているので，その結果は充分な改善を得るにはどのくらいの L-dopa またはドパミンアゴニストが必要であるかを推定するよい目安となる。この4つの調査での L-dopa の維持量は，それぞれ 569±47mg，753±398mg，500mg (median値)，509mg である。またドパミンアゴニストの維持量は，bromocriptine 52±5 mg, ropinirole 16.5±6.6 mg, cabergoline 3 mg, pramipexole 2.78 mg である。すなわち十分な改善を期待するにはこれくらいの維持量が必要といえる（ただし bromocriptine は，まだ高用量が使用されていた時代の調査である）。

4．L-dopa が黒質変性に関与するかどうか

ヒトについては Quinn ら[7]は，4年以上 L-dopa を総計2 kg 服薬された72歳本態性振戦の患者の病理所見を示し，黒質，青斑核に異常がなかったことを報告した。Rajput ら[8]は L-dopa 使用した4人の本態性振戦，1人のジストニアの患者の病理所見を確認した。表5に5人のプロフィールを示す。最低9年，最高で26年の L-dopa 製剤服薬歴であるがいずれも黒質-線条体の神経細胞には障害がないことを報告した。以上より黒質変性に対する L-dopa の影響は，ヒトではないと結論付けた。

5．PD 治療薬の神経細胞保護効果の有無

このガイドラインを作成した時点，すなわち平成12年12月31日までに発表された時点では，実験系で神経保護作用を示す報告は多いが，PD 患者に対して明らかな神経細胞保護効果を証明できた抗PD薬はない。その後ドパミンアゴニストの一部において，病気の進展抑制を示唆する発表があった。

1つは Parkinson Study Group が行った早期 PD に対する，pramipexole と L-dopa の長期成績を比較したものである[6]。ß-CIT SPECT によりドパミントランスポーターの密度を両群で定量比較，Pramipexole で開始した群の方が，L-dopa 製剤で治療を開始した群に比しドパミントランスポーター密度の低下が軽度であるというものである。これはドパミンアゴニストで治療した群の方が，ドパミン神経終末の減少程度が軽かったことを意味し，ドパミンアゴニストに神経細胞保護効果の存在が示唆される。まだ学会抄録の段階であるが，ropinirole についてもアメリカ神経アカデミーの総会で同様の結果が報告されている。しかしこれらの調査では，プラセボ群がないので PD の自然経過に対してどうであるかがまだ不明である。したがってこれらのデータのみで診断がついたらすぐにドパミンアゴニストを使用すべきであると結論してよいかは，議論が多い所である。残念ながら時間の制約でガイドライン作成委員会では充分には検討されなかったが，もう少しデータが集積するまでは，日常生活に障害が出始めた段階で，速やかにドパミンアゴニストから治療を開始するという方針となった。

以上の系統的文献レビューを中心として作成した，早期 PD 治療ガイドラインを図 1 に提示する。なお痴呆症の合併者に対して L-dopa 製剤で治療を開始する理由は，L-dopa 製剤が最も効果があり，かつ複数の抗 PD 剤服用に伴う妄想，幻覚の出現を抑えるためである[2]。

II．進行期パーキンソン病の治療ガイドライン

進行期 PD とはすでに L-dopa 療法を必要とし，それをすでに服用しており，さらになんらかの治療上の問題点が出ている病態をさす。進行期 PD 治療ガイドライン（アルゴリズム）の作成は各薬物，各治療法の文献検索結果に基づいて，委員会としての結論を記載している。領域によってはエビデンスレベルの高いデータが少なく，このような場合には委員会の奨めとして記載されている。ここで取り上げた項目は以下の通りである。

1）Wearing off 現象
2）Delayed on/no on 現象
3）On-off 現象
4）不随意運動
　4.1．Peak-dose dyskinesia, diphasic dyskinesia
　4.2．Off-period dystonia
5）すくみ現象
　5.1．オフ時のすくみ足
　5.2．オン時のすくみ足
6）効果減弱
7）睡眠障害と restless legs 症候群
8）精神症状
　8.1．幻覚・妄想
　8.2．興奮・錯乱
9）うつ状態
10）自律神経症状
　10.1．起立性低血圧
　10.2．排尿障害
　10.3．性機能障害
　10.4．消化管運動障害
　10.5．イレウス
　10.6．発汗障害

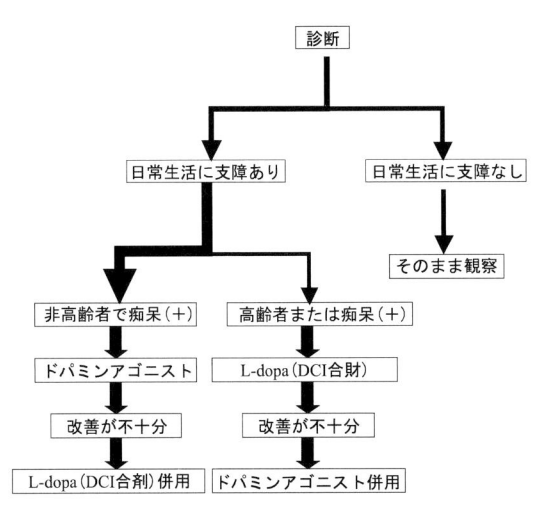

図 1　早期パーキンソン病の治療ガイドライン

（1）高齢者（1 つの目安として 70～75 歳以上）および痴呆の合併患者以外はドパミンアゴニストから開始。

（2）改善が不充分と判断するためには，副作用がない限りドパミンアゴニストであれば厚生省により認可されている最高維持量まで，L-dopa であれば 600 mg（DCI 併用）まで使用することが原則。ただしドパミンアゴニストで悪心が強い場合や充分な効果が得られない場合は L-dopa を併用する。この 2 者においても症状の改善が不充分な場合は，抗コリン薬または amantadine を併用する。

（3）ドパミンアゴニストを使用する際は domperidone 30 mg（分 3，毎食前）を併用すると導入がスムースにゆく。

（4）L-dopa を開始する場合モノアミン酸化酵素 B 阻害剤を同時に併用してもよい（Wearing off 現象の発生がある程度抑制される。また L-dopa の維持量を抑えられる）。

（5）抗コリン薬または amantadine を第一選択薬として使用することも可能である。ただし，抗コリン薬は，種々の副作用により，使用しないですめば使用しないでおきたい薬物という評価が国際的になされつつある。特に高齢者への抗コリン薬の使用はできるだけさけることが望ましい。Amantadine は，効果のある人とない人が判然としているので，効果のない人に漠然と使用すべきではない。

（6）治療期間が長くなる若年者の場合，抗コリン薬あるいは amantadine で数年間の治療が可能であれば，L-dopa 開始を遅らせることができる。これらの薬物で不十分な場合は，上記の図に従いまずドパミンアゴニストを追加し，最後に L-dopa を追加する。

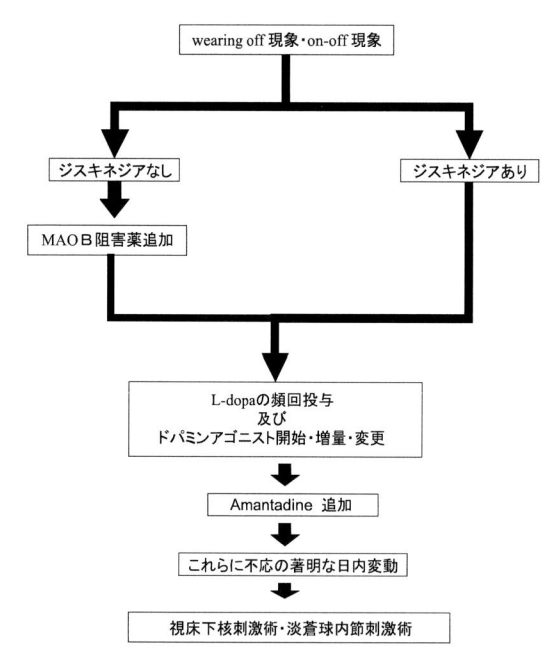

図 2　進行期パーキンソン病の治療ガイドライン
　　　　：wearing off 現象・on-off 現象

ジスキネジアのない wearing off, on-off 症例で，モノアミン酸化酵素 B 阻害薬追加の代わりに，COMT 阻害薬を使用してもよいが本邦では未発売（治験中）。
ジスキネジアを伴う wearing off, on-off 症例で，やむえず MAOB 阻害薬，COMT 阻害薬を服用する場合は L-dopa の減量を試みる。
外科療法の術式は，各施設の経験，専門的意見，患者の特性を勘案して，最終的に決定されるべき性質のものである。

11) 悪性症候群

　ガイドラインでは，各項目毎に少なくとも 1 つの表を提示している。また 9 つのアルゴリズムを作成しているが，ここでは例として wearing off 現象・on-off 現象のアルゴリズムを図 2 に提示する。

III. 今後の課題

　筆者は本ガイドラインの作成小委員会に，研究協力者および事務局として参加させて頂いた。これがきっかけで，このガイドラインに関する講演を何回か行う機会を得た。その時の質疑応答を通して，本ガイドラインに関する今後の検討課題と思われる点を，最後に列記させて頂く。

　1) 日常生活に支障を呈していない患者に，神経細胞保護効果が期待できる薬物を使用するかどうか。

　2) 抗コリン薬，amantadine のように EBM としてのレベルの高い論文の少ない薬剤の位置づけをガイドラインでは補助剤として扱っている。これらの薬剤に対する再評価の施行。

　3) 現実には，早期の患者に対して少量の L-dopa 製剤（合剤で 2～3 錠）と中等量のアゴニストの併用を施行している医師が多い。一方ガイドラインでは，高齢でなく，痴呆症のない患者には，まずドパミンアゴニストを最高量まで使用してから，効果の乏しい時に初めて，L-dopa 製剤の処方を勧めている。両者の大規模試験は施行されていない。

　4) うつ状態に対する SSRI や，精神症状に対する非定型抗精神病薬など比較的新しい薬物は効果，パーキンソニズムの副作用ともに再評価が必要となろう。

　繰り返しになるが，本ガイドラインは EBM に基づくものである。個々の患者の治療に際しては，このガイドラインと個々の患者の特性を充分に考慮し，それぞれの患者にとって最適な医療が施されることが求められる。

文　献

1) Caraceni, T., Scigliano, G., Musicco, M. : The occurrence of motor fluctuations in parkinsonian patients treated long term with levodopa : role of early treatment and disease progression. Neurology, 41 : 380-384, 1991.
2) 金澤章：高齢者パーキンソン病の実践的薬物療法　精神症状と対策. Geriatric Medicine, 40 : 1249-1253, 2002.
3) 水野美邦, 大熊泰之, 菊地誠志　他：パーキンソン病治療ガイドライン 2002. 臨床神経, 42 : 430-494, 2002.
4) Montastruc, J. L, Rascol, O., Senard, J. M. et al. : A randomised controlled study comparing bromocriptine to which levodopa was later added, with levodopa alone in previously untreated patients

with Parkinson's disease : a five year follow up. J. Neurol. Neurosurg. Psychiatry, 57 : 1034-1038, 1994.
5) Parkinson Study Group. : A randomized controlled trial comparing pramipexole with levodopa in early Parkinson's disease : diseign and methods of the CALM-PD Study. Parkinson study group. Clin. Neuropharmacol., 23 : 34-44, 2000 a.
6) Parkinson Study Group : Dopamine transpoter brain imaging to assess the effect of pramipexole vs levodopa on Parkinson disease Progression. JAMA, 287 : 1653-1661, 2002.
7) Quinn, N., Parkes, D., Janota, I. et al. : Preservation of the substantia nigra and locus coeruleus in a patient receiving levodopa (2 kg) plus decarboxylase inhibitor over four-year period. Mov. Disord., 1 : 65-68, 1986.
8) Rajput, A. H., Fenton, M., Birdi, S. et al. : Is levodopa toxic to human substantia nigra? [see comments]. Mov. Disord., 12 : 634-638, 1997.
9) Rascol, O., Brooks, D. J., Korczyn, A. D. et al. : A five-year study of the incidence of dyskinesia in patients with early Parkinson' s disease who were treated with ropinirole or levodopa. N. Engl. J. Med., 342 : 1484-1491, 2000.
10) Rinne, U. K., Bracco, F., Chouza, C. et al. : Early treatment of Parkinson's disease with cabergoline delays the onset of motor complications: results of a double-blind levodopa controlled trial. Eur. Neurol., 6 (suppl. 5) : 17-23, 1999.
11) 谷津喜一郎：健康情報の共生は可能か？ わかりやすいEBM講座（厚生省健康政策局研究開発振興課医療技術情報推進室監修），pp.136-149，厚生科学研究所，東京，2000．

XIV. パーキンソン病治療の最適化-3

パーキンソン病治療ガイドラインの世界の動向

山 本 光 利*

抄 録 パーキンソン病の治療ガイドラインが先進国を中心として開発されている。ガイドライン開発状況は evidence-based の方式にのっとり，系統的文献レビューを行うことが現段階ではより better であるが，evidence だけではガイドライン作成は困難であり，専門家の意見をくみ入れたものもある。ガイドラインを利用するに際してはどの組織が，何の目的に開発したのか，利害関係者の関与がないかなどを調べて利用することが必要である。ガイドラインは各国や施設での作成が勧められているが，この際には Movement Disorder Society と日本神経学会パーキンソン病治療ガイドライン作成小委員会による系統的文献レビューが有用である。

脳の科学（2004年増刊号）384-389, 2004

Key words: Parkinson's disease, treatment, guideline, EBM

はじめに

過去から現在に至るまで病気の治療の方針の多くは単なる臨床経験やあまり科学的とはいい難い臨床試験結果をもとに行われてきた。従来の治療はともすれば専門家や臨床の大家と称されてきた教授の考えに因るところが多く，これは authority based medicine（ABM）とも揶揄される[10]。ABM との対極に位置する考え方は evidence-based medicine（EBM）であり，より科学的，客観的に臨床試験を評価し実践に応用しようとするものといえる。

医学の進歩は新事実の発見や物事の改善から生じるものがあるが，過去の臨床試験結果を精緻に検討を加えて評価したところから生じたより合理的科学的治療法の提案である EBM という新しい概念もまた医学，医療の進歩と位置づけることが可能であろう。しかし，この EBM の概念自体はそれほど新しいものではなく従来臨床疫学と呼ばれていた領域と重複する。このような EBM の普及が主として欧米先進国では進んでいるが，パーキンソン病治療における治療ガイドライン（以下 PG と略）あるいは診療ガイドライン（診療ガイドラインにはパーキンソン病の診断も通常含む）も同様なことがいえる。本稿では世界の趨勢を概観し，併せて我が国の PG を考える。

I．パーキンソン病の治療の動向

パーキンソン病の治療法に関しては1974年までは抗コリン薬，L-dopa，amantadine しか治療薬剤はなかった。しかし，Calne が麦角アルカロイド製剤である bromocriptine がパーキンソン病に有効であることを報告して以来，ドパミンアゴニストの開発が盛んとなった。そして L-dopa はその効果の優れているところからパーキ

Trends in the world of practice guideline for Parkinson's disease.
*香川県立中央病院神経内科
〒760-8557 香川県高松市番町5-4-16
Mitsutoshi Yamamoto: Department of Neurology, Kagawa Prefectural Central Hospital. 5-4-16 Bancho, Takamatsu, Kagawa, 760-8557 Japan.

ンソン病治療のgold standardと称され，現段階ではパーキンソン病治療においてなくてはならない薬剤となった。このような誰しもが必ず行い，かつ確実な治療効果が得られる治療法はスタンダードと呼びガイドラインとは通常はいわないが，その後のL-dopa治療法の結果として，L-dopaの長期治療の問題点が明らかになってからは，パーキンソン病の生涯にわたる治療の必要性を考える際には治療ガイドラインを必要とする事態となったことは治療的にも必然の流れであった。このL-dopaとドパミンアゴニストの両者をどのように使用するかは従来，ABMの域を出なかった。しかし，EBMの概念の普及にあいまってevidence-based PGの作成が2000年になり我が国においてもようやく始まった。

II．パーキンソン病治療における治療ガイドライン（PG）開発の歴史

PG開発の経緯は医師にとってはあまり名誉なことであるとはいえない歴史である。1980年代末に米国でPG開発されるようになった背景には，①医療費の高騰を抑制することが急務，②医師は恣意的に不必要な医療を行って不当な利益をあげているのではないかという不信があり，③医師達は「不適切な医療」を行っているのではないかという不信が指摘されている[3,19]。②③は医療および医師に対する社会の不信感である。この結果，1989年に国策として米国厚生省内にAgency for Health Care Policy and Research（AHCPR）を創設することが決定された。しかし，この目的に設置されたAHCPRは20に満たないPGを作成したが，利害関係を有する臨床医団体等からの激しい反発を受け政治問題に発展したという[19]。また，一方では製薬企業の利益を代表した委員がいるとの批判も生じた[19]。このため，AHCPRは現在ではPGの作成を中止してインターネットで各種のPGを公表している。その後の米国で，最も影響力のあるPGは保険会社が作成したものであるという[18]。

表1　診療ガイドラインの開発方法

方　法	妥当性	根拠の統合
1．非公式的合意形成	低	専門家意見
2．公式的合意形成	中	非系統的吟味
3．根拠に基づくガイドライン開発	高	系統的吟味

（文献6，25）

III．PGの開発方式

PGの開発方式は表1のように各種のものがある[6,25]。専門家が作成したABMによるPGは科学的信頼性の最も低いものと評価される。Excript PGは最も高く評価されるが作成の時間と経費は膨大なものであり，現実にはAHCPRの作成した臨床論文評価のレベルに基づいてより高いレベルの論文から検証を進めるというevidence-based PGが現実的なものとなっている。しかし，この方式での作成は2年程度の時間が必要であり，この方式で開発されたPGは多くはない。

米国では1996年にKollerら[7]により作成されたPGがNeurologyの別冊として出版された。その後OlanowとKollerを中心とした米国を中心とした14名の専門家が集まり検討したものが1998年にNeurologyの別冊として出版され[13]，我が国では広く知られるところとなった。しかし，その後，2000年にRascolら[16]によりropinirolとL-dopaの5年間のレベル1b研究の結果が公表され，ropinirol群ではL-dopaよりもジスキネジア発現頻度が低かった。これらの報告をもとにOlanowらは，1998年のPGとは別にWatts，Kollerの3人の名前で新しいPGをNeurologyの別冊として出版した[14]。このPGの作成方法は当初は専門家の意見の集成であったが，2001年の時点では，1998年のPGをもとにはしているが3名の専門家の手によるものとなった。2001年のPGは表1に示す開発方法としては中間から低いレベルの間と評価せざるを得ないが，できるだけ科学的根拠の高い論文を採用

してPGを作成した。表1に示すような開発方式とは違った手段を用いたものである。しかし，PG中には根拠論文のレベルは示されていない。また，十分な根拠のない問題に関しては彼らの見解を述べており，臨床医としては使用しやすいものとなっていることは誰しもが認めるところであろう。

しかし，これに対してWeinerから卒直なコメントが出された[24]。要約すれば，彼らのPGは製薬企業が資金を出しており，その企業のMRは全米の神経内科専門医のもとに，このPGを配布している。また，このPGは論文審査を受けてなく，Neurologyの別冊として出版されているので読者の中には米国神経学アカデミー（AAN）の公式見解と誤解する人もいることを指摘した。Olanowはこれを侮辱するものだとして激しく反論したので興味をお持ちの方は是非，一読を勧める[15]。しかし，これを巡って，AANは以降，Neurologyの別冊にはOfficial Journal of AANを印刷しないことを決定し，出版後も別冊論文に対する意見を受け付けることを決定した[15]。これ以降，Neurologyのすべての別冊の表紙からOfficial Journal of AANの文字が消失したのである。別冊を注意深く読めば，すべての別冊は何れかの製薬ないし医療関係企業の資金の援助（多くは教育目的であるとか使途を制限しない資金と記載されている）を受けている旨の，小さな文字での記載をみつけることができるはずである。

PGの開発主体や目的がどこにあるのかを明確に認識せずして，PGを利用することは時として問題が生じる可能性がある。米国では多くのガイドラインが作成されているが，その多くは保険会社，製薬企業等であるといわれる。このような利害関係者の関与したPGに関してはその利用には注意が必要である。

いくつかのNGOは各国やその病院に応じたPGの作成を勧めている[5,20]。各国での経済，社会環境，医療供給システム，宗教的な問題を含む患者の考えかたなどの差違が存在し，それぞれの国や地域に応じたPGの作成が勧告されている。NGOの1つにMovement Disorders Society（MDS）があるが，MDSは2002にevidence-based PG作成の根拠となる論文の系統的レビューを行った結果を発行したが，これはPGではない[5]。NGOである国際学会といえども資金は製薬企業から提供を受けており，利害の葛藤が生じないとは断言できないので，MDSはこの問題を避けるためであろうか賢明にもPGを作成していない。MDSはこのレビューを公表する前に製薬企業の意見を聴取した旨を公表しているが，論文評価方法とその採点結果を公表しており，その手法は優れて公平なものと評価できると考えられる。問題点は，このレビューは英語論文のみを検討しているので，その他の言語の論文は無視されていることである。この点でも，それぞれの国でのPGが求められている。PGは社会制度，医療供給制度，個人の属する社会に必然的に影響をうけるし，患者自身の価値観などにより臨床決断は左右されるのでPGはそれぞれの国家や地域，施設で持つことが望まれる。しかし，研究成果である臨床論文のほとんどはMDSがレビューしたものであり，エビデンスはいわばほとんど共通であるともいえる。この点からは先進各国のPGは大きな差異は見いだしにくいといわざるを得ない。

IV．世界各国でのPG

前述のような状況で我が国を含めていくつかの国でもPGの作成が行われている。

1．米　国

前述のごとく，米国を中心とした21名の欧米のパーキンソン病専門医がconsensus conferenceを行った結果をKollerらがPGとしてまとめたものがNeurology別冊に1996年に公表された[7]。この後1998年に再びパーキンソン病専門医の会議を行い，その結果をOlanow, KollerがまとめてNeurologyの別冊に出版した[13]。臨床決断のtreeが明快に示され，その十分な解説が行われていた。この時点ではselegilineは神経保護作用を有すると見なされて第一選択薬と位置づけられた。2001年の改訂版は1998年版をもとにしているが，もはや，集団討議は行われておらずOlanow, Watts, Kollerの3人の名前において

出版された[14]。ここでは2000年のRascolらの報告をもとに，機能障害があればドパミンアゴニストから原則的に使用することが望ましいと勧めている。Selegilineの神経保護作用は現在，米国では信じる医師はほとんどいないといわれ，神経保護作用を期待して第一選択薬として使用することはないという[1]。しかし，Olanowは神経保護作用があると信じているようであり，？印付きで，治療のアルゴリズムの中に残っている。Olanowらが行ったレベル1bのランダム化二重盲検法ではselegilineには神経保護作用があると彼らが述べているためであろうか[12]。

米国神経内科医の学会であるAAN自体はパーキンソン病全体についてのPGは公表していないが，初期治療をどのように行うべきかをevidence-based systematic reviewを行いAANの公式見解として公表している。最初は1992年[17]に公開され2002年に改訂されている[8]が，evidence-based systemic review方式に基づくPG作成には時間が長くかかるという欠点があり，公表された時点では最新のエビデンスに基づいたものではない。しかし，一方最新のレベルの高い論文の結果が正しいものであるかの判断は時として困難である。時には批評にさらされ，当初の結論とは異なる結果となることもあり，DATATOP studyやselegiline使用群での高死亡率の論文はこのことを示す代表的な教訓例であろう。

2．EU

EUの米国FDAに相当する機関であるEAMA（The European Agency for the Evaluation of Medical Products Evaluation of Medicines for Human Use）はパーキンソン病治療に関するCPMP position statementを1998年に公表しているが，これはexpert opinionをまとめたガイドラインに相当するものと理解してよいであろう。その後の改訂はない。若年発症のパーキンソン病患者を除いては，ドパミンアゴニストを第一選択薬と位置づけていない[21]。

2003年9月に欧州神経学連合（EFNS）とMDSのEU sectionは合同でPGを作成することを決定し，作成委員はすでに決定されているとのことである[23]。

3．英国

1998年に英国内の専門家グループ（chair；D. Brook）によりPGが公表されたが，これはエビデンスと専門家の意見をくみ入れたものであった[2]。2002年にはその改訂版が公表された[22]。2002年版は1998年版では解決できなかった問題への解答を含み新しいエビデンスに基づいたガイドラインとなっているが，Medline，コクランレビュー等を検索し系統的レビューを行っている。論文採択基準は明示されていないが採用論文の要約が紹介されている。初版同様の作成方法であり，作業グループの専門家としての意見が巧みに採り入れられており，厳密にはEBMにのっとったガイドライン開発方法ではない。

4．スペイン

スペイン神経学会の公式のPGである。基本的にはEBMに基づいたPGである[23]。スペイン語のホームページがあるので参照されたい（http://neurologia.rediris.es/neurologia/candanchu2.html＞http://neurologia.rediris.es/neurologia/candanchu2.html）。

5．フランス

フランスにおいてもPGが作成されて公表されている[4]。

6．MDS: systematic review

2002年にMDSは学会の活動の一環としてパーキンソン病治療に関する英語論文のシステマチックレビューを行った結果を公表した[5]。これはガイドラインではないが，EBMに沿ったガイドラインの開発には必要な資料となるものである。ガイドラインは各国や各施設で実情に応じたものを作成すべきであると勧告している。

7．日本

2000年に日本神経学会にパーキンソン病治療ガイドライン作成小委員会（委員長，水野美邦順天堂大教授）が設置され，evidence-based PG

の開発が行われた。結果の要約は2003年に「臨床神経学」に誌上公開された[9]。このガイドラインのもとになった臨床試験論文を要約したものは2003年に単行本として出版された[11]。小委員会内部での査読，外部委員による査読，一般からの意見聴取，理事会承認と約2年の歳月が必要であった。当初3年後に改訂予定であったが，経費等，諸般の関係で5年後の改訂に改められた。

初期治療としては機能障害のない段階での，神経保護作用薬としてのselegilineは，その根拠が現段階ではないために，第一選択薬とはしなかった。ドパミンアゴニストは痴呆のない，70～75歳以下の初期患者では第一選択薬と位置づけたが，これは若年患者ではジスキネジア発現頻度がL-dopaから開始するよりも低いという根拠による。Rascolらの論文が2001年であったためにAANではこれを採用をしてなく，初期治療の第一選択薬としてはドパミンアゴニストとL-dopaを同等に位置づけている。この問題を巡っては，まだ議論の決着のつかない状態である[1]。近い将来，PET，SPECTを使用しての研究が決着をつけてくれる可能性がある。

まとめ

ガイドラインは開発には2年程度の時間が必要であり公表された時点では最善，最良とはいえない可能性がある。このためには常に最新の研究論文をチェックすることが必要とされる。EBMの概念に沿えばガイドライン作成でガイドラインが完成するのではなく，ガイドラインの実践により診療行為の結果が改善されたかどうかの評価を行うことが求められる。それがよりよいガイドラインの開発のもとになるが，ガイドラインの実践がどの程度行われているかもわからない現状では大変困難な課題といえる。これはすべての公表されたパーキンソン病のPGにあてはまる事実である。

文献

1) Ahlskog, J. E. : Slowing Parkinson's disease progression : recent dopamine agonist trials. Neurology, 60 : 381-389, 2003.

2) Bhatia, K., Brook, D. J., Burn, D. J. et al. : Guideline for the management of Parkinson's disease. The Parkinson's disease consensus working group. Hosp. Med., 59 : 469-480, 1998.

3) Chassin, M. R., Kosecoff, J., Park, R. E. et al. : Dose inappropriate use explain geographic variations in the use of health care services? A study of three procedures. JAMA, 258 : 2533-2537, 1987.

4) Federatuion Françoise de Neurology : Recommendations of the jury on diagnosis and treatment of Parkinson's disease. Rev. Neurol. (Paris), 156 (suppl.1) : 281-294, part 2, 2000.

5) Goetz, C. G., Koller, W. C., Poewe, W. et al. : Management of Parkinson's disease : An evidence-based review. Mov. Disord., 17 (suppl. 4) : S 1-S 166, 2002.

6) 久繁哲徳：診療ガイドラインとは—その目的と開発方法．EBMジャーナル，1：10-14，2000.

7) Koller, W. C., Silverman, D. E., Lieberman, A. : An algorithm for the management of Parkinson's disease. Neurology, 44 (suppl. 12) : 1994.

8) Miyasaki, J. M., Martin, W., Suchowersky, O. et al. : Practice parameter : Initiation of treatment for Parkinson's disease: an evidence-based review. Report of the Quality Standards Subcommitte of the American Academy of Neurology. Neurology, 58 : 11-17, 2002.

9) 水野美邦，大熊泰之，菊地誠志 他：パーキンソン病治療ガイドライン2002．臨床神経，42：430-494，2002.

10) 村上陽一郎：知識で動く社会．EBMジャーナル，4：522-523，2000.

11) 日本神経学会パーキンソン病治療ガイドライン作成小委員会：パーキンソン病治療ガイドライン—マスターエデション—．医学書院，東京，2003.

12) Olanow, C. W., Hauser, R. A., Gauger, L. et al. : The effect of deprenyl and levodopa on the progression of Parkinson's disease. Ann. Neurol., 38 : 771-777, 1995.

13) Olanow, C. W., Koller, W. C. : An algorithm (decision tree) for the management of Parkinson's disease (1998) : treatment guidelines. Neurology, 50 (suppl. 3) : S 1-S 57, 1998.

14) Olanow, C. W., Watts, R. L., Koller, W. C. : An algorithm (decision tree) for the management of Parkinson's disease (2001) : treatment guidelines. Neurology, 56 (suppl. 5) : S 1-S 88, 2001.

15) Olanow, C. W., Wattas, R. L., Koller, W. C. : An algorithm (decision tree) for the management of

Parkinson's disease (2001) : treatment guidelines. Neurology, 58 : 159-160, 2002.

16) Rascol, O., Brooks, D. J., Korczyn, A. D. et al. : A five-year study of the incidence of dyskinesia in patients with early Parkinson's disease who were treated with ropinirol or levodopa. N. Engl. J. Med., 342 : 1484-1491, 2000.

17) Report of the quality standards subcommittee of the American Academy of Neurology : Practice parameter : Initial therapy of Parkinson's disease (summary statement). Neurology, 43 : 1296-1297, 1993.

18) 李啓充：市場原理に揺れるアメリカの医療．医学書院，東京，1998．

19) 李啓充：米国における診療ガイドラインの現状．EBMジャーナル，4：420-423，2000．

20) SIGN Guidelines : An introduction to SIGN methodolgy for the development of evidence-based clinical guidelines. Edinburgh Scotland. Scottish intercollegiate guidelines networks (SIGN) ; 33 (SIGN publications, 39), 1999.

21) The European agency for the evaluation of medical products : Human medicines evaluation unit: note for guideline on clinical investigation of medical products in the treatment of Parkinson's disease. London, 17 December 1998.

22) The Parkinson's Disease Consensus Working Group : Upgrade guidelines for the management of Parkinson's disease. Hosp. Med., 62 : 456-470, 2001.

23) Tolosa, E. : Personal communication, 2003, September.

24) Weiner, W. J. : An algorithm (decision tree) for the management of Parkinson's disease (2001) : treatment guidelines. Neurology, 58 : 159, 2002.

25) Woolf, S. H. : Practice guideline : a new reality in medicine. Arch. Intern. Med., 150 : 1811-1818, 1990.

26) Woolf, S. H. et al. : Potential benefits, limitations, and harm of clinical guidelines. BMJ, 318 : 527-530, 1999.

精神科薬物療法の最先端の知識を紹介

月刊 臨床精神薬理
Japanese Journal of Clinical Psychopharmacology

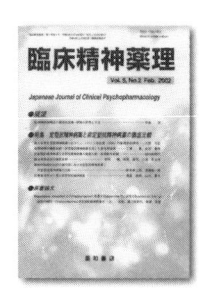

B5判・毎月10日発行
2,900円（税別）
2004年 年間購読料**34,800円**（税別）

わが国唯一の精神科薬物治療の専門誌。毎号の斬新な特集と、精神科薬物治療の現状・進歩、新薬の開発状況、海外の動向等、最先端の情報を提供。

7巻2号（2004年2月10日発行）

● 特集
睡眠障害の重要性を認識する

展望 睡眠障害のもたらすもの―新しい治療戦略を巡って

特集 睡眠障害の重要性を認識する
- 睡眠障害の国際分類とその問題点
- 不眠症薬物療法の新しい展開
- 過眠症薬物療法の新しい展開
- 概日リズム性睡眠障害の治療―薬物療法の意義と有効性
- 睡眠時無呼吸症候群における薬物療法の意義
- むずむず脚症候群,周期性四肢運動性障害と薬物療法の新しい展開
- レム関連行動障害とその治療における薬物療法の意義

症例報告
- 高齢者の幻覚妄想状態に対するrisperidone内服液の使用経験

座談会
- 統合失調症の薬物療法―新しい展開
- 抗うつ薬（SSRI）のリスク＆ベネフィットに基づいた適正使用

星和書店 〒168-0074 東京都杉並区上高井戸1-2-5　TEL 03-3329-0031
URL http://www.seiwa-pb.co.jp/　FAX 03-5374-7186

第XV章
リハビリテーション，看護・介護，補助制度，支援

XV. リハビリテーション，看護・介護，補助制度，支援−I

パーキンソン病に対するリハビリテーション

中馬孝容*，眞野行生*

抄録 パーキンソン病は一次障害の動作緩慢，無動，固縮，姿勢反射障害，突進現象やすくみ足などの歩行障害がみられ，転倒の危険性が高い。われわれが行ったパーキンソン病患者に対する転倒のアンケート調査では，約80％のものが過去1年間に転倒の経験があると答えていた。さらに，重症度が高いと転倒時骨折も30％以上のものにみられていた。また，症状が進行するにつれて動作・歩行障害は増強し，二次障害として廃用性症候群が引き起こされやすい。リハビリテーション訓練としては，一次障害だけでなく二次障害の予防も考慮する必要がある。ここでは，リハビリテーション訓練の治療効果についてEBMに基づき説明し，訓練の重要性について述べたいと思う。

Key words: rehabilitation, evidence based medicine, physical therapy, occupational therapy

はじめに

パーキンソン病は，一次障害の動作緩慢，無動，固縮などに加え，姿勢反射障害，小また歩行，突進現象，すくみ足などの歩行障害を伴うことが多い。そのため，転倒の危険性が高い。転倒による骨折や，転倒のために引き起こされる転倒に対する恐怖心のために歩行できなくなる転倒後症候群などにより歩行困難が生じることが少なくはない。われわれは，かつて北海道在住のパーキンソン病患者に対して転倒に関するアンケート調査を施行した。過去1年間に転倒した経験があるものは，約80％もおり，パーキンソン病の重症度が増すにつれ，転倒回数は増加し，骨折の既往の比率も増加していた（図1，2）[7]。

パーキンソン病に関する治療には薬物治療，リハビリテーション訓練，脳深部電気刺激療法などがあるが，ここでは，リハビリテーション医学の立場での加療の取り組みについて述べたいと思う。

I. 運動療法

パーキンソン病に対してのリハビリテーション訓練はよく処方されている。その訓練効果についてのEBM (evidence based medicine)について述べる。

De Goedeらは，1966〜1999年まで文献検索を行い，パーキンソン病に対する運動療法の評価について，メタアナリシスによる研究（Level Ia study）を行っている（2001年）[2]。12件の文献によるメタアナリシスでは，運動療法によりADL，歩行ストライド長では有意に効果がみられ，薬物療法に加えて運動療法を行うことにより

Rehabilitation for a patient with Parkinson's desease.
*北海道大学大学院医学研究科リハビリテーション医学
〒060-8638 札幌市北区北15条7丁目
Takayo Chuma, Yukio Mano : Department of Rehabilitation and Physical Medicine, Hokkaido University Graduate School of Medicine. West 7, North 15, Kita-ku, Sapporo, 060-8638 Japan.

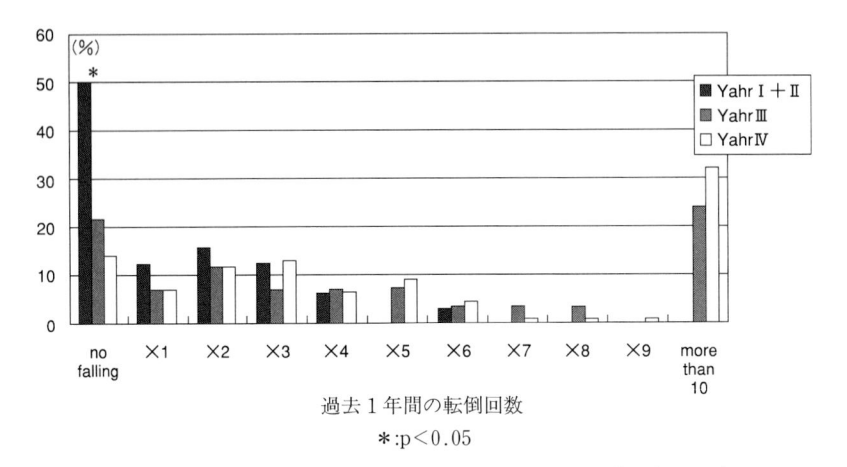

図1 北海道在住パーキンソン病患者に対するアンケート調査（文献7より）
過去1年間での転倒回数に関しての質問では，Hoehn-Yahr重症度分類stage
Ⅲ・Ⅳにおいて10回以上と答えたものが最も多かった。

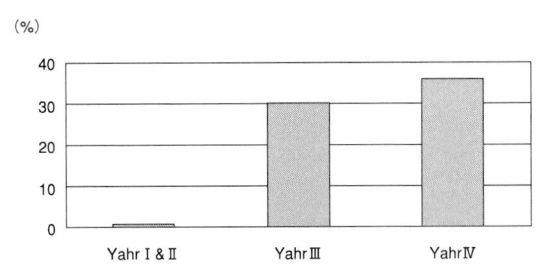

図2 北海道在住パーキンソン病患者に対するアンケート調査（文献7より）
転倒骨折の有無に関しての質問では，Hoehn-Yahr重症度分類stage
Ⅲ・Ⅳでは，30％以上で骨折を経験していた。

日常活動に効果がみられると結論づけている。

Comellaらは，18名のパーキンソン病患者に対して，ランダムに4週間の訓練期間と4週間の訓練のない期間のクロスオーバー試験を行い，その訓練効果について検討した（1994年，Level Ib study）[1]。訓練の内容としては，関節可動域訓練，持久力訓練，バランス訓練，歩行訓練などであった。評価項目としてはUPDRS（unified Parkinson's disease rating scale）とgeriatric depression scoreであった。結果としては，UPDRSとそのpart Ⅱ（ADL）とpart Ⅲ（motor）では有意に改善がみられた。運動機能障害に対して運動療法は効果があるといえる。

Schenkmanらは，48名のパーキンソン病患者をランダムに2群にわけ，週3回，10週間にわたって訓練を行った群と訓練を行わない群にわけて検討した（1998年，Level Ib study）[15]。訓練を行った群では，脊椎の回旋角度と上肢の機能的リーチが有意に改善した。

さらに，Montgomeryらによると，パーキンソン病患者で生活指導，運動指導を受けた群（140名）では，運動量が20％増加したのに対して，対照群（150名）では，10％の増加であり，6ヵ月後にはこの2群でのL-dopaの使用量は，教育を受けた群の方が対照群に比べて有意に少ない量であった（表1）（Level Ib study）[8]。

以上のように，パーキンソン病に対して運動療法は効果があることは明らかである。パーキンソン病に対する治療は，薬物療法はもちろんのことだが，運動療法や教育・生活指導をあわせて行う

表 1　教育指導について

グループ	人数(名)	期間	PDスコア on	off	summary	運動 % increase	L-dopa投与量 (mg)
教育を受けた群	140	24週前	21.7	31.1	28.8	20%	499
		後	22.0	30.6	28.9		502
対照群	150	24週前	21.6	32.0	29.9	10.6%	507
		後	24.6	35.2	31.9		561
			p<0.05	p<0.05	p<0.01	p<0.001	p<0.001

パーキンソン病で生活指導・運動指導を受けた群（140名）では，運動量は20％増加したのに対して，対照群（150名）は10％の増加であった。6ヵ月後，この2群でL-dopa使用量では，教育を受けた群では，対照群に比べて有意に少ない量で効果がみられた（文献8）。

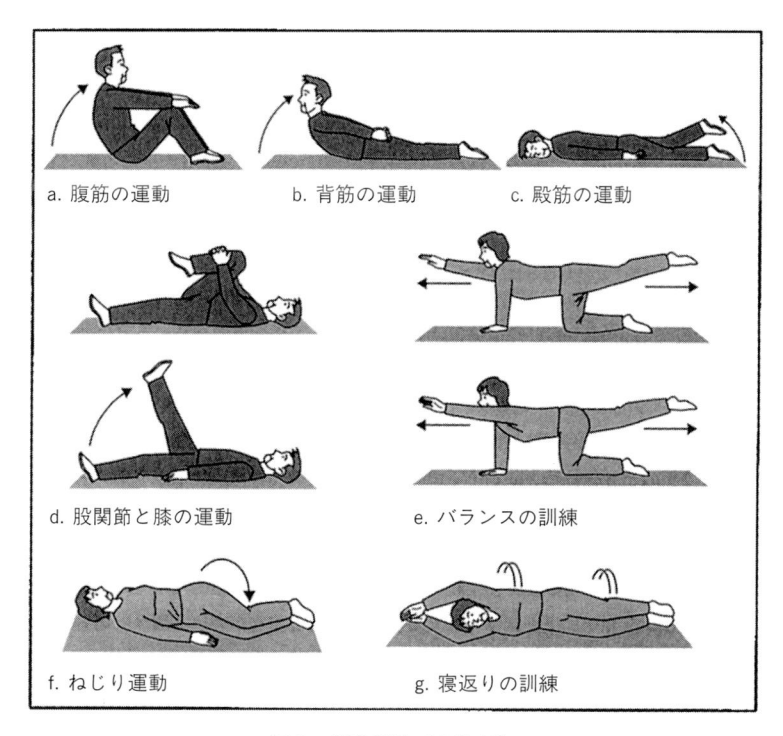

図3　運動訓練（文献10）

a. 腹筋の運動　　b. 背筋の運動　　c. 殿筋の運動
d. 股関節と膝の運動　　e. バランスの訓練
f. ねじり運動　　g. 寝返りの訓練

ことにより，L-dopa投与の増加量は必要最低に抑えることができるものと考えられる。

また，訓練内容について検討した報告があり，Pacchettiらは，活動的音楽療法と一般的な運動訓練の効果を比較している（2000年，Level Ib study）[12]。前者では，合唱，発声訓練，リズム運動の活動的音楽療法で，後者はストレッチ訓練，バランス・歩行訓練などの運動療法である。3ヵ月間の訓練効果について検討したところ，活動的音楽療法では，UPDRS part II（ADL），part III（motor）と情動面評価（happiness measure），QOLについて，有意に改善がみられたとのことであった。運動訓練を行った方では，固縮に関して有意に効果がみられた。このように，リズムに応じて体を動かすような活動的音楽療法は，パーキンソン病における運動療法の一つの手段になると考えられる。

Thautらは，パーキンソン病患者を3群にわ

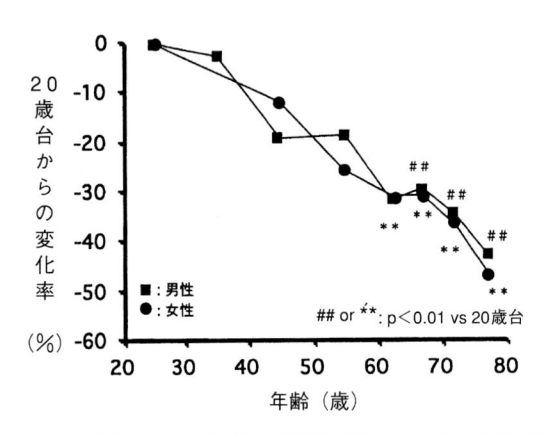

図4 20歳台からの大腰筋の筋横断面積の低下率（文献6）

け，3週間の訓練効果について検討している（1996年，Level IIa study）[16]。リズム音刺激での歩行訓練を行う群と自分のリズムでの歩行訓練群と訓練なしの群の3群間で，歩行速度，ストライド長，ケイデンス，歩行時筋電図パターンについて検討した。リズム音刺激にあわせた歩行訓練においては，すべての項目にて有意に改善がみられていたとのことであった。随意運動には外発性随意運動と内発性随意運動があると考えられている。前者は外界からの合図に依存した随意運動のことで，小脳-運動前野系が関与しているといわれており，後者では，外界からの合図に依存しない随意運動のことで，基底核-補足運動野系が関与しているといわれている。パーキンソン病は，この後者の経路が障害されるため，内発性随意運動は不得手となるが，外界からの合図，例えばリズム音刺激や床に引いた線などの刺激を利用した外発性随意運動を駆動させた運動は行いやすく，効率のよい訓練となる。

一般的に用いられている訓練については図3に示した[10]。パーキンソン病は体幹の回旋が不得手になり，前傾姿勢をとることが多いため，体幹の回旋運動や体幹の伸筋群に対する訓練（関節可動域訓練や筋力増強訓練など）は大切である。

パーキンソン病による動作・歩行障害のために徐々に活動範囲が狭くなり，そのために廃用性筋力低下をきたしてさらに歩行障害を生じることがある。廃用性筋力低下は，下肢近位筋で障害されることが多く，これに対する筋力増強訓練を行うことにより，歩容の改善を図ることができることが少なくはない。股関節屈筋である大腰筋の筋横断面積は加齢とともに低下すると報告されている（図4）[6]。大腰筋の筋横断面積が大きいほど歩行速度が速い傾向があるといわれており，この筋の筋力低下は歩行能力の低下をきたすと考えられている。高齢者の歩行では，遊脚期に膝を高くあげず，すり足のような歩行になる傾向がある。この原因の一つとして，大腰筋の筋力低下がある。股関節屈曲筋群の筋力増強訓練を行うことは，この廃用性筋力低下を予防することであり，それは，パーキンソン病における二次障害の予防の一つとなる。

II. 作 業 療 法

作業療法では，上肢機能や認知機能，日常生活動作の訓練がなされる。Gauthierらは，集団作業療法訓練を行う群と行わない群にわけ，機能的能力の維持に関して検討を行った（1987年，Level Ib study）[3]。訓練は週2回，5週間行われ，訓練後では，表情，寡動，歩行，振戦などに効果がみられたとのことであった。この訓練には疾患に対する教育的指導も含まれており，その効果もあると考えられる。また，Gibberdらは，自宅での自立した楽しみながらの活動を教育するべきであると述べている（1981年，Level Ib study）[4]。疾患に対する教育は重要である。パーキンソン病の患者を対象としたQOLに関するア

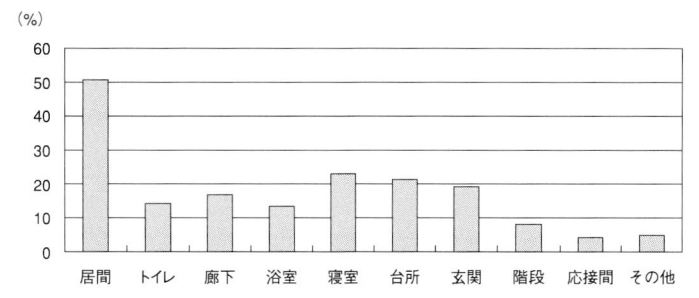

図5 北海道在住パーキンソン病患者に対するアンケート調査（文献7より）
屋内での転倒場所に関する質問では，居間で最も転倒すると答えたものが多かった。

ンケート調査によると，薬物治療以外にQOLに大きく影響をきたす因子として，患者の精神状態，疾患に関する医師の説明，疾患に対する明るい見通しがあげられている[17]。パーキンソン病と診断された後，その疾患とうまく付き合っていくためには，疾患に関する正しい知識や情報が必要である。つまり，教育・指導が重要である。医師をはじめ医療スタッフは，肝に銘じる必要がある。

生活指導では，必ず家屋指導についても説明を行う必要がある。以前，北海道在住のパーキンソン病患者にアンケートを行ったところ，屋内での転倒場所としては居間が最も多く，約50％であった（図5）[7]。居間は1日の活動の中で最もよくすごす場所であり，居間における家屋指導は重要である。例えば，立ち上がる際の台としてもちいるような家具の固定やじゅうたんの縁の段差や敷居をなくすような工夫が必要である。家屋指導をきちんと行うことができれば，転倒防止を図ることができる。

III．言語療法

パーキンソニズムにおける発声障害として，呼吸筋に関する拘束性呼吸機能障害によるものと，喉頭での声帯の内転障害によるものがある。また，言語のすくみ障害や認知障害による言語障害もある。言語訓練に関しての報告では，Ramigらが45名のパーキンソン病患者に対して，呼吸訓練を行った群と発声・呼吸訓練を行った群に分けて訓練効果について検討している（1995年，Level IIa study）[14]。後者の群が有意にパーキンソン病特有の構音障害が改善したとのことである。言語障害はコミュニケーション障害が生じ，社会との隔絶が引き起こされる可能性があり，言語療法の指導は行う必要がある。

IV．嚥下訓練

パーキンソン病の症状が増悪するにつれて，嚥下障害はかなりの頻度で認められる。Nagayaらは，嚥下障害を有するパーキンソン病患者と健常者に一連の嚥下訓練（舌の運動訓練，舌の抵抗訓練，声帯の内転訓練，メンデルゾーン手技，頸部・肩・体幹回旋運動訓練）を指導し，その前後でバリウムを嚥下させ，嚥下反射の開始時間を測定した。パーキンソン病患者では，健常者に比べて，嚥下反射開始時間は有意に長く，訓練を行うことにより有意に短縮したと報告している（2000年，Level III study）[9]。

嚥下障害は誤嚥性肺炎を引き起こし，そのため廃用性症候群に陥ることが少なくはない。嚥下訓練は推奨されると考えるが，直接嚥下訓練については誤嚥の可能性もあるため，十分に経過観察を行う必要がある。

V．呼吸訓練

パーキンソン病の呼吸障害は主として拘束性障害であり，上気道の閉塞，呼吸筋の機能障害によ

り生じる．さらに，体幹の回旋障害や上肢帯の可動域制限が加わると呼吸障害は悪化する．Koseogluらは，9名のパーキンソン病患者に1回60分の呼吸訓練を週3回，5週間行い，呼吸機能など訓練効果について検討した．訓練を行うことで呼吸機能，歩行能力，自覚的呼吸困難感は有意に改善したと報告している（1997年，Level III study）[5]．パーキンソン病では，呼吸器感染症の合併が多く，呼吸障害に対する訓練は，臨床的に有用性が高いと考えられる．

VI．ブロック療法

パーキンソン病ではジストニアを合併することがある．足や足趾のoff painful dystoniaは，抗パーキンソン薬によるコントロールがしばしば困難であり，Pacchettiらはこのジストニアを認める30名のパーキンソン病患者に対して，後脛骨筋，前脛骨筋，腓腹筋，長趾伸筋，長母趾伸筋へボツリヌス毒素注射を行っている．30名において，疼痛の軽減がみられ，21名にてジストニアの改善がみられたと報告している（1995年，Level III study）[11]．また，Palらは，薬物コントロールの難しい流涎がみられるパーキンソン病に対して，耳下腺にボツリヌス毒素注射を行ったところ唾液の分泌量が低下し，3分の2に自覚的な改善がみられたと報告している（2000年，Level III study）[13]．日本では，ボツリヌス毒素注射は，眼瞼痙攣，片側顔面痙攣，痙性斜頸の3疾患にしか保険適応が認められていないが，今後おおいに期待がもたれる治療法である．

さいごに

パーキンソン病では抗パーキンソン病薬によるコントロールは，すべての患者においてなされている．日常生活において自立している場合では，リハビリテーション訓練を行う場合は必ずしも多くはない．ここでは，リハビリテーション訓練の訓練効果について説明してきた．二次的な廃用症候群による筋力低下などは歩行障害をさらに増強させる．1日の日課として訓練を取り入れ，病期の早期より訓練を行うことにより，二次的な廃用症候群を予防することができ，単独での薬物治療よりもさらに治療効果を相乗させることができると考えられる．

文　献

1) Comella, CL., Stebbins, G. T., Brown-Toms, N. et al.：Physical therapy and Parkinson's disease: A controlled clinical trial. Neurol., 44：376-378, 1994.
2) De Goede, C. J. T., Keus, S. H. J., Kwakkel, G. et al.：The effects of physical theraphy in Parkinson's disease：A research synthesis. Arch. Physiol. Med. Rehabil., 82：509-515, 2001.
3) Gauthier, L., Dalziel, S., Gauthier, S.：The benefits of group occupational therapy for Parkinson's disease. Am. J. Occup. Ther., 41：360-365, 1987.
4) Gibberd, F. B., Page, N. G. R., Spencer, K. M. et al.：Controlled trial of physiotherapy and occupational therapy for Parkinson's disease. Br. Med. J., 282：1196, 1981.
5) Koseoglu, F., Inan, L., Ozel, S. et al.：The effect of a pulmonary rehabilitation program on pulmonary function tests and exercise tolerance in patients with Parkinson's disease. Funct. Neurol., 12：319-325, 1997.
6) 久野譜也：大腰筋の筋横断面積と疾走能力及び歩行能力との関係．バイオメカニズム，24：148-152, 2000．
7) 眞野行生，中馬孝容，安東範明 他：パーキンソン病における転倒に関するアンケート調査について，高齢者の転倒とその対策（眞野行生編），pp.248-254, 医歯薬出版，東京，1999．
8) Montgomery, E. B., Lieberman, Jr. A., Singh, G. et al.：Patient education and health promotion can be effective in Parkinson's disease: A randomized controlled trial. Am. J. Med., 97：429-435, 1994.
9) Nagaya, M., Kachi, T., Yamada, T.：Effect of swallowing training on swallowing disorders in Parkinson's disease. Scand. J. Med., 32：11-15, 2000.
10) 中馬孝容：パーキンソン病とわかったら，3) EBMに基づいたリハビリテーション，ケアスタッフと患者・家族のためのパーキンソン病，疾病理解と障害克服の指針（眞野行生編），pp.41-52, 医歯薬出版，東京，2002．
11) Pacchetti, C., Albani, G., Martignoni, E. et al.："Off" painful dystonia in Parkinson's disease treated with botulinum toxin. Mov. Disord., 10：333-336, 1995.

12) Pacchetti, C., Mangini, F., Aglieri, R. et al. : Active music therapy in Parkinson's disease: An integrative method for motor and emotional rehabilitation. Psychosom. Med., 62 : 386-393, 2000.
13) Pal, P. K., Calne, D. B., Calne, S. et al. : Botulinum toxin A as trearment for drooling saliva in PD. Neurol., 54 : 244-247, 2000.
14) Ramig, L. O., Coutrymann, S., Thompson, L. L. et al. : Comparison of two forms of intensive speech treatment for Parkinson's disease. J. Speech Hear. Res., 38 : 1232-1251, 1995.
15) Schenkman, M., Cutson, T. M. Kuchibbatla, M. et al. : Exercise to improve spinal flexibility and function for people with Parkinson's disease:a randomized, controlled trial. J. Am. Geriatr. Soc., 46 : 1207-1216, 1998.
16) Thaut, M. H., Mcintosh, G. C., Rice, R. R. et al. : Rhythmic auditory stimulation in gait training for Parkinson's disease patients. Mov. Disord., 11 : 193 -200, 1996.
17) The Global Parkinson's Disease Survey (GPDS) Steering Committee : Factors impacting on Quality of life in Parkinson's disease : Results from an international survey. Mov. Disord., 17 : 60-67, 2002.

XV. リハビリテーション，看護・介護，補助制度，支援−2

パーキンソン病療養者の療養支援課題と支援システム

小倉朗子*

抄録　パーキンソン病療養者は，進行する病状にあり，診療や治療，看護を継続して受けて，健康問題に対応すること，また生ずる生活障害に対応すること，が療養者と家族の課題である。そして健康問題や生活障害への対応に関連して，難病対策事業に関わるサービス，医療保険や介護保険（40歳以上），身体障害に関わる制度に基づくサービスを利用することができ，療養状況に応じて地域の医療および生活の支援態勢をつくる必要があり，保健所保健師，市町村の保健師，介護保険のケアマネージャー等が療養環境の調整を行うことも多い。病初期では，診断と治療に関するセカンドオピニオンを求める，健康問題や生活障害が顕著になってくる時期には，地域主治医および専門診療態勢の確保困難，など，気管切開，経管栄養法などの医療処置管理を必要とする時期には，訪問看護と介護態勢の調整，などが主たる支援課題であり，支援各機関の連携による適切な療養支援が重要である。

脳の科学（2004年増刊号）401-404, 2004

Key words : Parkinson's disease, home care service, care insurance program, support system

I. はじめに

神経難病のなかで，対症療法であれ，根治療法であれ，現実的に治療方法がある程度確立されようとしている疾患は多くはない。そのなかでパーキンソン病は，適切な診断を受け，継続的に診療や治療を受けた場合，服薬治療や手術療法などによって現疾患に伴う症状のコントロールがある程度可能である場合，あるいは時期があり，日常生活を健やかに過ごすことができる場合も多くなった。しかし，病気の診断を受け，診療や治療を継続的に受けることを受け入れるとき，進行する病状への対応が必要なとき，生活障害への対応が必要なときなど，療養者とご家族の療養を巡る様々な悩みや課題は大きい。ここではパーキンソン病療養者が利用できる社会的な制度やサービスと，療養時期別の課題について確認し，療養を支援する看護職の役割について検討したい。

II. 健康問題やそれに伴う生活障害が生じたときに利用できる社会的な制度とサービス

1. 難病対策事業に基づくサービス

国は難病対策として取り扱う疾病の範囲を，①原因が不明で，治療法が未確立であり，かつ後遺症を残すおそれが少なくない疾病，②経過が慢性にわたり，単に経済的な問題のみならず介護等に

Parkinson's disease and the support systems.
*東京都神経科学総合研究所難病ケア看護
〒183-8526 東京都府中市武蔵台2-6
Akiko Ogura : Department of Nursing Science, Tokyo Metropolitan Institute for Neuroscience. 2-6 Musashidai, Fuchu, Tokyo, 183-8526 Japan.

著しく人手を要するために家庭の負担が重く，また精神的にも負担の大きい疾病として定義し，「調査研究の推進，医療施設等の整備，医療費等の自己負担の軽減，地域における保健医療福祉の充実・連携，QOLの向上を目指した福祉施策の推進」を難病対策の5本柱として難病対策を実施している[1]。パーキンソン病は難病対策の対象疾患になっており，療養者は診断が確定した場合，特定疾患の申請を行い，認定された場合，難病に関わる事業を利用することができる[1,2]。なお，いくつかの事業を下記に紹介した。

　1）医療相談事業

　総合的な医療相談を実施することにより診断と治療や生活の方向づけを確認することを目的に実施している[1,2]。具体的には，適切な診療科への受診がされずに，診断が確定していない場合や，「難病の診断は受けたが，本当に自分はその病気であるか」「現在受けている治療以外に方法はないか」「本人は動けないし，病状が良くはなっていないが，入院の必要はないので，退院か転院をして欲しいといわれどうしたらよいかわからない」などの相談が寄せられ，療養者と家族への現実的な問題解決についての後方支援，あるいは悩みの解消に向けての対応を行っている[3]。

　2）訪問指導事業（訪問診療）

　寝たきり等により専門医療機関での受療が困難な療養者に対し，専門医，地域主治医，保健師，訪問看護師，理学療法士等による診療班を設置し，在宅難病療養者を訪問して診療，療養指導を実施するものである[1,2]。パーキンソン病の場合，外来通院が困難になり，寝たきりに近い状況となった時期においても，原疾患の治療をどうするか，あるいは嚥下障害，自律神経障害，呼吸障害などの合併症にどのように対応していくか，については，専門医と地域主治医の連携による診療が不可欠である。またそれらの健康問題への対応やそれに伴う生活障害への対応について，療養者，家族，支援者とが一堂に会して検討することができ，より効率的で円滑な課題対応ができる場となり，療養者と家族の負担が軽減できる。本事業は，各地で，様々な方法で運営されている。東京都の場合，この事業は都医師会に委託されており，専門医，地域主治医，保健所保健師，担当訪問看護師，介護保険のケアマネージャー，身体障害の制度利用に関わる担当者などが同時に療養者宅を訪問し，診療の確保，健康問題への対応と生活障害への調整を行う場として活用されている。平成13年度，東京都では，年間394名（実療養者数）がこの制度を利用しており，うちパーキンソン病療養者は130名（33.0%）であった[4]。

　3）難病患者等居宅生活支援事業

　難病患者等ホームヘルプ事業，難病患者等短期入所事業，難病患者等日常生活用具給付事業（以上は市町村実施事業），難病患者等ホームヘルパー養成研修事業（都道府県・指定都市事業）により，難病療養者の生活支援，自立と社会参加の促進を図っている。これらは，老人福祉法，身体障害者福祉法，介護保険法などの施策の対象にならない療養者が，あるいは各施策の対象であっても，他の施策では利用できないサービスについては各施策の対象者も，これらの事業を利用することができる。具体的にパーキンソン病で考えると，40歳未満で介護保険サービスが利用できない，あるいは介護保険の要介護や身体障害の認定が受けられないが，しかし健康問題があり，それに伴う日常生活の障害がある場合が，本事業の対象である。

　なお東京都では，本事業のうち難病患者の短期入所に関連して，国の事業に先駆けて，昭和57年より「在宅難病患者緊急一時入院事業」を実施しており，全都で13病院に14床の病床を確保している。これは在宅難病療養者が，家族等介護者の疾病・事故その他の事情により，一時的に介護を受けられなくなった場合に医療機関に入院できる制度である[2]。介護保険による老人保健施設などは生活の場であり，医療提供の場ではない。そのためパーキンソン病療養者では，重度の自律神経障害，嚥下障害などが生じている場合や経管栄養法や膀胱留置カテーテル，気管切開などの医療処置を受けている場合の病状安定期の介護休養目的の入所は，介護療養型医療施設などでの対応（介護保険など）が適用と考えられる。しかしこれらの施設での難病療養者の受け入れ態勢や数が必ずしも充分には整ってはいないためか，実際には利

用しにくい場合も多く本事業のニーズが指摘されている。

2．介護保険サービス

パーキンソン病は介護保険の対象となる特定疾病に該当するため，65歳以上，あるいは40歳以上65歳未満であっても，介護保険の申請を行い，要介護または要支援の認定に応じて介護保険サービスを利用することができる。また難病医療費助成の対象である場合，介護保険サービスのうち，訪問看護，訪問リハビリ，居宅療養管理指導，介護療養型医療施設への入所が，難病医療費助成の対象となっている[2]。

3．その他の施策と各制度を重複して利用する場合

2，3のほか，申請によって身体障害の認定を受けた場合，関連するサービスを利用することができる。なお平成15年4月から一部のサービスは「支援費制度」によって運用されている。

なお，医療保険制度，難病対策事業，介護保険制度，身体障害の制度は重複して利用することができるが，各制度で同内容のサービスが提供される場合には，介護保険制度を優先して利用する場合もあり，療養者は個別に保健所保健師などと相談のうえ，利用できる制度について確認し，制度利用に関わる申請や手続きを行うことが重要である。

III．療養時期別の支援課題と地域の支援システム

東京都のある市では，「難病患者等在宅ケア支援事業」を実施し，医師会，保健所保健師，市の保健師，市の介護保険関連の保健師および身体障害関連部署の代表からなる委員会において，2週間ごとに在宅困難例に対する情報確認と支援方針の検討を行い，療養者と家族の療養に関する困難の解決や解消を目的に，療養環境の調整等に関する助言を行っている[5]。その委員会における平成13年度の検討例は全35例，うちパーキンソン病7例で，65歳以上が6例，40～65歳が1例，病歴は7年から18年，気管切開を受けて，膀胱留置カテーテルと経管栄養を受けている療養者が1例であった。7例のうちの3例が平成13年度に新規に検討を開始しており，新規3例の委員会への相談理由は，2例が地域主治医（かかりつけ医）の紹介と診療態勢の調整であり，1回の検討で態勢が整備されていた。また他の1例は気管切開，膀胱留置カテーテルと経管栄養を受けている療養者で，訪問看護サービスの導入と介護態勢の調整が相談理由であった。この療養者の介護態勢については，介護保険サービスに加えて身体障害の施策に基づくヘルパーも利用し，高齢者世帯における介護態勢の補強を行った。7例中，新規以外の4例は，通院困難で訪問診療の導入を検討した2例，痴呆症状を伴いなおかつ日常生活に全面的な介助を要する1例，痴呆症状が重度で生活状況が不安定な1例，50歳台で症状コントロールや生活状況が不安定な1例であった。また，難病医療相談等の場では，診断や治療法に関するセカンドオピニオンを求める療養者に出会い[3]，治らない病気ゆえの悩みも多く聞かれる。

IV．ま　と　め

今回は，広く在宅療養の現場から，パーキンソン病療養者の療養上の課題と支援システムについて資料を提示した。これらから，パーキンソン病療養者の全療養経過に共通する支援課題と看護システムについて紹介すると下記のようにまとめられた。

1）専門・日常診療が継続して受けられる態勢の調整

通院困難や医療不信による医療中断が起こらないように，また病初期よりかかりつけ主治医を持つことを支援する。

2）健康問題や生活障害への対応態勢の調整

各制度利用に関わる紹介も含めて，総合的な相談窓口として，保健所保健師が対応することができる。保健師は，居住地域の医療機関や訪問看護機関などについての情報を持っており，また医師と連携して健康問題への対応をしたり，介護保険のケアマネージャーや，身体障害のケースワーカー等と連携して生活障害への対応態勢を整えるな

どの支援を行う。そして，訪問看護ステーション等の訪問看護師は，安定した病状で在宅療養が継続できるように病院の看護師等とも連携して，健康問題の状況に応じた看護支援を行い，病状をモニターし，診療と密接に連携した医療サービスを提供する。在宅看護の質管理の側面から，療養者への看護判断内容と行為内容について，事前に医師とプロトコールを交わし，安全に在宅を支援する方法も拡大してきている。

なお，療養者，家族の悩み，苦痛を軽減できるように，既存の制度のもとに，支援者で運用するネットワークシステムが柔軟に対応できることも重要であろう。

文 献

1) 疾病対策研究会監：難病対策ガイドブック．現代社会保険，2002．
2) 東京都疾病対策課：東京都の特殊疾病（難病）対策 平成12年度，東京都．
3) 早川映理，牛久美津子，川村佐和子 他：東京都難病医療相談事業の7年間の活動内容の分析．日本プライマリ・ケア学会誌，24：189-196，2001．
4) 宮地明子，清古愛弓，井上愛子：在宅難病患者訪問診療事業実績からみた難病患者の療養状況について．東京都保健医療学会誌，107：270-271，2003．
5) 小倉朗子，谷口亮一，若林研司 他：三鷹市における難病等在宅患者支援事業の機能と地域ケア・システムの課題に関する研究．日本プライマリ・ケア学会誌，25：185，2002．
6) 川村佐和子監修：在宅療養支援のための医療処置管理看護プロトコール．日本看護協会出版会，東京，2000．

XV. リハビリテーション，看護・介護，補助制度，支援 – 3

補助制度——特定疾患認定，身体障害者認定，介護保険制度

平井俊策*

抄録 パーキンソン病の補助制度として特定疾患認定，身体障害者認定ならびに介護保険認定の3つについて解説した．特定疾患は難病ともよばれ神経疾患が多く，パーキンソン病もその一つである．Hoehn and Yahr 分類3度以上，生活機能障害度2ないし3度の患者が対象として申請できる．認定されると医療費の一部ないし全額が補助される．身体障害認定は疾患ではなく身体障害の程度により1～7級に認定される．1～6級に認定手帳が交付され補助を受けられる．介護保険は本来65歳以上が対象となるが，パーキンソン病では40～64歳でも申請できる．介護の必要度に応じて「要支援」から「要介護1～5」の6段階に認定され介護の補助が受けられる．安心して療養に専念できるように，これらの補助制度を上手に利用することが大切である．

Key words: support system, financial assistance, intractable diseases, physically disabled persons, care insurance system

はじめに

パーキンソン病はアルツハイマー病に次いで多い変性神経疾患である．変性神経疾患の中では薬物を含めて治療法の多い疾患ではあるが，高齢化が進むにつれて患者の数も増えており，しかも最も根本的な成因がまだ不明で，現在の治療法も補充療法や対症療法に過ぎず，病気そのものの進行を抑制することはできない．したがって患者は，利用できる補助制度をできるだけ活用し，より安心して療養に専念できるように心掛けることが大切である．このような補助制度のうち直接関連の深い特定疾患認定，身体障害者認定ならびに介護保険認定の3つについてその要点を述べる．

I. 特定疾患認定について

特定疾患は特殊疾病あるいは難病とも呼ばれ，a) 患者数が比較的少ない，b) 原因がまだ不明である，c) 進行性疾患で生命予後や機能予後が不良である，d) 効果的な治療法が未確立であるという特徴をもつ疾患の中から選ばれたものである．この制度は本来はかかる難病の成因を明らかにし，有効な治療法を開発する研究事業としてスタートしたものであるが，現在はこれとともにかかる疾患を有する患者の医療費を助成する制度にもなっている．現在，国指定の難病は45ほど（対象疾患の中には複数の難病を同じ用紙で申請するものがあるため，細かい疾病分類ではこれを越える数の疾患が含まれる）であり，そのほかに都や県の単独認定の難病もある．たとえば東京都では，国指定の難病のほかに26疾患を都単独指定の難病として認定している．以上のような特徴

Public support system for Parkinson's disease.
*老年病研究所附属病院名誉院長
連絡先：自宅［〒113-0022 東京都文京区千駄木3-7-2］
Shunsaku Hirai : 3-7-2 Sendagi, Bunkyo-ku, Tokyo, 113-0022 Japan.

表 1　パーキンソン病の診断基準

①パーキンソニズムがある。
②脳 CT 又は MRI に特異的異常がない。
③パーキンソニズムを起こす薬物・毒物への暴露がない。
④抗パーキンソン病薬にてパーキンソニズムに改善が見られる。

　　以上 4 項目を満たした場合，パーキンソン病と診断する。①，②，③は満たすが，薬物反応を未検討の症例は，パーキンソン病疑い症例とする。

（注 1）パーキンソニズムの定義は，次のいずれかに該当する場合とする。
　　　　①典型的な左右差のある安静時振戦（4～6 Hz）がある。
　　　　②歯車様筋固縮，動作緩慢，姿勢歩行障害のうち 2 つ以上が存在する。
（注 2）脳 CT 又は MRI における特異的異常とは，多発性脳梗塞，被殻萎縮，脳幹萎縮，著明な脳室拡大，著明な大脳萎縮など他の原因によるパーキンソニズムであることを明らかに示す所見の存在をいう。
（注 3）薬物に対する反応はできるだけドパミン受容体刺激薬又は L-dopa 製剤により判定することが望ましい。

　　診断基準によりパーキンソン病と診断された者のうち，Hoehn and Yahr の重症度分類 3 度以上で，かつ日常生活，通院に部分又は全面介助を要する生活機能障害度 2～3 度者とする。

表 2　Hoehn and Yahr の重症度分類

0 度：パーキンソニズムなし。
1 度：一側性パーキンソニズム。
2 度：両側性パーキンソニズム。姿勢反射障害なし。
3 度：軽～中等度パーキンソニズム。姿勢反射障害あり。一般に日常生活に介助不要。
4 度：高度障害を示すが，歩行は介助なしにどうにか可能。
5 度：介助なしにはベッド車椅子生活。

が条件となるために，神経系の障害が主である狭義の神経難病が多いだけではなく，神経系が何らかの形で障害され得る広義の神経難病を加えるとその過半数が神経系に関連する難病といえる。パーキンソン病は当然のことながら狭義の神経難病の中に含まれているばかりではなく，神経難病の中で最も多い疾患である。神経難病としてのパーキンソン病の診断基準[2]は表 1 のようになっており，パーキンソン症候群ではなく，パーキンソン病のみが難病の対象となっている。しかも本症と診断された症例がすべて認定されるわけではなく，ある重症度以上の例のみが認定されることになっている。すなわち Hoehn and Yahr 重症度（表 2）が 3 度以上で生活機能障害度（表 3）が 2～3 度の症例であることが必要条件である。こ のように認定にはある程度以上の重症度が要求されるが，それでもパーキンソン病は神経系の特定疾患として現時点での認定数は最も多く，東京都での認定数のみについて見ても 6,000 名を越えており，うち重症認定患者はその約 13％に達している。ちなみに東京都の認定数は日本全体の認定数のほぼ 10 分の 1 を占めている。

　平成 15 年 10 月からは難病として認定される疾患や認定基準の変更があり，パーキンソン病そのものの認定基準については以前と同様であるが，申請用紙はパーキンソン病ならびに関連疾患という申請用紙を用いることになり，従来は国の指定難病に入っていなかった進行性核上性麻痺（都の単独認定難病であった）と大脳皮質基底核変性症が国の指定難病として認定され，パーキンソン病

表3　生活機能障害度

1度：日常生活，通院にほとんど介助を要しない。
2度：日常生活，通院に部分的介助を要する。
3度：日常生活に全面的介助を要し，独立では歩行起立不能。

表4　第2号被保険者と認定できる特定疾患

① 初老期痴呆（アルツハイマー病など）
② 脳血管障害（脳出血，脳梗塞）
③ 筋萎縮性側索硬化症
④ パーキンソン病
⑤ 脊髄小脳変性症
⑥ シャイ・ドレーガー症候群
⑦ 糖尿病性腎症，網膜症，神経障害
⑧ 閉塞性動脈硬化症
⑨ 慢性閉塞性肺疾患（肺気腫など）
⑩ 両側の膝関節または股関節の著しい変形を伴う変形性関節症
⑪ 関節リウマチ
⑫ 後縦靱帯骨化症
⑬ 脊椎管狭窄症
⑭ 骨折を伴う骨粗鬆症
⑮ 早老症（ウェルナー症候群など）

と同じ用紙で申請できることになった。しかし，ここで注意しなければならないのは，進行性核上性麻痺や大脳皮質基底核変性症はパーキンソン病の関連疾患とされてはいるが，臨床的に類似する点があるという理由からであり，病理学的にはパーキンソン病の類縁疾患ではないことである。この両者はパーキンソン症候群を呈することはあるが，病理学的にはタウオパチーに入る疾患であり，シヌクレイノパチーであるパーキンソン病とは全く異なっている。またパーキンソン症候群を呈するためにパーキンソン病との鑑別が臨床的にしばしば問題となる線条体黒質変性症については，長く難病の中には入れられてなかったが，最近は多系統萎縮症の中の一型として脊髄小脳変性症の中に入れて認定されるようになっていた。さらに平成15年10月の改定ではオリーブ橋小脳萎縮症，シャイ・ドレーガー症候群とともに多系統萎縮症（multiple system atrophy：MSA）としてまとめて申請することとなり，脊髄小脳変性症の中の疾患ではあるが，MSA独自の申請用紙を用いて申請することになった。

II．身体障害者認定[3]

これは昭和25年に施行された身体障害者福祉法に基づく認定であって，上記の特定疾患（難病）認定よりも歴史は古く，しかも疾患の種類によって認定されるものではなく，どのような身体疾患であれその障害の程度によって認定されるものである。したがって疾患の種類と障害の程度によっては両方の認定を得ることも可能である。身体障害者福祉法（以下『法』）によると「身体障害者とはその障害程度が『法』の定める別表に掲げられた一定以上の障害を有する者であって，都道府県知事（または政令指定都市の市長もしくは中核都市の市長）から『身体障害者手帳』の交付をうけた者をいう」と定められている。身体に障害のある者は身体障害者手帳交付申請書に『法』第15条第1項に基づく指定医師の診断書を添えて市町村および居住地の福祉事務所を経由して「都道府県知事」に申請する。それを受けて「都道府県知事」が認定することによって手帳が交付されることになる。パーキンソン病は身体障害の

表5 日常生活自立度

A：障害者の日常生活自立度

ランクJ：何らかの障害等を有するが，日常生活はほぼ自立しており独力で外出する。
　　　　1．交通機関等を利用して外出する。
　　　　2．隣近所へなら外出する。
ランクA：屋内での生活は概ね自立しているが，介助無しには外出しない。
　　　　1．介助により外出し，日中はほとんどベッドから離れて生活する。
　　　　2．外出の頻度が少なく，日中も寝たり起きたりの生活をしている。
ランクB：屋内での生活は何らかの介助を要し，日中もベッド上での生活が主体であるが，座位を保つ。
　　　　1．車いすに移乗し，食事，排泄はベッドから離れて行う。
　　　　2．介助により車いすに移乗する。
ランクC：1日中ベッド上で過ごし，排泄，食事，着替において介助を要する。
　　　　1．自力で寝返りをうつ。
　　　　2．自力では寝返りもうたない。

B：痴呆を伴う場合の日常生活自立度

ランクⅠ：何らかの痴呆を有するが，日常生活は家庭内及び社会的にほぼ自立している。
ランクⅡ：日常生活に支障を来たすような症状・行動や意志疎通の困難さが多少見られても，誰かが注意していれば自立できる。
　　　　Ⅱa　家庭外で上記Ⅱの状態が見られる。
　　　　Ⅱb　家庭内でも上記Ⅱの状態が見られる。
ランクⅢ：日常生活に支障を来すような症状・行動や意志疎通の困難さが見られ介護を必要とする。
　　　　Ⅲa　日中を中心として上記Ⅲの状態が見られる。
　　　　Ⅲb　夜間を中心として上記Ⅲの状態が見られる。
ランクⅣ：日常生活に支障を来すような症状・行動や意志疎通の困難さが頻繁に見られ，常に介護を必要とする。
ランクM：著しい精神症状や問題行動あるいは重篤な身体疾患が見られ，専門医療を必要とする。

うち「肢体不自由」に該当する場合が多く，パーキンソン病の身体障害者申請用診断書を書くことができる法第15条指定医としては，神経内科のほかに脳神経外科，リハビリテーション科，内科，外科，整形外科などに所属し，しかも申請して認可された医師に限られている。パーキンソン病における「肢体不自由」については，上肢障害，体幹障害，下肢障害に分けてその各々の障害程度が等級表によって1～7級のいずれかに決定され，さらに一定の基準によってそれを総合した全体の等級が認定される。総合認定が7級の場合には手帳に該当せず，1～6級に該当する場合に手帳が交付される。医師は意見書に申請者が身体障害者に該当するか否か，全体の障害度が何級に該当するかの意見を記入し，それを参考にして等級が決定されることになる。等級は整形外科的な基準が基礎になっている傾向があり，神経系疾患の等級の決定には多少不便な点がないわけではないが，パーキンソン病で難病の重症例として認定されているような例は，身体障害者としても多くは1～2級に該当する。

Ⅲ．介護保険認定[1,4]

近年，介護を要する高齢者の増加や介護を行う家族の核家族化などにより，介護を家族が行うこ

とが次第に困難になり，公的制度による介護の必要性が増えてきた。このために平成12年以降介護保険が導入されたことは周知の通りである。

介護保険の対象は40歳以上の国民すべてであるが，65歳以上で介護を要する場合は第1号被保険者としてすべてが対象となるが，40～65歳未満の場合には，別に指定された疾患を有する場合でないと対象にはならない。このような特別に指定された疾患としては表4のような15疾患があり，特定疾患とよばれ，その対象者は第2号被保険者とよばれる。これには既に述べた難病の「特定疾患」と共通する疾患も多く含まれてはいるが，これとよび方が同じなので両者を混同してはならない。やはり神経難病が多く，パーキンソン病もその中に含まれているので，パーキンソン病で介護の必要がある場合には，65歳未満であっても40歳以上であれば第2号介護被保険者として申請することができる。もちろん65歳以上であれば第1号被保険者としての申請資格がある。またパーキンソン病は医療保険を使用している場合にも同時に介護保険の適用をうけることができる疾患の中に入れられている。つまり介護を要する40歳以上のパーキンソン病患者はすべて市区町村に申請書を提出することができる。申請を受けた市区町村は調査員を派遣して調査するとともに，かかりつけ医に意見書の作成を依頼する。市区町村の独自の調査結果から一次認定が行われ，これとかかりつけ医の意見書とから介護認定審査会において二次認定が行われ，「要支援」から「要介護1～5」の6段階の介護度が決定される。これに基づいて給付額が決まり介護支援専門員が申請者やその介護者らと相談してケアプランを作成する。給付は現金給付ではなく，現物給付である。介護度は6ヵ月ごとに再調査・更新が行われる。介護に要する費用は基本的には保険料と国，都道府県，市町村のそれぞれからの公費で賄われるが，一定の自己負担が課せられ，また決められた現物給付以上の介護を望む場合にも自己負担が必要となる。障害者の身体面ならびに痴呆のある場合の日常生活自立度は，表5に基づいて判定されるが，パーキンソン病でも痴呆を伴う場合があるので，この同じ基準によって判定される。

文　献

1) 東京都医師会：介護保険における特定疾病診断の手引き．東京都医師会雑誌，51：1763-1821，1999．
2) 東京都健康局：東京都難病患者医療費等助成認定基準．東京都，東京，2003．
3) 日本リハビリテーション医学会障害保健福祉委員会：身体障害者診断書作成の手引き．日本リハビリテーション医学会，東京，2003．
4) 鶴見信男：介護保険制度．老年医学テキスト（日本老年医学会編），pp.187-193，Medical View，東京，2002．

XV. リハビリテーション，看護・介護，補助制度，支援 − 4

患者支援団体とその活動―パーキンソン病友の会

徳 永 武 重*

抄　録　1973年，愛媛県で産声を上げ，1976年に，全国組織として結成されたパーキンソン病友の会の活動とともに，パーキンソン病患者の直面している社会的問題，それらの問題に対する患者自らの取り組みの一端などを紹介しました。日常的な活動として，会報の発行，講演会や親睦会の開催，行政や専門医との連携，電話相談などを行っています。それぞれの地域で積極的に医療機関に働きかけ，長期的な療養環境の整備を目指す活動を進めています。海外との連携交流にも取り組んでおり，欧米の患者団体との交流や，アジア・太平洋パーキンソン病協会国際シンポジウムへの主催・参加，世界パーキンソン病の日の活動などがあります。最後に，難病認定の見直しその他，福祉制度の現状などの問題点について紹介しました。

Key words: *Japan Parkinsons Disease Association, long-term treatment, welfare system, Parkinson's Disease Day*

はじめに

パーキンソン病は，古くからあった病気のようですが，イギリスのJames Parkinsonによって1817年に「震顫（振戦）麻痺」"Shaking Palsy"として報告されたのが，近代医学的意味での記載の最初とされています。発表当時は注目されませんでしたが，19世紀後半にJean-Martin Charcotにより再発見され，現在パーキンソン病の名が一般的になっているのは周知のことと思います。

パーキンソン病は，進行性で，長期にわたって療養を強いられる病気で，L-dopa製剤に代表される有効な治療法や社会ないし制度上の支援体制が整備されてきてはいるものの，根本的に治癒させる治療法は確立されておらず，患者およびその家族はさまざまな問題を依然として抱えています。よりよい治療法が開発されること，患者および家族にとってよりよい環境が社会的制度的に整備されることを待ち望むことは言うまでもありませんが，患者自らが，互いの支援，様々な情報の共有，よりよい環境整備のための各方面への働きかけ，さらによりよい治療法開発を目指した研究を後押しして行くことが，パーキンソン病克服への大きな力になるものと確信しています。

パーキンソン病友の会は，そもそも愛媛県で1973年わずか4人のパーキンソン病患者によって活動が始まりました。当時はパーキンソン病に対する社会的認識は極めて低く，初代会長河野正明氏は，愛媛県下の患者宅を一軒一軒杖をつきながら訪ね，中には玄関で追い返されるといったことを繰り返しながら念願の「愛媛県パーキンソン病友の会」を結成しました。初めは河野氏ご夫妻が上京するたびに厚生省に，パーキンソン病の苦しさを直訴していました。3年後の1976年3月

Japan Parkinsons Disease Association and its activity.
*全国パーキンソン病友の会福岡県支部
〒814-0161　福岡市早良区飯倉3-1-5
Takeshige Tokunaga : Japan Parkinsons Disease Association, Fukuoka Branch. 3-1-5 Iikura, Sawara-ku, Fukuoka, 814-0161 Japan.

に神奈川県で，10月に東京都で，友の会が相次いで結成されました。同年11月23日に，上記一都二県で合同し，「全国パーキンソン病友の会」（会員531名）が発足しました。この結成総会で会長に河野正明氏（愛媛県），副会長に長尾賢一氏（東京都）と西島瑛氏（神奈川県），事務局長に河野磐氏（東京都）が選出され，早速具体的な行動を開始しました。

当時一番の問題は，「薬代が高く治療費に困る」との声で，これに対して治療費公費負担の実現に向けて運動を展開しました。その間，栃木県，北海道，熊本県，大阪府，岐阜県，愛知県と相次いで友の会が結成され全国組織に加入しました。労働組合の支援も得て1979年に待望の治療費公費負担が実現されることになりました。

発足時の会員数は，531名でしたが，約30年経った現在，支部は全国に39あり，会員数は発足時の約11倍の6,000余人という規模に拡大し，活動するにいたっています。しかしながら，平成13年度の厚生労働省の調査によると，パーキンソン病の特定疾患受給者数は，全国で60,029人，全患者数は約120,000人と推定され，友の会の会員数は全患者数の約5％程度です。友の会の充実・拡充を図り，パーキンソン病克服へ向けて，さらにパーキンソン病患者が力を合わせていけるよう活動しています。

友の会の活動は，医学の進歩研究に寄与し，医療体制の充実と福祉向上を求め，社会に対しての啓発，会員相互の支援親睦，国内外の関係諸団体との交流などを通じて，パーキンソン病の完治目指して，展開しています。本稿においては，著者の属する支部の活動を中心に友の会の活動を紹介するとともに，患者や友の会の抱えている問題，今後の進むべきあり方などについて述べたいと思います。

I．友の会の活動

まず，日常的に行っている活動について紹介します。この点に関して，個人的には，患者組織の充実，行政との協力，専門医との連携の3つの柱があると考え，いわばこれらが「三位一体」とし

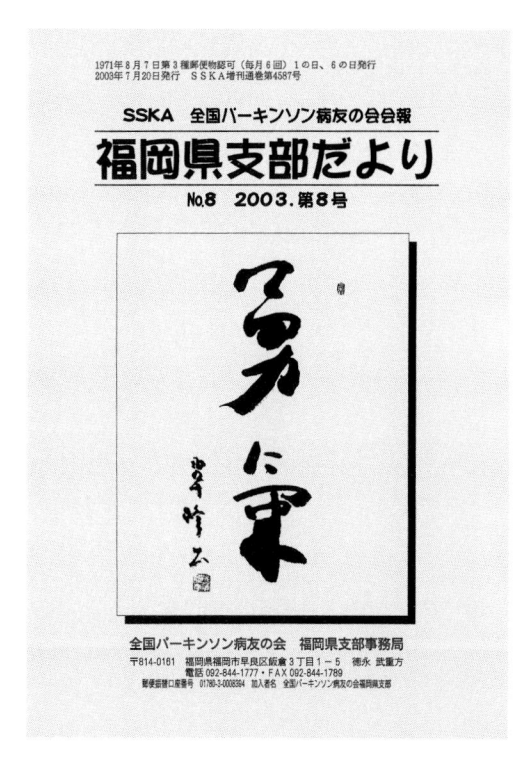

図1

て機能して有意義な活動が進めていけるものと考えています。

第一に，患者組織の充実という点です。どうしても閉鎖的で家にひきこもりがちになってしまうパーキンソン病患者の人たちを，いかに社会に積極的に参加するよう変貌させるか腐心しています。福岡県支部の取り組みとしては，会報「勇気」を年3回（3月，7月，11月）発行し，最新の医療情報や会員の投稿記事等を掲載し，広く会報の読者に勇気と希望を与えるべく工夫をこらしています（図1）。

また，患者同士の親睦や情報交換の場として，県内を4ブロックに分け，春には年度の活動方針や医療講演会を実施し，秋にはブロック毎の一泊旅行を実施しています。

第二に，行政との協力です。具体的には行政と協力して「パーキンソン病教室」を開催しています。福岡県の各保健所で年間約10回，福岡市保健所で年間4回開催し，パーキンソン病についての啓発活動を行っています。行政サイドでは，特定疾患の認定及び受給者証発行との関係で，多く

表1　福岡県支部に寄せられる電話相談の内容

友の会関係	30.0%
医療関係	24.0%
専門医関係	20.0%
生活全般	10.0%
教育	6.0%
身障者手帳関係	5.0%
福祉関係	0.5%
障害年金関係	0.3%
その他	4.2%

のパーキンソン病患者を把握しており，会員以外のパーキンソン病患者の方にも広く働きかけができます。

第三は，専門医との連携です。パーキンソン病の診療の専門である神経内科医の絶対数が少ない現状からいって，パーキンソン病患者が常に専門的な診療を受けられる医療体制が整備されているとは言えません。より専門的な診療を受けられる機会を増やしていく意味などから，専門医に友の会の顧問医師として協力をお願いしています。

初代九州大学神経内科教授・黒岩義五郎先生は20年前に次のようなことをあるパーティーの席で言っておられます。「最初の10年は日本の神経内科の立ち上げに，次の10年は日本の神経内科が世界に通用するように努力してきた，またこれからは，地域に根ざした神経内科を目指したい」。これは福岡県支部顧問医師でもあります，柳川リハビリテーション病院内科部長小池文彦先生の支部会報「勇気」にご寄稿願ったときの最初の言葉です。私の個人的な希望としては福岡県内に4つの医学部を持った大学（九州大学，福岡大学，久留米大学，産業医科大学）があり，それぞれに神経内科教授が居られて，友の会の顧問にも就任されています。毎年1回4大学で「ミニ神経内科学会」が患者団体を加えて実施されることを願っています。

また，海外との交流をはかっていく意味で，「アジア・太平洋国際シンポジウム」などへ積極的に参加するよう会員に呼びかけたりしています。

以上は，友の会支部としての日常的な活動の概要ですが，支部長をしていますと，様々な相談を受けます。年間約400件以上の電話相談を受け，表1のような内容で，友の会関係以外のことでは，やはり医療・福祉に関連した相談が多く，あわせると全体の半数近くを占めています。これらのことに対処することも友の会の重要な役割であると考えています。

II. パーキンソン病患者にとってよりよい療養環境の整備

バブルの崩壊，そして右方上がりの成長から安定成長の時代へと社会が大きく変化し，「構造改革」の語に象徴されるように，社会のあらゆる分野で変革に迫られ，医療・福祉の分野にもその波は押し寄せてきています。社会的弱者である難病患者にとって，このような社会の大きなうねりのなかで，さらなる厳しい社会的環境に甘んじさせられるようになるのではないかと大いに危惧しています。例えば，長期療養を要する難病患者の収容施設としての機能拡充を期待しうる国公立病院の統廃合が議論され，「改革」の動きが進んでいる現状は，憂慮すべきものと考えています。行政や制度の不備などを嘆いているばかりでは，問題は解決されません。これらに対し，関連省庁への請願など関連諸方面へのはたらきかけによって，制度等が改善されていくよう活動していくことは，重要なことであり，これまでも行ってきたところです。さらに，よりよい療養環境を築いていくためには，より身近なところでの患者自らのはたらきかけも必要なことで，医療や福祉の現場に直接，私たちの理想を実現させていく新たな取り組みを進めています。

福岡支部における事例として，福岡市の第2川浪病院について紹介します。数年来，病院の開設者の方々などと話し合いを持ち，開設者の医療理念と「友の会の思い」とが合致し，病院の改築が実現しました。私たちの思いが通じた点としては，以下のような点が挙げられます。神経内科専門医が常駐する病院として，リハビリテーションの充実のため，リハビリテーション室が増築され，総合リハビリテーション施設の基準を取得し

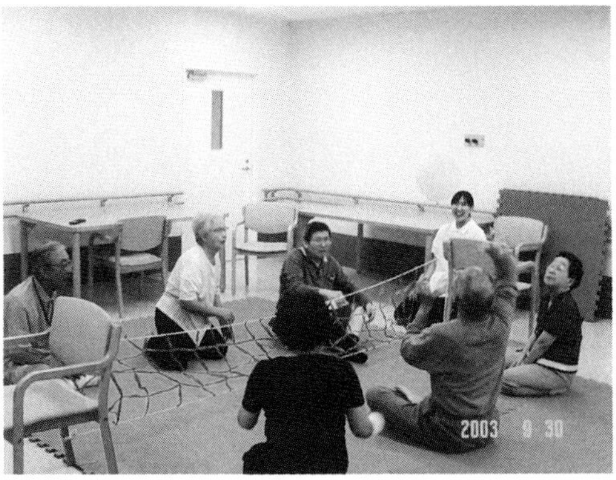

図2

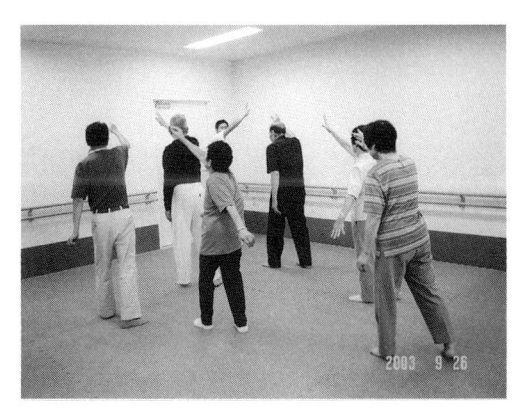

図3

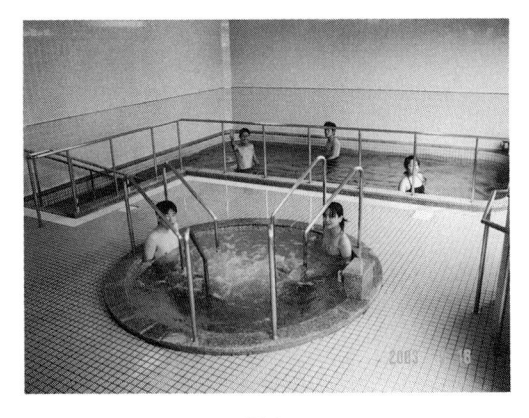

図4

ています。また温泉を利用した水治訓練設備も完備し，友の会会員を中心とする「げんきの会」での外来リハビリテーションでも利用しています。病棟の改築にあたり，回復期リハビリテーション病棟での理学療法士（PT）・作業療法士（OT）の専従者の配置，特殊疾患療養病棟の設置，一般病棟と3病棟体制を敷き，病状に応じたよりよい療養が可能となっています（図2，3，4）。

他にも福岡支部の関係では，柳川リハビリテーション病院や麻生飯塚病院など，いずれも特殊疾患療養病棟と神経難病センターを併設するなどして，診療科目の見直しや診療内容を充実させる病院も増えてきています。こうした病院が増えていくことによって，長期療養を余儀なくされる患者にとって，将来への展望が開け，希望を持てるようになるものと確信しています。

病院以外に，入院する必要はないものの，一人で生活するのが困難な患者にとって，安心して生活し療養していける場も必要です。このような点から，福岡支部では介護付有料老人ホーム（福岡県指定特定施設入居者生活介護施設），生活倶楽部ヴィズ長丘と提携し，パーキンソン病患者に1階のフロアを優先的に割り当ててもらっています。

福岡支部以外でも，新潟県支部では，阿賀野病院とパーキンソン病患者が安心して療養できる施設を作る準備を進めています。また，医療法人ではできない特養老人ホーム，ケアハウスデイサービス，グループホーム，家族も一緒に生活できる施設などの運営をするため，新たに社会福祉法人を立ち上げ，友の会新潟県支部会長が評議員として関わり，パーキンソン病患者の声を福祉の場に生かしていく試みも進めています。

患者自らが，病院経営者や福祉あるいは介護施設経営者と積極的に話し合いの場を持ち，新たな病院，施設の開設などにあたって，私どもの思いを盛り込んでいくことによって，将来に不安を持つことのない療養環境を作り上げていくことができると考えています。こうしたことを考えていく上では，それぞれの施設の形態や内容といったこともありますが，病院や施設捜しをしなくてもすむような体制作りや，経済的な負担をできるだけ抑えるようにすることなども重要な課題です。

III．諸外国の事情と海外交流

本邦では，パーキンソン病患者が自ら患者会を

結成して活動していますが，アメリカ合衆国はじめ，西ヨーロッパ，オーストラリア，ニュージーランドなどの欧米系の国々では，ボランティアを中心に，医師や経済的支援者によってパーキンソン病協会が設立，運営され，パーキンソン病についての情報の提供や交流会などを行っています。日本以外のアジアでは，患者会あるいは支援団体などはまだまだ組織化されていないことが圧倒的です。

　海外との交流や，国際的な運動との係わりを紹介します。友の会としての海外との交流は，1981年，全米パーキンソン病協会主催の「パーキンソン病教育計画」国際大会に当時副会長をされていた長尾賢一氏が参加したのが最初です。「パーキンソン病教育計画」(PEP：Parkison's disease Education Program) とは，パーキンソン病の病状の理解，機能回復のためのリハビリテーション，薬剤の選択と使用方法，患者同士の経験等の情報交換，相互の励まし合い等を目的とし患者同士が集団生活を送りながら療養に取り組む教育的プログラムです。

　翌1982年には，アメリカにおけるPEPを率先されたドレーク女史が来日しました。ドレーク女史は，お母様がパーキンソン病の患者で，カリフォルニア州のパーキンソン病友の会の会長です。1983年のPEP国際大会には，日本から12名が参加しました。また，アメリカでPEP大会に参加された，熊本大学出田透名誉教授が，アメリカの人々の患者を支える隣人愛と奉仕活動に感銘を受け，帰国後PEPを熊本県で取り入れ，熊本県PEPが始まり，昨年（2003年）で第19回を迎えました。内容は，夏から秋にかけて一泊二日の日程で，療養関係の講演，体験発表，リハビリ演習，ゲーム大会，医療相談，懇親会等の行事を行っています。リハビリ実習では，素足で海岸の砂浜を歩き，機能の回復を図ることなどを行っています。その他，ドイツの患者会と情報交換したり，ヨーロッパ若年性集会に参加するなど，海外との交流活動の幅を徐々に広げています。

　国際的な動きとして，「世界パーキンソン病の日」と「アジア・太平洋パーキンソン病協会国際シンポジウム」が挙げられます。「世界パーキンソン病の日」は，1997年，故ダイアナ元英国王妃が後援会長をされていた欧州パーキンソン病協会（メアリー・ベーカー会長）の働きかけにより，世界保健機構（WHO）がパーキンソン病の発見者である James Parkinson の誕生日である4月11日を「世界パーキンソン病の日」と定めたものです。この日に，世界各国で何らかの行事を行うことが呼びかけられ，「パーキンソン病憲章」がWHOで採択されています。アメリカでは，この日に合わせて，ニューヨークのセントラルパークでパーキンソン病患者の行進が行われるなど，世界各地でさまざまな集会，シンポジウムが行われています。日本では，「パーキンソン病患者・家族のQOLの向上に関する請願」をこの日に合わせて国会に対して行うなどしています。

　アジア・太平洋パーキンソン病協会国際シンポジウムは，第1回が1997年マレーシアで開催されました。第2回は，1999年に，全国パーキンソン病友の会馬場富雄会長を会長として，千葉県浦安市で開催され，19ヵ国715人の患者・家族，ボランティア，医療関係者が参加し，患者のQOL向上を中心に活発な討議が行われました。第3回は，2001年に香港で開催され，友の会から21名が参加しました。また2003年ソウルで開催された，第4回アジア・太平洋パーキンソン病協会国際シンポジウムには，日本より順天堂大学水野美邦教授等が出席され，パーキンソン病友の会より清水昇勝会長ほか32名が参加しました。

　海外の患者団体との交流や，国際的なシンポジウムなどへの参加を通じて，世界中のパーキンソン病患者と大きく手を結ぶことによって，患者のQOLや療養体制の向上，最終的にはパーキンソン病の克服・撲滅への大きな力となるものと考えています。

IV. 患者および患者家族の立場からの現行制度等についての問題点

　社会経済情勢および財政状況の厳しさが続く中，福祉制度の見直しが行われ，障害を抱える患者及びその家族にとっては，福祉の後退，負担の増大で，落胆と悲痛な思いを禁じえないのが正直

なところです。

具体的には，難病認定による医療費給付基準の見直しです。すでに，1998年5月より，重症度による自己負担制度が導入されていましたが，今回2003年10月からの改正で，さらに基準が引き上げられました。前回の改正で，Yahr重症度III度が，一部自己負担となりました。また，一部負担者について，所得による自己負担額の細分が定められています。そのため，世帯全員の住民票，所得税納税証明書，住民税課税証明書などが必要となり，一部自己負担分が加わったばかりでなく，各種証明書を交付してもらう労力および1万円を超える経済的負担が新たに課せられるという状況で，大きな矛盾を感じずにはいられません。

今回の難病認定の改正では，個人調査票の書式が全面的に改訂されています。患者の目から見ても，従来と比べて複雑になっていることがわかります。難病対策事業は，難病を克服することが目的で，そのための研究に患者自らが協力し，それに伴って医療費の補助を受けるという枠組みで行われているものですので，研究の質を向上させるために，個人調査票の内容が詳しくなることは，理解できるところではあるのですが，個人調査票作成に当たって，医師の負担が増えることになると思われ，複雑な思いを持っています。

以上は，私どもが現在直面している最大の問題とも言ってよい難病認定に関連した事項ですが，その他の問題，行政への要望ないし提言を2点ほど述べさせていただきたいと思います。ひとつは，若年性パーキンソン病患者の問題です。現行の障害者基本法，障害者雇用促進法の対象として，若年性パーキンソン病患者は含まれておらず，年若くして発症し働くこともできない上に，関係法律の狭間で困難を強いられています。この問題は，友の会として取り組むべき最重要課題のひとつと考えています。

もうひとつは，要望ないし提言と言った方が適切かと思いますが，国公立病院の統廃合，民営化に関連したことです。国公立病院の統廃合，民営化は，もっぱら採算性の点からのみ議論が進められてきたように思われてなりません。国公立であればこそ担える役割ということに根ざした議論はあまり進められてこなかったのではないかと思うのです。先にも述べたように，重症難病患者の長期療養についての問題は大きな問題で，家庭での療養では不十分で，安心して長期に療養できる施設が整備されていることはどうしても必要なことです。草の根的ではありますが，個別の民間病院に働きかけを行ってそうした施設を確保することを進めていることは紹介しましたが，国公立病院は，やはりそうした役割を果たし得る大きな資源，受け皿だと思われます。そうした観点からの国公立病院の統廃合，再編，機能特化ということがもっと議論されるべきと考えています。

おわりに

パーキンソン病友の会の活動とともに，パーキンソン病患者の抱えている社会的問題を紹介いたしました。冒頭にも書きましたように，パーキンソン病患者は全国には120,000人いると言われている中で，友の会会員は全国で6,000人とまだまだ組織としては未成熟であり，患者自身が自覚を持って真剣にことに当らなければならないと考えています。医学・医療の研究体制の充実と，専門医の多数養成を願っているとともに，最終的にパーキンソン病の克服に繋がるはずである研究に自ら協力すべきであるとの認識に立って，友の会会員のほとんどは，献体や研究試料の提供，新薬の治験に常に積極的に参加をしているところであります。

友の会の活動の原点は，パーキンソン病患者のために労力，気力を持って尽くすことと考えています。病に挫けず，残された人生を有意義に，信念を持って突き進み，少しの勇気と奉仕の精神があれば，自ずと道が開けるものと確信しています。各方面よりの温かいご支援を感謝すると同時に，パーキンソン病の完治する日が必ず訪れることを信じています。

資料1　パーキンソン病友の会連絡先名簿

	地域	役職名等	氏　名	郵便番号	住　所	電話番号	ファクシミリ番号	
0	全国	事務局長	河野　都	107-0052	港区赤坂1-9-13　三会堂ビル8F	03-3560-3355	03-3560-3356	jpda@jpda-net.org
1	北海道	連絡先	北海道難病センター	064-0804	札幌市中央区南4条西10丁目	011-512-0014	011-512-0014	
2	岩手県	支部長	高橋　忠郎	020-0066	盛岡市上田3-3-6	019-622-8655	019-622-8655	
3	宮城県	事務局長	山崎　朝子	981-3204	仙台市泉区寺岡5-6-28	022-378-7705	022-378-7705	
4	秋田県	支部長	小森　浩二	010-0025	秋田市楢山佐竹町1-50　こだま荘3号	018-836-0536	018-836-0536	
5	山形県	副支部長	西村　昭二	990-0823	山形市下条町5-3-29	023-684-0716	023-684-0716	
6	福島県	支部長	仲野　辰雄	960-8003	福島市森合字蒲原18-59	024-557-1495	024-557-1495	
7	茨城県	事務局長	清水　晴美	315-0018	石岡市若松1-7-5	0299-22-5580	0299-22-5580	
8	栃木県	支部長	齋藤　三郎	321-1271	今市市並木町19-9	0288-22-7657	0288-22-7183	
9	群馬県	事務局長	藤井　伊都子	371-0844	前橋市古市町1-1-7　城田幸子様方	027-323-2058	0288-22-7183	
10	埼玉県	事務局長	田原　栄	338-0012	さいたま市中央区大戸6-22-3	048-854-9073	027-251-5319	
11	千葉県	事務局長	米谷　富美子	270-1167	我孫子市台田2-14-11	04-7182-5856	04-7182-5856	
12	東京都	副会長	荒木　賢三	107-0052	港区赤坂1-9-13　三会堂ビル8階	03-3560-3430	03-3560-3356	
13	神奈川県	委員	水田　宏	244-0802	横浜市戸塚区平戸3-24-10	045-822-8333	045-822-8324	
14	山梨県	事務局長	野嶋　一	409-3823	中巨摩郡玉穂町上三条580-19	055-274-4418	055-274-4418	
15	長野県	事務局長	日向　信佳	385-0034	佐久市大字平賀5248	0267-62-1315	0267-62-1315	
16	新潟県	会長	高藤　博	950-2063	新潟市寺尾台1-2-7	025-266-0251	025-266-0251	
17	石川県	会長	小森　和夫	920-3115	金沢市弥勒町59-1	076-258-4025	076-258-4025	
18	岐阜県	支部長	小澤　二三男	509-0257	可児市長坂町8-92	0574-65-2385		
19	静岡県	副会長	山崎　陽子	430-0925	浜松市寺島町237	053-453-6788	053-453-6788	
20	愛知県	事務局長	丹羽　浩介	477-0031	東海市太田町上浜田6-4-615	0562-32-4590	0562-32-4590	
21	京都府	副会長	竹下　寛之	617-0853	長岡京市奥海印寺新度畑21-5	075-955-7553	075-955-7553	
22	大阪府	支部長	打谷　茂之	534-0016	大阪市都島区友渕町1-7-1-906	06-6925-2650	06-6925-2650	
23	兵庫県	事務局長	岩崎　昌一	650-0001	神戸市中央区加納町4-10-16	078-334-3688	078-334-4570	
24	和歌山県	支部長	山本　信行	761-8078	海草郡下津町中112	073-492-2199	073-492-2199	
25	鳥取県	幹事	森下　昭治	649-0142	米子市万能町142	0859-33-3230	0859-33-3230	
26	岡山県	支部長	大橋　勲	790-0025	岡山市平井4-24-22	086-274-3101	086-276-3837	
27	広島県	事務局長	川村　初恵	780-0010	広島市南区向洋新町1-20-22	082-284-0464	082-284-0464	
28	山口県	支部長	牧浦　美奈江	683-8282	周南市清水2-15-11	0834-63-7245	0834-63-7245	
29	徳島県	事務局長	西中　毅	703-8282	徳島市上助任町天神425-14-223	088-624-4840	088-624-4840	
30	香川県	支部長	溝上　泰子	734-0055	高松市仏生山町甲192-38	087-889-5453	087-889-5453	
31	愛媛県	事務局長	伊豆　悦子	746-0015	松山市泉町106-7	089-931-0862	089-931-0862	
32	高知県	支部長	徳永　武重	780-0010	高知市薊野811-2	088-845-4748	088-845-4748	
33	福岡県	事務局長	川村　初恵	814-0161	福岡市早良区飯倉3-1-5	092-844-1777	092-844-1789	
34	佐賀県	支部長	横尾　弘宣	849-0921	佐賀市高木瀬西2-13-23	0952-32-0479	0952-32-0479	
35	長崎県	支部長	北島　健次郎	857-1163	佐世保市大岳台町18-9	0956-33-8576	0956-33-8576	
36	熊本県	副会長	上村　清春	861-2108	熊本市昭和和町15-9	096-369-8625	096-369-8625	
37	大分県	事務局長	井村　千代子	870-0047	大分市中島和町1-3-16	097-537-7553	097-537-7553	
38	宮崎県	支部長	原田　恒夫	880-0813	宮崎市丸島町2-29	0985-22-5962	0985-22-5962	
39	鹿児島県	事務局長	橋口　芳信	890-0043	鹿児島市鷹師2-8-14	099-254-1047	099-255-3304	

資料2　パーキンソン病の会友の会代表者名簿

	地域	役職名	氏名	郵便番号	住所	電話番号	ファックシミリ番号	
0	全国	会長	清水 昇勝	107-0052	港区赤坂1-9-13 三会堂ビル8F	03-3560-3355	03-3560-3356	jpda@jpda-net.org
1	北海道	支部長	山本 富子	003-0832	札幌市白石区北郷2条2-3-4	011-873-3123		
2	岩手県	支部長	高橋 忠郎	020-0066	盛岡市上田3-3-6	019-622-8655	019-622-8655	
3	宮城県	支部長	渡辺 久	985-0077	塩竈市梅の宮2-100	022-366-0654	022-366-0654	
4	秋田県	支部長	小森 浩	010-0025	秋田市柳山佐竹町1-50 こだま荘3号	018-836-0536	018-836-0536	
5	山形県	支部長	黒田 邦男	990-0021	山形市小白川町3-11-16	023-631-7960	023-631-7360	
6	福島県	支部長	仲野 辰雄	960-8003	福島市森合字蒲原18-59	024-557-1495	024-557-1495	
7	茨城県	支部長	清水 昇勝	315-0018	石岡市若松1-7-5	0299-22-5580	0299-22-5580	
8	栃木県	支部長	齋藤 三郎	321-1271	今市市並木町19-9	0288-22-7657	0288-22-7183	
9	群馬県	会長	城田 幸子	371-0844	前橋市古市町1-1-7	027-251-5319	027-251-5319	
10	埼玉県	支部長	江口 勝	335-0003	蕨市南町3-26-13	048-442-1815	048-442-1815	
11	千葉県	会長	西澤 舜一	299-2118	安房郡鋸南町竜島272-2	0470-55-2043	0470-55-2043	
12	東京都	会長	並木 康雄	202-0022	西東京市柳沢3-1-20	0424-68-1133	0424-68-1133	
13	神奈川県	支部長	黒澤 君夫	253-0024	茅ヶ崎市平和町12-28	0467-85-4661	0467-85-4650	
14	山梨県	会長	川手 薫	400-0008	甲府市緑ヶ丘1-5-1	055-252-8486	055-254-0929	
15	長野県	支部長	赤井 佐千子	390-1243	松本市神林3527-1	0263-26-9347		
16	新潟県	支部長	齋藤 博	950-2063	新潟市寺尾台1-2-7	025-266-0251	025-266-0251	
17	石川県	支部長	小森 和夫	920-3115	金沢市弥勒町59-1	076-258-4025	076-258-4025	
18	岐阜県	支部長	小澤 二三男	509-0257	可児市長坂町8-92	0574-65-2385		
19	静岡県	支部長	立道 滋子	410-2315	田方郡大仁町田京557-28	0558-76-2073		
20	愛知県	支部長	丹羽 浩介	477-0031	東海市太田町上浜田6-4-615	0562-32-4518	0562-32-4518	
21	京都府	支部長	五十樓 昌男	617-0826	長岡京市開田3-11-36	075-951-1692	075-952-2345	
22	大阪府	支部長	近藤 晶一	534-0016	大阪市都島区友渕町1-7-1-906	06-6925-2650	06-6925-2650	
23	兵庫県	支部長	大林 保之	663-8154	西宮市浜甲子園2-1-6	0798-49-2793		
24	和歌山県	支部長	田中 正二	646-0051	田辺市稲成町2598-7	0739-26-8838	0739-26-8838	
25	鳥取県	会長	牧浦 美奈江	683-0065	米子市万能町142	0859-33-3230	0859-33-3230	
26	岡山県	会長	大本 泉	701-1205	岡山市佐山2110-5	086-284-5115		
27	広島県	支部長	白砂 秀昭	733-0821	広島市西区庚午北2-16-4	082-273-6521	082-273-6521	
28	山口県	支部長	伊豆 悦子	746-0015	周南市清水2-15-11	0834-63-7245	0834-63-7245	
29	徳島県	支部長	喜多 茂一郎	771-0361	鳴門市瀬戸町堂浦字池廻り参111	088-688-0562		
30	香川県	支部長	岩崎 昭七	761-8078	高松市仏生山町甲192-38	087-889-5453	087-889-5453	
31	愛媛県	支部長	林 芳明	790-0045	松山市余戸中4-1-7	089-973-2818		
32	高知県	支部長	大庭 德夫	780-0022	高知市北秦泉寺40-11	088-824-4692		
33	福岡県	支部長	德永 武重	814-0161	福岡市早良区飯倉3-1-5	092-844-1777	092-844-1789	
34	佐賀県	支部長	岩蔵 純子	849-0111	三養基郡北茂安町白壁2484-11	0942-81-6099	0942-81-6099	
35	長崎県	支部長	北島 健次郎	857-1163	佐世保市大岳台町18-9	0956-33-8576	0956-33-8576	
36	熊本県	会長	上村 清春	861-2108	熊本市昭和和町15-9	096-369-8625	096-369-8625	
37	大分県	支部長	池辺 大作	870-1168	大分市松が丘68-14	097-541-5501	097-541-5501	
38	宮崎県	支部長	原田 恒夫	880-0813	宮崎市丸島町2-29	0985-22-5962	0985-22-5962	
39	鹿児島県	支部長	満尾 泰蔵	892-9871	鹿児島市吉野町3216-74	099-243-3684	099-243-3684	

索引

英文

α/β チュブリン 183, 184
α-methyl dopa 14
α-synuclein 121, 129, 131, 132, 134, 138, 149, 150, 165, 167, 174, 194, 252
　──遺伝子変異（異常） 4, 23, 175, 178
　──高発現マウス 175
　──とドパミンキノン体複合体 177
　──の凝集性 140
　──の構造 140, 175
　──の神経保護作用 168
　──の生理機能 139
　──の代謝機構 140
　──ノックアウトマウス 177
　o-糖鎖── 183, 184
α-synucleinopathy 129, 130, 131
βカルボリン誘導体 118
1-methyl-4-phenyl-1,2,3,6,-tetrahydropyridine ⇨ MPTP
aceruloplasminemia 201
adenosine 56
alien hand（他人の手） 240
amantadine 15, 227, 303, 315, 318, 331, 381, 382
amiodarone 217
amitriptyline 243
amlodipine 217
amphetamine 57, 167, 169
anticpation 198
aprindine 217
arteriosclerotic Parkinsonism 10
authority based medicine 384
ballooned neuron 198, 240
benserazide 284, 372
bromocriptine 15, 291, 292, 379, 380, 384
cabergoline 291, 293, 374, 379, 380
cAMP 48, 49
carbidopa 283, 372
caudate and putaminal atrophy 199

Charcot, J. 9, 21, 63
cinnarizine 216
cisapride 216
clonazepam 335
clozapine 56
cocaine 57
complex I 199
COMT阻害薬 300, 331, 382
corpus striatum 36
D1(2,3,4)-R family 54, 55, 56
dantrolene 329
delayed on 現象 314
dementia with Lewy body ⇨ Lewy 小体
deprenyl 117
direct pathway 56
disinhibition-dementia-parkinsonism-amyotrophy complex (DDPAC) 202
domperidone 87, 216, 291, 330
donepedil 252, 324
dopaminomimetic psychosis 323
dopa-responsive dystonia (DRD) 263
droxydopa 237, 334
dyskinesia ⇨ ジスキネジア
dystonia ⇨ ジストニア
end-of-dose 現象 314
endoplasmic reticulum 150
endoplasmic reticulum associated degradation (ERAD) 151
entacapone 300, 315
Epworth sleepiness scale (ESS) 291
evidence based medicine (EBM) 302, 377, 384, 393
exon 欠失 270
〔F-18〕6-L-fluorodopa (FDOPA) 91, 291
fiunarizine 216
Foersterの手術 15
GDNF 123, 365
gene targeting model 165
glacile axonal dystrophy mouse (gadマウス) 150
Hoehn-Yahrの重症度分類 82, 406

　修正版── 82
Hallervorden-Spatz syndrome (HSS) 10, 201, 277
haloperidol 56, 215
Huntington病 25, 276
hypokinetic-rigid syndrome 275
〔I-123〕-metaiodobenzylguanidine (MIBG) 95
idiopathic orthostatic hypotension 235
indirect pathway 56
Iowa family 196
itopride 216
ITR (inverted terminal repeat) 364
Kluver-Bucy症候群 202
Kufor-Rakeb症候群 197
L-dopa 12, 173, 262, 283, 288, 330, 331, 365, 372, 377-382
　──血中モニタリング 373
　──注射液 336
　──長期治療 57, 294, 385
　──治療 13, 327
　──テスト 271, 283, 285
　──の経口投与試験 14
　──の静脈内投与 336
　──の特徴 283
　──の脳への移行 373
　──物語 12
　──有効血中濃度 373
Leber病 201
leukemia inhibitory factor (LIF) 360
Lewy neuritic 変化 174
Lewy小体 (Lewy Body) 4, 11, 22, 101, 106, 129, 132, 134, 142, 148, 157, 174, 178, 182, 252, 265
　──型痴呆 (dementia with Lewy body：DLB)) 11, 130, 168, 176, 198, 249, 251, 328
　──形成 184
　──欠如例 265
　──の電顕像 133, 135
　──評点 131

Lewy 小体病　130, 255
　　　——の分類　250
　　　家族性——　174, 196
　　　汎応——　⇒　びまん性
　　　びまん性——（diffuse Lewy body disease : DLBD）　25, 85, 95, 130, 249
Little 病　15
loss-of-function　182, 191
L-threo-dops　15, 227, 303
lubag　199
manidipine　217
MAO　⇒　モノアミン酸化酵素
MCI（mild cognitive impairment）　4
melanocyte-stimulating hormone　14
Mendel 遺伝形式　106
metoclopramide　216, 292
mosapride　216
Movement Disorders Society（MDS）　386
MPP⁺（1-methyl-4-pyridinium）　116, 219
MPTP（1-methy-4-pheny-1,2,3,6-tetrahydro-pyridine）　23, 112, 115, 116, 157, 173, 219, 365
　　　——誘発パーキンソニズム　299
　　　——様神経毒　121
myoclonic jerk　167
ND 4　199, 201
neuroaxonal dystrophy　201
neurosphere　358
N-methyl(R)salsoliol〔NM(R)Sal〕　157
noradrenaline　255
oculagyric crisis　210
on（off）freezing　334
on-off　313
　　　——現象　6, 382
　　　——症状　85
　　　——症例　382
paired helical filament(PHF)　202
Pallido-pyramidal disease　10, 197
paralysis agitans　71
paraquat　158
PARK 1（SNCP）　173, 177
　　　——の臨床病理学的特徴　174
PARK 2　179, 197
　　　——の神経病理学的特徴　181
PARK 3　196

PARK 4　129, 196
PARK 6　197
PARK 7　189, 197
PARK 8　196
PARK 9　197
PARK 10　197
PARK 11　197
parkin　4, 115, 121, 190, 263
　　　——遺伝子　168, 179, 271
　　　——構造　143, 179
　　　——変異　179, 180, 181, 263
　　　——タンパク　142, 182, 183
　　　——ノックアウトマウス　146
　　　——モデル　184
Parkinson, J.　8, 63
pergolide　291, 292, 332
pramipexole　288, 291, 293, 379, 380
primary dopamine deficiency diseases　263
progressive pallidal degeneration　10
progressive Pallidumatrophie　10
progressive subcortical gliosis　202
proteasome　142
protireline　237
QOL　6, 7, 30, 371, 396
QT 延長　216
quetiapine　323
rapid-onset dystonia-parkinsonism　201
rasagiline　162, 163
rational therapy　14
REM 睡眠期異常行動　335
reserpine　13, 217
restless legs 症候群（むずむず脚症候群）　335
rivastigmine　252
ropinirole　92, 288, 291, 294, 379, 380
rotenone　136, 158
scopolamine　12
SDIA（stromal cell-derived inducing activity）　361
selegiline　237, 298, 299, 314, 331, 387
serotonin　13
serotoninomimetic psychosis　323
shaking palsy　⇒　振戦麻痺
sham 刺激　353, 355
Shy-Drager 症候群（SDS）　10, 235
spheroid　10

SSRI　382
St. Louis 脳炎　211
Stewart-Holmes 徴候　237
sulpiride　215, 216
synaptotagmin XI　183
synphilin-1　184, 190
tacrine　252
talipexole　288, 293
taltirelin　237
tauopathy　202, 240
　　　家族性——　245
tau 蛋白　240
tetrahydrobiopterin　47
tetrahydroisoquinoline（TIQ）　117
therapeutic window　371
tiapride　215
tolcapone　301, 331
trihexyphenidyl（THP）　12, 243, 302
tyrosine hydroxylase（TH）　⇒　チロシン水酸化酵素
T 型 Ca^{2+} channel 遮断剤　308
ubiquitin　⇒　ユビキチン
unfolded protein　165
　　　——response（UPR）　116, 150, 152
verapamil　217
Vim　343
　　　——核　17
wearing off　56, 304, 313, 382
　　　——現象　57, 175, 262, 285, 297, 306, 373, 382
Western equine encephalitis　211
Wilson 病　25, 277
zonisamide　15, 306

和文

あ行

アキネジア　⇒　無動
悪性症候群（syndrome malin, malignant syndrome : MS）　327, 328, 329
アストロサイト　53, 57
アデノ随伴ウイルス（AAV : adeno-associated virus）　363, 364
アポトーシス　121　⇒　細胞死も参照
　　　——関連タンパク質（FAS, Bcl-2, TNF-α receptor R1(p55)）　122

──シグナル　144
アルコール　111
アルツハイマー型病変　11
アルツハイマー病　4, 95, 130, 173
生田房弘　18
痛み　336
胃腸機能調整薬　216
一酸化炭素中毒（carbon monoxide intoxication）　220
遺伝子
　　──異常　23
　　──改変モデル　165, 168
　　──治療　363, 366
　　原因──　121, 148
　　候補──　107
　　単一──異常　102, 173
　　単一──病　363
遺伝性系統変性疾患　276
遺伝的要因　23, 106
医療相談事業　402
イレウス　336
インポテンツ　236
うつ症状　30, 334
"うつ"についての把握　7
運動　70, 71
　　──合併症　327, 334, 378
　　──訓練　395
　　──制御機構　40
　　──野刺激　353
　　──問題症状　290
　　──療法　393, 394
　　矛盾性──　82
栄養・運動　112
疫学　101, 107
エコノモ脳炎　209
　　──後遺症　10
嚥下訓練　397
炎症反応　58
オリーブ橋小脳萎縮症（OPCA）　235
音楽療法, 活動的　395

か 行

介護保険サービス　403
介護保険認定　408
海馬　123
家屋指導　397
かかりつけ医の意見書　409
覚醒障害　335
片麻痺型進行　65
カテコールアミン合成　46
寡動（bradykinesia）　71

過眠　88
　　日中の──　335
仮面様顔貌　76
カルシウム拮抗薬　216, 217
肝炎, 劇症　301
環境因子（要因）　12, 23, 29, 102, 112
眼球運動障害　202
眼球回転発作　210
患者組織の充実　411
感染症　336
喫煙　102, 111
機能評価尺度　75
逆行性神経軸索変性マウス（Gracile axonal dystrophy ; Gad mice）　188
教育　394, 395
行政との協力　411
拒食症　181
巨大結腸　12
起立性低血圧　85, 86, 236, 255, 335
筋強剛　63, 66　⇒　固縮
　　──性筋緊張異常　269
筋固縮　71, 225
筋力低下　71
　　廃用性──　396
グアム島パーキンソン痴呆複合　130
空胞変性　174
薬を丸めるような動き（pill rolling type tremor）　24
グリア細胞　53, 57
　　──質内封入体（glial cytoplasmic inclusion : GCI）　236
　　──の増殖　9, 58
痙縮　225
経頭蓋磁気刺激（transcranial magnetic stimulation : TMS）　351
傾眠　291
血縁結婚の頻度　181
幻覚　175, 292
　　──・妄想　321, 334
　　──性精神症状　327
言語療法　397
抗コリン薬　302, 381, 382
後頭部刺激　353
抗パーキンソン病薬の欠点　331
後腹膜繊維症　330
高齢者　215
コーヒー　112
　　──多飲用量者　102

呼吸器系異常　87
呼吸機能障害, 拘束性　397
呼吸訓練　397
コクサッキーウィルス　211
黒質　9, 123, 210
　　──神経細胞　102, 103
　　──毒性　380
　　──病変（変性）　10, 131, 264
黒質線条体　121
　　──変性症　95
固縮　76, 262　⇒　筋強剛
　　鉛管様──　78
　　歯車様──　78
骨塩濃度の低下　334
骨折　334, 393
こむら返り　319

さ 行

再生医学　358
サイトカイン　121, 122, 123
細胞骨格タンパク　145
細胞死　103, 161, 184
　　──シグナル　160
　　──の誘導　151
細胞脳内移植　4, 358
相模原家系　196
作業療法　396
殺虫剤　112
左右差　64, 224
左右対称性　224
サワーソップ　118
酸化ストレス　24, 173, 184
　　──反応　112
シアン中毒　221
死因　30
支援システム　403
自家移植　360
自覚症状　64, 65, 75
自家交感神経節移植　346, 347
死後脳　13, 122
自殺企図　181
視床　9
　　──下核　69, 342
ジスキネジア　55, 178, 304, 317
　　遅発性──　214
　　薬剤誘発性──　262
ジストニア　5, 178, 199, 202, 271, 317, 318, 336
　　off painful──　398
　　off-period──　318
　　遺伝性進行性──（hereditary progressive dystonia : HPD）

23, 263
　　姿勢―― 271
　　動作―― 271
姿勢反射（reflexe de pasture） 66
　　――障害 78, 334
自然経過 63
自然発症遺伝子異常動物 168
肢端紅痛症 330
自動車の運転 330, 335
死亡時年齢 30
社会的な制度とサービス 401
純粋無動症（pure akinesia：PA） 239
消化器系異常 87
小脳症状 237
小脳性失調症 181
常染色体優性早発症捻転ジストニー（DYT-1） 271
褥瘡 336
書字障害 262
初発症状 75
初発体肢 64
自律神経症状 335
自律神経不全症 85
　　一次性―― 255
　　純粋型―― 85, 255
脂漏性顔貌 87
心・循環系異常 86
神経栄養因子 121, 122, 123
神経細胞核内硝子様封入体病 277
神経細胞死 5, 137
神経細胞脱落 252
神経細胞保護効果 380
神経細胞保護作用 291
神経毒 24, 115, 158, 159, 165, 173
神経難病 406
神経原線維変化 202, 210
神経変性疾患 10, 328
神経幹細胞 358, 360
　　――移植 346
進行性核上性麻痺（progressive supranuclear palsy：PSP） 25, 202, 239
進行抑制効果 291
人種差 29
振戦 24, 63, 65, 72, 75, 216, 224
　　安静時―― 9, 75
　　静止時―― 66
　　――初発体肢 64
　　――の左右差 65
　　動作時―― 237

振戦麻痺（shaking palsy） 9, 21, 63
心臓弁膜症 331
身体障害者手帳 407
身体障害者認定 407
身体障害者福祉法 407
診断基準 75, 76
深部脳刺激（deep brain stimulation, DBS） 4, 17
「錐体外路」という言葉 35
随意運動（内発性，外発性） 396
髄膜腫 230
睡眠・覚醒の異常 88
睡眠障害 335
睡眠発作（sleep attack） 291, 331, 335
すくみ足 7, 72, 82, 334
生活機能障害度 77, 82, 406, 401, 407
生活指導 394, 397
生活習慣・嗜好 111
静坐不能症（akathisia） 216
生殖器系異常 87
精神症状 321, 334
生存曲線 30
声帯麻痺 237
青斑核病変 23
瀬川病（優性遺伝性GTPシクロヒドロラーゼⅠ欠損症） 5, 269
　　――の成人発症例 271
脊髄小脳変性症 181
　　遺伝性―― （hereditaly spinocerebellar degeneration：h-SCD） 201
責任病変 9
前傾姿勢 9
線条体 36
　　――の萎縮 167
　　――黒質変性症 25, 235
　　――投射細胞への入力様式 39
　　――の細胞構成と入力様式 37
先天代謝異常症 277
前頭側頭型痴呆 frontotemporal dementia 245
専門医との連携 412
双生児研究 107

た 行

大腰筋 396
胎児神経移植 347
体重減少 88
大脳基底核 35
　　――運動回路 69

　　――の機能 41
　　――の神経回路 37
　　――の動的モデル 41
　　――変性症 25
唾液分泌低下 87
多系統萎縮症（multiple system atrophy：MSA） 235, 328, 407
　　――患者 95
立ち直り反射障害 78
脱抑制 39
短縮反応（shortening reaction） 66
男女差 29
淡蒼球 9, 17
　　――黒質ルイ体萎縮症（pallido-nigro-luysian atrophy：PNLA） 198, 240
　　――手術 17
　　定位的――破壊 4
痴呆 11, 130, 174, 198, 226, 303, 334
　　――に随伴する行動異常や精神症状（behavioral and psychological symptoms of dementia：BPSD） 252
　　――を伴うパーキンソン病 251
　　皮質下性―― 6, 11
注意力障害 71
腸管病変 11
治療ガイドライン 377, 381, 384
治療の最適化 371, 375
チロシン水酸化酵素（tyrosine hydroxylase：TH） 46, 48, 123, 165, 365
　　――のニトロ化 116
鎮吐薬 216
対麻痺型進行 65
定位脳手術 15
　　イメージ誘導―― 344
鉄の過剰摂取 112
鉄の輸送，代謝 168
電気けいれん療法（electroconvulsive therapy；ECT） 351
転倒 334, 393
　　――後症候群 393
　　――場所 397
電話相談 412
統合パーキンソン病評価尺度（unified Parkinson's disease rating scale；UPDRS） 78, 83
動作緩慢（bradykinesia） 66
動物モデル作成 165

特定疾患　405, 409　⇨　難病
　　──認定　405
突進現象　9
ドパミン（DA）　13
　　──β水酸化酵素（dopamine β-hydroxylase : DBH）　46
　　──欠乏（不足）　264, 333
　　──合成亢進　308
　　──産生細胞　358, 360
　　──受容体　53, 54, 167
　　──神経細胞死　121, 158
　　──神経細胞障害　103
　　──の細胞毒性　184
　　──の前駆物質　14
　　──補充療法　6, 333
　　脳内──産生量　366
ドパミンアゴニスト　14, 15, 288, 292, 331, 374, 377, 378, 379, 380, 381, 382
　　開発中の──　294
　　──の種類と薬理学的特徴　290
　　──の副作用　330
ドミナントネガティブ効果　181
トリプレット病　143

な　行

楢林博太郎　15
難病　405　⇨　特定疾患
　　──患者等居宅生活支援事業　402
　　──対策　401
ニコチン　111
日常生活自立度　408, 409
日常生活動作能力（ADL）　65
日本神経学会　387
日本脳炎　211
ニューロン発火　71
尿閉　237
認知機能　334
眠気　331
脳炎, 嗜眠性　209
脳機能賦活法　7
脳外科, 機能的　6, 12
脳血管障害　30, 223
　　無症候性の──　224
脳腫瘍　229
脳深部刺激療法　6, 341
脳循環改善薬　216

は　行

パーキンソニズム（症候群）　21, 25, 214

　　家族性──　102, 194
　　血管性──　223, 224
　　若年性──　9, 25, 198, 261
　　若年性劣性遺伝型──　140
　　腫瘍性──　229
　　症候性──　229
　　常染色体劣性遺伝子──　178, 165
　　中毒性──　5, 10, 217
　　典型的──　174
　　動脈硬化性──　10, 223
　　脳炎後──　10
　　──と痴呆　130
　　──の鑑別診断　95
　　──の病因　25
　　──の分類　24, 26
　　──モデル　173
　　──誘発神経毒　116
　　風土病としての──　12
　　片側性──　9
　　薬剤性──　214, 365
パーキンソン病（Parkinson's disease, PD）　121, 134, 173, 321, 341, 346, 363, 393, 405
　　家族性──　4, 179, 187
　　孤発性──　106, 129, 132, 157, 173
　　進行期──　334
　　単一遺伝性──　106
　　典型的──　215
　　──教育計画（PEP : Parkinson's disease Education Program）　414
　　──教室　411
　　──友の会　410
　　──の四徴　129
　　──の画像診断　91
　　──の症候　24
　　──の診断基準　406
　　──の痴呆　11
　　──の病理診断根拠　4
　　──の分類　23
　　──の歴史　16
　　──モデル　41, 123, 359
　　──様の疾患や病態　21
肺炎　336
　　誤嚥性──　397
　　──・気管支炎　30
胚性幹細胞（ES細胞）　349, 358
肺線維症　330
排尿系異常（神経因性膀胱）　86
排尿障害　236, 237
　　──の機序　86

排便障害　87
肺胞低換気　198
胚様体（embryoid body）　360
パエル（Pael）受容体　145, 183, 184
白質脳症　217
波状的刺激　57
発汗・外分泌系異常　87
発汗障害　87, 237
発症因子　23, 24
発症年齢　181, 379
発症物質　117
　　──候補　115
発症率　27
ハプロ不全　175, 176, 181
皮脂分泌亢進　87
ビタミンD製剤補充療法　334
非定型抗精神病薬　56, 215, 382, 323
皮膚循環障害　86
フェニルケトン尿症　278
不整脈, 心室性　216
不適切な医療　385
プラセボ効果　354
フリーラジカル　102, 292
　　──仮説　103
ブロック療法　398
プロテアソーム　136, 173, 181
平衡障害　72
ヘテロ接合体　181
ベラドンナアルカロイド　12
ヘルパー　403
ヘロイン　23
便秘　12, 85, 335, 336
弁膜症　332
芳香族L-アミノ酸脱炭酸酵素（aromatic L-amino acid decarboxylase : AADC）　46, 365
　　──欠損症　278
訪問指導事業（訪問診療）　402
歩行　396
　　──困難　393
　　──失行　72
　　──障害　6, 72, 225, 262
勃起障害　87
ボツリヌス毒素局所注射療法　336

ま, や, ら　行

マンガン中毒　220
ミクログリア　121, 123
　　──の活性化　123
蜜月期（honeymoon period）　333
ミトコンドリア（mitochondria）

142
　　——異常症　278
　　——機能異常　185
　　——機能低下（不全）　173, 149
　　——障害　143
無顆粒球症　14
無汗症　255
無動（akinesia）　6, 13, 66, 71, 76
　　——症　225
迷走神経核　9
メチルアルコール　221
　　——中毒　26
妄想　292
モノアミン酸化酵素（monoamine oxidase：MAO）　14, 50, 298
　　——B阻害剤（monoamine oxidase B：MAO-B）　219, 381, 382
夜驚症　88
薬物血中濃度　371
有病率　27, 28
ユビキチン　135, 142, 148, 179
　　——C-terminal hydrolase（UCH）　150, 188
　　——like domain（Ubl）　181
　　—— -proteasome経路　148
　　——活性化酵素（E1）　182
　　——システム　188
　　——リガーゼ　142, 182
抑うつ　216
　　——状態　198
予後，長期　30
予後の改善　173
ライフスタイル　111, 112
らせん描画　352
リズム音刺激　396
リハビリテーション　6, 393
レナードの朝　14
連続経頭蓋磁気刺激（repetitive TMS：rTMS）　351

編 集 顧 問

甘利　俊一　　大熊　輝雄　　大塚　正徳
久野　宗　　杉田　秀夫　　田所作太郎　　早石　修

編 集 参 与

岡田　安弘　　小澤鍈二郎　　小幡　邦彦　　風祭　元
金澤　一郎　　小山　司　　鈴木　二郎　　鈴木　義之
高橋　清久　　津本　忠治　　永津　俊治　　水野　昇
水野　美邦　　宮田　雄平　　諸治　隆嗣

編 集 委 員

赤川　公朗　　　大久保善朗　　　後藤　順
（杏林大第2生理）　（東京医歯大精神科）　（東京大神経内科）

泰羅　雅登　　辰巳　仁史　　中込　忠好　　水澤　英洋
（日本大第1生理）　（名古屋大第2生理）　（帝京大脳神経外科）　（東京医歯大神経内科）

脳 の 科 学　Brain Science

2004年　増刊号　　2004年2月20日発行

定　価：5,985円　本体5,700円

発行者：石　澤　雄　司
発行所：星　和　書　店
〒168-0074 東京都杉並区上高井戸1-2-5
TEL 03-3329-0031（営業部）
　　 03-3329-0033（編集部）
FAX 03-5374-7186
http://www.seiwa-pb.co.jp